灰树花与天麻共发酵

THE CO-FERMENTATION OF GRIFOLA FRONDOSA AND RHIZOMA GASTRODIAE

吴天祥 编著

北京理工大学出版社
BEIJING INSTITUTE OF TECHNOLOGY PRESS

内容简介

中药加工技术陈旧限制了中药的发展，利用微生物（尤其是药用真菌）发酵转化中药，不仅可增强微生物次级代谢产物的生物活性、降低中药毒副作用，而且可产出新的活性成分。本书第1章对灰树花的分布、形态、生理特征及其多糖的生物活性进行了简要的概述；第2章介绍了灰树花栽培技术、子实体发育过程，以及子实体多糖提取、纯化等；第3章阐述了灰树花深层发酵的特点，重点研究了灰树花深层发酵的工艺；第4章研究了天麻提取物对灰树花菌丝体生长、多糖合成的影响，从酶活力、基因等角度解释了相关发酵体系增效的现象；第5章阐明了天麻提取物中对灰树花胞外多糖合成贡献最大的特征成分，动态分析了各特征成分在灰树花发酵过程中的变化情况；第6章研究了天麻提取物对灰树花蛋白合成的影响，并对差异性蛋白进行了鉴定；第7章分析了天麻醇提取物对灰树花多糖抗肿瘤、抗氧化、降血糖等生物活性的影响。

本书的研究结果，为利用灰树花等药用真菌发酵中药创新活性制剂、实现工业化生产的产业企业提供理论基础。本书可供药用真菌多糖生产技术人员和真菌多糖爱好者参考。

图书在版编目（CIP）数据

灰树花与天麻共发酵/吴天祥编著．—北京：北京理工大学出版社，2018.10
ISBN 978-7-5682-5843-2

Ⅰ.①灰…　Ⅱ.①吴…　Ⅲ.①多孔菌属-中药加工　Ⅳ.①R282.71

中国版本图书馆CIP数据核字（2018）第149381号

出版发行／北京理工大学出版社有限责任公司
社　　址／北京市海淀区中关村南大街5号
邮　　编／100081
电　　话／（010）68914775（总编室）
（010）82562903（教材售后服务热线）
（010）68948351（其他图书服务热线）
网　　址／http：//www.bitpress.com.cn
经　　销／全国各地新华书店
印　　刷／保定市中画美凯印刷有限公司
开　　本／710毫米×1000毫米　1/16
印　　张／25
字　　数／440千字
版　　次／2018年10月第1版　2018年10月第1次印刷
定　　价／120.00元

责任编辑／王玲玲
文案编辑／王玲玲
责任校对／周瑞红
责任印制／李志强

灰树花发酵及其产物的研究

灰树花为担子菌亚门多孔菌科的一种大型真菌，营养丰富，美味可口，食用灰树花具有较好的医疗保健作用。灰树花的液体深层培养方法和发酵产物的药理作用具有重要的研究价值，目前包括液体培养条件、生物活性成分的产生、药理功效等诸多问题需要解决。

天麻作为一味中药，是治疗肝风内动、头目眩晕的要药。将灰树花与天麻结合，探讨药理作用的增强和补充，是十分有价值的研究尝试。

中药的微生物转化是近年来中药现代化研究的一个重要课题。由于微生物强大的生物转化能力和中药的复杂成分，中药的微生物转化蕴含着巨大的新药开发潜力。在我国，这个领域的代表性工作有江南大学章克昌教授开展的药食两用真菌液体深层发酵转化中药、四川大学孙启玲教授开展的细菌转化中药、南京中医药大学庄毅教授开展的药用真菌固体发酵法转化中药的研究。本人在2000—2004年间，在导师章克昌教授的指导下，首先开启了真菌液体深层发酵转化中药的研究，此后师弟师妹们开展了一系列的研究，师弟吴天祥教授长期从事发酵工程的教学与科研工作，在我国白酒行业领域颇有建树。今天，读到这本书稿，发现吴教授及其研究团队已经在大型真菌液体培养和中药转化方面做了大量的研究，令我十分感动和佩服！全书介绍了灰树花的生物学知识、子实体栽培技术、液体深层发酵技术和天麻的基本知识和药理功效，重要的是，还汇集了吴教授在灰树花发酵、天麻生物转化和相关生物活性物质方面的研究论文31篇之多。书中涉及范围广，实验和研究工作扎实，这是吴教授长期坚持这个方向研究所取得的累累硕果，也是对药食用真菌液体培养和中药转化研究领域的重要贡献。

广东海洋大学

教授、博士生导师　李雁群博士

2018年2月于湛江

前　言

本书关于灰树花发酵研究的最终目标，是揭示中药（天麻）成分与药用真菌（灰树花）间相互作用的过程及其增效的机理，从而实现药用真菌发酵生产与中药生物转化相结合进行中药新药的创制，以期为研发新的活性化合物提供实验与理论依据。本书在作者及其团队承担国家自然科学基金项目研究和实验的基础上，结合在发酵工程领域的教学、科研工作的积累编写而成。全书共7章，分析和总结了本团队在研究天麻与灰树花发酵之间的相互作用，阐明天麻影响灰树花发酵过程中的细胞生长和胞外多糖增效合成的机理所取得的系列成果。

本书在编写过程中承蒙广东海洋大学李雁群教授审阅全书，并对书稿提出许多宝贵的建议和修改意见；聂文强、芦红云、钟敏、张宗启、刘力萍等研究生协助和参加了书稿的资料收集、图表绘制、文字校对等工作，特向他们表示衷心的感谢！

限于作者的水平，书中难免有不妥之处，欢迎广大读者对本书提出宝贵意见和建议。

编著者

目　　录

第1章　药用真菌灰树花的知识

1　灰树花的概况

1.1　灰树花概述

灰树花（*Grifola frondosa*）隶属于担子菌亚门、层菌纲、非褶菌目、多孔菌科，树花属。是一种药食两用价值很高的珍贵食用真菌。灰树花的异名很多，如贝页多孔菌、栗蘑（河北）、莲花菌（云南）、千佛菌（四川）、云蕈（浙江）、重菇（福建），舞茸（日本）、林鸡（美国），北京市延庆县东山地区称之为甜瓜板，还有叫奇果菌或叶奇果菌等。由于我国较早的权威专著《中国的真菌》的采用，灰树花便成为比较通用的汉语名称[1,2]。

1.2　灰树花的分布与习性

灰树花在世界上主要分布于亚洲的中国、日本，以及欧洲、北美洲的一些国家，多产生于热带至温带森林中。在我国主要分布于河北、黑龙江、吉林、广西、云南、四川、西藏、福建等省、自治区。由于灰树花喜生长于在板栗树的树桩周围，故称栗蘑。

野生灰树花主要产生在海拔800～1 400 m的阔叶林下，喜温暖的气候和潮湿的土壤，夏、秋季雨后多生长在板栗、檬栎、米槠、青冈栎等阔叶林的树桩周围，土壤阴湿，富含有机质，土质多属沙壤土，是一种木腐土生菌，子实体丛生，呈珊瑚状分枝[1,2]。

1.3　灰树花的形态特征

灰树花的形态分为菌丝体和子实体两大部分。一般采集子实体食用。子实体大型，肉质丰富，短柄，由许多分枝的菌柄和菌盖组成，重叠成丛，呈莲花形。全高9～18 cm，宽11～28 cm。菌盖扇形、钥匙形或半圆形，直径2～7 cm，厚2～4 mm，柔软；幼时表面黑色，后逐渐变黑褐色至灰褐色，有放射状条纹；湿度大时表面黏滑，干燥时稍有光泽，边缘薄，内卷；菌肉白色，管孔延生，管口圆形或多角形，1 ~ 3 个/mm^2。菌柄基部粗大相连，圆柱形，纤维质，内实，有无数分枝。孢子无色，光滑，卵圆形至椭圆形，(5 ~ 7.5 μm) × (3 ~ 3.5 μm)，没有囊状体。菌柄多分枝，侧生，扁圆柱形，中实，灰白色，肉质（与菌盖同质）。成熟时，菌孔延生至菌柄。菌丝薄壁，具分支，有横隔，无锁状联合。

1.4 灰树花的生理特征

灰树花发酵培养时，以葡萄糖为碳源、以有机氮（蛋白胨）为氮源最适宜菌丝生长。人工栽培时，灰树花子实体的生长可广泛利用杂木屑、棉籽壳、蔗渣、稻草、豆秆、玉米芯等作为碳源，利用玉米粉、麸皮、大豆粉等作为氮源。维生素 B_1是子实体正常生长发育必不可少的营养物质。

灰树花菌丝体在 20 ~ 30 ℃范围内均能生长，最适生长温度为 24 ~ 27 ℃。子实体在 16 ~ 24 ℃范围内均能生长，最适生长温度为 18 ~ 21 ℃。生长环境相对湿度，菌丝体以 65% 为宜，子实体以 90% 为宜。

灰树花为好氧型真菌，无论菌丝体的生长还是子实体发育，都需要新鲜空气，特别是子实体发育阶段，要求保持经常对流通风，室内一般难以满足，因而出菇多在通风较好的室外进行。灰树花菌丝体生长对光照要求不严格，而子实体生长要求较强的散射光和稀疏的直射光，光照不足会导致其色泽浅、风味淡、品质差、产量低。灰树花生长的 pH 为 4.5 ~ 7，最适 pH 为5.5 ~ 6.5。

1.5 灰树花的营养成分

灰树花营养成分丰富，是一种富含高蛋白质、高维生素 E 及多种矿质元素的营养食品，具有“食用菌王子”“华北人参”的美誉。干灰树花子实体中蛋白质含量为 25.2%。维生素 C 含量是其同类食用菌的 3 ~ 5 倍。富含钾、磷、铁、锌、钙、铜、硒、铬等多种有益矿物质[3]。在食用上有独特芳香味，具有松蕈样芳香，肉质柔嫩，味如鸡丝，脆似玉兰，鲜嫩可口。在烹调上具有一煮就熟、久煮不烂、可炒、可炖、可煮、可凉拌、可做馅等特点，从而可烹制成各种美味佳肴。特别值得一提的是，禾谷类中含量很少的赖氨酸、亮氨酸及豆类中很少的色氨酸，在灰树花中的含量均很高，研究表明，灰树花共含有 18 种氨基酸，其中人体必需的氨基酸为 8 种。因而，灰树花与其他食物配餐，营养可以互补，使氨基酸的摄入比例更接近人体需要的模式，从而提高食物的营养效价[1,2]。灰树花子实体和菌丝体组成成分见表 1 - 1 - 1。

表 1－1－1（a）　灰树花子实体和菌丝体一般性组分

成分	样品					
	子实体			菌丝体		
水分	90.41	92.47	86.06	9.7	3.3	12.54
灰分	7.09	4.52	6.99	6.41	3.95	6.05
粗纤维	—	—	10.1	10.7	11.7	10.34
粗脂肪	2.4	1.46	3.1	1.7	24.6	2.53
粗蛋白	18.56	13.55	21.1	31.5	26.4	21.7
碳水化合物	71.95	80.48	58.8	49.7	33.3	57.2

子实体测定水分时，采用的是新鲜灰树花，其他指标为干灰树花；菌丝体样品为干灰树花[28]；—：未测出。

表 1－1－1（b）　灰树花子实体和菌丝体氨基酸组分　mg·g^{-1}

样品	氨基酸					
	子实体			菌丝体		
天冬氨酸（asp）	1.61	1.25	0.42	10.6①	2.75	7.4①
谷氨酸（glu）	8.01	9.1	0.67	31.5①	3.76	11.5①
丝氨酸（ser）	2.91	2.82	0.97	5.7①	2.73	3.6①
组氨酸（his）	1.53	0.94	0.59	2①	4.1	1.6①
甘氨酸（gly）	1.53	1.53	0.57	5.7①	1.93	4.5①
苏氨酸（thr）	1.43	1.44	4.4	6.3①	8.23	3.7①
精氨酸（arg）	3.02	3.21	0.64	6①	0.97	4.6①
丙氨酸（ala）	2.15	3.13	2.77	5.3①	3.26	5.1①
酪氨酸（tyr）	1.77	0.73	—	2.2①	2.15	1.2①
半胱氨酸（cys－s）	—	—	—	—①	—	—①
缬氨酸（val）	0.96	0.91	0.6	4.4①	4.13	4.8①
甲硫氨酸（met）	—	—	1.4	1.3①	2.67	0.1①
色氨酸（trp）	—	—	0.27	—①	—	—①
苯丙氨酸（phe）	0.26	0.28	0.8	5①	1.66	9.2①

续表

样品	氨基酸					
	子实体			菌丝体		
异亮氨酸（ile）	0.12	0.12	0.33	18.3①	2.8	9.4①
亮氨酸（leu）	0.05	0.09	0.35	8.5①	4.92	6.5①
赖氨酸（lys）	1.56	1.28	1.11	5.2①	0.22	2.9①
脯氨酸（pro）	2.35	2.55	—	3.1①	—	6.2①
必需氨基酸	4.38	4.12	9.26	49①	24.63	36.6①
氨基酸总量	29.26	29.38	15.89	121.1①	46.28	82.3①
①：酸水解氨基酸；其他为游离氨基酸[28]；—：未测出。						

表 1－1－1（c）　灰树花子实体和菌丝体矿物元素组成　　$mg \cdot g^{-1}$

矿物元素	样品	
	子实体	菌丝体
Zn	140.14	23.06
Fe	400.5	67.1
Cu	27.82	6.28
Mn	49.42	13.15
Ni	3.24	9.2
Mo	1.1	0.85
Co	2.53	2.21
Sn	1.52	0.24
Ge	1.47	0.29
Se	0.03	0.06
Cr	0.84	4.4
As	0.15	0.006
Pb	1.177	0.287
Cd	0.381	0.053
Hg	0.16	0.159

灰树花维生素含量与其他食用菌比较见表1－1－2。

表1-1-2　灰树花维生素含量与其他食用菌比较

mg·(100 g鲜样品)$^{-1}$

菇类	硫胺素（维生素B_1）	核黄素（维生素B_1）	烟酸	抗坏血酸（维生素C）	麦角甾醇（维生素D原）
灰树花	0.25	0.08	9.1	14.84	225
双孢蘑菇	0.16	0.07	4.8	13.19	124
香菇	0.07	0.12	2.4	10.97	246
草菇	1.20	3.30	91.9	20.60	—
金针菇	0.31	0.05	8.1	10.93	204
滑菇	0.08	0.05	3.3	8.83	223
平菇	0.40	0.14	10.7	9.30	120
黑木耳*	0.19	1.20	4.1	25.49	35
银耳	0.12	0.01	2.2	4.47	41
竹荪	—	0.05	—	4.01	37

*：100 g干样品中的含量[4]；—：未测出。

从上表可知，在这10种有代表性的真菌中，灰树花中的麦角甾醇含量仅次于香菇，位居第二，其他维生素含量也较靠前。

1.6　灰树花的药用价值

灰树花不仅是一种营养食品，同时具有较高的医疗保健功能。我国传统医学认为，灰树花甘凉、无毒，具有补脾益气、清暑热的功效。美国国家癌症研究院早在1992年就已证实，灰树花的萃取物有抵抗艾滋病病毒的功效。作为中药，灰树花和猪苓等效，可治小便不利、水肿、脚气、肝硬化腹水等，是非常珍贵的药用真菌。此外，灰树花还具有降血压、控制血糖、抑制脂肪细胞堆积、增强机体抗病能力、加速伤口愈合等功效。灰树花含赖氨酸和精氨酸较为丰富，常食能促进儿童的智力发育，妊娠、哺乳期妇女食用效果尤其显著，可以促进胎儿智力发育，使婴儿聪明健壮，因此有“立子蘑”之称。

经常食用灰树花子实体，对治疗高血压、肥胖症有一定疗效。日本历来把灰树花作为野生草药来治疗胃癌、食道癌、乳腺癌、前列腺癌，其抗癌活性成分以β-(1→3)为主链，连接β-(1→6)为侧链的葡聚糖，防癌抗癌的主要机理是能激活巨噬细胞和T细胞的活性，提高机体免疫功能[1]。

2 灰树花多糖

2.1 灰树花多糖的概述

自然界中细菌、真菌均可以产生细胞外多糖（exopolysaccharides，EPS）。EPS 通常是微生物以黏液形式分泌到外界环境中的黏液多糖（secreted polysaccharides，SPS）或紧黏于细胞表层形成荚膜多糖（capsular polysaccharides，CPS）[5]。

灰树花具有多种生物活性成分，灰树花多糖是其中之一。灰树花多糖的来源主要有两种：一种是采用人工培植技术从灰树花子实体中提取的胞内多糖，另一种是采用深层发酵技术从灰树花发酵液中获得的胞外多糖，两种来源的多糖都被证实具有许多生物活性。对灰树花多糖的研究已有近 40 年的历史，最早由日本的学者 Ohno 开始研究。通过总结大量的研究后发现，同样是灰树花多糖，但是源自不同的提取方法，或者不同的灰树花菌株所得到的灰树花多糖的相对分子质量和结构都会有所不同，由此其生物活性就会有较大差异。但灰树花多糖结构中一般均存在 β－1,3 和 β－1,6 糖苷键，同时，单糖组成一般有 D－岩藻糖、L－阿拉伯糖、木糖、D－甘露糖、半乳糖、D－葡萄糖、鼠李糖等，其中的 D 结构被反复证实是灰树花多糖生物活性来源的重要结构。灰树花多糖为一种生物大分子，相对分子质量约 500 kDa，胞外多糖的相对分子质量小于胞内多糖[6]，有活性的灰树花多糖相对分子质量一般大于 45 000，而小于 10 000 的灰树花多糖则没有生物活性[7]。

灰树花胞外多糖结构可分一至四级。一级结构主要指的是糖基的组成、排列顺序、连接方式、异头碳构型及糖链有无分支、分支的位置等[8]，主要是带有 β－(1→6) 侧链的 β－(1→3)－D－葡聚糖[9]。灰树花胞外多糖一级结构中相对较小的变化都会引起胞外多糖空间构型及其性质的巨大改变，其中灰树花多糖 D 组分的一级结构如图 1－2－1 所示[10]。

灰树花胞外多糖的二级结构是指多糖骨架链间以氢键结合形成的各种聚合体，这只关系到其分子主链的构成及构象，而与侧链的空间排布无关。Ohno 等运用核磁共振等技术研究灰树花多糖构象，发现了灰树花多糖的两种不同构象，这两种构象根据提取方法（相对温和的方法和相对剧烈的提取条件）不同而得以区别，两种构象的多糖均具有显著的抗肿瘤活性[11]。由此可以证明不同的提取方法，得到的灰树花多糖结构上会出现差异，最终其活性表现上也不尽相同。

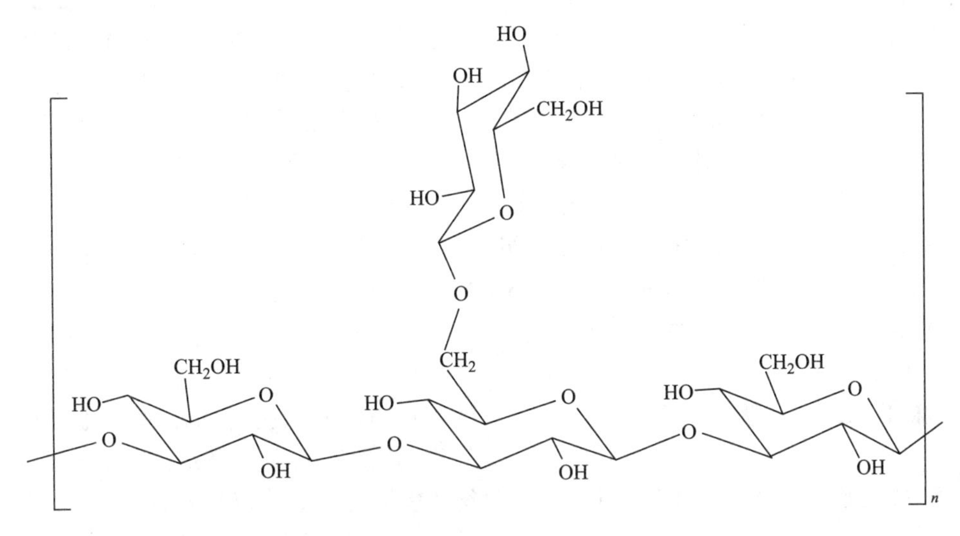

图 1－2－1　灰树花多糖 D 组分的结构

三级结构则指的是多糖糖链的空间构象，其受到糖残基相关的官能团影响，关于多糖空间结构与多糖生物活性的关联尚无深入研究报道。四级结构指的是多糖糖链之间的链接方式不同而带来的空间上的差异。

2.2　灰树花多糖的功效

灰树花的药用历史悠久，早在 1709 年，日本贝原益轩的《大和本草》中就记载了灰树花；1834 年，日本本坂浩然的《菌谱》中记载了灰树花具有"味甘、平、元素、可治痔"的药用价值；我国中医认为，灰树花具有"扶正固本"的功效。从 20 世纪 80 年代开始，已经有大量针对灰树花多糖的药理作用实验和临床实验，证明了灰树花多糖在诸多方面都有生物活性，例如抗肿瘤、调节机体免疫力、抗 HIV、抗氧化和清除自由基等作用。下面将对灰树花多糖所具有的生物活性作用研究的进展进行概述。

2.2.1　抗肿瘤作用

灰树花多糖制剂抗肿瘤的机理与其他真菌制剂的相似，灰树花多糖对肿瘤细胞的抑制作用，通常是通过增强机体免疫力来对抗肿瘤细胞，或者是与其他物质协同发挥作用诱导肿瘤细胞凋亡。灰树花多糖增强机体免疫力也可以表现在治疗癌症时能降低治疗方法带来的毒副作用。

Nanba H 等认为灰树花多糖在抗肿瘤方面的生物活性强于大多数已经有报

道的真菌多糖。其对肿瘤的抑制率能达到86.3%，在相同剂量下高出香菇多糖近10%，而高出双孢蘑菇多糖、金针菇多糖和糙皮侧耳多糖的抑制率接近20%。向患胸腺癌的小鼠喂食仅含20%灰树花子实体的饲料，就能完全抑制4成小鼠体内的肿瘤[12,13]。侯晓青等研究灰树花多糖（GFP）对抗荷瘤小鼠S180肉瘤实验及其对肿瘤坏死因子（TNF－α）、白细胞介素－2（IL－2）的影响，探讨其抗肿瘤的作用机理。设定了灰树花多糖的高、中、低三个剂量组和环磷酰胺（Cy）组、生理盐水组。结果表明，灰树花多糖的三个剂量组和环磷酰胺（Cy）组均对荷瘤小鼠S180肉瘤有抑制作用，灰树花多糖三个剂量组荷瘤小鼠血清内的肿瘤坏死因子（TNF－α）、白细胞介素－2（IL－2）含量明显高于环磷酰胺（Cy）组和生理盐水组，结果显示，肿瘤坏死因子（TNF－α）、白细胞介素－2（IL－2）的释放可能是其抗肿瘤作用的机制之一[14]。陈石良等通过对灰树花发酵的菌丝体用酶法来提取多糖，结果表明，酶法能提高多糖的提取率，同时，该菌丝体多糖对小鼠移植性肿瘤S180有很明显的抑制作用，抑制率达57.6%～66.7%[15]。孙震等研究结果表明，无论是灰树花胞内多糖还是存在于发酵液的胞外多糖，均有体内的抗肿瘤活性，其抑瘤率分别为80.55%和63.8%[16]。

小白鼠口服各种食用菌后抗肿瘤（肉瘤180ICDR）31天后的效果见表1－2－1。

表1－2－1　小白鼠口服各种食用菌后抗肿瘤（肉瘤180ICDR）的效果

材料	只数	肿瘤质量/g	抑制率/%
对照	10	18.11±0.07	0.0
香菇	10	4.01±0.91	77.9
灰树花	8	2.48±0.04	86.3
蘑菇	9	5.20±0.19	71.3
平菇	9	6.76±0.57	62.7
金针菇	8	6.94±0.03	61.7
滑菇	8	9.75±0.84	62.7
银耳	10	3.44±0.59	81.0
黑木耳	8	5.72±1.12	68.4
草菇	10	5.86±0.09	67.8
引自《国外食用菌》，1989年1期，李育岳。			

2.2.2　调节机体免疫活性作用

灰树花多糖的生物活性主要表现在对体内免疫活动的调节上，它是一类理想的免疫调节剂，有“菇类免疫之王”的美称[17]。大量研究表明，灰树花多糖成分可以激活相应的免疫细胞。劳华均等在灰树花多糖的免疫实验中发现，灰树花多糖对小鼠体内不同部位的巨噬细胞和自然杀伤细胞均有激活作用，而这两种细胞通常在抗肿瘤方面起着关键角色的作用[18]。Noriko Kodama 等人从灰树花中提取到多糖 D 组分，它是一种 β－葡聚糖，以 1,6 糖苷键作为主链，1,3 糖苷键作为支链。把灰树花多糖 D 组分作用于正常的荷瘤小鼠，它能影响小鼠正常的免疫系统，包括巨噬细胞、树突状细胞、NK 细胞。NK 细胞能攻击病原体（细菌和病毒感染的细胞），并能产生 γ－干扰素（IFN－γ），能调节正常和特定的免疫系统。把灰树花多糖 D 组分连续三天注射小鼠后，对巨噬细胞、树突状细胞、NK 细胞进行分析。结果提示，灰树花多糖 D 组分能活化 NK 细胞，刺激机体免疫力[19]。Adachi Y 等也发现了灰树花多糖对小鼠巨噬细胞的激活作用，向小鼠注射一段时间的灰树花多糖后，经过观察发现小鼠细胞因子和一氧化氮的含量明显提高，且灰树花多糖对抗体的生成有辅助作用[20]。

灰树花多糖对各种免疫细胞的激活作用的研究报道还有很多，而由于灰树花多糖的结构多有不同，对不同免疫细胞的激活作用也不尽相同，同时也有研究发现，灰树花多糖的各种组分还能够对某些与癌症、炎症相关的细胞起到抑制作用。关于灰树花多糖组分在体内的免疫调节作用，还需要大量研究。

2.2.3　抗 HIV 病毒

AIDS 病是由于人体感染了 HIV 病毒（Human Immune deficiency Virus），而导致辅助 T 淋巴细胞减少，机体免疫功能丧失，因此，并发卡他性肺炎和卡波奇恶性肉瘤，最终导致死亡的一种疾病。灰树花多糖能够直接抑制艾滋病病毒，同时也能在体内发挥免疫调节作用，以缓解艾滋病相应症状，减轻患者痛苦。当然，抗 HIV 病毒也是灰树花多糖通过诸如辅助 T 淋巴细胞这些免疫细胞发挥作用的。Nanba 等以从灰树花多糖中提取的组分作为药品向艾滋病患者使用了两个月后，有一半的患者体内受到 HIV 病毒攻击的辅助 T 淋巴细胞增加，而另一半患者的辅助 T 淋巴细胞缓解了数目减少的速度，这证明了灰树花多糖有抗 HIV 的作用。国内的学者赵铭等也进行了同样的实验，并且也取得了相近的成果[21,22]。

2.2.4 治疗肝炎的作用

研究表明，灰树花多糖大多有较好的水溶性，这说明灰树花多糖与其他真菌多糖只能通过注射使用相比，其口服也能起到相同的效果，而在治疗肝炎或保肝护肝方面，灰树花多糖在注射和口服两种方式下均有较好的效果。Ooi 对于灰树花多糖的药理作用研究表明，灰树花胞外多糖可以显著降低能够造成肝脏损伤的成分 4 - 乙酰氨基酚，同时胞外多糖能增强 T 细胞的活性，后者被证明在肝炎患者体内通常受到抑制，因此，灰树花胞外多糖的组分能够缓解肝炎发病的症状[23,24]。

2.2.5 其他功效

灰树花多糖除了具有以上功效外，还具有抗氧化、调节血糖和血脂水平、改善脂肪代谢等功效。En - Shyh Lin 对灰树花 TFRI1073 菌株胞外多糖抗氧化活性的研究表明，灰树花胞外多糖具有清除自由基和抗增殖作用，能对肺癌（A549 细胞）和乳腺癌（MDA - MD - 231 细胞）细胞株起抑制作用[25]。Kubo 等研究表明，灰树花多糖具有明显的降血脂与增强脂肪代谢的功效。用含酪蛋白的高胆固醇饲料喂养大鼠，制作高脂血症动物模型，同时给予灰树花粉末，发现给药组大鼠血液中胆固醇、甘油三酯和磷脂含量比对照组下降 30% ~80%，接近正常对照组水平[26]。Adachi K 等人的研究表明，灰树花多糖可提高成纤维细胞增殖及促进胶原蛋白合成[27]。

第2章 灰树花栽培及其子实体研究

1 简 介

灰树花为好氧、喜光型木腐菌，常长于板栗、栎树、栲树、青冈栎等壳斗科树种及阔叶树的树根或树桩上[28]。而灰树花子实体为肉质；有柄，呈珊瑚状分枝；呈簇状生长，单簇直径一般为 10～30 cm；叶片宽 2～7 cm，厚 1～4 mm，边缘成熟后向内反卷；叶片背面有管孔，呈不规则排列，管口为多角形，孔深 0.5～4 mm，孢子产于孔中，为卵白色，呈卵形或椭球形[29]。

灰树花子实体中含有丰富的营养成分，其中含有蛋白质 24.6%、脂肪 2.4%、碳水化合物 47.54%（其中粗纤维为 11%）、水分 8.4%，富含钾、磷、铁、锌、钙、铜、硒、铬等矿物质和维生素 E、维生素 B、维生素 C 等多种维生素。近年来，由于其均衡丰富的营养价值，作为珍稀食药用真菌，灰树花正风靡于日本、新加坡等国家[30]。由于灰树花适应性强，肉质厚，短柄多分枝，重叠成丛，能充分利用农作物秸秆作原料，还能利用栽培过其他菌类的废料进行栽培。

灰树花属中温型食用菌，菌丝体生长温度范围比较广，在 20～30 ℃均能生长，最适温度为 24～27 ℃，原基形成最适温度 18～22 ℃，子实体生长发育最适温度为 18～21 ℃，培养料含水量 60%～63%；发菌期环境相对湿度控制在 60%～65%；子实体生长阶段最适相对湿度在 85%～95%。灰树花菌丝生长对光照要求不严格。子实体生长发育阶段要求较强的散射光和稀疏的直射光，光照不足，会导致色泽浅、风味淡、品质较差。灰树花无论菌丝生长和子实体发育，都需要新鲜空气，特别是子实体生长期，更需要通风换气。灰树花菌丝生长适宜在微酸环境中，最适 pH 为 5.5～6.5[31]。

2 灰树花栽培

灰树花肉质柔嫩，口感鲜美，营养丰富，味如鸡丝，脆似玉兰，具有独特的香气，被视为珍品，具有独特生物学特性，是药用价值极高的药食两用野生菌。灰树花对自身生长环境要求相当高，目前在我国稀有生产。通常情况下，灰树花子实体生长温度范围比较窄，生产季节安排的是将子实体发生阶段温度控制在 10 ~20 ℃。常规栽培是在春季和秋季。

2.1　灰树花栽培技术进展[28]

起初，对灰树花栽培技术的研究是日本的两位科学家——伊藤一雄（1940 年）和广江勇（1941 年），他们分别研究灰树花自身的生存条件，包括灰树花孢子萌发和菌丝体生长所需环境。20 世纪 60 年代，日本通过木屑栽培灰树花的研究获得成功，70 年代开始进行商业生产，80 年代初开始规模化栽培，其中群马与福冈等地作为灰树花栽培的主要产区，采用恒温技术进行工厂化生产，产量有了较大发展，因此，日本也成为灰树花的主要生产国[32]。随后，我国对灰树花的研究起步于 20 世纪 80 年代，1982 年，福建三明真菌研究所黄年来等人对福建黄岗山的野生灰树花子实体进行分离提取，得到野生灰树花菌种；1983 年，浙江庆元县食用菌研究所韩省华等人从国外引进灰树花菌种，并培育出菇。30 多年来，我国河北、四川、云南、北京等地的一些科研单位，也相继对灰树花进行了引种驯化和栽培实验研究[33]。其中，浙江庆元县成为我国的灰树花之乡。2007 年，庆元县全县栽培量达 1 300 多万段，产量（鲜品）达 3 000 多吨，占了全国生产总量的 85% 以上。

2.2　灰树花栽培菌种研究进展[28]

因灰树花自身生长环境要求高，对温度、水分及通气极为敏感，需要变温结实，所以栽培技术要求较为严格；同时，作为出口产品，要求灰树花具有单朵重，颜色呈灰黑色，耐贮藏等特点。这些特点都与灰树花品种有重要关系，所以筛选具有优良性状的灰树花菌株尤为重要。Shen 等对来自亚洲、北美、欧洲的 23 个灰树花菌株的生物效率、质量和生产周期进行了研究，结果表明，WC828、M036、M037、M040 4 株的生物转化率最高，分别为 38. 5% 、39. 5% 、35. 8% 和 38. 9% ；来自亚洲的菌株 M039 生产周期最短（8 周），且商业应用价值最高[34]。李震泉等对来自日本、中国长白山保护区及其他 4 个来自不同菌种厂的灰树花菌株进行了筛选，主要对菌丝生长速度、菌丝长势、产量等指标进行考察，结果发现，来源不同的灰树花菌株，其菌丝表现与产量性状有显著性差异，来自辽宁食用菌研究所的菌株转化率和产菇量高[35]。曾宪森等研究了 17 个灰树花菌株的温型、结实率和平均单朵重，从中筛选出 GF17、GF5 和 GF6 3 个优良菌株[36]。林兴生等对 Gb（中国河北迁西）、Gc（日本）、Gq（日本）、Gw（日本）、Gy（日本）、Gz（中国浙江庆元）6 个灰树花菌株的出菇时间、出菇温度、出菇量，不同出菇方式对各树花菌株出菇率及生物学效率的影响，再生方法对各菌株的增产效果等进行了研究，研究结果发现，Gq 菌株菌丝生长最快，Gb 菌丝生长最慢，相差 11 d，而 Gy 为高温型菌株，Gw 为中温偏高型，Gq、Gz 为中温型，Gb 为中温偏低型[37]。刘振伟等利用多孢子杂交技术对 G－1 和 G－6 进行杂交，得到 GL－2、GL－9 两个菌株，转化率分别高达 73.14% 和 70.20%，较出发菌株增产达到 10% 以上[38]。利用现代育种技术可突破灰树花菌种自身转化率低、抗杂弱等缺陷，具有重大的意义。

2.3　灰树花栽培配方研究进展[28]

在灰树花栽培过程中，要获得高的产量和高的品质，除了需要好的菌种外，还需要提供良好的营养，在实际选择培养料时，还应结合生产条件、材料成本、地域资源等因素，进行综合考虑。日本主要采用木屑（湿重 750 g）、稻壳（250 g）等对灰树花进行栽培[39]。我国在借鉴日本栽培灰树花培养料配方的同时，也开展了大量的灰树花培养料的研究工作。沈霞等对四个栽培配方进行研究后发现，稻草、菌糠、酒糟均可作为灰树花的代用栽培料，但酒糟作为栽培料时，灰树花菌丝体生长速度较慢且生物学效率较低，以稻草为主的配方可以达到 46.57% 的生物转化率，并且原料来源充足，成本较低[40]。刘淑新研究了利用稻草、麦秸栽培灰树花的技术，其中利用麦秸栽培灰树花的配方为：麦秸 73%、玉米面 10%、麦皮 8%、石膏 1%、土 8%，生物转化率可达 40%～60%[41]。马凤等对东北地区的灰树花优良菌株和配方进行了研究，筛选得优良配方：硬杂木屑 65%、腐殖土 15%、麦麸 20%，生物转化率分别可达 58.75% 和 46.25%[42]。卜庆梅对 7 种配方比较研究后认为，木屑和棉籽壳等比例混合栽培灰树花，其生物转化率最高；麦麸与玉米粉搭配使用，可以提高灰树花的产量及生物转化率，是栽培灰树花的较好原料[43]。吴银华等利用玉米芯为主要原材料，对灰树花进行栽培，并对产量、成本及效益进行了分析，结果表明，利用玉米芯栽培灰树花，既可降低栽培原料成本，又能提高经济效益。王卫国等筛选得到成本低、原料来源广、有利于环保的 4 种碳源原料、3 种氮源原料及 4 种生长因子、3 种填料和 1 种激素，并对由它们组成的配方进行了优化，优选出适宜灰树花菌丝生长的固态培养基配方为：棉子壳或甜高粱秆或玉米芯 680 g、麸皮 100 g、玉米面 100 g、麦糠或稻壳 50 g、林地土 50 g、葡萄糖 10 g、石膏 10 g、多菌灵 2 g、KH_2PO_4 1 g，pH 6.0[44]。由于菌株、环境、原材料的差异性，不同学者的研究结果可能有所差异，对于不同品种的灰树花在不同环境中的生长情况做系统的研究，进而扩大对灰树花生长机制、代谢机制的认识，进而实现在遗传代谢层面指导灰树花培养料的优化将是今后研究工作的重要方向。

2.4 灰树花栽培模式研究进展[28]

野生食用菌被驯化后，不同菌种或同一菌种间具有各自不同的栽培模式。而灰树花作为近年来快速发展的药食两用真菌，人们对其栽培模式也进行了诸多的研究。日本学者 Tabata 通过对比圆木和木屑两种栽培模式栽培下的灰树花的成分进行研究，结果表明，用木屑栽培的灰树花具有粗蛋白含量丰富、灰分含量高等特点，而圆木栽培的灰树花具有游离氨基酸含量及核苷酸含量较丰富等特点[39]。潘永明等通过对覆土栽培、菌袋栽培和菌棒栽培三种栽培模式对灰树花出菇时间、单朵质量和生物转化率差异的影响进行研究，结果发现，三种不同栽培的模式对灰树花产量影响差异显著，其中覆土栽培模式下灰树花产量最高，生物转化率达 64.7%，但损耗较大，而菌棒栽培模式下灰树花自身形态最好，且损耗最小[45]。孙保卫对灰树花林间仿野生栽培技术进行了研究总结，结果表明，林间覆土栽培灰树花的生物效率达 100% ~ 120%，远远优于袋式出菇栽培模式[46]。车晓晨对塑料袋口套环加棉塞法、塑料袋口套环塑料盖法、塑料袋口扎绳法三种封口模式进行了研究，研究结果表明，套环棉塞封口条件下灰树花菌丝生长快，生理成熟较早，满料时间短，能较快形成结实性菌丝，提早出菇，比其他封口方式能提前 10 ~ 15 d 出菇[47]。李振刚研究了灰树花的反季节栽培，认为利用窑洞层架反季节栽培灰树花的关键是：选择合适的菌种和通风[48]。日本已盛行、我国快速发展的工厂化生产，不仅可以满足反季节生产的需要，还便于实现大规模生产。沈霞等对利用液体菌种和固体菌种栽培条件下灰树花生长进行比较，结果发现，采用液体菌种培养原种的平均满罐时间提前了 15 d，其栽培袋的平均满袋时间提前 17 d，平均出菇时间提前了 9 d。使用液体菌种可使整个培养周期缩短 25 ~ 35 d，且袋均产量生物学效率提高达 6.9%[49]。所以，对于灰树花栽培模式的研究，可以从种子形态、接种方法、出菇模式、管理、场地及工厂化生产等方面进行系统研究。

2.5 灰树花现代种植工艺

近几年，灰树花种植有五个工序，主要分为原料选配、菌丝培养、出菇期管理、适时采收与储存。由于灰树花适应性强，所用原料和覆土材料必须符合无公害食品食用菌栽培基质安全要求。

2.5.1 原料选配

材料主要以栗树、橡子树为首选，其他阔叶树枝也可按一定比例（约 1/4）存储，针叶树木应剔除干净，所储菌材放阴干通风处风干，后粉碎成细木屑装袋离地堆放，勿让雨水淋湿和受潮。按 75% 木屑、16% 麸皮、8% 林表土、1% 的生石灰，然后加水（使用井水或未受污染的地下水）搅拌，用手抓料，紧握有水滴而不滴落为宜，使水分达到 55% 左右，反复搅拌均匀就可装袋培植。

培养灰树花的料袋规格选用长 40 ~ 45 cm × 宽 17 ~ 20 cm × 厚 0. 06 mm 的聚丙烯或聚乙烯袋。若原料配方中使用木屑菌种，则可以机器装袋，机械封口。若使用颗粒料菌种，同样用机器装料，但应手工扎口，有条件的最好在两端预留接种洞。装袋应虚实适当，手托菌袋，两端不下垂、手握菌袋有弹性为宜。装袋应迅速，装好后应立即进行灭菌，常压灭菌 100 ℃时，维持 10 ~ 12 h，取出料袋待温度降到 30 ℃时接种；接种应在无菌室、接种室、接种箱或接种帐内进行，其中接种过程应严格进行无菌操作，如：接种前先对接种室（罩、箱、床）清洁消毒，用“接种灵”化水清洗菌种袋、接种锥和手套；接种员用医用酒精清洗双手；破损而未感染杂菌的菌袋，可在破损处涂抹滴入“接种灵”稀释液并用胶带封贴后进入接种箱（罩）灭菌接种；使用接种室接种的，接种员应采取防护措施，避免烟雾剂对人员造成伤害；使用接种罩（床、箱）接种的，接种员只能双手伸进接种罩（床、箱）操作；接种完毕后，应将菌袋移入培养室暗光培养，装袋灭菌，切勿拖延甚至隔夜，否则会使灰树花菌种发酸发黏，影响后续生产。培养期间应注意保温通风，每 15 d 左右应翻堆 1 次，平时应注意多观察。

2. 5. 2　菌丝培养

养菌室（棚）要求没有空气和水污染源，避光措施良好，通风保温，地面干净整洁。经平整清扫消除坚硬锐利物件后，撒生石灰消毒便可使用。民居旧房、仓库等陈旧场所应打扫后用紫外线灯灭菌才能启用。两端接种的菌袋可以两端朝外整齐码放 5 ~ 7 层，开孔接种的，可以“井”字形码放 6 ~ 8 层，注意不要压住接种孔。高温时节套外袋接种的，头一星期可纵横交替堆放 4 ~ 5 层，待菌丝绕孔封口长到直径 5 ~ 6 cm 以上时，应褪去外袋并改“井”字形堆放 5 层以内。养菌期间要经常检查袋温和杂菌感染情况。袋温超过 28 ℃，则应立即通风降温或倒垛减层降低袋温，发现杂菌感染的，根据不同情况区别对待。黄霉菌和赤霉菌感染的，尚可继续培养；绿霉菌感染的，要坚决剔除。设施农业低温接种的，待菌丝封闭接种孔或接种端后，逐步升温至 18 ~ 22 ℃培养。

2. 5. 3　出菇期管理

菌丝长满后，贴袋内壁逐渐形成一层菌皮，之后会慢慢变黄变褐，同时，在接种孔周围形成生长原基。在培养室气温和相对湿度适合时，也会形成菇蕾。此后要尽快进入出菇期的管理：一是用 4 ~ 6 mm 直径的铁锥均匀扎 20 个左右深孔，补充袋内空气，促进菌丝充分发育和扭结；二是保持较高的空气湿度（85% 以上），以免袋料吸收空气的同时失去水分；三是要想方设法源源不断地补充子实体生长所需要的水分，保证发育成形。另外，通风也是影响菇盖能否正常生长展开的限制因素。应最大限度地满足空气湿度、袋料水分供应和空气流通三项要求，我们采用的是棚内入土培养的方法。

2.5.4　采收和收储

成熟的菇子大多颜色变浅，应在菌盖和菌柄上尚未产生菌孔时采摘。采摘时双手托起菌盘，稍做旋转即可。若菌柄断脱，应及时摘除，以免腐烂感染培养料，清除时注意不要伤及生长原基。灰树花在自然条件下生产有一定的季节性，并且出菇时的气温还比较高，菇蝇粪蝇活动旺盛，所以收储加工一定要及时，否则极易腐烂和生虫。实验证明，在 0 ~ 5 ℃条件下冷藏，鲜菇可保存 5 ~ 7 d，防止脱水即可。中期保存的，应该以 2 ~ 3 个菇盖为一组，从顶部往下撕开成缕，焯水杀菌杀虫卵后沥干冷却，装袋速冻。长期保存的，撕缕焯水后，立即捞起烘干，并趁温装袋密封。烘干程度要达到：手掰脆断，实测含水量 12% 以内。

3　灰树花子实体发育

灰树花在工厂化栽培过程中，子实体的生长过程主要分为原基形成过程和原基分化过程[50]。原基形成过程是子实体发生的前期过程，也是关键时期。灰树花是恒温结实食用菌，因此，必须保证温度的恒定不剧变，此外，还需保持较大的相对湿度，这都是灰树花原基形成的关键。其中原基形成过程主要分为菌丝恢复期、现蕾期和原基愈合期三个时期。菌丝恢复期是在灰树花栽培过程中，经过发菌及后熟处理达到灰树花子实体形成的有效积温后，进行隔口搔菌，刺激灰树花原基的形成。菌袋割口将其置于 23 ℃，空气相对湿度为 98% 的栽培房中。经过 3 ~ 4 d，割口出菌丝开始恢复，逐步将割口封闭，此时割口四周的菌丝明显白于其他地方，该时期的菌丝扭结在一起并向上隆起，是原基形成的关键时期。现蕾期的特征是恢复后的菌丝经过，逐渐形成一个直径 3 ~ 5 mm 的小凸起。然后菌丝体不断向上生长发育形成菇蕾，即灰树花原基。这个时期需要少量散射光，以促进原基的形成，同时防止原基过早分化而影响产量。原基愈合期的主要特点是在割口处会形成很多的小原基，其不断发育变大后逐渐融合到一起，因此，将此时期定义为原基愈合期。经过此过程，灰树花原基生长到直径3 cm左右，此时可以将袋挑出，置于出菇房分化出菇。

原基分化过程即子实体发生过程，主要分为脑状体期、蜂窝期、珊瑚期和成熟期四个时期。其中脑状体期的特点是经过愈合期的原基，在菇房环境因子（光照、温度、湿度）的刺激下，颜色由白色变成灰黑色。随着内部细胞的生长变化，原基迅速发育变大，在表面出现曲折的凹陷。蜂窝期主要是原基形成脑状后，随着进一步的发育，在原基表面出现大量的凹陷小窝。原基从小窝内部分泌淡黄色的液体，有黏性。经过观察发现，淡黄色液体渐渐消失，原基表面留下大量小窝，整体形态如同蜂窝。另外，栽培研究表明，在蜂窝时期，务必保持窝内的淡黄色液体，若去除，就会导致原基发育障碍，形成畸形菇。珊瑚期是在灰树花原基表面的“蜂窝”边上渐渐生长出灰白色的凸起，并迅速长大呈一个个的小梗，整个原基如同珊瑚，因此将此时期定义为珊瑚期。珊瑚期原基表面的小梗是灰树花子实体“叶片”形成的基础，小梗的发育好否直接影响灰树花子实体的质量。因此，珊瑚期是灰树花子实体发生的关键时期。期间，因原基的生长发育、细胞新陈代谢加快，空间的湿度不能满足原基的生长需要，“小梗”表面容易干燥。此时可使用工厂化栽培房内的微喷系统喷雾，农户栽培可使用农用喷雾器加湿，但注意不能使原基上大量存水，保持湿润即可。成熟期是随着原基的不断生长，表面的“小梗”不断伸长、变宽，逐渐分化成扇形的叶片，颜色变浅呈灰白色。原基分化充分的灰树花子实体如同一朵盛开的莲花，层层叠叠、婀娜多姿。待灰树花叶片背面出现微细的小孔时，说明已经成熟，应当及时采收，又称簇花期。综上，在灰树花生长发育的不同阶段，形态学上会出现明显不同的差异，通常，食用菌的形态一般受内部蛋白质及其他物质和外界环境因子的调控，二者相辅相成，并且灰树花生长发育的每个时期对外界环境的要求不同，因此，在实际生产过程中，应注意调控环境参数，确保灰树花的正常生长发育，形成良好的子实体。

4　灰树花子实体多糖

4.1　子实体多糖提取

灰树花子实体多糖是灰树花细胞的结构成分之一，提取方法通常是基于细胞壁的解构，通过改变提取条件，从而破坏外层壁，使子实体多糖释放出来。水浸提取法是实验室提取子实体多糖最传统和方便的方法，同样广泛应用到行业中[51]。根据目标多糖的性质不同，多糖的提取方法也不同。对于水溶性多糖，由于其在热水中的溶解度变大，并且性质稳定，所以热水提取法成为此类多糖的最佳选择。通常，原料经浸泡后，沸水浸提 2～6 h，为提高得率，还可重复浸提 2～3 次；弃残渣后，提取液即可进行下步分离。对于半纤维素、酸性多糖和在水中溶解度不大的多糖，可采用稀碱液提取法，通常选用 5%～15% 的 NaOH 溶液或 Na_2CO_3 溶液，为防止多糖降解，提取温度最好控制在 10 ℃以下，提取结束立即用酸液中和；对于氨基多糖，由于其可溶于稀酸，所以可用稀酸进行提取。目前，不同技术的应用或联合用于提高灰树花子实体多糖的提取率，如超声波提取、酶解法提取和微波辅助提取等[52-54]。Fan 等为了研究酶解法提取多糖的提取率与生物学活性，通过沸水提法和酶解法分别对灰树花子实体多糖进行提取，其中酶解法分为纤维素酶、果胶酶和胰酶的单酶酶解法与三种酶比例为 2∶2∶1 的复合酶解法，结果表明，复合酶解法对多糖提取率最高且抗氧化性活性最强，复合酶提取的灰树花多糖可作为新的天然抗氧化剂进行开发[55]。

4.2　子实体多糖纯化

提取到的灰树花子实体多糖经过脱蛋白、脱色后依然存在多糖相对分子质量和电荷不均一，因此需要进一步的纯化工序以得到均一的多糖，常见的灰树花子实体多糖纯化方法包括分级沉淀法、离子交换层析法及凝胶过滤层析法等。方法包括分级沉淀法、离子交换层析法及凝胶过滤层析法等，离子交换层析法及凝胶过滤层析法对多糖组分的分离及纯化效果极佳[56]，其中离子交换剂主要分为葡聚糖类、纤维素类、树脂类；凝胶主要分为琼脂糖凝胶（sepharose）和葡聚糖凝胶（sephadex）两种。

4.2.1　分级沉淀法

分级沉淀是通过改变溶剂的浓度、pH、温度或添加无机盐等方法而达到分离的一种方法。多糖的分级通常采用乙醇或者无机盐分级沉淀的方法。其原理是利用不同相对分子质量的多糖在不同浓度乙醇或无机盐溶液中的溶解度不同，从而达到按照相对分子质量大小纯化多糖的目的。为避免共沉作用，达到良好的纯化效果，多糖混合物的浓度应控制在 0.25%～3%，并且应在搅拌下缓缓于多糖溶液中加入高浓度的乙醇或无机盐溶液。

4.2.2　离子交换层析法

离子交换层析是以离子交换剂为固定相，根据样品中的组分离子与固定相离子之间的结合力大小的不同而实现分离的一种层析方法。离子交换层析分离多糖的作用机制不仅仅是离子交换，还含有吸附与解吸附的过程。目前，离子交换层析技术已经广泛地应用于多糖的分离和纯化。多糖分离中经常使用的离子层析填料有 DEAE - Sepharose、DEAE - Cellulofine、PAB - Cellulose、DEAE - Cellulose 等弱离子层析柱。洗脱液通常选用盐溶液进行洗脱，实现多糖的纯化。

4.2.3　凝胶过滤层析法

凝胶过滤层析是一种快速、简易的分离不同相对分子质量物质的方法。其基本原理是利用了凝胶柱中的立体网状结构的孔径不同而达到分离不同尺寸分子的效果。当含有不同相对分子质量的糖溶液流经凝胶柱时，小分子易于进入凝胶孔中，而大分子不易进入。洗脱时，相对分子质量大的多糖流经的路径短，较小相对分子质量的多糖先洗脱下来，从而实现不同相对分子质量多糖的分离。常见的凝胶柱有 Sephadex LH - 20、Sephadex G 系列、Sepharcyl S 系列等。因分离范围不同，不同型号的凝胶柱适合分离多糖的相对分子质量也不同。同时，根据多糖的酸碱性不同，洗脱液也应不同。对于中性多糖，一般用水洗脱；对于酸性糖或碱性糖，一般用带一定离子强度的缓冲液进行洗脱。

多糖的分离纯化是一项复杂的工程，是阻碍多糖发展的主要原因，实现多糖的分离纯化，必须巧妙地设计实验、选择合适的分离纯化方法，以得到目标多糖。Zhao 等通过酶解法提取灰树花子实体多糖 FGFP，经 DEAE - 52 纤维素柱和 Sephacryl S - 500HR 柱二次柱层析法分离纯化多糖，结果表明，酶解法提取的灰树花多糖结构同热水提取法的多糖结构相类似，酶解法并未破坏灰树花子实体多糖结构，并探究了多糖 FGFP 在抗氧化性能方面明显优于热水浸提的子实体多糖 GFP[57]。Li 等为了提取含硒多糖，通过热水浸提灰树花子实体粉末 3 h，水提取液经过三氯乙酸除蛋白，流水透析 72 h 后，经冷冻干燥后得到含硒多糖 Se - GFP。Se - GFP 先经 DEAE - 52 纤维素柱分离，洗脱液为 0 mol/L 和 2 mol/L 的 NaCl 溶液，流速 1 mL/min，得到 Se - GFP - 1 和 Se - GFP - 2 两种多糖；再经 Sephacryl S - 400 柱纯化，洗脱液为 1.5 mol/L 的 NaCl 溶液，得到 Se - GFP - 22，并进一步讨论了含 Se 多糖 Se - GFP - 22 比不含 Se 多糖 GFP - 22 有较高的 DPPH 自由基清除能力[58]。Meng 等在研究灰树花子实体分离纯化时，将提取到的灰树花粗多糖 GFP，经 DEAE - Sephadex - A - 25 和 Sephadex G - 100 二次柱层析，对所得多糖纯化后进行 HPLC 分析，结果表明，多糖主要由鼠李糖、木糖、甘露糖、葡萄糖四种单糖组成，进而又讨论了多糖 GFP 有免疫调节活性[59]。Ma 等为了探究评估灰树花多糖组分对巨噬细胞中蛋白质表达及 4 - 丝裂原活化蛋白激酶 - 核因子 KB 通路，将已提取的灰树花子实体多糖经 Sepharose 4B 柱层析，超纯水洗脱，得到 GFP - A。经 GC 分析，结果表明，GFP - A 由六种单糖组成。又探究了组分的糖苷键组成及小鼠巨噬细胞免疫调节活性，最终得出 GFP - A 由 KB 路径调节免疫活性[60]。

4.3 多糖的结构解析

解析多糖的结构，对于明确多糖的构效关系有着重要意义。与蛋白质、核酸等生物大分子相比，组成多糖的单糖种类多，连接位点多，多糖尤其是分支多的杂多糖的结构就更为复杂，对多糖进行结构解析，需要综合运用多种技术和方法。多糖结构解析的常用方法列举如下：

4.3.1 化学方法

4.3.1.1 高碘酸氧化法

高碘酸可以定量地选择性断裂糖分子中的连二羟基或者连三羟基处，即每断裂一个 C—C 键，消耗一分子的高碘酸，通过反应中高碘酸的消耗量及甲酸的生成量，可以判断糖苷键的位置、直链多糖的聚合度、支链多糖的分支数目等。

4.3.1.2 Smith 降解

Smith 降解是将高碘酸氧化产物用硼氢化物还原后进行部分酸水解或者酸水解，利用层析方法鉴定水解产物，判断出糖苷键的位置的方法。

4.3.1.3 甲基化反应

甲基化分析是分析单糖残基连接方式的经典方法，是多糖一级结构分析必不可少的手段。甲基化的方法很多，如 Haworth 法、Purdie 法、Kuhn 法和 Anumula 法等。其基本原理是将多糖中游离的羟基全部甲基化后，水解多糖的糖苷链，水解得到的化合物羟基所在的位置就是原来糖残基的链接位点。判断甲基化是否完全常采用红外光谱法，多糖完全甲基化后，红外光谱中 3 600 ~ 3 200 cm^{-1}的羟基吸收峰会完全消失。甲基化后的水解产物采用气相色谱（GC）或者气相 - 质谱联用（GC - MS）法进行检测。

4.3.2　色谱学方法

4.3.2.1　高效阴离子交换色谱法

高效阴离子交换色谱（HPAEC）常用于多糖的糖含量测定和单糖组成分析。由于糖是一种多羟基醛类或酮类化合物，具有弱酸性，碱性条件下，发生解离，可以被阴离子交换树脂所保留。用碱液淋洗时，与树脂结合力不同的糖先后被淋洗下来，实现糖的分离。洗脱下的糖，通常选用脉冲安培检测器（PAD）、示差折光检测器（IR）和蒸发光散射检测器（ELSD）进行检测。利用 HPAEC 进行单糖组成分析时，需要将多糖进行完全酸水解，水解后的产物利用 HPAEC 法检测，从而确定组成多糖的各个单糖的种类和比例。由于脉冲安培检测器的检测限低、灵敏度高、适于梯度洗脱等优点，HPAEC－PAD 成为目前单糖组成分析中有力的分析手段。

4.3.2.2　气相色谱法

气相色谱法（GC）可以用于多糖的单糖组成分析和糖链接位点的分析。一般是将多糖进行酸水解、醇解或者甲基化，继而衍生化，增加其挥发性，就可以进行 GC 分析了。糖类的 GC 分析中，常用的衍生物有两类：三甲基硅醚衍生物和乙酸衍生物。其中，三甲基硅醚衍生物容易制备且挥发性较强。GC 中常用的检测器有氢火焰离子化检测器（FID）、火焰光度检测器（FPD）、电子捕获检测器（ECD）、质谱检测器（MS）等。在 GC－MS 中，在无相应单糖标准品时，也可以根据质谱碎片确定单糖组成，因此，GC－MS 在多糖的单糖组成分析和连接位点分析中发挥着重要作用。

4.3.3　波谱学方法

4.3.3.1　紫外光谱法

该方法主要用于分析多糖的组成，利用在 280 nm 处有无紫外吸收可以判断样品中是否含有蛋白质，利用在 260 nm 处有无紫外吸收可以判断样品中有无核酸。

4.3.3.2　红外光谱法

红外光谱法不破坏样品，仅需 1～2 mg 的样品就可进行测定。IR 图谱中 3 500～3 200 cm^{-1}的宽吸收峰是 O—H 的伸缩振动峰，3 000～2 800 cm^{-1}的弱的吸收峰是 C—H 的伸缩振动峰，1 400～1 200 cm^{-1}不太尖的吸收峰是 C—H 的变角振动峰，根据以上峰的有无可以初步判断化合物是否是多糖类化合物。根据 IR 图谱还可以判断多糖的构型，α 构型的多糖常出现（844±8）cm^{-1}峰，而 β 构型的多糖出现（891±7）cm^{-1}峰。根据 IR 图谱也可以判断糖环构型，在 1 100 ~ 1 010 cm^{-1}有三个吸收峰含有吡喃糖苷，有两个吸收峰则含有呋喃糖苷。

4.3.3.3　核磁共振法

核磁共振技术（NMR）自 20 世纪被引入多糖结构的研究中，是多糖结构解析特别是多糖的一级结构解析的重要手段。根据核磁共振谱图中的化学位移、偶合常数、积分面积等参数，可以确定多糖的异头氢构型、糖环构象、多糖残基中取代位置和分支点，判断多糖中各残基的种类和比例、糖链的空间取向等。

第3章　灰树花深层发酵

1　食用菌深层发酵技术的概况

1.1　食用菌深层发酵的概念

食用菌是一种高等真菌，兼备了食用和药用的双重功效，是最具有潜力的微生物种类之一[61]。食用菌因其具有高蛋白、低脂肪、氨基酸含量高等优点，并且所含的多糖、多肽等生物活性物质具有抗肿瘤、抗氧化、降血糖、降血脂、提高人体免疫机能、防治多种慢性病等药用价值，因此，备受消费者的青睐和研究者们的广泛关注。食用菌子实体栽培历史悠久，但人工栽培时间长、技术复杂、受季节和原料的限制，已不能满足人们的需求，我们迫切寻找新的生产方法，因此，食用菌深层发酵技术应运而生。

深层发酵技术又称液体发酵或液体培养，它是现代生物技术之一，主要原理是在生化反应发生器中，模仿自然界将食药用菌在发育过程中所必需的糖类、有机和无机含有氮素的化合物、无机盐等一些微量元素及其他营养物质溶解在水中作为培养基，灭菌后接入菌种并通入无菌空气，通过搅拌或振荡以提供菌丝体呼吸代谢所需要的氧气，并控制适宜的外界条件等，使菌丝体在液体深处繁殖发育，获得大量菌丝体和代谢产物。工业化大规模的发酵培养即为发酵生产，也称深层培养或沉没培养。工业化发酵生产必须采用发酵罐，而实验室中发酵培养多采用三角瓶。

所得发酵液中含有菌丝体、被菌丝体利用及未被利用的营养成分、菌丝体的代谢产物。深层发酵的目标产物分两种：一是液体菌种，代替固体菌种投入生产获得子实体；二是菌丝体及其代谢产物，获得子实体无法产生或含量高于子实体的生理活性物质。目前，国外食用菌深层发酵主要是为了获取风味物质和特殊代谢产物，国内研究则集中在液体菌种生产和代谢产物两个方面。

1.2　食用菌深层发酵技术的发展简史

液体深层发酵技术是20世纪40年代美国弗吉尼亚大学生物工程专家

Elmer L、Gaden Jr 最先使用的。据资料报道，液体深层发酵技术应用于食药用菌方面的研究始于美国。1948 年，Humfeld H 用深层发酵来培养蘑菇（*Agaricus campestris*）菌丝体，并首先提出了用液体发酵来培养蕈菌的菌丝体，从此食药用菌的发酵生产在世界范围内兴起；1953 年，美国的 Block S 博士用废苷汁深层培养了野蘑菇（*Agaricus arvensis*）；1958 年，Szuess J 第一个用发酵罐培养了羊肚菌（*Morchella esculenta*）。从此，食药用菌的生产渐渐跨入了大规模工业化生产的领域。日本的杉森恒武等于 1975 年、1977 年用 1% 的有机酸和 0.5% 的酵母膏组成液体培养基，取得了大量香菇菌丝体。我国在 1958 年开始研究蘑菇、侧耳等的深层发酵。1963 年，羊肚菌液体发酵开始工业化生产实验。此后，大规模采用液态发酵生产食药用菌逐渐展开。当时主要研究灵芝（*Ganoderma lucidum*）、蜜环菌（*Armillariella mellea*）、银耳（*Tremella fuciformis*）等的液体发酵应用于医药工业。70 年代开始研究香菇（*Lentinula edodes*）、冬虫夏草（*Cordyceps sinensis*）、黑木耳（*Auricularia auricula*）、金针菇（*Flammulina velutipes*）、猴头菇（*Hericium erinaceus*）、草菇（*Volvariella volvacea*）等的液体发酵。

灰树花深层液体培养技术始于 80 年代后期，早在 1986 年 Ohno N 等首次报道了灰树花液体培养情况[62]。接着，Suzuki I 等也用类似的方法成功培养出灰树花菌丝体[63]。

1.3 食用菌深层发酵的特点

1.3.1 原料来源广泛，价格低廉

食用菌深层发酵所需原材料易得且价格低廉，一般所需的碳源用工业葡萄糖、工业淀粉及山芋粉等均可；氮源可采用黄豆饼粉、蚕蛹粉、麸皮粉等。从经济方面考虑，有时还可采用部分工业废水为代用品，如糖蜜废母液、木材水解液、各种大豆深加工废水、玉米深加工废水及淀粉废水等，原料来源相当广泛。

1.3.2 菌丝体生长快速

由于采用的是液体深层发酵技术，培养基的营养成分分布均匀，因此有利于菌丝体充分接触和吸收营养物质。在培养过程中可以通过前期培养条件的优化使菌丝体细胞在最适温度、pH、氧气和碳氮比的条件下生长，及时排放呼吸作用产生的代谢废气，因此，菌丝体新陈代谢旺盛，生长快速，能在较短时间内积累大量的菌丝体及具有生物活性的代谢产物（多糖、蛋白、多

肽等）。

1.3.3　生产周期短，产量高[61]

在食用菌液体深层发酵过程中，通过人工控制发酵条件，使菌丝体处于最适宜的生长环境，一般仅需3～10 d且菌龄趋于一致，便可累积大量菌丝体和具有生理活性的代谢产物，而固体培养需要30～60 d。另外，它不受季节限制，生产工艺规范，营养成分利用率高，利于实现连续自动化生产。

1.3.4　能有效地减少菌丝体污染

由于深层发酵具有周期短、环境条件控制严密的优点，菌丝体受杂菌污染的概率明显降低。此外，液体菌种接入固体培养料时，具有流动快、易分散、发菌点多、萌发快等特点，能有效地降低袋栽食用菌在接种及菌丝萌发过程中的污染。

1.3.5　产生的活性物质多

采用深层发酵技术获得的菌丝体及代谢产物的活性物质品种较多且产量高，有研究表明，深层发酵获得的菌丝体在营养成分和生理功能上与子实体相近，甚至高于子实体的营养价值，例如灵芝、冬虫夏草和灰树花等，并且灰树花发酵的菌丝体中重金属As、Pb含量明显低于子实体，说明深层发酵获得的菌丝体使用起来更安全[64]。

1.4　食用菌深层发酵工艺

1.4.1　食用菌育种[65]

食用菌育种主要是通过对现有的菌种进行改造，使其更符合工业化生产，能取得良好的经济效益。常用的方法有野生食用菌驯化育种、杂交育种、诱变育种、原生质体融合技术等育种方法，其目的主要是改变食用菌的营养价值、风味、颜色等。

灰树花是目前开发潜力较大的食药两用珍稀真菌，常用的菌种为野生驯化菌种或从日本引进的菌种，具有污染率高、适应能力差、生物转化率偏低等缺点，因此，对于灰树花菌种的选育从而获得品质优良的灰树花菌种显得尤为重要。灰树花属于担子菌亚门，利用担孢子进行有性繁殖。但是收集担孢子有季节限制，并且困难较大，不易获得，因此，对于灰树花的诱变育种，多采用其菌丝体片段或者原生质体来进行。陈石良等采用紫外线对灰树花菌丝体进行连续不同时间段照射处理，并对诱变菌株进行分离纯化，对挑选出的5个突变株进行初筛及复筛，最终获得一株遗传相对稳定且适应液体培养的灰树花菌株，摇瓶培养所得菌丝干重达1.97%，发酵产多糖总量达216 mg/100 mL，两者均高于出发菌株[66]；薛平海等研究了灰树花菌株原生质体制备及再生条件，探索出灰树花原生质体制备的最佳条件[67]。

1.4.2　食用菌深层发酵的培养基

在食用菌液体深层发酵过程中，有两个影响其成败的关键因素：第一是菌种，第二是培养基。优良的培养基应该具备以下特点：①目标产物产率高；②菌丝体生长良好、快速且生长周期短；③培养基价格低廉、来源广泛；④培养基对目标产物的提取分离干扰较小。

1.4.2.1　碳氮源

提供细胞和新陈代谢产物中碳素来源的营养物质，称为碳源。碳源是食药用菌液体培养的主要营养成分，其对微生物生长代谢的作用主要表现在以下几个方面：①提供细胞的碳架；②提供合成产物的碳架；③提供细胞生命活动所需的能量。主要的碳源有单糖、寡糖、多糖、有机酸、醇等，其中的葡萄糖、麦芽糖、蔗糖等可以直接被吸收，而大分子的淀粉、纤维素、半纤维素、果胶、木质素等需经过菌丝体细胞分泌的各种水解酶，将它们分解为可溶性糖及其他小分子物质后，才能被很好地吸收利用。

凡能提供药食用真菌生长发育所需要的氮素的营养物质，都称为氮源。氮源是构成微生物体的蛋白质、核酸及酶类的主要元素，因此，药食用真菌对氮素营养的需要量也比较大。药食用真菌的菌丝体能直接吸收氨基酸、尿素、铵盐等小分子化合物，而大分子的蛋白质则需要通过蛋白酶水解成氨基酸或氮后才能被吸收。通常有机氮源优于无机氮源，食药用真菌在营养生长阶段需要的氮量要多些，而在子实体发育阶段需要的氮量要少些。

因此，培养基中碳氮源的比例既要考虑到能够满足机体生长的需要，又要有利于代谢产物的形成，同时还要考虑避免使用容易引起分解代谢产物阻遏的物质或使用过量的单一物质。因此，在发酵培养基中通常采用适量速效碳源或氮源，以促进机体的生长；又要有充足的迟效碳源或氮源，以利于发酵产物的形成，从而也可以避免速效碳源或氮源在机体内产生分解代谢产物阻遏[68]。孙希雯等人研究了不同碳、氮源对灰树花菌丝体生长的影响，从中选择出了最适碳、氮源，通过正交实验优化了深层发酵培养基[69]。

1.4.2.2　无机盐和微量元素

药食用真菌在生长繁殖和生产过程中，还需要某些矿质元素，以此作为其生理活性物质的组成或生理活性作用的调节物，这些矿质元素又可分为常量元素和微量元素，常量元素有磷、硫、镁、钾、钙等，它们参与细胞结构物质的组成、酶的组成、维持酶的作用、能量的转移、控制原生质的胶体状态和调节细胞的渗透压等。微量元素包括铁、铜、锌、锰、硼、钴等，它们多数是酶活性基的组成成分或是酶的激活剂，需求量很少[70]。

许多矿质元素对菌种的生理过程的影响与其浓度有关，这些物质一般在低浓度时对微生物生长和产物合成有促进作用，在高浓度时常表现出明显的抑制作用。不同的菌种，对无机盐及微量元素要求的最适浓度也不同。肖春玲等人研究了不同浓度的 Mg^{2+} 对灰树花菌丝体生长的影响，结果表明，2 ~ 3 g/L 的 Mg^{2+} 浓度对菌丝体生长有明显的促进作用，浓度过高，则抑制菌丝体生长[71]。

1.4.2.3　维生素与生长素

维生素在细胞中作为辅酶的成分，具有催化功能。大多数药用真菌的培养都与B族维生素有关，而与维生素A、K关系不大。水溶性维生素对菌丝体的影响比脂溶性维生素的大。维生素 B_1 是目前已知对绝大多数药用真菌生长有利的维生素，其适宜浓度为 50 ~ 1 000 μg/L。由于药用真菌对维生素的需求量甚微，在使用天然有机原料为培养基时，一般不需另加，但有时也可加入少量维生素 B_1。生长素包括吲哚乙酸、赤霉素、α-萘乙酸等，一般在植物细胞的组织培养中用的较多，在食用菌的固体栽培中，目前还用一些菌丝生长促进剂及子实体增产促进剂等，但在食药用真菌的液体培养中应用较少。

1.4.2.4　水

除了少数微生物如蓝细菌能利用水中的氢作为还原 CO_2 时的还原剂外，其他微生物都不是利用水作为营养物质的。即使如此，由于水在微生物的生命活动过程包括营养过程中的重要性，它仍应属于营养要素之一，为培养基的重要组成之一。

1.4.3　食用菌的摇瓶培养（液体发酵技术）

药用真菌的液体培养在实验室中进行，一般通过摇瓶培养实现。即将药用真菌试管母种接入灭过菌的三角瓶培养液中，然后置于摇床中培养。经过摇床培养的菌丝体呈球状、絮状等多种形态。培养液可呈黏稠状、清液状等状态，并可有清香味或其他异味。因菌液中有菌株发酵产生的次生代谢产物，可呈不同颜色。在实验室中进行摇瓶培养可摸索菌株液体发酵的适宜生长条件及生理生化变化等。工厂化生产时，先进行摇瓶培养作为接入种子罐的菌种。摇瓶培养的菌丝体也可作为液体菌种接入固体培养料中。

影响摇瓶培养发酵质量的因素有很多，如培养温度、pH、菌龄、接种量、培养液的黏度、光照等。

1.4.3.1　培养温度

温度是影响药用真菌生长发育及代谢活动的重要因素，因为药用真菌的一切代谢活动都需要在各种酶的催化下进行，而酶的催化反应需要适宜的温度，因此不同的菌有不同的适宜温度。绝大多数药用真菌最适温度在 22 ~ 30 ℃范围内。以产生次级代谢产物为目的培养的最适温度可能与菌丝生长的最适温度不同。

灰树花在最适温度范围内培养时利于它的生长，如果温度高于最适范围时，酶活力降低，温度越高，酶失活越快，菌丝体会提早衰老自溶，合成灰树花多糖的时间就会缩短，使灰树花多糖的总产量降低。李联泰研究了培养温度对灰树花菌丝体产量的影响，通过在 20 ~ 30 ℃温度下对灰树花发酵影响的观察，发现在 25 ℃下菌丝体产量达到最大值[72]。

1.4.3.2　pH

在食药用真菌的液体培养时，必须要有合适的 pH。主要的原因有：培养基中 pH 的变化会影响胞内酶活，大多数酶催化反应的最适 pH 为 4 ~ 8；pH 对一些微量元素的利用有影响；pH 影响细胞的渗透性。

菌液的 pH 是各种生化反应的综合结果，通过测定不同菌龄时培养液中的 pH，对了解菌丝的生长、代谢、生理生化反应等是一重要因素。在灰树花发酵过程中，培养基的 pH 会直接影响产生菌的生长繁殖和多糖合成，因为灰树花的生长代谢和多糖的合成都是一系列酶催化反应的结果，而 pH 同温度一样，是影响酶活力的重要环境条件。在不同的 pH 条件下，酶活力不同，因此产生菌对培养基的分解利用就不同，并且合成多糖的酶活力也不同，进而影响多糖的产量[73]。张泉等人研究了不同 pH 对灰树花菌丝体生长的影响，结果表明，灰树花菌丝体生长的最适 pH 为 5.0 ~ 5.5[74]。宋爱荣等研究测定了不同 pH 条件下和相同 pH 条件下灰树花发酵液及菌丝生长情况，结果表明，灰树花发酵液的初始酸碱度以 pH 8.0 为宜，终止 pH 3.5，菌丝最适宜生长的 pH 为 5 左右[75]。

1.4.3.3　溶氧

好氧型微生物的生长代谢活动都需要消耗氧气，因为好氧型微生物需要在氧气充分的条件下才能完成生物氧化作用。需氧微生物的氧化酶系存在于细胞原生质中，因此，微生物只能利用溶解于液体中的氧。微生物利用氧实际上是个物质传递的过程。在不同的环境条件下，各种需氧微生物的需氧量和呼吸程度都不同[76]。台湾的 Chienyan Hsieh 等研究了溶氧分别为 21%、30% 和 40% 时对灰树花菌丝体生长和胞外多糖产量的影响，以及在上述条件下添加橄榄油对灰树花菌丝体生长及胞外多糖产量的影响。结果表明，溶氧越高，越不利于灰树花菌丝体的生长和胞外多糖的合成，但是在溶氧为 40% 的条件下添加 1% 的橄榄油却有利于灰树花菌丝体的合成和胞外多糖的产生[77]。

1.4.3.4　摇床的振荡频率和装液量

摇床的振荡频率和装液量直接关系到摇瓶中培养基的溶氧量，另外，振荡频率还影响菌丝体所受的机械刺激。食药用菌的液体培养多为好氧发酵，要求有足够的氧气，因此要求有较高的摇床振荡频率；若振荡频率过快，又会引起培养液的飞溅，弄湿棉花塞，因此振荡频率要适宜。

1.4.3.5　菌龄

所谓菌龄，就是指菌株液体培养的时龄，是菌种接入培养液后开始计算的累积发酵时间。食药用菌的液体发酵也要经历延滞期、生长期、稳定期及衰亡期等。不同的菌株，随着菌龄的增加，这几个时期的划分也不一样。

1.4.3.6　接种量

摇瓶培养的接种量指一级摇瓶种子对二级摇瓶所接入菌液量与培养液的比值。如对二级摇瓶 1 000 mL 的培养液中接入 50 mL 的菌液，称接种量为 5%。这种接种量的计量方法比较粗糙，并不精确。理论上应以接入菌丝的克数来计量为好。但在实际操作中因步骤繁杂、易污染而难以实现。所以，在实验中，应保持实验条件一致，才能反映出因接种量变化而引起的实验结果的变化。

接入菌液的菌丝状态将显著影响菌丝的增殖及次生代谢产物的产生。一般可采用匀浆器将菌球打碎成菌丝片段或在摇瓶中加入玻璃球将菌球分散，菌种接入后方能显出迅速的增殖效果。食药用菌液体发酵的接种量一般都比较大，为 5% ~30%，但接种量并非越大越好。例如，银耳孢子的液体发酵，其最适接种量为 5% ~10%。麦角菌产生麦角新碱的液体发酵，接种量以 5% 为最好，10% 次之。因此，生产上的最佳接种量是综合考虑目标产物的产量及生产成本的结果。

1.4.4　添加物对食用菌发酵的影响[65]

有研究表明，食用菌深层发酵除了受培养基组成与发酵条件的影响外，在一般培养基之外添加某些物质，如中药、薏苡仁、玉米油[78,79]等，也会对食用菌深层发酵产生显著的影响，如代谢产物产量的增加、新的代谢产物的产生等。

1.4.4.1 中药对食用菌深层发酵的影响

食用菌依靠自身的强大酶系对中药中的纤维素、蛋白质、脂类及淀粉等营养物质进行利用，能有效促进真菌生长和代谢，得到丰富的代谢产物。另外，食用菌还能对中药中的生物碱、皂苷类等进行生物转化，消除毒副作用，还能形成新的代谢产物[80]。

1.4.4.2 信号分子对食用菌深层发酵的影响

信号分子能激活特定代谢途径来提高产物产量。信号分子通常包括短肽、气体分子、激素、真菌激发子及一些金属离子，在食用菌生长发酵过程中起到重要作用。

1.4.4.3 生长因子对食用菌深层发酵的影响

生长因子是微生物生长必不可少的有机化合物，包括氨基酸、维生素和代谢产物等，用于酶的辅基或辅酶参与细胞的新陈代谢，对真菌的生长、代谢物的合成和分泌有着十分重要的作用。

1.4.4.4 油脂类物质对食用菌深层发酵的影响

一些油脂类物质不仅可作为消泡剂[81]，还可对菌丝体生长代谢产生积极的影响，因此人们开始尝试使用油脂类物质作为诱导剂来促进食用菌特定活性成分的合成[82,83]。研究发现，植物油、脂肪酸等油脂类物质对菌丝体生长和代谢有着重要影响，能改变细胞膜结构、通透性或影响代谢途径中关键酶的活力。

1.5 食用菌深层发酵的应用

同食用菌传统的固体栽培技术相比，食用菌深层发酵具有广泛的优点，不仅菌丝体生长速度快、生产周期短、产量高、营养利用率高，而且还能获得具有多种营养成分和生物活性物质的菌丝体及代谢产物，其中代谢产物又分为初级代谢产物（如多糖类、类脂、有机酸类、氨基酸、蛋白质、核苷酸、核酸等）和次级代谢产物（如色素、抗生素、植物生长因子、生物碱等）[61]。随着发酵技术的逐步成熟，分离提取技术和结构测定技术的不断发展，发酵产品也趋于多样化，这些发酵产品在医药、农药、保健食品、新型饲料开发等行业具有广阔的应用前景。

1.5.1 食用菌深层发酵在液体菌种生产中的应用

目前，主要采取的是固体培养的方式来生产食用菌种，也就是利用传统草质和木质原料（例如玉米芯、木屑和麸皮等）通过固体发酵，从而获得用于固体栽培所需的固体菌种。固体菌种生产周期短、栽培袋灭菌效率低是限制食用菌固体栽培发展的两个主要因素，而液体菌种具有生产周期短、菌龄一致、纯度高、接种简便等优点，克服了固体培养的劳动量大、耗时多、产量低等缺点，还可以有效提高生物转化率[84]。

1.5.2　食用菌深层发酵在医疗和保健行业中的应用

食用菌不仅是一种营养食品，同时也是具有保健功能的中药，通过食用菌深层发酵技术开发出来的保健品正深受着消费者的喜爱。食用菌的营养成分丰富，同时还能产生丰富的活性物质，其主要活性物质有多糖、蛋白质、萜类、生物碱、酚类等。它们具有抗肿瘤、抗衰老、降血糖、血脂等诸多药效，对一些慢性疾病及老年性疾病具有很好的预防和治疗作用。食用菌入药主要有两种类型：一是直接入药，如食用菌的子实体、菌核等；另一种是利用食用菌发酵中药，依靠食用菌自身强大的酶系对中药中的纤维素、蛋白质、脂类及淀粉等营养物质进行利用，从而有效促进食用菌的生长和代谢，得到丰富的代谢产物，另外，食用菌还能对中药中的生物碱、皂苷类等进行生物转化，消除毒副作用，还能形成新的代谢产物[80]。

食用菌经人体长期服用的研究证明，其无毒性或毒性很小，深层发酵获得的活性代谢产物作为辅助药物被广泛应用。目前，市售的保健药品有蜜环片、灵芝菌片、宁心宝胶囊、安终痛等，它们均是采用食用菌深层发酵制得的。食用菌多糖是食用菌发酵液中最具开发价值的发酵产物，食用菌多糖具有抗肿瘤、抗氧化和清除自由基、调节机体免疫、降血糖等功效。如虫草多糖具有调节心律失常的功效，也能很好地调节神经系统[85]；猴头菇多糖能够增加胃液分泌、稀释胃酸、保护溃疡面，防止胃溃疡的面积增大[86]；竹荪多糖具有健脾益胃、降低血压、抗肿瘤刺激免疫系统等作用[87]。由此可见，食用菌深层发酵技术在医疗及保健行业中具有广阔的发展前景，为医疗保健行业的发展壮大做出巨大的贡献。

1.5.3　食用菌深层发酵在新型饲料生产中的应用

传统饲料生产原料一般为秸秆、米糠等，因其纤维素含量高、粗蛋白含量低的缺点很难被动物消化吸收且所含营养成分较少。为提高秸秆在饲料生产中的应用，利用食用菌的发酵液对秸秆进行处理，对秸秆的木质素进行降解，从而提高秸秆的利用价值。研究表明，利用食用菌（尤其是侧耳属白腐真菌，如香菇、平菇）发酵液处理秸秆等纤维作物，其木质素降解率高达59%～89%，并且粗蛋白含量增加了24.6%～72.4%，极大地提高了秸秆的营养价值[88]。

食用菌在发酵过程中会分泌一些活性物质，例如抗生素、有机酸、微量元素等。这些活性物质既可以丰富饲料的营养价值，还能够提高饲料的口感，同时还能增强动物的病毒抵抗能力，将深层发酵技术应用在饲料生产中能够大大改善饲料自身营养价值及动物吸收的情况，明显提高饲料其原料的经济效益。

1.5.4　食用菌深层发酵在抑菌活性物质生产中的应用

随着对食用菌发酵液活性物质研究的不断深入，大量研究表明，食用菌深层发酵液具有很强的抑菌及抗病毒的生物活性。目前，已报道的发酵液具有抑菌活性的食用菌有灵芝[89]、鸡腿菇[90]、红菇[91]、榆耳[92]、香菇、虎奶菇等。利用深层发酵技术获得具有抑菌功效的食用菌发酵液有望用于开发食品防腐剂和植物抑菌剂。

1.5.5　食用菌深层发酵在植物线虫的生物防治中的应用

植物根结线虫的寄主有3 000多种，具有寄主范围广、为害巨大、防治难度大的特点。有研究发现，食用菌发酵液对植物根结线虫具有防治作用，平菇对根结线虫有明显的防治作用已有较多报道，而杏鲍菇对根结线虫致死率可达95.5%，防治效果明显优于平菇[93]。几乎所有的食用菌发酵液对根结线虫都有一定的防治作用，如粗皮侧耳能够抑制侵染和消除花生线虫[94]，茶树菇菌渣对番茄根结线虫也有一定的防治作用[95]。

1.5.6　食用菌深层发酵在废水处理中的应用

食用菌在深层发酵过程中分泌的酶可以分解工业废水、废渣中的有机质、纤维素和木质素等，这些食用菌主要包括金针菇、红平菇、真姬菇等。利用这种方式不仅可解决废水、废渣的处理问题，减少环境污染，而且还能得到具有较高营养价值和免疫增强功能的菌丝体蛋白和真菌多糖，从而提高废水、废渣的循环利用价值。

2　灰树花生物转化

微生物发酵是生物转化法之一，在中药中早有应用。《本草纲目》云："古人用麴，多是造酒之麴。后医乃造神麴，专以供药，力更胜之。"即，有目的地把微生物用于炮制和药物转化[96]。因此，早在千余年前，我国就已开始利用微生物发酵中药，通过微生物的作用达到提高药效、改变药性、降低毒副作用等目的，如神曲、淡豆豉、半夏曲、片仔癀等均是原生单味药或复方药通过微生物固体发酵而成的[97-101]。

2.1　微生物转化的定义

微生物转化是利用完整的微生物细胞或从微生物细胞中提取的酶作为生物催化剂，催化外源底物产生新的转化产物的过程[102]。最常用的微生物种类是酵母菌、霉菌和真菌等。微生物转化具有转化条件温和、操作简便、经济有效、环境污染小等众多优点。

2.2　微生物转化的特点

微生物因其种类繁多、生长迅速、生长条件简单、酶系丰富且产酶量大等优点，成为生物转化体系中最常使用的反应载体[103]。微生物转化具有以下特点。

2.2.1　可催化的反应类型多

由于微生物自身的酶系丰富，在生长过程中可以分泌各种酶，如蛋白酶、纤维素酶、淀粉酶、木质素酶、漆酶等，目前已发现了三千余种能催化各种生物化学反应的酶[104]。微生物体中多种多样的酶系构成了生物转化反应中的高效催化体系的中心，并且微生物的酶系能够催化的反应有很多是一般的化学反应中较难进行的反应。

2.2.2　微生物转化反应选择性强

微生物转化反应的实质是酶的催化反应，由于酶对底物的作用具有高度选择性和专一性的特点，因此，微生物转化反应也具有高度的选择性，这些选择性包括化学选择性、立体选择性、区域选择性、对映异构体选择性及非对映异构体选择性。

2.2.3　微生物转化反应速率快、转化率高

酶催化反应具有少量高效的特点，酶催化的反应速度比非酶催化的反应要快 $10^6 \sim 10^{12}$ 倍，在最适条件下，微生物的酶催化反应能在 1 s 内使 $10^2 \sim 10^6$ 个底物分子转变成产物。由于微生物的生长受众多因素的影响，例如，培养基组成成分及用量、培养条件的选择，因此，在实际转化过程中，还可以通过优化这些影响因素来提高其转化率，使其达到最佳转化率，最大量获得转化产物。

2.2.4 微生物转化反应条件温和、设备简单、成本低

微生物转化反应一般都是在20～40 ℃和pH 7左右的条件下进行催化合成的，在实际操作过程中，常温、常压条件下就能完成转化反应，因此无须传统有机合成中有时所需的高压、高温、强酸、强碱等激烈的反应条件，这就简化了操作过程和设备，减少了采用传统化学催化反应所产生的一些不必要的副产物，转化产生的产物中有害的废弃物比较少，一般不对环境造成污染，各种代谢物的后处理也很简单[102]。微生物转化反应一般常使用的培养液和缓冲液成本也都较低，并且转化反应基本都在水基质中进行，从而避免了应用过多的有机化学试剂对环境造成的污染。

2.3 微生物转化中药

中药加工技术的陈旧是中药现代化进展缓慢的原因之一，利用微生物（尤其是药用真菌）对中药进行发酵转化，可生产出多种活性成分的制剂或新药材[105]，微生物转化是目前对中药进行生物转化的最主要方法。药用真菌在发酵转化中药成分时，其中的中药成分不仅能刺激微生物的菌丝体细胞生长，还能参与到微生物的代谢过程，增加微生物次级代谢产物（胞外多糖）的生物活性[106,107]。杨官娥等人以光合细菌发酵中药槲寄生制备的制剂，其毒理与药理实验表明，经光合细菌转化可降低槲寄生的毒性，并且在抗肿瘤方面具有增效作用[108]；徐非一等人利用微生物菌株HB－2发酵转化牛蒡子，获得了丰富的牛蒡子苷元[109]；韩颖等人利用从种植人参的土壤中筛选出的甘蔗镰孢菌（*Fusarium sacchari*）对三七茎叶中的成分进行生物转化，获得了较高生成量的稀有抗肿瘤活性人参皂苷C－K、C－Mx和G－Mc[110]；Del Toro－Sánchez等人以酵母发酵转化大戟科植物（*Ditaxis heterantha*），获得了桂皮醛、藏红花醛等芳香化合物[111]。

为实现药用真菌发酵生产与中药生物转化的有机结合及其工业化、规模化生产，许多学者对利用药用真菌液体发酵转化中药方面进行了研究，杨海龙[112]、李雁群[113]、赵亮[114]、刘高强[115]、吴天祥[116－119]等先后报道了中药对灵芝、灰树花深层发酵的影响；Li等制备的苦参－灵芝发酵制剂在抗HBV、保肝方面具有增效作用[106]；王林等以灵芝菌发酵黄芩、麻黄、莱菔子、金银花、连翘等中药制备的制剂在止咳、祛痰方面具有增效作用[120]；黄达明等利用猴头菌发酵转化银杏叶提取物，获得的转化产物的降血糖能力显著提高[121]；尤建良等以党参、麦冬、薏苡仁、铁皮石斛等中药为基质制备的灵芝深层发酵制剂，在抑瘤方面具有增效作用[122]。

2.4　灰树花生物转化

灰树花生物转化是指在灰树花液体深层发酵体系中添加外源添加物，以此来刺激灰树花菌丝体细胞的生长及增强灰树花次级代谢产物（灰树花胞外多糖、蛋白等）生物活性。赵亮等人在灰树花发酵体系中，添加苦荞的乙醇提取液，均对灰树花胞外多糖产量的合成有促进作用；贺宗毅等人利用Plackett - Burman筛选和优化灰树花发酵转化天麻的培养基，结果表明，每升发酵液中可得到灰树花胞外多糖3.91 g，与空白组相比，胞外多糖的产量提高了3.4%[123]；张勇等人阐述了天麻提取物的制备，并研究表明，在灰树花发酵体系中，天麻提取物能显著促进灰树花细胞的干重和胞外多糖的生物合成[116,117]；Xu等人研究发现，天麻提取物能增强灰树花细胞中α - 葡糖磷酸变位酶（α - PGM）的酶活力，抑制葡糖磷酸异构酶（PGI）的酶活力，从而促进灰树花胞外多糖的生物合成[118]；Wang等人实验结果表明，天麻提取物能显著促进灰树花细胞的生长，并从发酵动力学角度出发详细分析了发酵过程菌丝干重的变化、胞外多糖产量的变化、基质消耗等变化[124]；Jin - Hwa Kim等人在2010年报道了将中药牛蒡子提取物成分加入灰树花发酵液中，发现灰树花分泌的酶能够将牛蒡子苷转化为牛蒡子苷元，并且加入了牛蒡子提取物的灰树花发酵液成分（包括灰树花胞外多糖）有抗氧化活性[125]；朱俊杰等人通过向灰树花发酵液中添加不同质量浓度梯度的对羟基苯甲醇（天麻主要成分之一），分析其对灰树花菌丝体生长和胞外多糖合成的影响，结果表明，当对羟基苯甲醇添加量为200 mg/L时，效果最佳，菌丝体生物量和胞外多糖产量均显著高于空白组[126]；Wu等人发现天麻醇提取物的主要成分中，对羟基苯甲醛能明显地促进菌丝体和胞外多糖的产生[127]。

3　灰树花深层发酵的工艺研究

3.1　研究背景

食用菌深层发酵技术起源较早，目前，已有较多的食用菌应用于工业化生产。有研究表明，采用深层发酵技术获得的菌丝体营养成分与采用传统的固体栽培技术获得的子实体营养成分相差不大，并且某些菌丝体的微量元素还高于子实体，由此可见，食用菌的深层发酵具有明显的优势。

灰树花深层发酵过程受众多因素的影响，如受培养基的组成成分、种龄、接种量、培养时间、培养温度、pH及培养转速等因素影响，只有对这些影响因素进行研究，才能更好地控制发酵过程，从而有效获得所需的代谢产物。灰树花多糖是灰树花的主要活性物质，因此，本节在对灰树花深层发酵工艺的研究中，以灰树花胞外多糖及菌丝体生物量为考察指标，系统研究了灰树花摇瓶发酵培养的营养条件及发酵工艺，为规模化、工厂化发酵或栽培提供有价值的实验依据。

3.2 研究材料与方法

3.2.1 菌种

灰树花（菌种编号：51616），购自中国微生物菌种保藏管理委员会普通微生物中心中科院微生物研究所。

3.2.2 培养基

PDA 培养基（g/L）：马铃薯（去皮）20，葡萄糖 2，琼脂 2。

液体种子培养基（g/L）：葡萄糖 2，玉米粉 2，麸皮 1，K_2HPO_4 0.15，$MgSO_4$ 0.1。pH 自然。

发酵基础培养基（g/L）：葡萄糖 4，蛋白胨 0.4，KH_2PO_4 0.3，$MgSO_4$ 0.1。pH 自然。

3.2.3 培养方法

平皿培养：从母种试管中切出蚕豆大小的菌丝块接种于培养皿的中部，于 25 ℃培养 7 d。

斜面培养：于母种试管中切出蚕豆大小的菌丝块，接于斜面中部，25 ℃培养 7 d。

液体种子培养：将培养好的斜面菌种切成小块，转接到液体培养基中，一支斜面接一瓶。250 mL 三角瓶装液 100 mL，25 ℃，150 r/min，摇床培养 5 d。

摇瓶发酵培养：250 mL 三角瓶装液 100 mL，接种量 10%，25 ℃，150 r/min，摇床培养 7 d。

3.2.4 分析方法

3.2.4.1 生物量的测定

将发酵液离心（4 000 r/min，30 min），沉淀用蒸馏水洗涤多次后，再离心，沉淀于 60 ℃烘干至恒重，分析天平称重得生物量。

3.2.4.2 pH 测定

取发酵液用 pH 计测定。

3.2.4.3 胞外多糖含量测定及计算

采用乙醇沉淀法，取100 mL发酵液，4 000 r/min离心30 min，向上清液中加入95%酒精到乙醇浓度为30%，4 ℃冰箱中静置过夜，离心（4 000 r/min，1 min），弃去沉淀，上清液继续追加95%酒精到乙醇浓度达75%，4 ℃冰箱中静置过夜。离心（4 000 r/min，1 min）得胞外粗多糖，60 ℃烘干至恒重，分析天平称重。

胞外粗多糖＝烘干物净重（g）/发酵离心液（mL）× 1 000

3.2.4.4 3,5－二硝基水杨酸比色法测定还原糖

3.2.4.4.1 1 mg/mL葡萄糖标准液配制

准确称取100 mg分析纯葡萄糖（预先在80 ℃烘干至恒重），置于小烧杯中，用少量蒸馏水溶解后，定量转移到100 mL的容量瓶中，以蒸馏水定容至刻度，摇匀，即得0.1 mg/mL的葡萄糖标准液，置冰箱中保存备用。

3.2.4.4.2 3,5－二硝基水杨酸试剂配制

3,5－二硝基水杨酸10 g，置于600 mL水中，逐渐加入10 g NaOH，水浴加热溶解，再加酒石酸钾钠200 g、苯酚2 g、无水亚硫酸钠5 g，全部溶解并澄清，冷却至室温，定容到1 L，置于棕色瓶中，暗处静置7 d后使用。

3.2.4.4.3 制作葡萄糖标准曲线

分别精确吸取浓度为0.1 mg/mL的葡萄糖标准溶液0、0.2、0.4、0.6、0.8和1.0 mL，补蒸馏水至2.0 mL后，然后加入1 mL 6% 苯酚和5 mL浓硫酸，摇匀后，静置20 min，于490 nm处测定吸光度。以葡萄糖量（mg）为横坐标、吸光度为纵坐标绘制葡萄糖标准曲线。

3.2.4.5 苯酚－硫酸法测总糖

3.2.4.5.1 葡萄糖标准溶液的配制

准确称取10 mg分析纯葡萄糖（预先在105 ℃干燥至恒重），加少量水溶解，移入1 000 mL容量瓶中，加蒸馏水定容至刻度，摇匀，即得0.01 mg/mL的葡萄糖标准液。

3.2.4.5.2 制作葡萄糖标准曲线

分别吸取葡萄糖标准溶液0.4、0.6、0.8、1.0、1.2、1.4、1.6、1.8 mL，补水至2.0 mL，然后加入6%苯酚1.0 mL及浓硫酸5.0 mL静置10 min，摇匀后，静置20 min，然后于494 nm处测吸光度。以2.0 mL水按同样显色操作，设为空白。以葡萄糖浓度为横坐标、吸光度为纵坐标作图，可得标准曲线。

3.2.4.5.3 测定时应注意的问题

实验中发现加入浓硫酸后应振荡，以防止浓硫酸局部过浓，另外，所配

用的6%苯酚试剂不宜放置时间过长，否则会因苯酚氧化而产生实验误差。

3.2.5 灰树花发酵营养条件的优化

3.2.5.1 不同碳源对灰树花菌丝体生物量及胞外多糖产量的影响实验

分别以30 g/L的不同碳源（蔗糖、果糖、可溶性淀粉、纤维素、麦芽糖）代替基础培养基中的碳源（葡萄糖30 g/L），其他成分不变，设不加碳源为对照。

3.2.5.2 不同氮源对灰树花菌丝体生物量及胞外多糖产量的影响实验

在最适碳源浓度下，以5 g/L不同氮源（酵母膏、硫酸铵、尿素）代替基础培养基中的氮源（蛋白胨5 g/L），其他成分不变，设不加氮源为对照。

3.2.5.3 无机盐对灰树花菌丝体生物量及胞外多糖产量的影响实验

在最适碳源及最适氮源浓度下，其他成分不变，以不加无机盐为对照。

3.2.5.4 多因素对灰树花胞外多糖产量的影响实验

根据单因素实验结果选取最适碳源、最适氮源、KH_2PO_4、$MgSO_4$四因素设三水平。选择无交互作用的正交表$L_9(3^4)$（表3-3-1），进行液体菌种培养基优化实验。

表3-3-1 正交实验因素和水平$L_9(3^4)$ $g \cdot L^{-1}$

水平	因子			
	葡萄糖	蛋白胨	KH_2PO_4	$MgSO_4$
1	30	4	2	0.5
2	40	5	3	1
3	50	6	4	1.5

3.2.6 灰树花深层发酵条件的优化

3.2.6.1 不同温度对灰树花菌丝体生物量及胞外多糖的影响实验

以优化培养基配方配制培养基，培养温度分别为15、20、25、30、35 ℃，测定不同温度对灰树花菌丝体生物量及胞外多糖产量的影响。

3.2.6.2 接种量对灰树花菌丝体生物量及胞外多糖的影响实验

接种量设5%、10%、15%、20%四个水平，观察接种量对灰树花菌丝体生物量及胞外多糖的影响。

3.2.6.3　初始 pH 对灰树花菌丝体生物量及胞外多糖的影响实验

以优化的培养基配方配制培养基，灭菌前用1 mol/L HCl 和1 mol/L NaOH 调节 pH 至3、4、4.5、5、5.5、6、7 和7.5，测定不同 pH 对灰树花菌丝体生物量及胞外多糖的影响。

3.2.6.4　不同装液量对灰树花菌丝体生物量及胞外多糖产量的影响实验

优化培养基及适宜 pH 下，250 mL 三角瓶中装液量分别为 30、50、80、100、120、150 mL，探讨装液量对灰树花菌丝体生物量及胞外多糖产量的影响。

3.2.6.5　摇床转速对灰树花菌丝体生物量及胞外多糖产量的影响实验

摇床转速设 70、110、150、190 r/min 四水平，观察不同转速对灰树花菌丝体生物量及胞外多糖产量的影响。

3.2.6.6　摇瓶发酵周期实验

连续7 d，每天测定灰树花深层发酵的 pH、总糖、还原糖、多糖的变化。

3.3　研究结果与分析

3.3.1　PDA 培养基上种子的生长情况

从表3－3－2 中可以看出，将灰树花接种于 PDA 培养基上有 2 d 左右的适应期，第3 d 开始萌发，生长基本匀速，日生长量可以达到 10 mm。菌丝纯白、丰满、浓厚。边缘呈白色绒毛状，向四周放射状生长，菌苔会由于菌丝向四周不断生长而交织卷曲，最终成为坚固结构。

表3－3－2　灰树花菌种在 PDA 培养基上生长速度的测定

时间/d	1	2	3	4	5	6	7	8	9	平均
直径/mm	5	5	7	10	14	24	35	50	67	10

两周左右，部分菌苔区域呈黄色，随着时间的推移，最终呈黄褐色。进一步的实验表明，传代次数增加和保存时间过长都会导致菌丝萌发、生长明显放缓，因此，要限制基础保藏管的传代次数，同时，母种应用低温冻结法予以保藏[128]。

3.3.2　灰树花一级种子生长曲线及种龄对发酵的影响

将灰树花由固体培养基定量移入液体种子培养基中，可得如图3－3－1

所示的生长曲线。

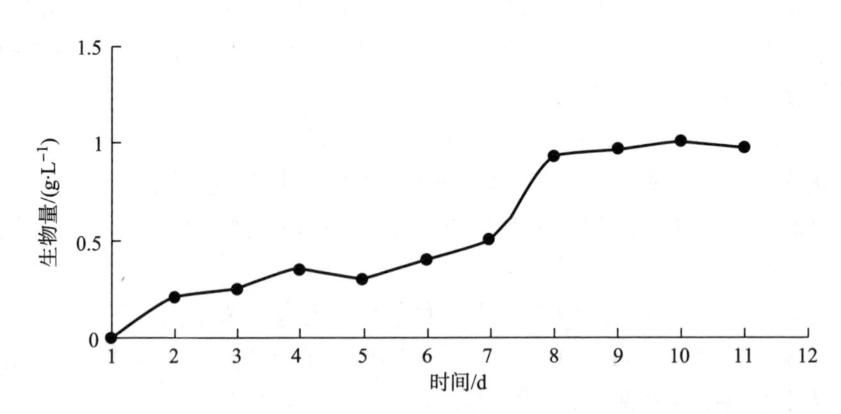

图 3-3-1　灰树花一级种子生长曲线

由图 3-3-1 可知，灰树花种子由固体培养基接入液体培养基后，需要一个较长的适应期；第 5 d 开始，菌丝体干重才明显增加，随后菌丝体干重匀速增加，这是接入的菌块上被剪切脱落的较小菌块成为新的菌丝生长点所致，菌球在逐渐增大的同时也变得坚固，不易被剪断产生新的菌丝生长点。由图可以看出，第 8 d 后，菌丝体干重增加趋缓，且生物量较低，为 0.93 g/L。所以，利用发酵法生产灰树花菌丝体时，逐级放大是必要的。以下摇瓶研究中，均以一级种子被搅拌子打碎 10 min（如不打碎，则接种后易形成巨大菌球，但菌球数量较少）后接种进行实验。

对于灰树花发酵而言，种子过嫩或种龄过长都不利于其菌丝体的生长及多糖的产生。一方面，种子过嫩，可使发酵前期菌丝体生长缓慢，延滞期过长，产物形成时间推迟，甚至造成发酵异常或染菌；另一方面，种子种龄如果过长，则会因为种子老化引起生长能力下降。因此，为了保证稳定的一级种子质量，必须确定合适的种龄。本实验选取种龄分别为 4、5、6、7、8、9 d 的一级种子接入发酵优化培养基进行实验。结果见表 3-3-3。

表 3-3-3　不同种龄对灰树花发酵的影响

种龄/d	4	5	6	7	8
菌丝体干重/($g \cdot L^{-1}$)	12.61	15.75	10.53	8.38	7.81
胞外多糖/($g \cdot L^{-1}$)	1.34	2.52	1.26	0.95	0.67

从表中可以看出，一级种子种龄为 5 d 时，菌丝体干重和胞外多糖量最

高。用显微镜观察发酵5 d时的种子，发现此时种子菌丝呈网状，较为粗壮，表明细胞处于旺盛生长期，因此，一级种子的种龄选择5 d为好。

3.3.3　灰树花深层发酵营养条件的研究

3.3.3.1　碳源对灰树花深层发酵的影响

碳源是发酵培养基的基础，它既能被菌丝体利用合成自身物质，又是菌丝体产生各种代谢产物和细胞内贮藏物质的原料。在筛选最佳碳源时，用各种碳源替换基础培养基中的葡萄糖，添加量为30 g/L，以考察各种碳源对菌丝体生物量和胞外多糖的影响，实验结果如图3－3－2所示。

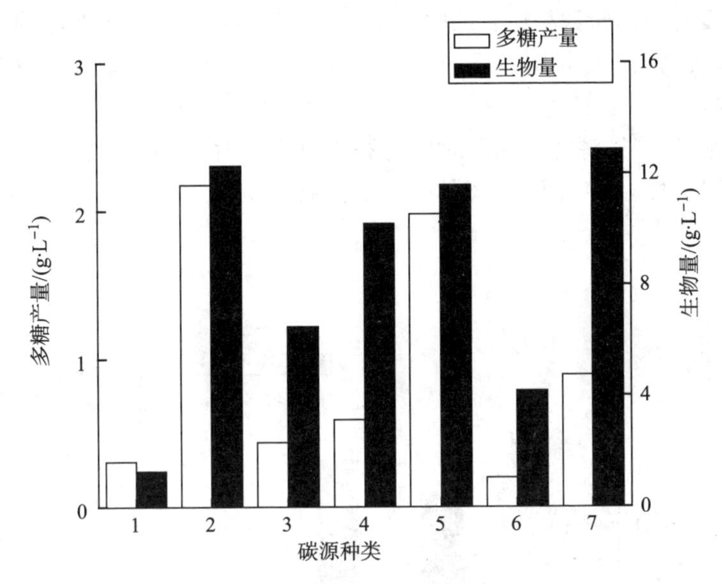

图3－3－2　碳源对菌丝体生物量及胞外多糖产量的影响

1—对照；2—葡萄糖；3—蔗糖；4—果糖；5—可溶性淀粉；6—纤维素；7—麦芽糖

由图3－3－2可以看出，灰树花既能利用简单的碳源，也能利用复杂的碳源。但不同碳源对灰树花菌丝体生物量及胞外多糖产量的影响差异很大。灰树花能很好地利用葡萄糖和可溶性淀粉，且以葡萄糖、可溶性淀粉为碳源时得到的胞外多糖量较高，果糖和蔗糖次之，说明醛糖比酮糖更容易被灰树花利用。这一结论也可从麦芽糖与蔗糖的结构差异上得到证明，麦芽糖为两葡萄糖单体连接成的双糖，蔗糖为葡萄糖与果糖组成的双糖。结果表明，灰树花在麦芽糖作为碳源的培养基中，菌丝生物量和多糖产量是蔗糖的两倍。以纤维素为碳源时，得到的生物量和胞外多糖产量最低，这是由于纤维素在此种发酵条件下，较难降解为可供菌丝体生长直接利用的碳源物质。由于葡萄糖作为碳源进行发酵时胞外多糖产量较高，故在本章中，摇瓶实验均以葡萄糖为碳源。

3.3.3.2 氮源对灰树花深层发酵的影响

氮源是指能够向细胞提供氮素化合物的营养物质。氮也是构成菌丝体成分的重要元素之一，主要用于构成菌丝体物质和含氮化合物。氮源分为有机氮源和无机氮源两类。有机氮源主要是指各种蛋白质及其水解产物，如蛋白胨、酵母膏等，它们在微生物分泌的蛋白酶作用下水解成氨基酸、小肽，再被菌丝体吸收后参与代谢。无机氮源主要是指各类铵盐、硝酸盐及氨水等。无机氮源的吸收利用一般比有机氮源快，但很多无机氮源利用后会引起培养基 pH 的变化。由于菌种所含的酶系不完全一样，各种菌丝体对不同氮源的利用速度和效率也不尽相同，不同氮源对微生物的生长和代谢产物的形成都有较大影响。

在筛选最佳氮源时，用各种氮源替换基础培养基中的蛋白胨，添加量为 5 g/L，以考察各种氮源对菌丝体生物量和胞外多糖的影响，实验结果如图 3-3-3 所示。

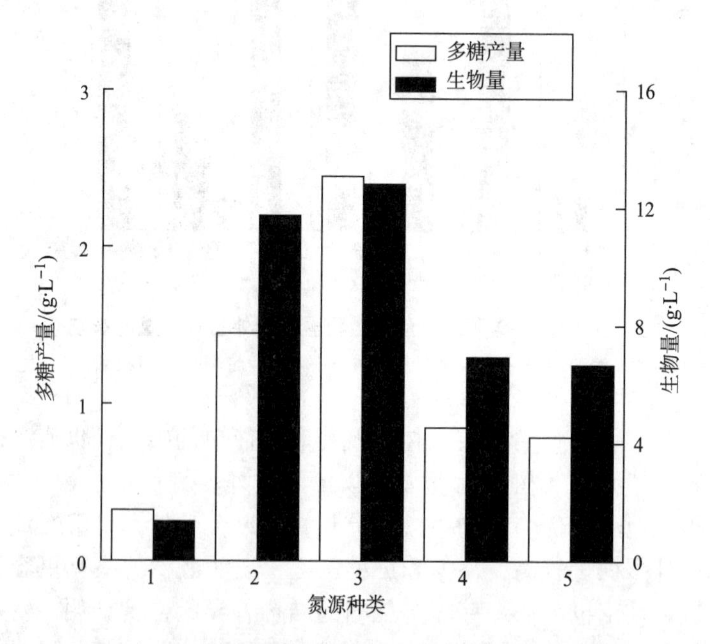

图 3-3-3 氮源对菌丝体生物量及胞外多糖产量的影响

1—对照；2—酵母膏；3—蛋白胨；4—硫酸铵；5—尿素

从图3-3-3中可以看出，氮源对灰树花菌丝生物量及胞外多糖产量有明显的影响。总的来看，灰树花对有机氮的利用优于无机氮。有机氮中的酵母膏、蛋白胨等富含可直接被菌丝吸收利用的各种氨基酸，因此，使用这类多组分复合氮源时，灰树花菌丝生长快，生物量较高[129]。使用无机氮为氮源时，菌丝体必须利用无机氮合成自身所需要的各种氨基酸，但某些氨基酸不能由菌丝体生物合成，从而影响了菌丝的生长[130]。因此，包括灰树花在内的多数食药用菌虽然能利用无机氮，但生长缓慢。由于蛋白胨作为氮源时胞外多糖产量较高，故在研究中，摇瓶实验均以蛋白胨为氮源。

3.3.3.3 无机盐对灰树花深层发酵的影响

微生物的生长离不开各种无机离子的参与。磷是构成核酸和蛋白质的必要元素；镁是许多重要酶的激活剂或者辅助因子，为微生物生长所必需；此外，钾是生物膜在物质传送过程中主要的小分子运送体系，且有研究表明，灰树花无论在菌丝萌发生长阶段还是子实体发育阶段，对于钾的需求量在各种金属离子中都是最高的。故研究中，摇瓶实验选择KH_2PO_4、$MgSO_4$为无机盐。

3.3.3.4 正交实验优化培养基组成

由上述实验可知，灰树花发酵可以葡萄糖为碳源，蛋白胨为氮源，且葡萄糖、蛋白胨、KH_2PO_4、$MgSO_4$是影响灰树花菌丝生长及胞外多糖产量的主要营养因子。为考察因子间的协同作用，并确定最适用量和配比，以优化灰树花液体培养基组成。本实验选择葡萄糖、蛋白胨、KH_2PO_4、$MgSO_4$四因子，各取三水平，以灰树花胞外多糖产量为考察目标，利用正交实验，对培养基进行优化，葡萄糖、蛋白胨、KH_2PO_4、$MgSO_4$的水平安排见表3-3-1，实验结果见表3-3-4和图3-3-4。

表3-3-4 正交实验结果与极差分析 $g \cdot L^{-1}$

实验号	葡萄糖	蛋白胨	KH_2PO_4	$MgSO_4$	胞外多糖
1	1	1	1	1	1.99
2	1	2	2	2	2.52
3	1	3	3	3	2.50
4	2	1	2	3	1.70
5	2	2	3	1	2.25
6	2	3	1	2	2.02
7	3	1	3	2	2.34
8	3	2	1	3	1.77
9	3	3	2	1	1.86

续表

实验号	葡萄糖	蛋白胨	KH_2PO_4	$MgSO_4$	胞外多糖
均值 1	2.337	2.010	1.923	1.880	
均值 2	1.990	2.177	1.873	2.293	
均值 3	1.833	1.973	2.363	1.987	
极差	0.504	0.204	0.490	0.413	

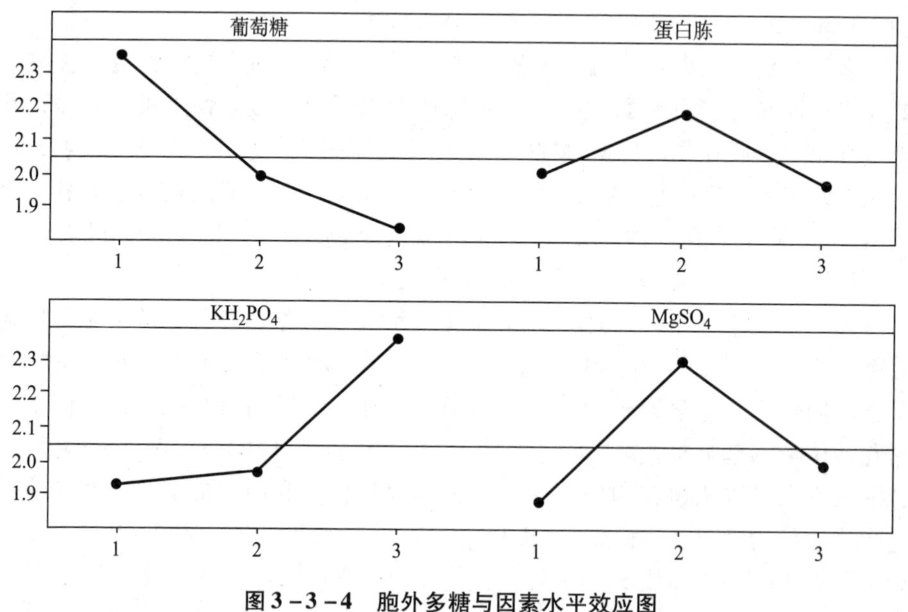

图 3-3-4　胞外多糖与因素水平效应图

由正交实验的结果可以看出，影响胞外多糖产量的主要因素是葡萄糖，其余因素影响相对较小。

从各因素与胞外多糖产量的直观分析可以看出：培养基的最佳配方组合为 $A_1B_2C_3D_2$，即葡萄糖 30 g/L、蛋白胨 5 g/L、KH_2PO_4 4 g/L、$MgSO_4$ 1 g/L。

在该组合条件下进行验证实验，数据见表 3-3-5。其中，对照组为优化前的发酵培养基发酵胞外多糖的量。

表 3-3-5　验证实验结果表　$g \cdot L^{-1}$

项目	优化后培养基发酵胞外多糖产量	对照组胞外多糖产量
1	2.48	2.25
2	2.65	2.02

续表

项目	优化后培养基发酵胞外多糖产量	对照组胞外多糖产量
3	2.53	2.34
平均	2.55	2.20

验证结果表明，使用优化后的培养基进行发酵，多糖产量比对照组提高了15.90%。

综合以上实验，以胞外多糖和菌丝体生物量为指标，确定了灰树花深层发酵的优化培养基为：葡萄糖30 g/L、蛋白胨5 g/L、KH_2PO_4 4 g/L、$MgSO_4$ 1 g/L。

3.3.4 灰树花深层发酵条件的优化

3.3.4.1 培养温度对灰树花液体发酵的影响

培养温度是发酵的重要参数之一，它对菌丝体生长及代谢产物的生成等许多方面产生影响。温度对食用菌菌丝生长的影响是双方面的：温度升高，可以加快菌丝体生长，同时也可能使细胞中对温度敏感的组成物质遭到破坏，且温度过高，菌丝体易老化，影响到各种酶系的活性，最终影响菌丝体生长和胞外多糖的形成。据相关资料显示，灰树花属中温型真菌，其生长温度范围为10~30 ℃，温度低于10 ℃或高于30 ℃时，菌丝体生长发育会受到抑制。表3-3-6为不同温度对灰树花深层发酵的影响。

表3-3-6 培养温度对菌丝生长和胞外多糖产量的影响

温度/℃	15	20	25	30	35
生物量/($g\cdot L^{-1}$)	1.36	9.81	13.72	11.50	未见生长
多糖产量/($g\cdot L^{-1}$)	1.80	2.02	2.53	2.10	—

由表3-3-6可以看出，灰树花在15~30 ℃范围内均可生长，但培养温度低时，生长速度慢；温度过高，生长受到抑制。灰树花在25 ℃时生长情况最佳，菌丝体干重和胞外多糖产量均达到最大值。因此，发酵温度控制在25 ℃左右较为适宜。

3.3.4.2 接种量对灰树花液体发酵的影响

接种量大小可影响灰树花菌丝体的生长速度、生物量及代谢产物合成速度。本实验以5%、10%、15%、20%的接种量接种于发酵培养基中，25 ℃，摇瓶发酵培养7 d后，测定其生物量、胞外多糖产率，结果见表3-3-7。接种量过小，菌丝体生长缓慢，发酵周期延长，影响了生物量和多糖的积累；接种量过大，尽管菌丝体在发酵初期生长繁殖迅速，但产生的副产物较多，不利于多糖的形成和积累。因此，最佳接种量为10%。

表3-3-7　接种量对菌丝生长和胞外多糖产量的影响

接种量/%	5	10	15	20
生物量/(g·L^{-1})	8.26	14.02	12.26	9.25
多糖产量/(g·L^{-1})	1.56	2.53	2.44	1.43

3.3.4.3　初始pH对灰树花液体发酵的影响

据文献报道，pH是在一定环境条件下微生物代谢活动的综合指标[131,132]。表3-3-8是在250 mL三角瓶中的装液量，在100 mL的情况下，考察不同初始pH对灰树花深层发酵的影响。

表3-3-8　初始pH对菌丝生长和胞外多糖产量的影响

pH	3.0	4.0	4.5	5.0	5.5	6.0	7.0	7.5
生物量/(g·L^{-1})	不生长	9.92	12.08	13.96	13.52	14.27	11.09	9.28
多糖产量/(g·L^{-1})	—	1.70	2.06	2.46	2.23	2.11	1.75	1.63

从表3-3-8可看出，控制初始pH对灰树花胞外多糖的产生有较大影响。当pH 5.0时，灰树花胞外多糖产量达最高值2.46 g/L，这表明控制初始pH 5.0最有利于灰树花胞外多糖的生产。

值得注意的是，胞外多糖产量最高时初始pH 5.0，而生物量达到最高值时，初始pH 6.0，这表明适合菌丝体生长的最适初始pH与适合胞外多糖产生的最佳初始pH并不一致。其中的部分原因可能是：一方面，较高的pH使得灰树花产有机酸等副产物较多，浪费碳源；另一方面，较高的有机酸浓度对胞外多糖的合成有一定的遏制作用。灰树花是一种营养十分丰富的食药用真菌，为了得到不同的发酵产物，可以应用控制发酵的初始pH，以求得最佳的发酵结果。

3.3.4.4　装液量对灰树花液体发酵的影响

灰树花是一种好氧真菌，其生长繁殖及代谢产物的合成过程中需要大量能量。为了获得足够多的能量，以满足细胞生长和代谢产物合成的需要，且培养基中的能源必须经有氧降解才能产生大量的ATP，为此，必须供给充足的氧气。

在摇瓶发酵阶段，摇瓶装液量和转速是溶氧量化的两种指标。在一定转速下，不同的装液量就显示不同的溶氧量。现在250 mL的三角瓶中改变不同的装液量进行实验，结果如图3-3-5所示。

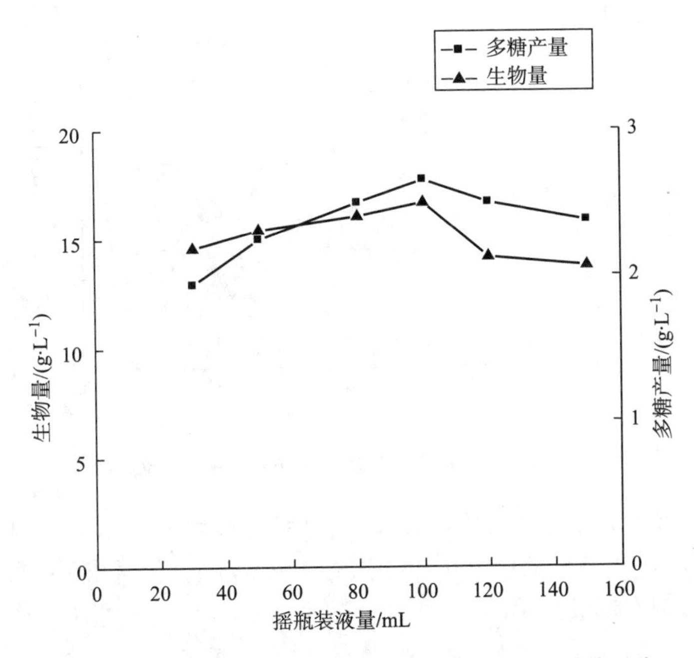

图3-3-5　摇瓶装液量对菌丝生长和胞外多糖产量的影响

图3-3-5表明，250 mL三角瓶中装液量为100 mL时，可得到较高的生物量及胞外多糖产率，如果装液量继续加大至120、150 mL，则通风量降低，无法满足菌丝体旺盛生长的需要，使各指标下降。故取100 mL/250 mL三角瓶为最佳摇瓶装液量。

3.3.4.5　转速对灰树花液体发酵的影响

于250 mL三角瓶中装入培养基100 mL，接种量10%，摇瓶转速分别置于70、110、150、190 r/min，发酵7 d。结果如图3-3-6所示，可见摇瓶转速的大小对灰树花菌丝生长及胞外多糖产量具有显著影响。一般情况下，随着转速的增大，通气量增加，剪切力增大，菌丝球数量增多，有利于菌丝的生长和胞外多糖的分泌；但当转速提高至190 r/min时，由于剪切力过大，使菌丝体的旺盛生长受到影响，致使菌丝干重、胞外多糖产率不再随之增加。因此，150 r/min为较适宜的转速。

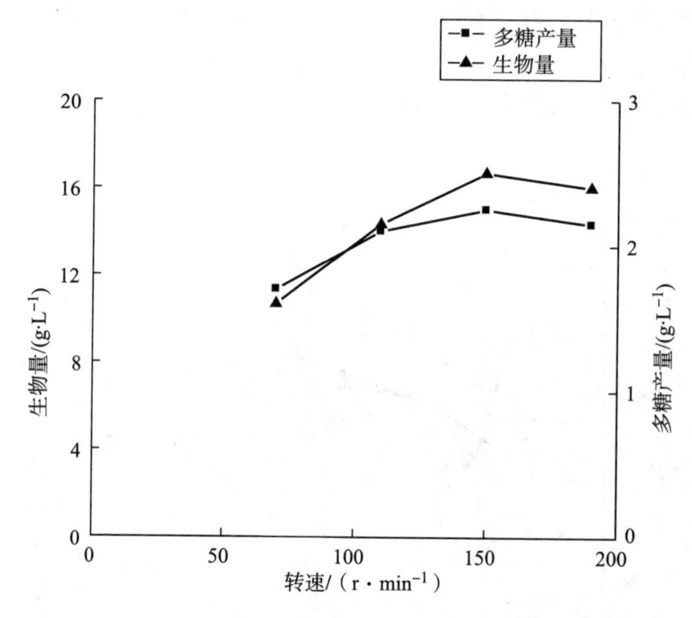

图 3-3-6　摇瓶转速对菌丝生长和胞外多糖产量的影响

优化发酵工艺条件为初始 pH 5.5（自然），种龄 5 d，接种量 10%，温度 25 ℃，250 mL 摇瓶装液量 100 mL、转速 150 r/min，灰树花深层发酵结果最佳，胞外多糖产量最高。

3.3.5　摇瓶发酵过程分析

为了对灰树花摇瓶发酵过程中菌丝体生长、胞外多糖的形成和基质消耗、pH 等各参数的变体进行较全面的了解，掌握灰树花液体发酵的规律，以葡萄糖 30 g/L、蛋白胨 5 g/L、KH_2PO_4 4 g/L、$MgSO_4$ 1 g/L 为摇瓶发酵培养基，初始 pH 自然，接种量 10%，温度 25 ℃，250 mL 摇瓶装液量 100 mL，转速 150 r/min 为发酵工艺条件，在 250 mL 摇瓶中进行了灰树花摇瓶发酵周期实验，得到如图 3-3-7 及图 3-3-8 所示的发酵过程曲线。

由图 3-3-7 和图 3-3-8 可以看出，灰树花的发酵可以分为四个阶段：

第一阶段（0～24 h）：接入的种子逐渐适应新的培养环境，还原糖、总糖、胞外多糖、pH 等参数基本稳定不变。

第二阶段（24～96 h）：发酵液的 pH 下降迅速，但还原糖有所上升，这是因为菌丝体分泌胞外酶将基质中的大分子糖水解成可以利用的还原糖，此时对应着胞外多糖的迅速增加。发酵 72 h 后，发酵液中明显出现菌丝球。

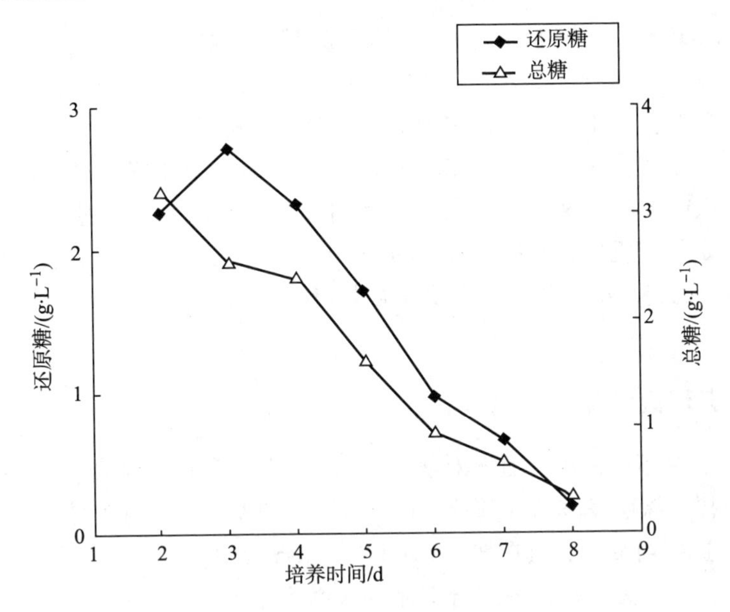

图3-3-7　总糖和还原糖变化曲线

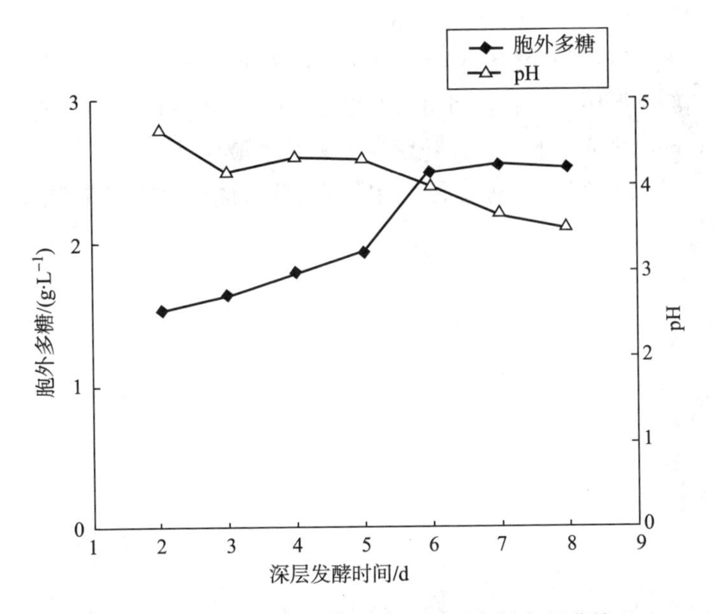

图3-3-8　深层发酵中pH变化及多糖积累曲线

第三阶段（96～120 h）：随着发酵的进行，一方面，培养基营养成分降低，代谢产物增加；另一方面，菌球直径的增大，使营养物质和溶氧向内传递越来越困难，使得菌丝球的增大仅局限于其外缘部分。这些使灰树花胞外多糖增加缓慢，从而进入停滞期。

第四阶段（120 ~ 144 h）：菌丝体干重不再增重，部分菌丝体开始瓦解，发酵液澄清，pH 降至 3. 42。这时的胞外多糖仍在缓慢继续增加，这可能是随着菌丝体的自溶，部分灰树花多糖更多地渗透到发酵液中。

图 3 – 3 – 8 也表明，灰树花的发酵是一个 pH 不断下降的过程，由起始的 4. 8 一直降到 3. 42，这表明灰树花在利用葡萄糖进行生长的过程中，基质内产生了一定量有机酸，并使发酵液的 pH 下降。当菌丝体生长结束后，发酵液的 pH 趋于稳定，这表明，可从发酵液中 pH 的变化趋势来判断发酵过程是否结束。

3. 4　工艺研究结论

（1）考察不同的碳、氮源对灰树花深层发酵的影响，结合胞外多糖产量，确定了灰树花深层发酵培养基的最适碳源是葡萄糖，最佳氮源是蛋白胨。

（2）选择葡萄糖、蛋白胨、KH_2PO_4、$MgSO_4$ 做 $L_9(3^4)$ 正交实验，测定不同碳、氮源及无机盐营养组合对胞外多糖产量的影响。结果表明，灰树花深层发酵的优化培养基组成为葡萄糖 30 g/L、蛋白胨 5 g/L、KH_2PO_4 4 g/L、$MgSO_4$1 g/L。

（3）研究了不同发酵条件对灰树花深层发酵的影响。结果表明，在初始 pH 自然，接种量 10%，种龄 5 d，温度 25 ℃，250 mL 摇瓶装液量 100 mL，转速 150 r/min 的条件下，灰树花深层发酵结果最佳。

（4）在上述研究结果基础上，测定灰树花液体摇瓶发酵曲线。

第4章　天麻提取物对灰树花发酵多糖产量影响及多糖合成的动力学评价

1　灰树花胞外多糖提取工艺的优化

1.1　研究背景

灰树花多糖是灰树花中的重要活性物质之一。近年来大量的化学和药理分析表明，灰树花多糖是一种理想的生物反应调节剂，具有明显增强免疫、抑制肿瘤、抗 HIV 病毒、降血压、降血糖等多种功效且无毒副作用[133]。目前已经开发了多种灰树花多糖保健食品，如灰树花茶、灰树花饮料等[82]。

采用生物技术方法利用液体发酵培养灰树花菌丝体，并利用发酵液提取灰树花多糖是目前最经济、最符合环保的方法。由于发酵液成分复杂，灰树花多糖的分离提取存在很大困难[134]。目前，对灰树花多糖的提取主要使用醇沉法，它是多糖提取最普遍应用的方法之一，而乙醇浓度、醇沉时间和醇沉温度等因素都影响着灰树花多糖的提取量。为此，本节以灰树花胞外多糖提取量为考察指标，单因素实验筛选影响多糖提取量的因素，包括乙醇浓度、醇沉时间和醇沉温度等参数，以期找出灰树花胞外多糖的最优提取工艺。

1.2　研究材料与方法

1.2.1　菌种

灰树花（菌种编号：51616），购于中国农业微生物菌种保藏管理中心。

1.2.2　培养基

斜面种子培养基（PDA）：马铃薯（去皮）200 g/L，葡萄糖 20 g/L，琼脂 20 g/L，水 1 000 mL。pH 自然。

液体种子培养基（g/L）：葡萄糖20，蛋白胨2，KH_2PO_4 2，$MgSO_4$ 1。pH自然。

基础发酵培养基（g/L）：葡萄糖30，蛋白胨4，KH_2PO_4 1，$MgSO_4$ 0.5。pH 自然。

1.2.3 培养方法

1.2.3.1 斜面种子培养

于母种试管中挑取黄豆粒大小的菌丝块接于PDA试管斜面中部，置于25 ℃恒温培养9 d。

1.2.3.2 液体种子培养

先将斜面试管培养基上的菌丝用接种铲轻轻刮下，加入一定量的无菌水以使菌丝与固体培养基脱离，然后倒入250 mL三角锥形瓶液体种子培养基中，置于25 ℃、150 r/min摇床培养4 ~7 d。三角锥形瓶中应长出大量均匀细小的菌丝球且菌液澄清为最佳。

1.2.3.3 发酵培养

在无菌条件下，按体积分数10%的接种量接种于发酵培养基中。250 mL三角锥形瓶装液量为100 mL，25 ℃、150 r/min摇床培养7 d。

1.2.4 实验方法

1.2.4.1 灰树花胞外多糖提取工艺流程

灰树花真菌锥形瓶培养（培养温度25 ℃，转速150 r/min，培养时间7 d)→灰树花发酵培养液→离心沉淀除菌丝体（4 000 r/min，10 min）→灰树花发酵液→醇沉→灰树花粗多糖。

1.2.4.2 乙醇浓度的影响

经离心处理后的灰树花菌丝体发酵上清液，在醇沉温度4 ℃、醇沉时间为12 h的条件下，分别设定70%、75%、80%、85%、90%、95%和98%的乙醇浓度，进行实验，测定其多糖提取量。

1.2.4.3 醇沉时间的影响

经离心处理后的灰树花菌丝体发酵上清液，在乙醇浓度95%，醇沉温度4 ℃的条件下，分别设定2、4、6、8、10、12和14 h的醇沉时间，进行实验，测定其多糖提取量。

1.2.4.4 醇沉温度的影响

经离心处理后的灰树花菌丝体发酵上清液，在乙醇浓度95%，醇沉时间10 h的条件下，分别设定2、4、8、18和30 ℃的醇沉温度，进行实验，测定其多糖提取量。

1.2.4.5 胞外多糖测定方法

取提取的灰树花胞外多糖，再加蒸馏水溶解，用苯酚－硫酸法测定胞外多糖含量。

1.2.4.6 灰树花胞外多糖提取工艺的正交实验

采用正交实验设计方案，根据单因素实验结果进行 $L_9(3^3)$ 正交实验方法分析。

1.3 研究结果与分析

1.3.1 灰树花胞外多糖提取单因素实验

1.3.1.1 乙醇浓度对灰树花胞外多糖提取量的影响

由图4－1－1可知，灰树花胞外多糖提取量随乙醇浓度的增大而增加，当乙醇浓度为95%时，达到最大（308.51 mg/L），随乙醇浓度的继续增大，灰树花胞外多糖的提取量不再增加，反而有所下降。因此，95%乙醇浓度为灰树花胞外多糖提取的最佳乙醇浓度。

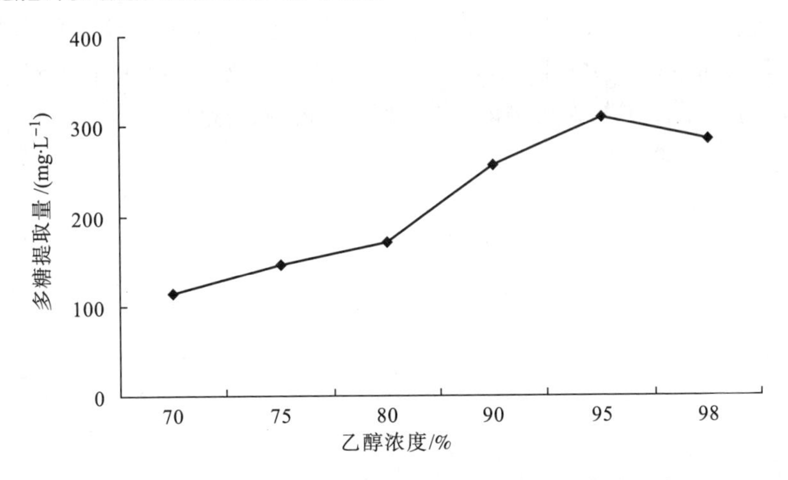

图4－1－1 乙醇浓度对灰树花胞外多糖提取量的影响

1.3.1.2 醇沉时间对灰树花胞外多糖提取量的影响

由图4－1－2可知，在2～10 h，灰树花胞外多糖提取量随醇沉时间的增加而缓慢增加，当醇沉时间为10 h时达到最大（326.42 mg/L）。随醇沉时间的继续增加，灰树花胞外多糖的提取量呈现下降的趋势。因此，醇沉10 h为灰树花胞外多糖提取的最佳时间。

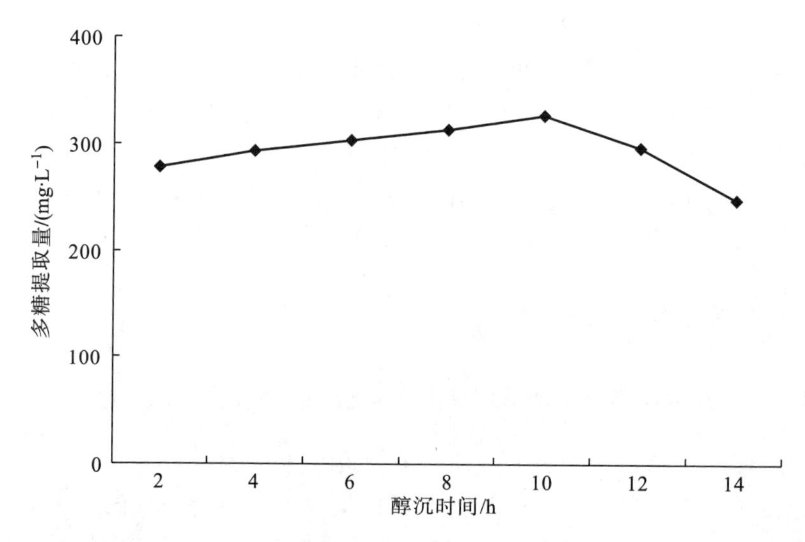

图 4-1-2　醇沉时间对灰树花胞外多糖提取量的影响

1.3.1.3　醇沉温度对灰树花胞外多糖提取量的影响

由图 4-1-3 可知，灰树花胞外多糖提取量在 2～4 ℃逐渐上升并达到最大（332.39 mg/L），之后随着醇沉温度的升高，灰树花多糖的提取量呈现下降的趋势。因此，4 ℃为灰树花胞外多糖提取的最佳温度。

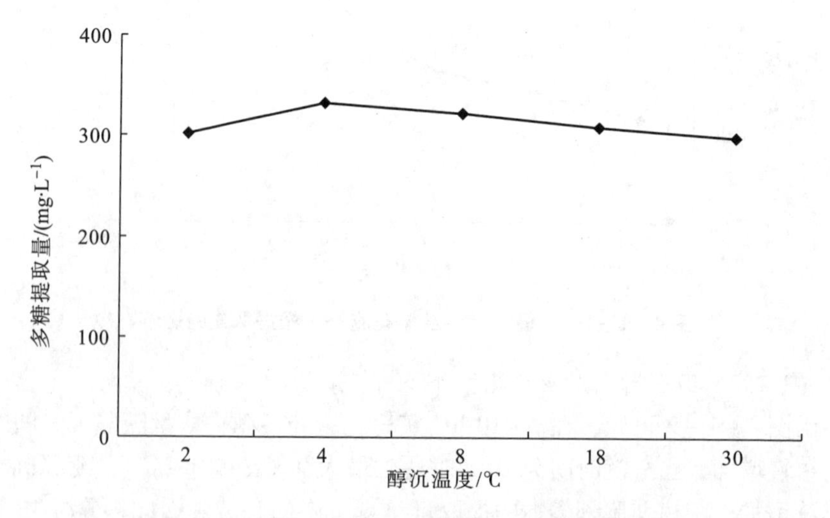

图 4-1-3　醇沉温度对灰树花胞外多糖提取量的影响

1.3.2　正交实验优化灰树花胞外多糖提取条件

对影响灰树花胞外多糖提取量的因素乙醇浓度、醇沉时间、醇沉温度进行正交实验分析，确定灰树花胞外多糖提取工艺的最优条件。本实验采用的是 $L_9(3^3)$ 正交实验，本实验取各因素取得最大值的水平作为中间水平，正交实验因素水平设计见表4－1－1。实验结果及分析见表4－1－2、表4－1－3和图4－1－4。

表4－1－1　正交实验因素水平表

水平	因素		
	A 乙醇浓度/%	B 醇沉时间/h	C 醇沉温度/℃
1	90	8	2
2	95	10	4
3	98	12	8

表4－1－2　正交实验结果及分析

实验号	因素			胞外多糖含量/(mg·L^{-1})
	A	B	C	
1	1	1	1	263.73
2	1	2	2	278.66
3	1	3	3	284.63
4	2	1	2	314.48
5	2	2	3	298.06
6	2	3	1	293.58
7	3	1	3	280.15
8	3	2	1	292.09
9	3	3	2	284.63
k_1	827.02	858.36	849.40	
k_2	906.12	868.81	877.77	
k_3	856.87	862.84	862.84	
$\overline{k_1}$	275.673	286.120	283.133	

续表

实验号	因素			胞外多糖含量/（mg · L^{-1}）
	A	B	C	
$\overline{k_2}$	302. 040	289. 603	292. 590	
$\overline{k_3}$	285. 623	287. 613	287. 613	
R	26. 367	3. 483	9. 457	

表 4-1-3　正交实验方差分析结果

方差来源	偏差平方和	自由度	F 比	F 临界值	显著性
乙醇浓度/%	1 063. 711	2	0. 356	19. 000	***
醇沉时间/h	18. 324	2	0. 006	19. 000	*
醇沉温度/℃	134. 266	2	0. 045	19. 000	**
误差	1 216. 30	6			

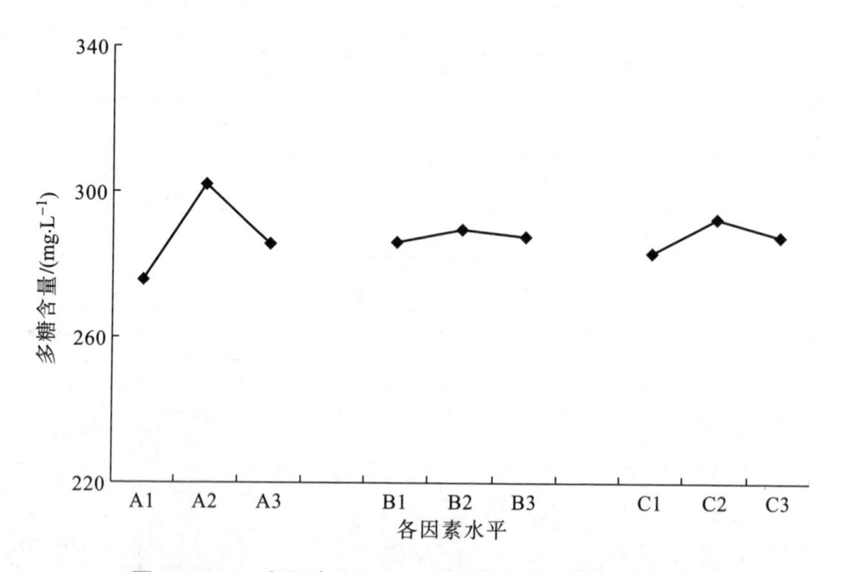

图 4-1-4　各因素水平与灰树花胞外多糖提取量关系图

由正交实验结果可以看出各因素对灰树花胞外多糖提取量的影响：乙醇浓度 > 醇沉温度 > 醇沉时间，其中乙醇浓度对多糖提取量的影响较为显著。可看出三个因素的最佳组合为 $A_2B_2C_2$，即乙醇浓度为 95%，醇沉时间为 10 h，醇沉温度为 4 ℃。按照所得出的最佳组合进行实验，计算其平均值，最后得到灰树花胞外多糖的提取量为321.94 mg/L，未经优化的提取条件（乙醇浓度80%，醇沉时间12 h，醇沉温度4 ℃）所提取出的多糖含量为204.03 mg/L，提高率为57.79%，从而保证了灰树花发酵液的有效利用。

1.4　工艺研究结论

（1）通过单因素实验对灰树花胞外多糖提取的条件进行优化，通过对实验结果的分析，确定多糖提取量在不同乙醇浓度、醇沉时间和醇沉温度下的变化情况，依次确定了灰树花胞外多糖提取条件中的最佳乙醇浓度、最佳醇沉时间和最佳醇沉温度。

（2）对三组因素进行$L_9(3^3)$正交实验分析，以灰树花胞外多糖提取量为考察指标，确定灰树花胞外多糖提取的最佳条件为乙醇浓度95%，醇沉时间10 h，醇沉温度4 ℃。在此提取条件下，灰树花发酵液中胞外多糖的提取量可达到321.94 mg/L，较未优化的提取条件提高率为57.79%，从而保证了灰树花发酵液的有效利用。

2　灰树花菌丝体多糖提取工艺优化

2.1　研究背景

多糖的提取是多糖研究的重要步骤，也是多糖生物活性和多糖生物构效研究的基础。目前，采用超声波、微波、复合酶－微波、超声波－微波等技术提取灰树花菌丝体多糖已成为一种趋势，而采用超声波－复合酶液提法提取灰树花菌丝体多糖的研究尚未见报道。使用多酶协同作用来降解非多糖类物质，使细胞内外多糖能更高效地被提取出来的同时，可减少能源消耗，且超声波机械效应、空化效应和热效应破碎细胞并增加胞内多糖组分的传质速度，在提高多糖得率的同时，不会影响水溶性多糖的生物学功能。

对灰树花多糖的提取先采用单因素实验，在单因素实验结果条件下采用$L_{16}(2^{15})$正交实验设计优化超声波－复合酶液提法提取灰树花菌丝体多糖的提取工艺，以多糖提取率为指标，考察液固比、pH、提取温度、超声时间对灰树花菌丝体多糖的影响，以期探索出超声波－复合酶液提法提取多糖的最佳工艺。

2.2 研究材料与方法

2.2.1 菌种与天麻

灰树花（菌种编号：51616），购自中国农业微生物菌种保藏管理中心。将菌种在无菌条件下接入 PDA 培养基中，置于 25 ℃恒温培养箱培养 9 d 进行活化。

天麻，购于贵州德江县。

2.2.2 研究方法

2.2.2.1 天麻及天麻醇提取液的制备

天麻经洗净、蒸煮、60 ℃烘干、粉碎、过筛后备用。天麻粉 50 g，加入浓度为55%的乙醇900 mL，在62 ℃条件下超声37 min，过滤，减压除去提取物中的乙醇至浸膏，再加入 100 mL 的蒸馏水重新溶解，过滤，将 100 mL 的醇提取液加入 1 000 mL 摇瓶发酵培养基中用于灰树花液体培养。

2.2.2.2 培养方法

于母种试管中切取出黄豆粒大小的菌丝块，接种于斜面中部，25 ℃恒温培养 9 d；再将培养好的斜面菌种切取蚕豆大小，接于液体培养基中，250 mL 三角瓶装液量 100 mL，25 ℃、150 r/min 摇床培养 7 d 后，按 5% 的接种量取液体种子进行接种，250 mL 三角瓶装液量 100 mL（5 g 天麻醇提取液 10 mL），25 ℃、150 r/min 摇床培养发酵 7 d 后，取样测定生物量，对灰树花菌丝体多糖的提取进行工艺优化。

2.2.2.3 灰树花菌丝体的测定

将发酵液离心（4 000 r/min，10 min），用滤纸过滤，蒸馏水冲洗菌丝滤饼三次，菌丝体在 60 ℃数显鼓风干燥箱中烘干至恒重，称重得菌丝生物量。

2.2.2.4 苯酚－硫酸法

该测定方法的基本原理是[135]：多糖在浓硫酸作用下水解成单糖，迅速脱水生成糠醛衍生物，与苯酚结合生成有色化合物。可以利用分光光度计测定其吸光度，利用标准曲线定量测定样品中的多糖含量。

2.2.2.4.1 葡萄糖标准溶液配制

准确称取 100 mg 分析纯葡萄糖（预先在 105 ℃条件下干燥至恒重），加少量水溶解，移入 100 mL 容量瓶中，加蒸馏水定容至刻度，摇匀，即得 1 mg/mL 的葡萄糖标准溶液。

2.2.2.4.2　葡萄糖标准曲线制作

分别精确吸取浓度为0.1 mg/mL的葡萄糖标准溶液0、0.1、0.2、0.3、0.6、0.8、1.0、1.5和2.0 mL，补蒸馏水至2.0 mL后，加入1 mL 6%的苯酚和5 mL浓硫酸，摇匀后，静置20 min，然后于490 nm处测定吸光度。以葡萄糖量（mg）为横坐标，吸光度为纵坐标绘制葡萄糖标准曲线。

2.2.2.4.3　结果处理

分别在标准曲线上查出相应的粗多糖毫克数，按照下式计算出菌丝体粗多糖提取率：

$$多糖提取率=\frac{粗多糖质量}{灰树花菌丝体质量}\times 100\%$$

2.2.2.4.4　测定时应注意的问题

实验中加入浓硫酸后应立即振荡，以防浓硫酸局部过浓。另外，所配用的6%的苯酚试剂不宜放置过长时间，否则会因苯酚氧化而产生实验误差。

2.2.2.4.5　工艺流程

将天麻醇提取物添加至灰树花发酵培养基中，过滤发酵液得到菌丝体，将菌丝体于60 ℃烘干后研磨，再添加复合酶（纤维素酶、木瓜蛋白酶和果胶酶）于反应体系中，超声波处理后离心，对所得上清液测定多糖含量。

2.2.2.5　灰树花菌丝体多糖提取单因素实验

2.2.2.5.1　提取方法的比较

分别用直接浸提法、热水浸提法、超声波法、复合酶浸提法提取菌丝体多糖。于已烘干后称重的菌丝体中加入40 mL的蒸馏水，研磨，分别于室温浸泡（24 h）、置50 ℃水浴锅中恒温浸提（1 h）、室温超声（0.5 h）、按灰树花菌丝体质量的2%加入2∶2∶1的复合酶，置于50 ℃水浴锅中恒温浸提（1 h）后，测定不同提取方法条件下多糖提取率。

2.2.2.5.2　复合酶比例的确定

称取复合酶（纤维素酶∶木瓜蛋白酶∶果胶酶）按比例2∶2∶1、2∶1∶1、1∶1∶1、2∶1∶2编号，分别加入已研磨好的菌丝体液中，于50 ℃提取（1 h），立即设置温度至80 ℃灭酶（0.5 h）。4 000 r/min条件下离心10 min，测定不同酶比例条件下多糖提取率。

2.2.2.5.3　pH的选择

分别称取灰树花菌丝体，分别在pH为3～10条件下加入酶比例为2∶1∶2、添加量为2%，固定蒸馏水40 mL、提取温度为50 ℃、超声时间20 min，测定不同pH条件下多糖提取率。

2.2.2.5.4　复合酶作用温度的选择

分别称取灰树花菌丝体，固定蒸馏水 40 mL，酶比例为 2∶1∶2、添加量为 2%，分别在 20～90 ℃条件下提取灰树花多糖，固定超声时间 20 min、pH 自然，测定不同作用温度条件下多糖提取率。

2.2.2.5.5　超声时间的选择

分别称取已烘干的灰树花菌丝体，固定蒸馏水 40 mL，加入酶比例为 2∶1∶2、添加量为 2%，提取温度为 50 ℃、提取时间为 1 h、pH 自然，采用不同的超声波振荡 10～80 min 处理，确定合适的超声波处理时间范围，测定不同超声波处理时间条件下多糖提取率。

2.2.2.5.6　液固比的选择

分别称取灰树花菌丝体，加入酶比例为 2∶1∶2、添加量为 2%，固定提取温度 50 ℃、超声时间 20 min、pH 自然，分别按照液固比（mL∶g）为：50∶1、100∶1、200∶1 及 300∶1，测定不同液固比条件下多糖提取率。

2.2.2.6　灰树花菌丝体多糖提取正交实验

在单因素实验结果的基础上设计正交实验。

2.2.2.6.1　验证实验

根据正交实验所得的结果进行验证实验，以验证最后优化实验结果的可重复性及稳定性。

2.2.2.6.2　统计方法

实验数据的处理及绘图使用 Excel 2003 和 IBM SPSS Statistics 19 完成；标准方差分析采用 Excel 2003 软件完成。

2.3　研究结果与分析

2.3.1　不同因素对灰树花菌丝体多糖提取率的影响

2.3.1.1　不同提取方法下灰树花菌丝体多糖提取率的影响

按照 2.2.2.5.1 节的实验，结果如图 4－2－1 所示。

由图 4－2－1 知，相比方法 A、B 和 C，D 方法可以大大提高可溶性多糖的提取率，其多糖得率可达 32%～33%，是直接浸提法和热水浸提法的 1.2～1.3 倍。并且反应条件温和，杂质易除，能保持多糖的立体结构和生物活性。

2.3.1.2　复合酶比例对灰树花菌丝体多糖提取率的影响

按照 2.2.2.5.2 节的实验，结果如图 4－2－2 所示。

由图 4－2－2 可知，当复合酶比例为 2∶1∶2 时，灰树花菌丝体多糖提取

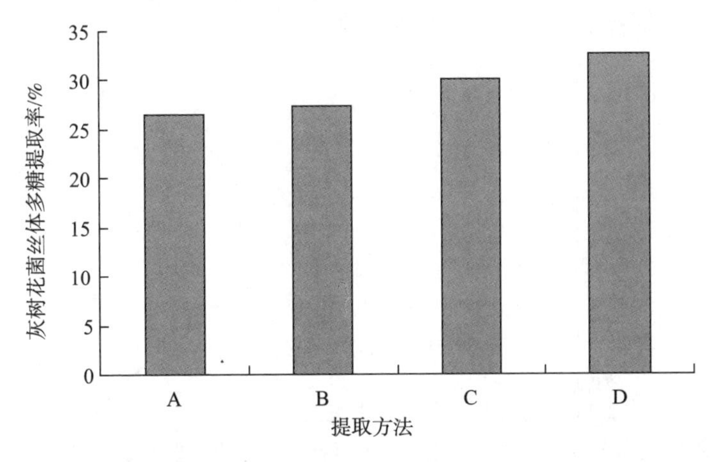

图 4-2-1 不同提取方法的灰树花菌丝体多糖提取率

A—直接浸提法；B—热水浸提法；C—超声波法；D—复合酶液提法

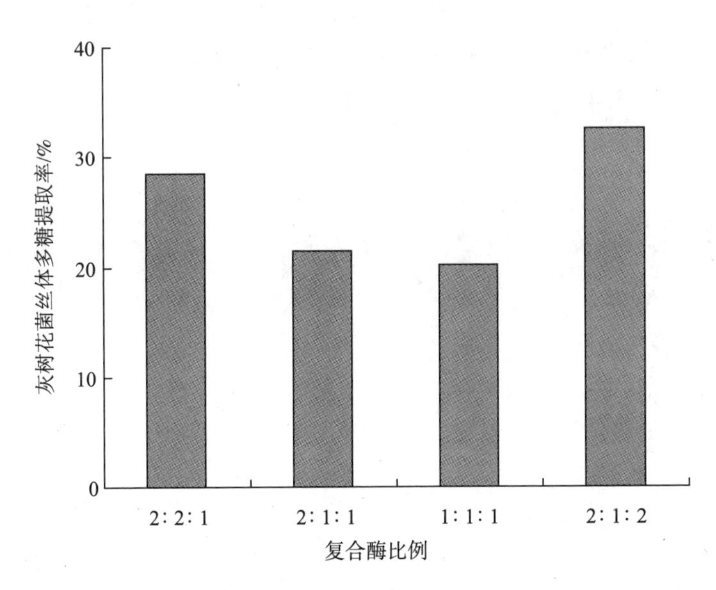

图 4-2-2 不同复合酶比例对灰树花菌丝体多糖提取率的影响

率达到最大，其次为 2∶2∶1。实验结果与刘红梅[136]等的一致。

2.3.1.3 pH 对灰树花菌丝体多糖提取率的影响

按照 2.2.2.5.3 节的实验，结果如图 4-2-3 所示。

由图 4-2-3 可知，当 pH 为 3~6 时，灰树花菌丝体多糖提取率有所增加，但在 6~10 时逐渐降低。在 pH 为 5~7 时，复合酶均具有较高的酶活力，但 pH 6 时酶活力最高，因此，多糖提取宜在 pH 6 左右进行。

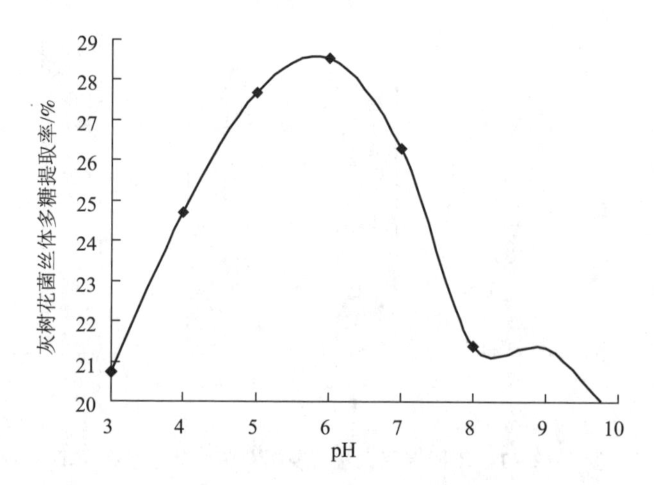

图 4-2-3　不同 pH 对灰树花菌丝体多糖提取率的影响

2.3.1.4　复合酶作用温度对灰树花菌丝体多糖提取率的影响

按照 2.2.2.5.4 节的实验，结果如图 4-2-4 所示。

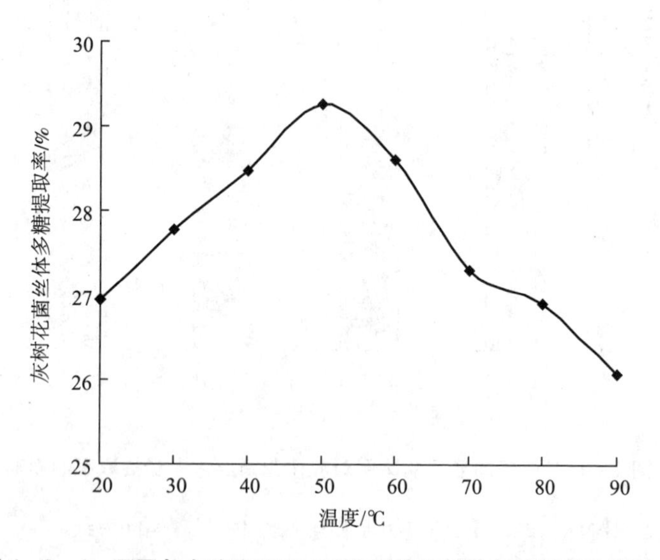

图 4-2-4　不同复合酶作用温度对灰树花菌丝体多糖提取率的影响

由图 4-2-4 可知，当温度在 20～50 ℃时，灰树花菌丝体多糖提取率随着温度的增加而提高；在 50～90 ℃时，多糖提取率随着温度的升高反而降低。导致这样的结果可能与高温条件下部分多糖水解的因素有关，这与大多数多糖提取工艺研究结果一致[137]。

2.3.1.5　超声时间对灰树花菌丝体多糖提取率的影响

按照2.2.2.5.5节的实验，结果如图4-2-5所示。

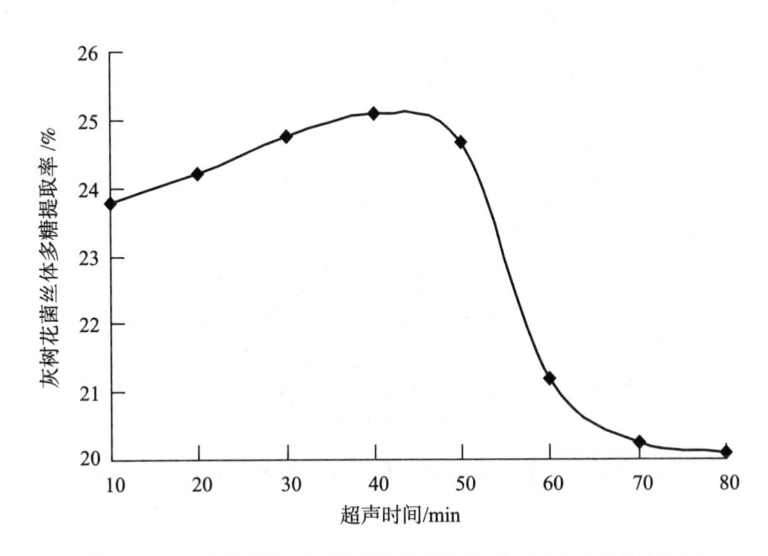

图4-2-5　不同超声时间对灰树花菌丝体多糖提取率的影响

由图4-2-5可知，菌丝体在超声波处理40 min时的多糖提取率达到最高；当处理时间超过40 min后，多糖提取率反而大幅度下降。超声波提取法由于能在溶液体系中产生空化过程，即液体中空腔的形成、振荡、生长、收缩至崩溃。空化泡崩溃时，在极短的时间和空化泡内极小的空间，可产生5 000 K以上的高温和大约50 MPa的高压，温度变化率可达109 K/s，并伴有强烈的冲击波，在这种特殊的物理环境下，处于空化中心附近的细胞受到严重的损伤以致破坏，使细胞中的多糖得以释放，并直接与溶剂接触并溶解在其中，从而提高了多糖的提取率[137]。结合本实验结果，灰树花菌丝体多糖超声波处理宜在40~50 min条件下进行。

2.3.1.6　液固比对灰树花菌丝体多糖提取率的影响

按照2.2.2.5.6节的实验，结果如图4-2-6所示。

由图4-2-6可知，在液固比为100∶1时，多糖提取率达到最大值，这可能与灰树花干粉具有一定的溶胀性有关。在选择液固比时，如果加水太少，会导致提取不彻底，然而加水太多又将会降低提取液中固形物的含量，不利于分离，也会加重生产负担。

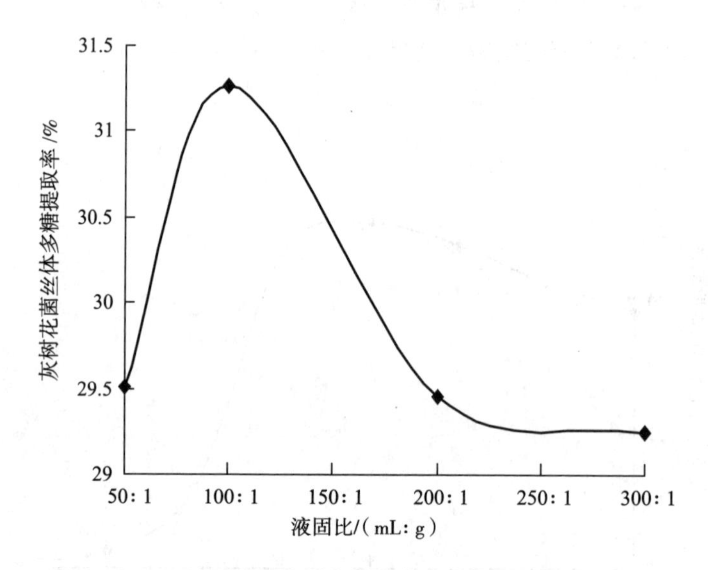

图 4-2-6　不同液固比对灰树花菌丝体多糖提取率的影响

2.3.2　正交实验

根据单因素实验结果，设计超声波-复合酶浸提法提取灰树花菌丝体多糖正交实验因素水平表，采用 $L_{16}(2^{15})$ 进行正交实验，确定多糖提取的最佳工艺条件。

2.3.2.1　正交实验因素和水平表（表 4-2-1）

表 4-2-1　正交实验因素和水平表

水平	因素			
	A pH	B 超声时间/min	C 温度/℃	D 液固比/(mL: g)
1	5	30	50	50
2	6	40	60	100

2.3.2.2　正交实验表头设计（表 4-2-2）

表 4-2-2　正交实验表头设计

处理号	第1列	第2列	第3列	第4列	第5列	第6列	第7列	第8列	第9列	第10列	第11列	第12列	第13列	第14列	第15列
	A	B	A×B	C	A×C	B×C		D	A×D	B×D		C×D			

2.3.2.3 正交实验结果（表4-2-3）

表4-2-3 超声波-复合酶浸提法提取灰树花菌丝体多糖正交实验各处理结果

处理	1	2	3	4	5	6	7	8	9	10	11	12	13	14	15	提取率/%
1	1	1	1	1	1	1	1	1	1	1	1	1	1	1	1	29.50
2	1	1	1	1	1	1	1	2	2	2	2	2	2	2	2	24.67
3	1	1	1	2	2	2	2	1	1	1	1	2	2	2	2	22.16
4	1	1	1	2	2	2	2	2	2	2	2	1	1	1	1	33.91
5	1	2	2	1	1	2	2	1	1	2	2	1	1	2	2	18.92
6	1	2	2	1	1	2	2	2	2	1	1	2	2	1	1	20.87
7	1	2	2	2	2	1	1	1	1	2	2	2	2	1	1	26.22
8	1	2	2	2	2	1	1	2	2	1	1	1	1	2	2	30.32
9	2	1	2	1	2	1	2	1	2	1	2	1	2	1	2	23.14
10	2	1	2	1	2	1	2	2	1	2	1	2	1	2	1	39.95
11	2	1	2	2	1	2	1	1	2	1	2	2	1	2	1	19.66
12	2	1	2	2	1	2	1	2	1	2	1	1	2	1	2	32.26
13	2	2	1	1	2	2	1	1	2	2	1	1	2	2	1	24.41
14	2	2	1	1	2	2	1	2	1	1	2	2	1	1	2	25.53
15	2	2	1	2	1	1	2	1	2	2	1	2	1	1	2	21.75
16	2	2	1	2	1	1	2	2	1	1	2	1	2	2	1	34.23
$\bar{k}_1$	206.57	225.25	216.16	206.99	201.86	229.75	212.57	185.76	228.77	205.41	221.22	226.69	219.54	213.18	228.75	$\sum$ = 427.5
$\bar{k}_2$	220.93	202.25	211.34	220.51	225.64	197.72	214.93	241.74	198.73	222.09	206.28	200.81	207.96	214.32	198.75	
R	14.36	23	4.82	13.54	23.78	32.03	2.36	55.98	30.04	16.68	14.94	25.88	11.58	1.14	30	

2.3.2.4 正交实验方差分析（表4-2-4、表4-2-5）

表4-2-4 灰树花菌丝体多糖正交实验结果方差分析

方差来源	平方和	自由度	均方和	F值	临界值	显著性	优方案
A	12.89	1	12.89	1.12	$F_{0.1}(1,7)$ = 3.59		A_2
B	33.06	1	33.06	2.87			B_1
C	11.42	1	11.42	0.99	$F_{0.01}(1,7)$ = 12.25		C_1
D	195.86	1	195.86	17.05		**	D_2

续表

方差来源	平方和	自由度	均方和	F 值	临界值	显著性	优方案
A×C	35.35	1	35.35	3.08			
B×C	62.51	1	62.51	5.44		*	
A×D	56.39	1	56.39	4.91		*	
B×D	17.38	1	17.38	1.51			
C×D	41.86	1	41.86	3.64		*	
A×B	1.45	1	11.49				
误差	78.98	6					
总和	548.89	16					

表 4-2-5　正交实验方差分析表

变异来源	离差平方和	自由度	平均离差平方和	F 值	F_{α}
A	12.898 1	1	12.898 1	0.760 5	$F_{0.05}(1,5)=6.61$ $F_{0.01}(1,5)=16.26$
B	33.062 5	1	33.062 5	1.949 5	
A×B	1.452 0	1	1.452 0	0.085 6	
C	11.424 4	1	11.424 4	0.673 6	
A×C	35.343 1	1	35.343 1	2.084 0	
B×C	62.517 0	1	62.517 0	3.686 3	
D	195.860	1	195.860	11.549	
A×D	56.400 1	1	56.400 1	3.325 6	
B×D	17.388 9	1	17.388 9	1.025 3	
C×D	41.860 9	1	41.860 9	2.468 3	
空列	8.381 05				
空列	56.250 0				
空列	0.348 1				
空列	13.950 3				
空列	0.881 25				
误差	84.796 6	5	16.959 3		
总变异	553.003 6	15			

由表4-2-4可得超声波-复合酶浸提法在正交实验各处理项下灰树花菌丝体多糖提取率。对表结果进行 F 值计算及方差分析可知，$F_{0.1}(1,7)=3.59$，$F_{0.01}(1,7)=12.25$，因素D对实验结果的影响是高度显著的，交互作用B×C、A×D和C×D对实验结果的影响是显著的，其中C×D不及B×C、A×D显著；且由表4-2-4中的 F 值的大小可排出因素的主次关系为：D>B×C>A×D>C×D>B>A×C>B×D>A>C> A×B。

2.3.2.5　交互作用（表4-2-6）

表4-2-6　B×C、A×D交互作用下灰树花菌丝体多糖提取率

多糖提取率/%		C	
		50	60
B	30	(29.5 + 24.67 + 23.14 + 39.95) ÷4 =29.31	(22.16 + 33.91 + 19.66 + 32.26) ÷ 4 =22.43
	40	(18.92 + 20.87 + 24.42 + 25.53) ÷4 =26.99	(26.22 + 30.32 + 21.75 + 34.23) ÷ 4 =28.13
多糖提取率/%		D	
		50	100
A	5	(29.5 + 22.16 + 18.92 + 26.22) ÷4 =24.2	(24.67 + 33.91 + 20.87 + 30.32) ÷ 4 =27.44
	6	(23.14 + 19.66 + 24.41 + 21.75) ÷4 =22.24	(39.95 + 32.26 + 25.53 + 34.23) ÷ 4 =32.99

由表4-2-4可知，交互作用B×C、A×D对实验结果影响相对较大，比因素B、A和因素C的独立影响大，这意味着因素B的最优水平和因素C的最优水平搭配组合并不一定是最优的组合，需要根据两因素两个水平组合下实验的平均结果来决定B和C的最优组合。计算B和C、A和D所有水平组合的平均实验结果，表4-2-6中交互效应 $(BC)_{ij}$、$(AD)_{ij}$ 的最大者分别为 $(BC)_{11}$、$(AD)_{22}$，分别为29.31%、32.99%。所以因素B、C的最优水平搭配为 B_1C_1，因素A、D的最优水平搭配为 A_2D_2。

由表4-2-4、表4-2-5及图4-2-7的结果可知，实验结果 $A_2B_1C_1D_2$ 为最优方案，查表为处理10，该条件下的灰树花菌丝体多糖提取率为39.95%。

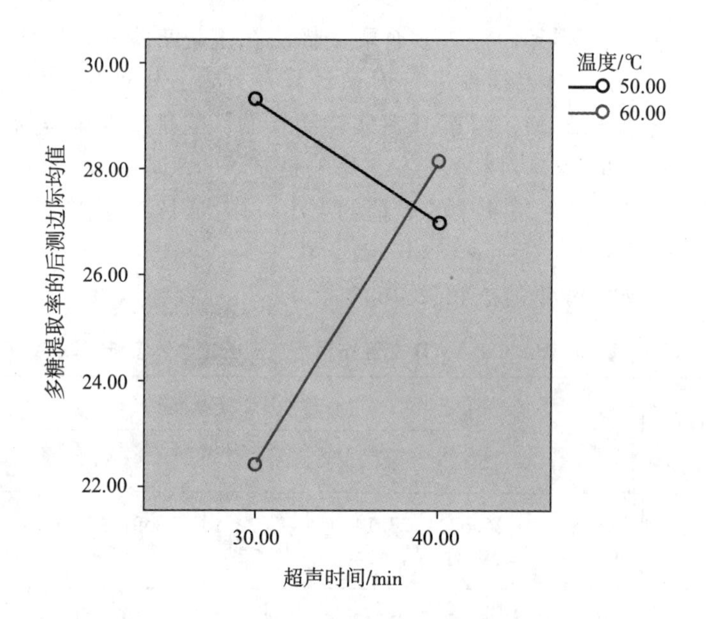

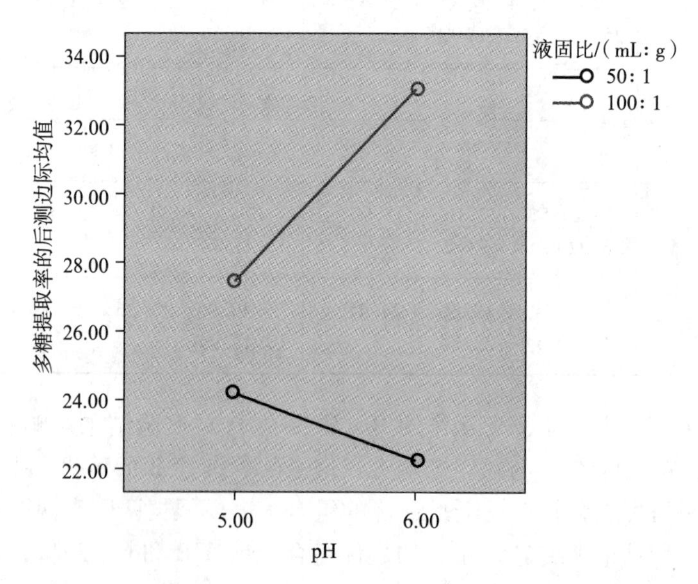

图4-2-7 B×C、A×D 交互作用下灰树花菌丝体多糖提取率

2.3.3 验证实验

根据2.3.2.3节的实验结果设计实验数为8的实验，验证正交实验优化工艺的稳定性及可重复性，实验结果见表4-2-7。

表4-2-7　验证实验结果

实验组号	1	2	3	4	5	6	7	8	标准偏差
灰树花多糖提取率/%	39.47	39.74	40.01	39.87	39.97	39.79	40.15	39.73	0.21

由表4-2-7可知，8组实验中灰树花多糖提取率都维持在39%左右，相当稳定，和正交实验优化的结果相差不大，说明优化的结果重复性较好，可信度较高。标准偏差为0.21，说明优化的结果较稳定。

2.4　工艺研究结论

（1）通过比较直接浸提法、热水浸提法、超声波法、复合酶浸提法对提取菌丝体多糖的提取效率和提取率，复合酶液拉法优于常规的热水浸提法。确定超声波-复合酶浸提法对灰树花菌丝体多糖提取方法；比较了复合酶（纤维素酶∶木瓜蛋白酶∶果胶酶）按比例2∶2∶1、2∶1∶1、1∶1∶1、2∶1∶2条件下的多糖提取率，得到当复合酶比例为2∶1∶2时，灰树花菌丝体多糖提取率达到最大。

（2）利用单因素实验对灰树花菌丝体多糖提取的条件进行优化，通过实验结果分析，多糖提取率在不同的pH、温度、时间及液固比下的变化情况，依次确定了在提取条件中的最佳pH、最适提取温度、最适超声时间及最佳液固比，得到影响灰树花菌丝体多糖提取率相关因素指标。

（3）超声波-复合酶液拉法提取灰树花菌丝体多糖最佳工艺为：菌丝干粉与蒸馏水按质量比为100∶1（mL∶g）混合，添加菌粉质量2%的复合酶，调pH 6，在50 ℃下保温酶解1 h后升温至80 ℃灭酶，超声波处理30 min。该条件下的灰树花菌丝体多糖提取率为39%左右。

（4）验证结果表明，多糖提取优化的结果重复性较好，结果较稳定。

3　灰树花菌丝体β-葡聚糖提取工艺优化

3.1　研究背景

目前，对于真菌多糖的提取研究较为广泛，提取工艺也日趋成熟，主要集中在对总多糖的提取研究上，但以真菌β-葡聚糖为对象的研究却鲜有报道。目前，β-葡聚糖的提取主要有水提、酸碱提、超声波、微波辅助提取法[138-140]，而采用超声波-复合酶液拉法提取灰树花菌丝体β-葡聚糖的研究未见报道。因灰树花中含有的大量纤维素、果胶、蛋白质等非糖类物质形成了较为致密的结构而阻碍了多糖的释放，以相应的酶进行处理可以降解非多糖物质，从而有利于多糖的释放[141]，同时再辅以超声波，β-葡聚糖提取率可大大提高。本实验以灰树花发酵培养的菌丝体为材料，首先比较了4种不同提取方法对灰树花菌丝体β-葡聚糖提取率的影响，以获得较优的提取方法。在此基础上通过单因素实验确定了影响提取的关键因素，并采用正交实验对提取条件进行了优化，从而获得了最佳提取工艺，以期为β-葡聚糖的规模化制备提供一定的技术支撑。

3.2 研究材料与方法

3.2.1 菌种

灰树花（菌种编号：51616），购于中国微生物菌种保藏管理中心。

3.2.2 研究方法

3.2.2.1 培养基

马铃薯葡萄糖琼脂（potato dextrose agar，PDA）斜面培养基（g/L）：马铃薯（去皮）200，葡萄糖20，蛋白胨2，KH_2PO_4 2，$MgSO_4 \cdot 7H_2O$ 1，琼脂20。pH 自然。

液体种子培养基（g/L）：葡萄糖30，蛋白胨2，酵母膏6，$MgSO_4 \cdot 7H_2O$ 0.5，KH_2PO_4 0.5。pH 自然。

发酵培养基（g/L）：葡萄糖 50，蛋白胨 5，酵母膏 10，KH_2PO_4 2，$MgSO_4 \cdot 7H_2O$ 2。pH 自然。

3.2.2.2 灰树花菌丝体制备

斜面种子培养：用接种铲从母种试管中挑取黄豆粒大小的菌丝块于PDA斜面培养基中部，置于25 ℃的恒温培养箱中培养至菌丝体长满整个斜面。

液体种子培养：用接种勺从斜面种子培养基中刮取蚕豆粒大小的菌丝体于液体种子培养基中，250 mL三角锥形瓶装液量为100 mL，于25 ℃、150 r/min摇床培养4 ~7 d。

发酵培养：用移液枪按接种量的10%吸取液体种子培养液于发酵培养基中，250 mL三角锥形瓶装液量为100 mL，于25 ℃、150 r/min摇床培养7 ~9 d[116]。

发酵结束后，将发酵液用8层纱布过滤后获得菌丝体，用蒸馏水反复冲洗菌丝体，最后将菌丝体置于60 ℃干燥箱中烘至恒质量后，研磨成粉放于干燥器中备用。

3.2.2.3 β-葡聚糖及总多糖的测定

总多糖的测定采用苯酚-硫酸法[142]，总多糖得率计算公式如下：

总多糖得率=总多糖质量（g）/菌丝体质量（g）×100%

β-葡聚糖得率的测定采用刚果红显色法[143]，β-葡聚糖得率计算公式如下：

β-葡聚糖得率=β-葡聚糖质量（mg）/菌丝体质量（g）

3.2.2.4 不同提取方法的基本工艺

称取一定质量的灰树花菌丝体粉末，加适当比例的蒸馏水，分别采用热水浸提法（50 ℃恒温水浴锅中浸提1 h）、超声波法（240 W室温条件下超声处理0.5 h）、热水-复合酶液提法［按菌丝体质量的2%添加复合酶（纤维素酶:木瓜蛋白酶:果胶酶=2:1:2）于50 ℃恒温水浴锅浸提1 h后迅速升温至90 ℃灭酶10 min］和超声波-复合酶液提法（240 W室温条件下超声处理0.5 h，然后按菌丝体质量的2%添加复合酶，于50 ℃恒温水浴锅中浸提1 h后迅速升温至90 ℃灭酶10 min）后，6 000 r/min离心20 min，取上清液加4倍体积乙醇溶液（体积分数95%），于4 ℃醇沉24 h，4 000 r/min离心15 min后得沉淀，用乙醇溶液（体积分数95%）清洗沉淀两次，最后将沉淀冷冻干燥后加水复溶，分别进行β-葡聚糖及多糖含量的测定，每组处理3个平行，取各得率的平均值。

3.2.2.5 单因素实验

采用超声波-复合酶液提法，分别考察超声功率（180、240、300、360、420 W）、超声时间（15、30、45、60、75 min）、复合酶添加量（0.5%、1.0%、1.5%、2.0%、2.5%）、酶解温度（30、35、40、45、50 ℃）、酶解时间（20、40、60、80、100 min）、酶解pH（4、5、6、7、8）对灰树花菌丝体β-葡聚糖得率的影响，每组处理3个平行，取各得率的平均值。

3.2.2.6 正交实验设计

根据单因素实验结果，以超声功率、超声时间、复合酶添加量、酶解温度为主要因素，以灰树花菌丝体β-葡聚糖得率为评价指标，采用$L_9(3^4)$正交设计对灰树花菌丝体β-葡聚糖提取条件进行优化。正交实验因素与水平见表4-3-1。

表4-3-1　菌丝体β-葡聚糖提取工艺优化正交实验因素与水平

水平	A 超声功率/W	B 超声时间/min	C 复合酶添加量/%	D 酶解温度/℃
1	180	15	1.0	35
2	240	30	1.5	40
3	300	45	2.0	45

3.2.3　数据处理

运用 Origin 9.0 和 SPSS 软件对数据进行处理。

3.3　研究结果与分析

3.3.1　不同提取方法的比较

本实验采用4种方法对灰树花菌丝体β-葡聚糖进行提取，所得总多糖及β-葡聚糖的得率见表4-3-2。

表4-3-2　不同提取方法的灰树花菌丝体总多糖得率和β-葡聚糖得率

提取方法	总多糖得率/%	β-葡聚糖得率/($mg \cdot g^{-1}$)
热水浸提法	1.64	0.64
超声波法	3.30	1.45
热水-复合酶浸提法	2.34	1.06
超声波-复合酶浸提法	5.47	2.55

由表4-3-2可知，采用超声波法所得的β-葡聚糖得率和多糖得率总体是高于热水浸提法的，两种方法分别结合复合酶法后，得率都有所提高，其中超声波-复合酶浸提法得率提升幅度较大。超声波可以有效地破碎菌丝体细胞壁，复合酶可以降解非多糖物质，两种方法有效结合，从而利于多糖的释放，使β-葡聚糖得率提高。而常规的热水浸提法不仅提取时间较长，而且提取效率低。综上所述，超声波-复合酶浸提法为最佳的提取方法。

3.3.2　单因素实验结果

3.3.2.1　超声功率对灰树花菌丝体β－葡聚糖得率的影响

考察超声功率对灰树花菌丝体β－葡聚糖得率的影响，结果如图4－3－1所示。

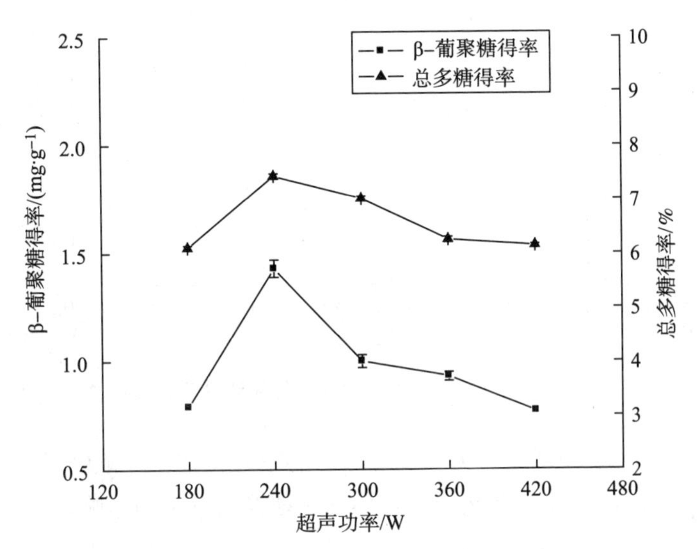

图4－3－1　超声功率对β－葡聚糖得率的影响

由图4－3－1可知，当超声功率在180～240 W范围内时，随着超声功率的增加，β－葡聚糖及总多糖得率均逐渐提高；当超声功率为240 W时，β－葡聚糖得率达到最大值，为1.43 mg/g；继续增大超声功率，β－葡聚糖得率有所下降，这可能由于超声功率过大，物理剪切力变大，使糖苷键断裂，从而导致β－葡聚糖的结构被破坏，得率下降，因此，选择超声功率240 W为宜。

3.3.2.2　超声时间对灰树花菌丝体β－葡聚糖得率的影响

考察超声时间对灰树花菌丝体β－葡聚糖得率的影响，结果如图4－3－2所示。

由图4－3－2可知，随着超声时间的增加，β－葡聚糖及总多糖得率均呈先增加后下降的趋势。当超声时间为30 min时，β－葡聚糖得率达到最大值，为1.07 mg/g，得率先增加，可能是因为灰树花菌丝体细胞壁的破裂及β－葡聚糖的释放需一定时间；而之后下降，可能是因为超声时间过长，导致局部温度过高，从而使β－葡聚糖降解，以及持续强度的空化效应使得部分β－葡聚糖结构破坏，使得率下降。因此，选择超声时间30 min为宜。

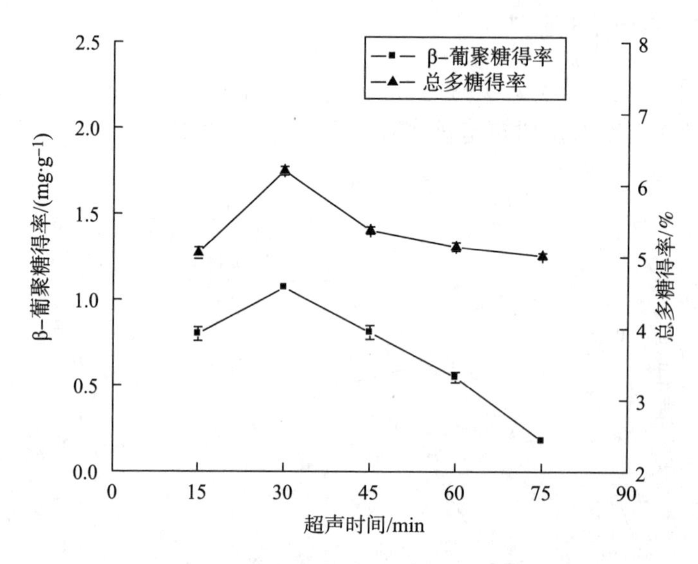

图 4 -3 -2　超声时间对 β - 葡聚糖得率的影响

3.3.2.3　复合酶添加量对灰树花菌丝体 β - 葡聚糖得率的影响

考察复合酶添加量对灰树花菌丝体 β - 葡聚糖得率的影响，结果如图 4 - 3 - 3 所示。

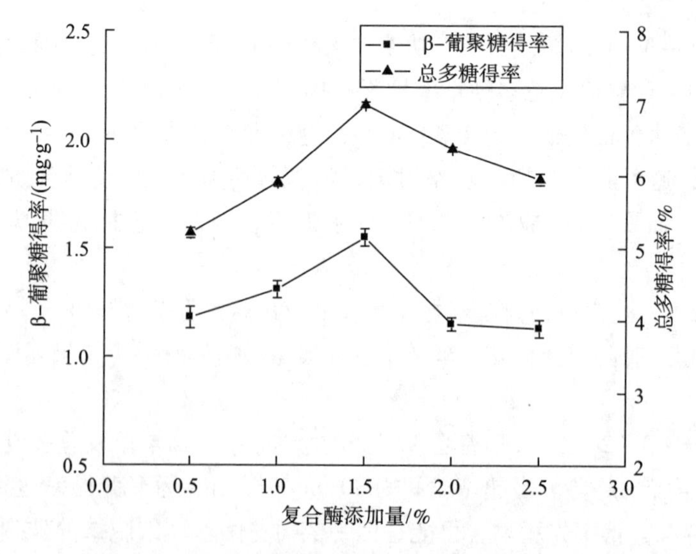

图 4 -3 -3　复合酶添加量对 β - 葡聚糖得率的影响

由图 4 - 3 - 3 可知，当复合酶添加量在 0.5% ~1.5% 范围内时，β - 葡聚糖及总多糖得率均随复合酶添加量的增加而提高；当复合酶添加量为1.5%时，β－葡聚糖得率达到最大值，为1.55 mg/g；继续增大复合酶添加量，β－葡聚糖得率有所下降。可能是因为刚开始随着复合酶添加量的增加，酶与底物接触的机会增加，致使β－葡聚糖更快地分离出来，β－葡聚糖得率升高，但是当复合酶添加量继续增大到一定程度，一部分酶分子没有机会与底物结合，底物被水解的速度降低，致使β－葡聚糖得率下降。因此，选择复合酶添加量1.5%为宜。

3.3.2.4　酶解温度对灰树花菌丝体β－葡聚糖得率的影响

考察酶解温度对灰树花菌丝体β－葡聚糖得率的影响，结果如图4－3－4所示。

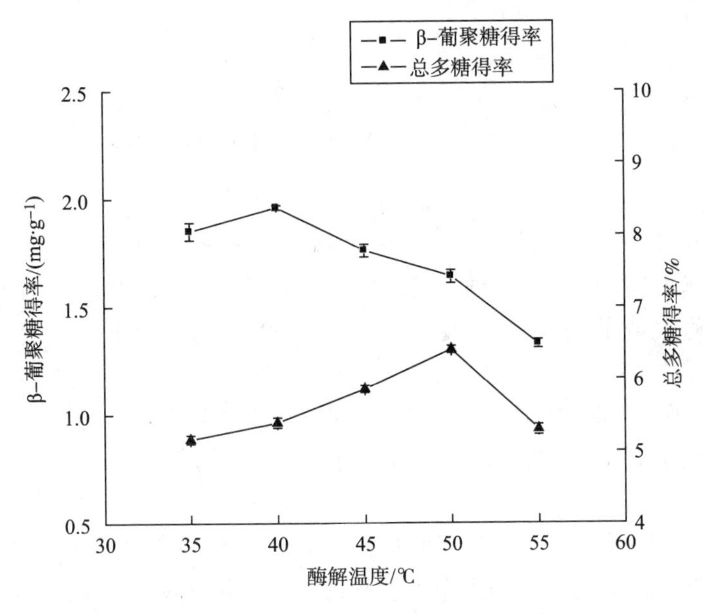

图4－3－4　酶解温度对β－葡聚糖得率的影响

由图4－3－4可知，β－葡聚糖及总多糖得率总体呈先上升后下降的趋势。β－葡聚糖得率在酶解温度为40 ℃时达到最大值，为1.96 mg/g。温度是影响酶活的重要因素之一，在一定温度范围内，酶解速度会随着温度的升高而加快；随着温度的继续升高，超过了最适的催化温度，催化效率就会大大降低，因此，选择酶解温度40 ℃为宜。

3.3.2.5　酶解时间对灰树花菌丝体β－葡聚糖得率的影响

考察酶解时间对灰树花菌丝体β－葡聚糖得率的影响，结果如图4－3－5所示。

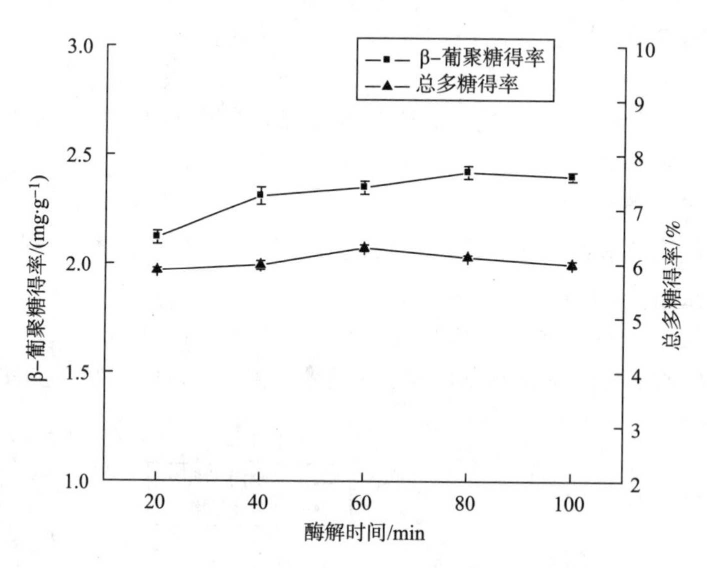

图 4－3－5　酶解时间对 β－葡聚糖得率的影响

由图 4－3－5 可知，当酶解时间在 20～100 min 范围内时，β－葡聚糖及总多糖的得率均随时间的增加而增加；继续延长酶解时间，两者的得率趋于平稳；酶解时间对 β－葡聚糖及总多糖的得率影响不大，当酶解时间为 80 min 时，β－葡聚糖的得率达到最大值，为 2.42 mg/g。因此，选择酶解时间 80 min 为宜。

3.3.2.6　酶解 pH 对灰树花菌丝体 β－葡聚糖得率的影响

考察酶解 pH 对灰树花菌丝体 β－葡聚糖得率的影响，结果如图 4－3－6 所示。

由图 4－3－6 可知，当酶解 pH 为 4～6 时，β－葡聚糖及总多糖得率随酶解 pH 的增加而提高，当酶解 pH 为 6 时，β－葡聚糖得率达到最大值，为 1.71 mg/g；继续增大酶解 pH，二者得率均开始下降，这可能是因为 pH 的增大影响了酶和底物的亲和力，酶的活性被破坏了，从而造成了 β－葡聚糖得率的下降。因此，选择酶解 pH 6 为宜。

3.3.3　正交实验结果与分析

根据单因素实验结果，选择对灰树花菌丝体 β－葡聚糖得率影响较大的关键因素，即超声功率、超声时间、复合酶添加量、酶解温度进行正交实验分析，确定灰树花菌丝体 β－葡聚糖的最佳提取工艺条件。按照 $L_9(3^4)$ 设计正交实验，正交实验结果及分析见表 4－3－3，方差分析见表 4－3－4。

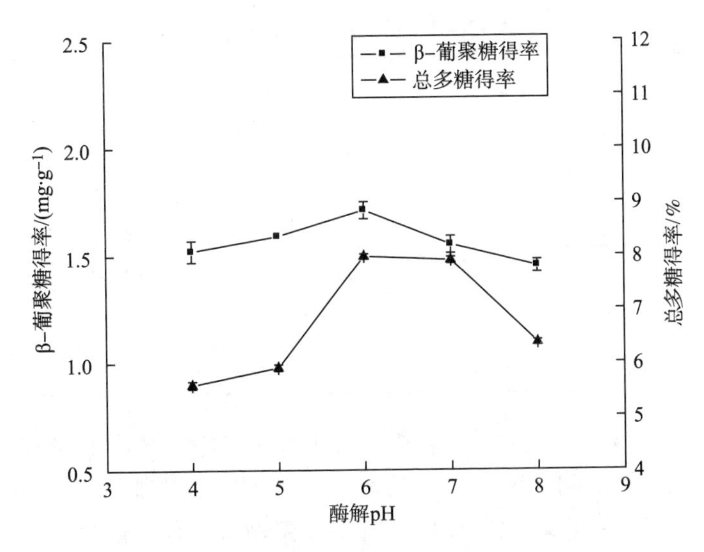

图4-3-6　酶解pH对β-葡聚糖得率的影响

表4-3-3　灰树花菌丝体β-葡聚糖提取工艺优化正交实验结果与分析

实验号	A	B	C	D	β-葡聚糖得率/(mg·g^{-1})
1	1	1	1	1	1.62
2	1	2	2	2	1.39
3	1	3	3	3	1.02
4	2	1	2	3	2.02
5	2	2	3	1	1.09
6	2	3	1	2	1.33
7	3	1	3	2	2.41
8	3	2	1	3	1.17
9	3	3	2	1	1.80
K_1	4.03	6.05	4.12	4.51	
K_2	4.44	3.65	5.21	5.13	
K_3	5.38	4.15	4.52	4.21	
k_1	1.34	2.02	1.37	1.50	
k_2	1.48	1.22	1.74	1.71	
k_3	1.79	1.38	1.51	1.40	
R	0.45	0.80	0.37	0.31	

表 4 –3 –4　正交实验结果方差分析

方差来源	偏差平方和	自由度	F 值	$F_{0.05}$ 临界值	显著性
A	0.319	2	15.190	19.000	
B	1.069	2	50.905	19.000	*
C	0.202	2	9.619	19.000	
D	0.146	2	6.952	19.000	
误差	0.021	2			

*：对 β – 葡聚糖得率影响显著（$P<0.05$）。

由表 4 –3 –3 正交实验结果及极差分析可知，各因素对 β – 葡聚糖得率影响的次序为：超声时间（B）> 超声功率（A）> 复合酶漆加量（C）> 酶解温度（D）。由表 4 –3 –4 可知，超声时间对 β – 葡聚糖得率有显著影响（$P<0.05$），其余因素对结果影响不显著（$P>0.05$），确定最优水平组合为 $A_3B_1C_2D_2$，即超声功率为 300 W，超声时间为 15 min，复合酶添加量为 1.5%，酶解温度为 40 ℃，在此最佳提取条件下进行的 3 次平行验证实验，测得 β – 葡聚糖得率为 2.80 mg/g。

3.4　工艺研究结论

本实验首先比较了灰树花菌丝体 β – 葡聚糖的 4 种提取方法，确定了超声波 – 复合酶浸提法为最佳提取方法，之后通过单因素与正交实验确定了超声波 – 复合酶浸提法提取的最佳工艺条件，即超声功率 300 W，超声时间 15 min，复合酶添加量 1.5%，酶解温度 40 ℃，经验证实验，β – 葡聚糖得率可达 2.80 mg/g。该方法操作简便，不仅缩短了提取时间，还提高了提取效率，为今后 β – 葡聚糖的规模化提取提供了理论依据。

4　天麻醇提取液的制备和主要成分分析

4.1　研究背景

本节内容以薄层层析和高效液相色谱法定性与定量测定天麻醇提取物主要成分，并对天麻醇提取物灭菌前后成分变化进行了分析比较，目的是确定天麻醇提取物的组成及其含量，为后期将单一成分添加到灰树花发酵体系中提供参考依据。

4.2　研究材料与方法

4.2.1　天麻

天麻，购于贵州省德江县天麻种植基地。

4.2.2　研究方法

4.2.2.1　天麻预处理

采购的天麻经清水洗净、55 ℃条件下烘干、粉碎机粉碎、过80目筛后，得到天麻粉末备用。

4.2.2.2　制备天麻醇提取物流程

精确称取天麻粉末10 g，加入体积分数75%的乙醇溶液100 mL，常温（25 ℃左右）浸泡48 h后过滤取滤液，然后将滤液于60 ℃减压蒸馏除去乙醇，将剩余提取物重溶于蒸馏水中，定容到100 mL，即得天麻醇提取液。

4.2.2.3　样品溶液的制备

将天麻醇提取液用超滤膜（0.45 μm）过滤，取滤液进行TLC（薄层层析法）和HPLC（高效液相色谱法）检测。

4.2.2.4　TLC检测条件

TLC用于定性分析天麻醇提取物中主要成分，依照参考文献［144］方法进行，用毛细吸管分别吸取5 μL的标准品、样品和空白对照品（蒸馏水）点样于薄层板上，展开剂为氯仿∶甲醇＝8∶2，展层后喷显色剂，显色剂为：10%磷钼酸乙醇溶液，并于105 ℃烘烤5～10 min，观察样品中是否有与标准品相对应的斑点。

4.2.2.5　HPLC检测条件

色谱柱：Agilent TC－C18（4.6 mm×250 mm，5 μm）；流动相：0.1%磷酸水（A）和乙腈（C），以梯度洗脱：0～35 min，C：3%～30%（*V/V*）；35～40 min，C：30%～100%（*V/V*）；40～45 min，C：100%～3%（*V/V*）。柱温30 ℃，流速：1.0 mL/min；进样量：20 μL；检测波长：221 nm。

4.2.2.6　标准曲线的制作

4.2.2.6.1　天麻素标准曲线

精确称取天麻素标准品3.45 mg溶解于50 mL容量瓶中，加纯净水至刻度，用0.45 μm滤膜过滤，在上述色谱条件下，分别进样0.5、1、2、5、10、20、40 μL，得到不同进样量的天麻素所对应的峰面积。以天麻素量为横坐标，天麻素峰面积为纵坐标，得到标准曲线及回归方程。

4.2.2.6.2 对羟基苯甲醇标准曲线

精确称取对羟基苯甲醇标准品 2.4 mg 溶解于 50 mL 容量瓶中，加纯净水至刻度，用 0.45 μm 滤膜过滤，在上述色谱条件下，分别进样 0.5、1、2、5、10、20、40 μL，得到不同进样量的对羟基苯甲醇所对应的峰面积。以对羟基苯甲醇含量为横坐标，对羟基苯甲醇峰面积为纵坐标，得到标准曲线及回归方程。

4.2.2.6.3 对羟基苯甲醛标准曲线

精确称取对羟基苯甲醛标准品 2.72 mg 溶解于 50 mL 容量瓶中，加纯净水至刻度，用 0.45 μm 滤膜过滤，在上述色谱条件下，分别进样 0.5、1、2、5、10、20、40 μL，得到不同进样量的对羟基苯甲醛所对应的峰面积。以对羟基苯甲醛含量为横坐标，对羟基苯甲醛峰面积为纵坐标，得到标准曲线及回归方程。

4.2.2.6.4 巴利森甙标准曲线

精确称取巴利森甙标准品 2.5 mg 溶解于 25 mL 容量瓶中，加纯净水至刻度，用 0.45 μm 滤膜过滤，在上述色谱条件下，分别进样 2、10、20、30、40 μL，得到不同进样量的巴利森甙所对应的峰面积。以巴利森甙含量为横坐标，巴利森甙峰面积为纵坐标，得到标准曲线及回归方程。

4.2.2.7 精密度实验

对天麻素、对羟基苯甲醇、对羟基苯甲醛、巴利森甙标准样品连续进样 5 次，根据标准曲线，计算每次测定的结果，求出相对标准偏差 RSD 值。

4.2.2.8 回收率实验

在已知天麻素、对羟基苯甲醇、对羟基苯甲醛、巴利森甙浓度的样品中添加各标准对照品标准溶液，测定回收量，计算回收率。

4.2.2.9 天麻醇提取物灭菌前后成分分析

将已制得的天麻醇提取液进行高压蒸汽灭菌，灭菌条件为 121 ℃，30 min，灭菌后的天麻醇提取液用超滤膜（0.45 μm）进行膜过滤，然后采用 4.2.2.5 节的方法进行 HPLC 检测，并与未高压灭菌时进行比对分析。

4.2.2.10 实验数据处理及绘图

实验过程中的所有数据利用 SPSS 17.0 软件统计分析，并采用 OriginLab OriginPro 9.0 和 Excel 2010 软件作图。

4.3　研究结果与分析

4.3.1　天麻素标准曲线

天麻素标准曲线制作数据表见表4－4－1。

表4－4－1　天麻素标准曲线制作数据表

序号	进样体积/μL	含量/mg	峰面积
1	0.5	0.000 034 5	52.5
2	1	0.000 069	106.9
3	2	0.000 138	212.9
4	5	0.000 345	534.3
5	10	0.000 69	1 066.4
6	20	0.001 38	2 109.4
7	40	0.002 76	4 119.7
8	80	0.005 52	8 137.4

由表4－4－1数据绘制天麻素标准曲线，如图4－4－1所示，通过线性回归得到回归方程：$y=1\ 473\ 849.276\ 0x+27.593\ 4$，$R^2=0.999\ 9$。

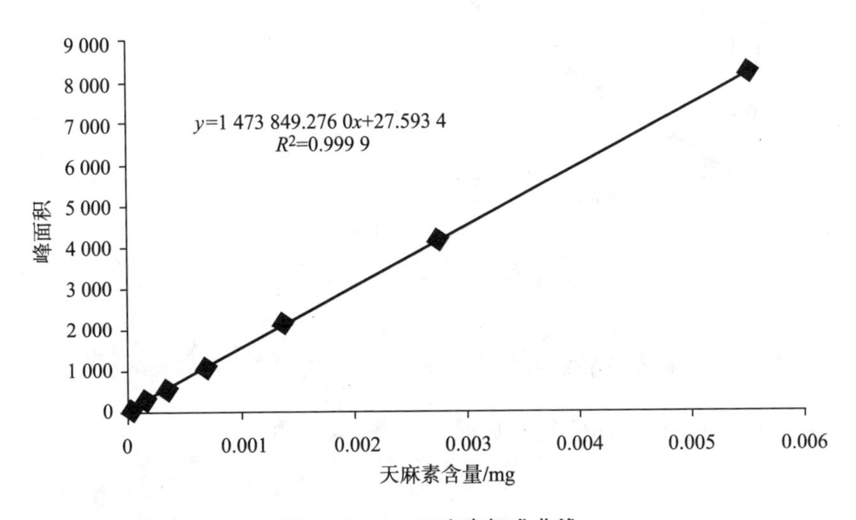

图4－4－1　天麻素标准曲线

4.3.2 对羟基苯甲醇标准曲线

对羟基苯甲醇标准曲线制作数据表见表4－4－2。

表4－4－2 对羟基苯甲醇标准曲线制作数据表

序号	进样体积/μL	含量/mg	峰面积
1	0.5	0.000 024	68.6
2	1	0.000 048	139.7
3	2	0.000 096	277.9
4	5	0.000 24	697.2
5	10	0.000 48	1 389.8
6	20	0.000 96	2 761.7
7	40	0.001 92	5 463.8

由表4－4－2数据绘制对羟基苯甲醇标准曲线，如图4－4－2所示，通过线性回归得到回归方程：$y = 2\ 846\ 830.890\ 34x + 10.263\ 03$，$R^2 = 0.999\ 96$。

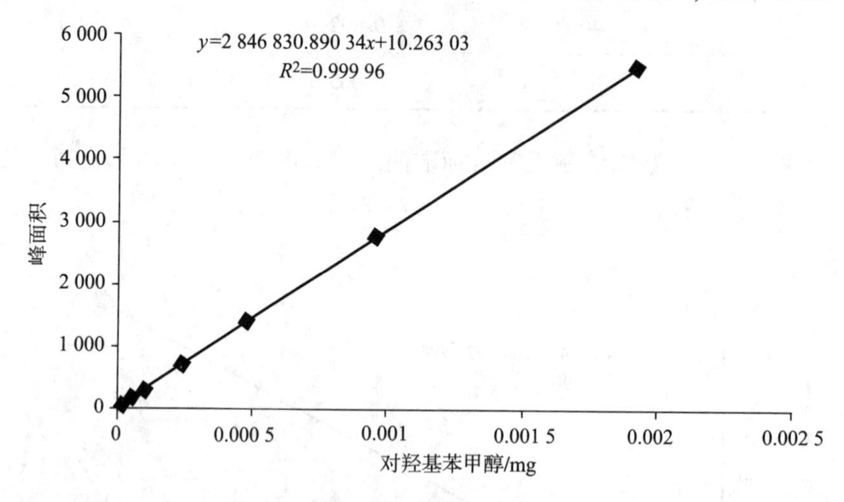

图4－4－2 对羟基苯甲醇标准曲线

4.3.3 对羟基苯甲醛标准曲线

对羟基苯甲醛标准曲线制作数据表见表4－4－3。

表4-4-3　对羟基苯甲醛标准曲线制作数据表

序号	进样体积/μL	含量/mg	峰面积
1	0.5	0.000 027 2	114.3
2	1	0.000 054 4	231.8
3	2	0.000 108 8	462.7
4	5	0.000 272	1 160.6
5	10	0.000 544	2 317.5
6	20	0.001 088	4 620.4
7	40	0.002 176	9 187.4

由表4-4-3数据绘制对羟基苯甲醛标准曲线，如图4-4-3所示，通过线性回归得到回归方程：$y=4\ 223\ 435.666\ 91x+8.420\ 05$，$R^2=0.999\ 99$。

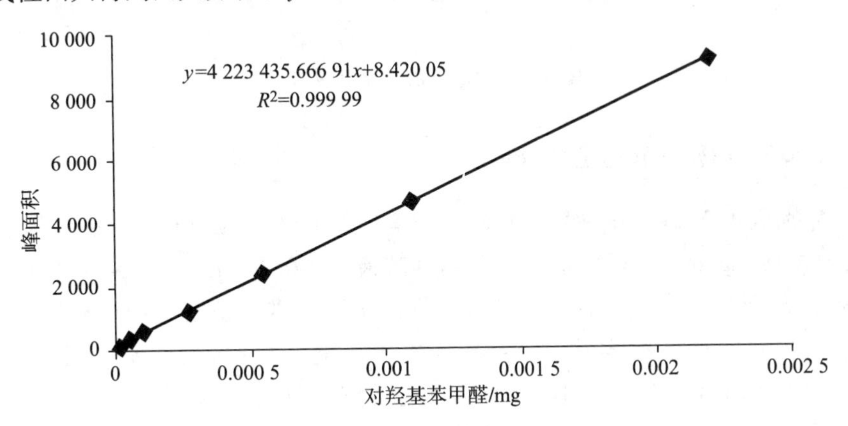

图4-4-3　对羟基苯甲醛标准曲线

4.3.4　巴利森甙标准曲线

巴利森甙标准曲线制作数据表见表4-4-4。

表4-4-4　巴利森甙标准曲线制作数据表

序号	进样体积/μL	含量/mg	峰面积
1	2	0.000 2	437.6
2	10	0.001	1 841.2
3	20	0.002	3 636.4
4	30	0.003	5 439
5	40	0.004	7 154

由表 4 – 4 – 4 数据绘制巴利森甙标准曲线，如图 4 – 4 – 4 所示，通过线性回归得到回归方程：$y = 1\ 774\ 024.263\ 4x + 82.630\ 5$，$R^2 = 0.999\ 9$。

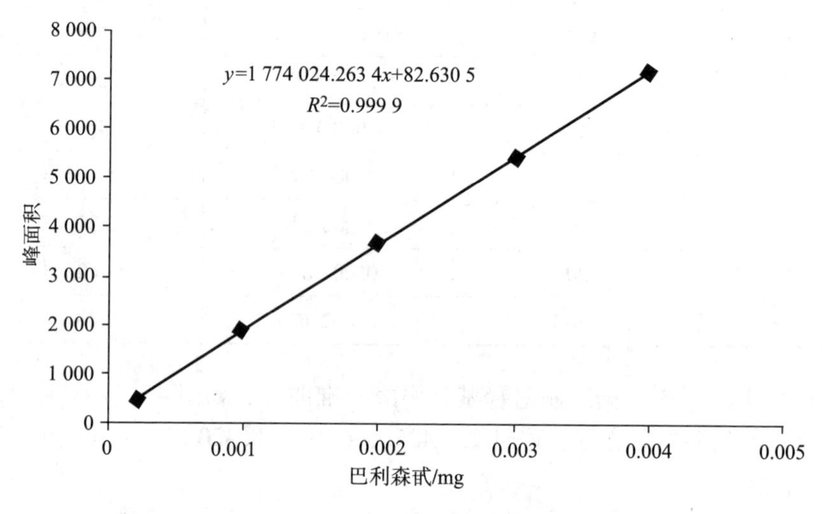

图 4 – 4 – 4　巴利森甙标准曲线

4.3.5　精密度和稳定性考察

分别取 4.2.2.3 节中配制的各标准溶液：0.069 mg/mL 的天麻素标准溶液、0.048 mg/mL 的对羟基苯甲醇标准溶液、0.054 4 mg/mL 的对羟基苯甲醛标准溶液及 0.1 mg/mL 的巴利森甙标准溶液，进行精密度和稳定性实验。同一天内对四种标准溶液分别进样 5 次，每次进样 10 μL，以峰面积和出峰时间的 RSD 值来表征 HPLC 检测方法的精密度；不同的一天分别对同一浓度的标准溶液进样 5 次，每次进样 10 μL，以峰面积和出峰时间的 RSD 值来表征 HPLC 检测方法的精密度。考察数据见表 4 – 4 – 5。从表中数据可以看出，精密度和稳定性的 RSD 值均小于 5%，说明建立的 HPLC 检测方法可以精确测定天麻素、对羟基苯甲醇、对羟基苯甲醛和巴利森甙的含量。

表 4 – 4 – 5　精密度和稳定性考察

物质	浓度/(mg · mL⁻¹)	精密度 RSD/%		稳定性 RSD/%	
		出峰时间	峰面积	出峰时间	峰面积
天麻素	0.069	1.23	2.35	0.87	1.89
对羟基苯甲醇	0.048	1.37	1.72	1.17	2.34

续表

物质	浓度/(mg·mL^{-1})	精密度 RSD/%		稳定性 RSD/%	
		出峰时间	峰面积	出峰时间	峰面积
对羟基苯甲醛	0.054 4	0.24	1.32	1.64	2.65
巴利森甙	0.1	2.23	2.56	1.26	1.57

4.3.6　样品分析及回收率实验

在配制的0.069 mg/mL的天麻素溶液、0.048 mg/mL的对羟基苯甲醇溶液、0.054 4 mg/mL的对羟基苯甲醛溶液和0.1 mg/mL的巴利森甙溶液中分别添加适当的标准品，测定加入量的回收情况，计算回收率，结果见表4-4-6。天麻素的回收率达到了98.82%，对羟基苯甲醇回收率达到了97.97%，对羟基苯甲醛回收率达到了95.59%，巴利森甙的回收率达到了97.5%。说明HPLC可以用作四种物质的准确检测。

表4-4-6　回收率实验结果

物质	初始浓度/(mg·mL^{-1})	添加标准物浓度/(mg·mL^{-1})	实测浓度/(mg·mL^{-1})	回收率/%
天麻素	0.069	0.1	0.167	98.82
对羟基苯甲醇	0.048	0.1	0.145	97.97
对羟基苯甲醛	0.054 4	0.1	0.148	95.59
巴利森甙	0.1	0.1	0.195	97.5

4.3.7　TLC色谱图分析

硅胶是极性的，对极性大的物质具有较强的吸附能力，对极性小的物质吸附性较小，而天麻素极性较大，洗脱速度较慢，对羟基苯甲醇和对羟基苯甲醛极性较小，容易洗脱下来。这样样品液中混合成分会洗脱到不同位点，通过比移值R_f大小与标准品R_f比较，发现天麻醇提取液中含有天麻素、对羟基苯甲醇、对羟基苯甲醛和巴利森甙。

TLC图谱如图4-4-5所示。

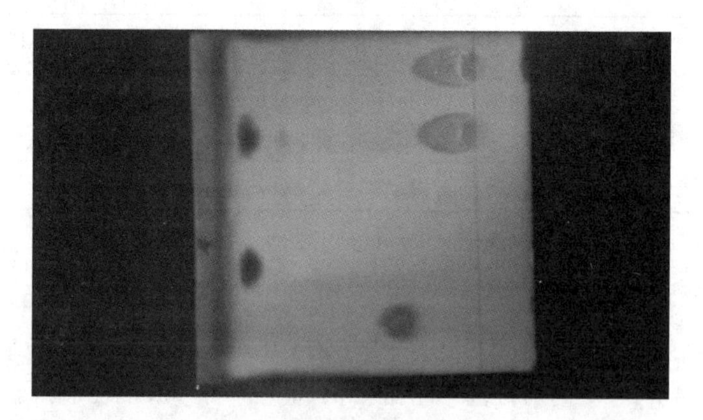

图4－4－5　TLC图谱

4.3.8　HPLC色谱图分析

4.3.8.1　天麻醇提取物中的成分初步定性定量（图4－4－6、表4－4－7）

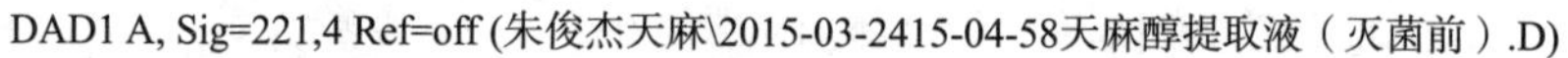

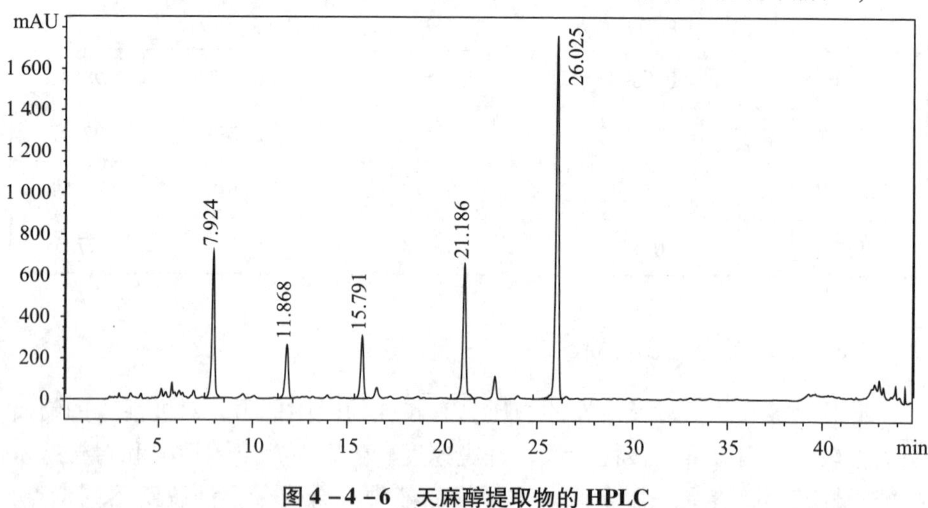

图4－4－6　天麻醇提取物的HPLC

表4－4－7　天麻醇提取物中的各成分比例分析

序号	出峰时间	峰面积	相对分子质量	峰面积百分比/%	化合物名称
1	7.924	7 085.6	286	17.802	天麻素
2	11.868	3 125.9	124	7.854	对羟基苯甲醇

续表

序号	出峰时间	峰面积	相对分子质量	峰面积百分比/%	化合物名称
3	15.791	3 287.1		8.259	未知
4	21.186	7 477.3	122	18.787	对羟基苯甲醛
5	26.025	18 825.3	996	47.298	巴利森甙

由图4－4－6和表4－4－7可知，天麻醇提取物中主要有5种成分，目前本课题组利用HPLC、TLC与标准品比对鉴定出四种物质，它们分别是天麻素、对羟基苯甲醇、对羟基苯甲醛和巴利森甙，它们各自峰面积的百分比分别为：17.802%、7.854%、18.787%和47.298%，通过各自标准曲线计算出各自占天麻的百分含量分别是0.549%、0.072%、0.155%和0.721%。目前第三种化合物正在分析和鉴定中。

4.3.8.2　天麻醇提取物高压灭菌前后成分的变化（表4－4－7）

由图4－4－7可知，天麻醇提取物在121 ℃、0.15 MPa并持续30 min的高压高温条件下灭菌后，天麻醇提取物的成分发生了很大的变化，最突出的是天麻素的峰面积增大了，从灭菌前的7 085.6增加到了21 686.6；而巴利森甙的峰面积减小了，从灭菌前的18 825.3减少到3 732。

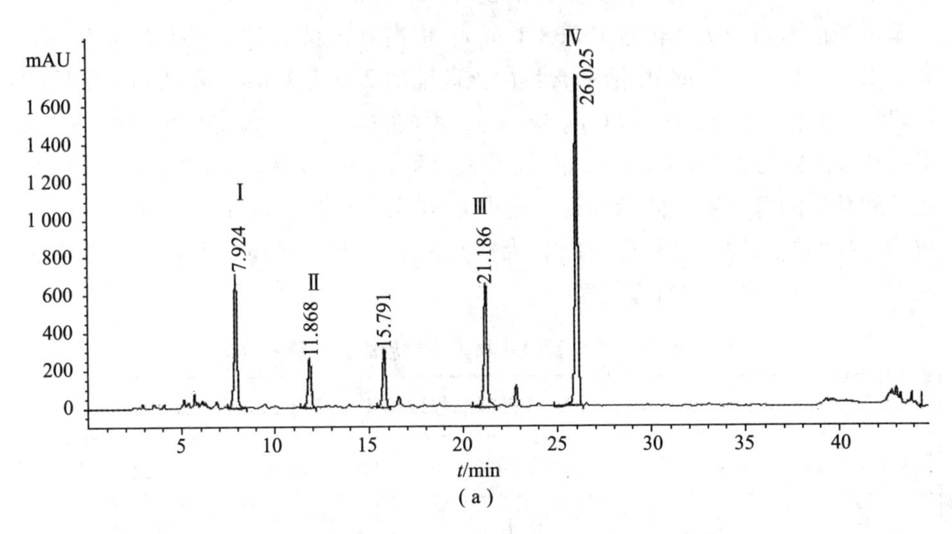

图4－4－7　天麻醇提取物灭菌前后成分的变化

(a) 灭菌前

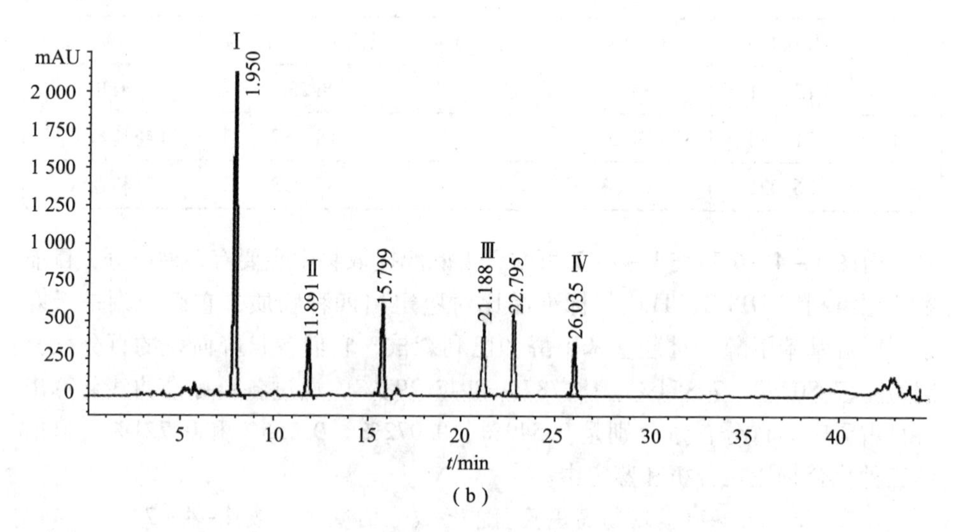

图 4 –4 –7 天麻醇提取物灭菌前后成分的变化（续）

（b）灭菌后

表 4 –4 –8 为天麻醇提取物灭菌前后成分含量的变化。由表 4 –4 –8 可知，灭菌前后天麻醇提取物成分的含量发生了很大的变化。天麻素的含量由灭菌前的 4. 788 4 mg/g 提高到灭菌后的 14. 695 5 mg/g，提高了 3. 07 倍；对羟基苯甲醇的含量由灭菌前的 0. 738 1 mg/g 提高到灭菌后的 1. 085 7 mg/g，提高了 1. 47 倍；对羟基苯甲醛的含量由灭菌前的 2. 622 9 mg/g 降低到灭菌后的 1. 975 3 mg/g，降低了 0. 647 6 mg/g；巴利森甙的含量由灭菌前的 10. 565 1 mg/g 降低到灭菌后的 2. 057 1 mg/g，降低了 8. 508 mg/g。天麻素的含量明显增加，而巴利森甙的含量明显降低，这可能是巴利森甙在高温高压的条件下分解导致的，我们的实验结果验证了巴利森甙是由三个天麻素和一个乳酸连接而成的[145]，这是一个非常有趣的实验。

表 4 –4 –8 天麻醇提取物灭菌前后成分含量的变化 $mg \cdot g^{-1}$

组别	天麻醇提取物主要成分			
	天麻素	对羟基苯甲醇	对羟基苯甲醛	巴利森甙
灭菌前	4. 788 4	0. 738 1	2. 622 9	10. 565 1
灭菌后	14. 695 5	1. 085 7	1. 975 3	2. 057 1

4.3.8.3 巴利森甙标准品灭菌前后的含量变化（图4-4-8）

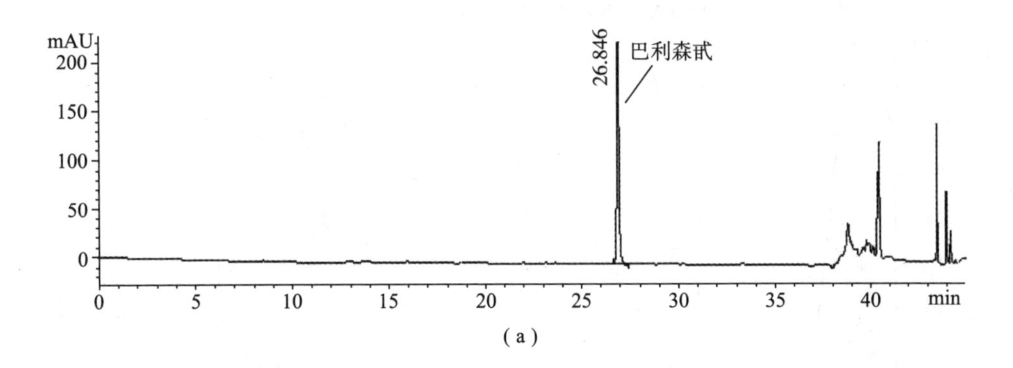

(a)

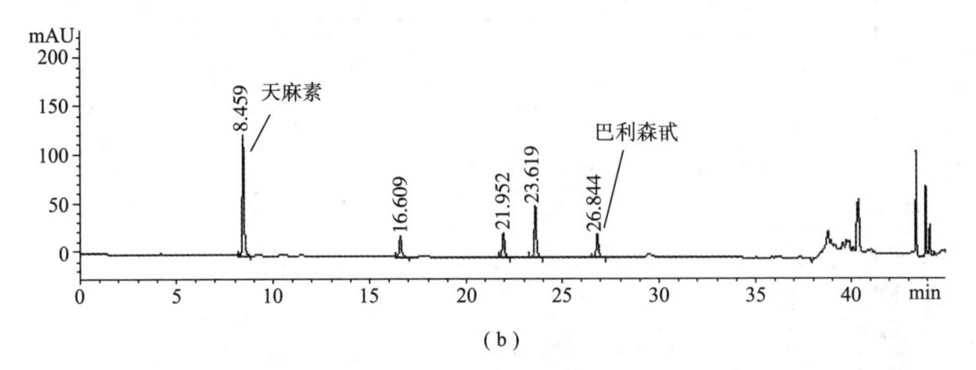

(b)

图4-4-8 巴利森甙标准品灭菌前后成分含量的变化

(a) 巴利森甙标准品未经灭菌；(b) 巴利森甙标准品经过灭菌

为了进一步验证说明巴利森甙在高温高压条件下分解成天麻素，我们取一定巴利森甙标准品进行单独实验。图4-4-8为巴利森甙灭菌前后的液相色谱图。通过标准曲线计算得到，巴利森甙的含量由灭菌前的0.086 6 mg/mL，下降到灭菌后的0.006 4 mg/mL，含量降低了0.080 2 mg/mL，巴利森甙分解产生了天麻素，天麻素的含量在灭菌前后从无到有，灭菌后天麻素的含量为0.080 8 mg/mL，同时分别在16.609 min、21.952 min和23.619 min产生了这三种物质。比较图4-4-9（a）和图4-4-9（b）可知，巴利森甙分解产生的天麻素和标准品天麻素的最大紫外吸收峰均为220 nm。实验结果显示，巴利森甙在高温高压下能分解成天麻素和其他的成分。

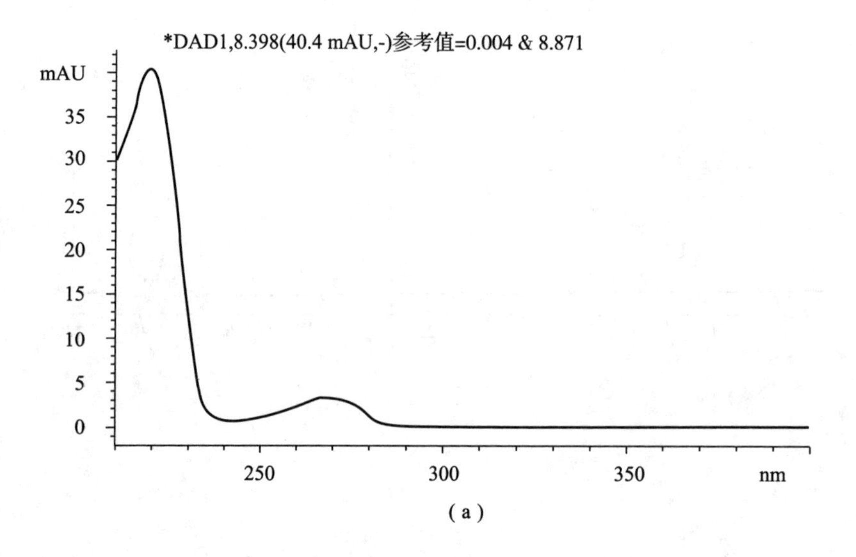

（a）

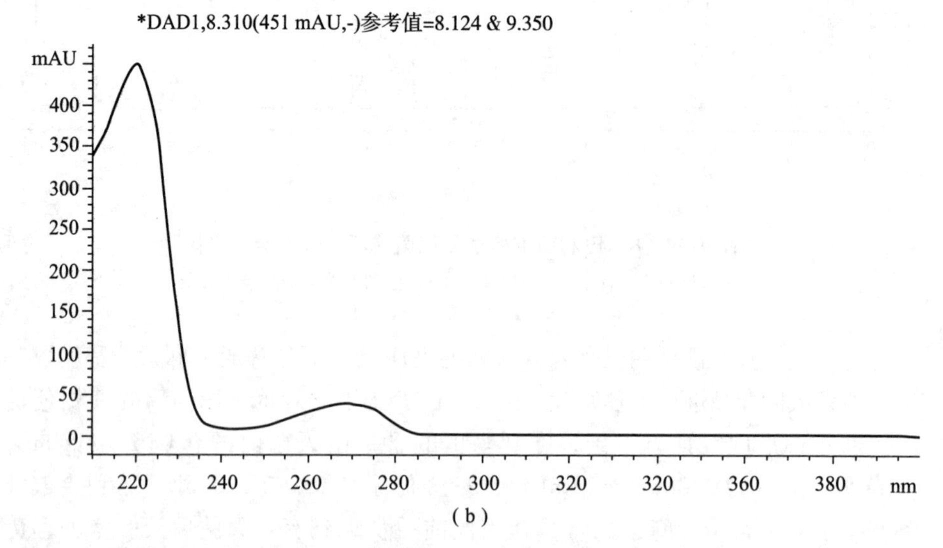

（b）

图4-4-9 巴利森甙灭菌后产生的天麻素最大紫外吸收峰（a）和天麻素标准品紫外光谱（b）

4.4 研究结论

本实验建立了一种天麻素、对羟基苯甲醇、对羟基苯甲醛和巴利森甙定性和定量的检测方法，并分析了高压灭菌前后天麻醇提取液的主要成分。结果如下：

（1）定性检测：采用TLC检测，观察样点的移动情况，并且跟标准样品的比移值 R_f 相比较，证明了天麻醇提取物中含有天麻素、对羟基苯甲醇、对羟基苯甲醛和巴利森甙。

（2）定量检测：采用HPLC检测，首先建立四种物质的标准曲线，得到回归方程，天麻素为：$y=1\ 473\ 849.276\ 0x+27.593\ 4$；对羟基苯甲醇：$y=2\ 846\ 830.890\ 34x+10.263\ 03$；对羟基苯甲醛：$y=4\ 223\ 435.666\ 91x+8.420\ 05$；巴利森甙：$y=1\ 774\ 024.263\ 4x+82.630\ 5$。并进行了精密度实验和稳定性实验。所建立的定量检测方法线性很好，都能够达到0.999 9。精密度高（RSD<5%），回收率也达到了95%。

（3）分析了天麻醇提取液高压灭菌后各成分含量的变化，经过高压，灭菌天麻素含量为14.695 5 mg/g、对羟基苯甲醇含量为1.085 7 mg/g、对羟基苯甲醛含量为1.975 3 mg/g、巴利森甙含量为2.057 1 mg/g。

5　天麻提取物对灰树花发酵的影响

5.1　研究背景

药用真菌在中国传统中药中起着重要的作用。东汉末年的《神农本草经》已经记载了猪苓、茯苓、灵芝等真菌的形态、色泽和功能等，这些真菌仍被沿用至今[32]。药用真菌在真菌分类学上主要属于担子菌纲和子囊菌纲，近年来发现的抗癌真菌如云芝、香菇、猴头菇、茯苓、猪苓等绝大多数属于担子菌纲，其抗肿瘤的物质多为真菌多糖。因此，大量获得药用真菌多糖一直是研究者们广泛关注的热点，可用通过混合培养发酵、补料分批发酵、提高氧浓度来获得[146-148]。另外，其他研究者通过添加外来刺激物也可促进真菌多糖的增产，如添加乙醇[149]、NaCl[150]、油[79,151]、有机酸[152]、蜣螂[115]等。

Hsieh等人在灰树花发酵过程中通过添加植物油和橄榄油能有效促进灰树花细胞生长和多糖的生物合成[82]。实验证明了外界的刺激物能影响灰树花的发酵过程。本课题组基于这样的研究思路，设计实验在灰树花发酵体系中添加天麻提取物（天麻粉末经乙醇提取后的水溶液），考察天麻提取物是促进或是抑制灰树花的细胞生长和多糖的合成。

5.2　研究材料与方法

5.2.1　菌种与天麻

灰树花菌株（菌种编号：51616），购于中国农业微生物菌种保藏管理中心。

天麻，购于贵州省德江县天麻基地。

5.2.2　研究方法

5.2.2.1　培养基

斜面种子培养基（PDA 培养基）(g/L)：马铃薯（去皮）200，葡萄糖 20，蛋白胨 2，KH_2PO_4 2，$MgSO_4 \cdot 7H_2O$ 1，琼脂 20。pH 自然。

液体种子培养基（g/L）：葡萄糖 30，蛋白胨 2，酵母膏 6，KH_2PO_4 0.5，$MgSO_4 \cdot 7H_2O$ 0.5。pH 自然。

摇瓶发酵培养基（g/L）：葡萄糖 50，蛋白胨 5，酵母膏 10，KH_2PO_4 2，$MgSO_4 \cdot 7H_2O$ 2。pH 自然。

5.2.2.2　培养方法

斜面种子培养：于母种试管中挑取黄豆粒大小的菌丝块接种于 PDA 试管斜面中部，置于 25 ℃恒温培养 9 d。

液体种子培养：先将斜面试管培养基上的菌丝用接种铲轻轻刮下，加入一定量的无菌水，以使菌丝与固体培养基脱离，然后倒入 250 mL 三角锥形瓶液体种子培养基中，置于恒温摇床中，在 25 ℃、150 r/min 下培养 4 ~ 7 d。三角锥形瓶中应长出大量均匀细小的菌丝球且以菌液澄清为最佳。

发酵培养：在无菌条件下，按 10% 的接种量接种，接种于发酵培养基中。250 mL 三角锥形瓶装液量为 100 mL，于 25 ℃、150 r/min 下摇床培养 7 d。

5.2.2.3　天麻预处理及天麻提取物的制备

实验组天麻（未经硫黄熏蒸过）经洗净、蒸煮、55 ℃烘干、粉碎、过 80 目后备用。

分别称取 5 g 实验组天麻，分别做以下 6 种处理：

①加入 50 mL 无水甲醇浸提 48 h；

②加入 50 mL 无水乙醇浸提 48 h；

③加入 50 mL 的 75% 甲醇浸提 2 h 后超声波再处理 0.5 h；

④加入 50 mL 的 75% 乙醇浸提 2 h 后超声波再处理 0.5 h；

⑤加入 50 mL 的 75% 甲醇浸提 48 h；

⑥加入 50 mL 的 75% 乙醇浸提 48 h。

处理完毕后，提取液过滤，减压蒸去乙醇，加 50 mL 的水重溶，即 1 g 天麻可得 10 mL 的提取液，溶解后药汁用于天麻素的含量测定和灰树花的液体培养。

5.2.3　分析方法

5.2.3.1　天麻素含量测定

天麻素的含量通过 HPLC 来测定。

色谱柱：Agilent TC－C18（4.6 mm×250 mm，5 μm）；流动相：0.1% 磷酸水（A）和乙腈（C），以梯度洗脱：0～35 min，C：3%～30%（*V/V*）；35～40 min，C：30%～100%（*V/V*）；40～45 min，C：100%～3%（*V/V*）。柱温 30 ℃，流速：1.0 mL/min；进样量：20 μL；检测波长：221 nm。

5.2.3.2　菌丝体生物量测定

灰树花生长以其菌丝体生物量为指标。将发酵培养后的培养基进行过滤，使固液分离，得到菌丝体，菌丝体再用蒸馏水冲洗 3 次，于数显鼓风干燥箱中 60 ℃烘干至恒重，称重即得菌丝体生物量（干重）。

5.2.3.3　胞外多糖含量测定

取上述滤液，加入 4 倍体积 95% 乙醇，于 4 ℃冰箱中静置 24 h。然后离心（4 000 r/min，15 min），去除上清液，再用 95% 乙醇清洗沉淀 3 次，最后将沉淀在 60 ℃下烘干，再加蒸馏水溶解，用苯酚－硫酸法测定胞外多糖含量。

5.2.3.4　pH 测定

pH 的测定采用 pH 计。

5.2.4　统计方法与作图

实验过程中的所有数据利用 SPSS 17.0 软件统计分析，并采用 OriginLab OriginPro 8.5 和 Excel 2003 软件作图。

5.3　研究结果与分析

5.3.1　6 种天麻处理方式的天麻素含量比较

表 4－5－1 结果表明：①使用甲醇方法提取天麻素的含量高于使用乙醇方法提取，这可能与甲醇的穿透力比乙醇的强有关；②无水甲醇和无水乙醇提取的天麻素含量低于 75% 甲醇和 75% 乙醇；③在 75% 甲醇和 75% 乙醇提取

方法中，浸提 48 h 的天麻素含量高于超声波提取的；④方法 5 较方法 6 提取的天麻素约提高 0.029%。使用甲醇方法提取的目的是比较甲醇提取物和乙醇提取物有无成分数量差异，结果是甲醇提取物和乙醇提取物成分一样，只是成分含量的不同，考虑到甲醇的副作用较大，基于绿色安全提取的思路，本课题组选用方法 6 来制取天麻提取物。

表 4-5-1　六组天麻提取物中天麻素含量的比较

序号	提取方法	进样量/μL	峰面积/(×10^5)	天麻素含量/(mg·g^{-1})
1	无水甲醇浸提 48 h	10	3.021 79	0.38
2	无水乙醇浸提 48 h	10	1.774 09	0.26
3	75% 甲醇浸提 2 h 后超声波 0.5 h	10	49.594 63	4.62
4	75% 乙醇浸提 2 h 后超声波 0.5 h	10	42.378 22	3.96
5	75% 甲醇浸提 48 h	10	52.877 90	4.92
6	75% 乙醇浸提 48 h	10	51.373 39	4.78

按照 2005 年版《中华人民共和国药典》（一部）中的规定，天麻干品中天麻素的含量不得少于 2.0 mg/g[210]。天麻素提取实验结果表明，贵州德江原产地天麻的天麻素含量较高，达到 4.76 mg/g。

另外，表 4-5-1 结果说明，采用方法 6 提取天麻的含量略高于方法 4，经初步分析，可能与方法 6 的提取时间长有关。

5.3.2　两组天麻处理方式的天麻素含量比较及对灰树花发酵的影响

（1）取实验组 1 天麻（在加工过程中被硫黄熏蒸过）和实验 2 组天麻（天麻未经硫黄熏蒸过）各 5 g，参照 5.2.2.3 节的方法 6 来制取各自的天麻提取物，不同条件下的 HPLC 图如图 4-5-1 所示。

图 4-5-2 为实验组 1 和实验组 2 等量天麻制得的天麻提取物的 HPLC 分析比较图。由图可知，实验组 2 的天麻提取物的组成成分含量均比实验组 1 的多，初步研究表明，天麻素含量差异较大，这可能是由于加工条件不同，导致组成成分的含量有差异。图 4-5-2 中Ⅰ、Ⅱ、Ⅲ、Ⅳ的组成成分正在研究和分析。

表 4-5-2 为两组天麻醇提取液共有成分的峰面积及其天麻素含量比较。结果表明，实验组 2 醇提取液中五个共有天麻组分的峰面积均大于实验组 1

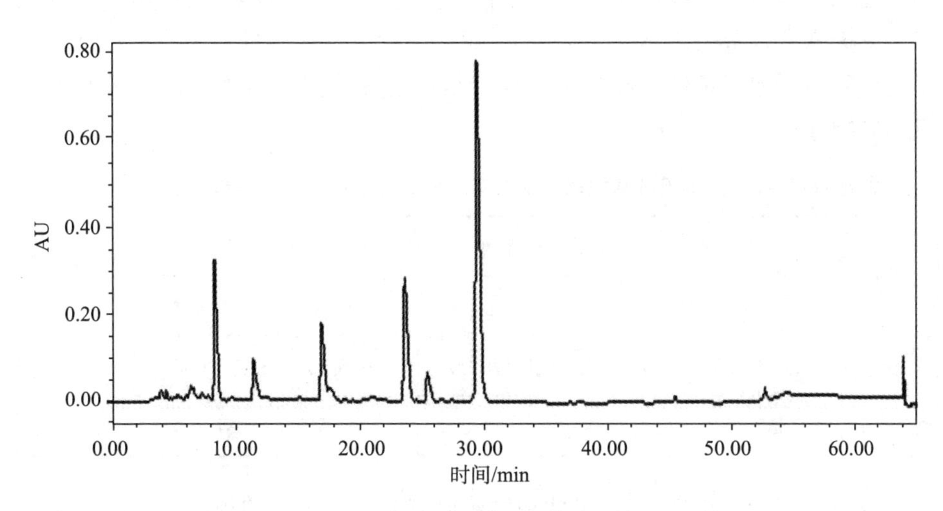

图 4 – 5 – 1　方法 6 制得的天麻提取物的 HPLC 图

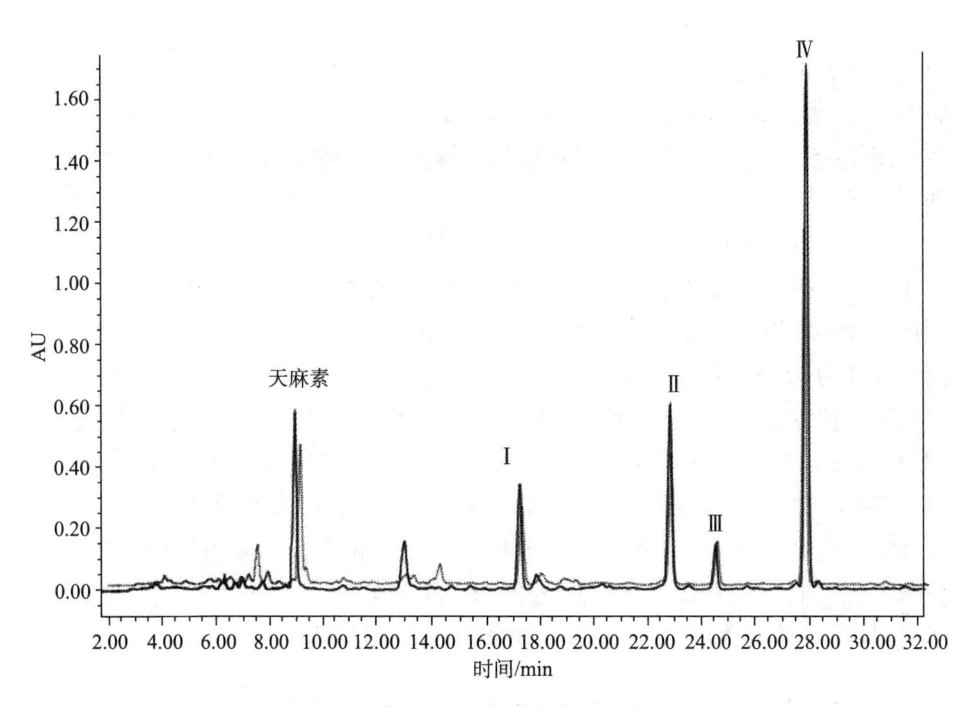

图 4 – 5 – 2　HPLC 分析天麻的提取物的组成

（注：实验组 1 为虚线；实验组 2 为实线）

的峰面积。实验组 2 醇提取液中的天麻素含量为 4.74 mg/g，实验组 1 醇提取液中的天麻素含量为 3.56 mg/g，实验组 2 中的天麻素含量是实验组 1 的 1.33 倍，说明不同加工条件（在加工过程中是否选择硫黄熏蒸工序）对天麻素含量的影响存在差异。

表 4 -5 -2　两组天麻醇提取液中共有成分的峰面积及其天麻素含量的比较

类别	成分的峰面积/($\times 10^6$)					天麻素含量/($mg \cdot g^{-1}$)
	Ⅰ	Ⅱ	Ⅲ	Ⅳ	天麻素	
实验组 1	2.873 805	4.177 757	1.170 003	11.046 302	3.787 660	3.56
实验组 2	3.355 492	6.437 040	1.211 099	17.084 612	5.081 214	4.74

按照 2005 年版《中华人民共和国药典》（一部）中的规定，天麻干品中天麻素的含量不得少于 0.20%[210]。实验组 1 和实验组 2 天麻中的天麻素含量均高于现行规定的质量标准，而实验组 2 天麻中的天麻素含量高于实验组 1 的含量。实验结果表明，天麻经硫黄熏蒸工序处理后，对其天麻素的含量有较大差异，该结论与尹珉的实验结论相似。

（2）两组天麻提取物对灰树花发酵的影响。

图 4 -5 -3 为两组天麻提取物添加量体积分数 4% 时对灰树花菌丝体生长的影响。

结果显示，①两组天麻提取物均能对灰树花菌丝体的生长具有显著的促进作用（$P<0.05$），灰树花的菌丝体干重由对照组的（1.81 ±0.17）g/L 分别提高到实验组的（2.59 ±0.20）g/L 和（3.13 ±0.25）g/L，菌丝干重的提高率分别为 43.1% 和 73.3%；②两组天麻提取物均能对灰树花 EPS 的合成具有显著的促进作用（$P<0.05$），灰树花胞外多糖（EPS）的产量由对照组的（323.58 ± 12.45）mg/L 分别提高到实验组的（374.48 ± 15.52）mg/L 和（417.74 ±17.43）mg/L，胞外多糖（EPS）产量的提高率分别为 15.7% 和 29.1%。实验表明，实验组 2 的天麻提取物对灰树花菌丝体生长的促进作用优于实验组 1 的天麻提取物的促进作用，实验表明，天麻加工方式的不同，所得到的天麻提取物对灰树花菌丝体的生长有较大差异。

5.3.3　天麻的不同添加量对灰树花深层发酵产胞外多糖的影响

实验表明，实验组 2 的天麻提取物均优于实验组 1 的，因此，在此基础上，为了获得天麻对灰树花生长的一个最佳条件，我们选择实验组 2 的天麻

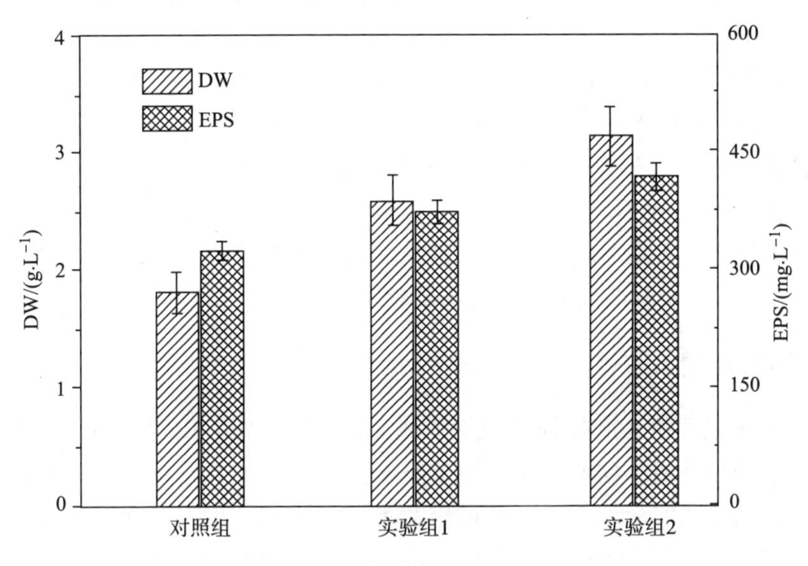

图4-5-3　两组天麻提取物添加量体积分数4%时对灰树花菌丝体生长的影响

醇提取液，以灰树花菌丝体和EPS产量为指标，对其添加量进行了进一步的筛选。图4-5-4所示即为实验组2的天麻醇提取液体积分数分别为0%、

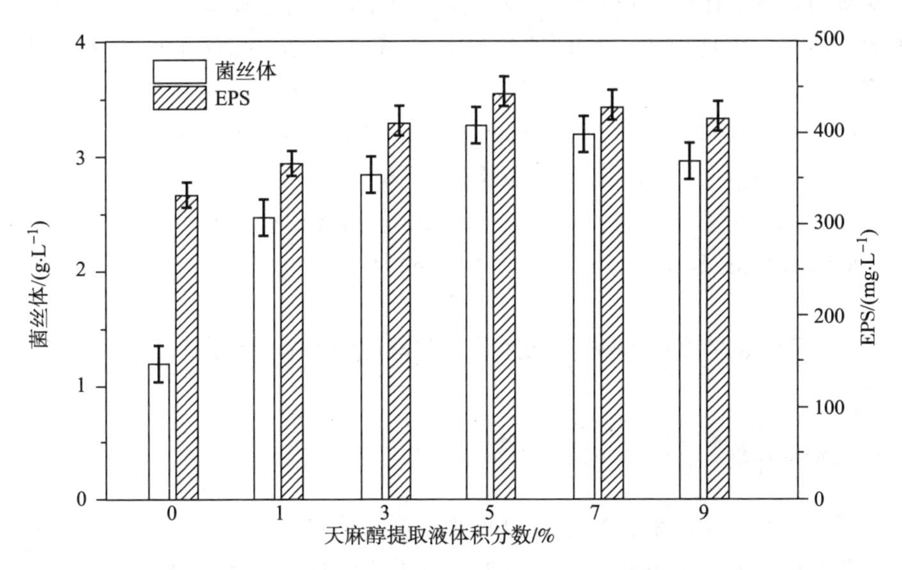

图4-5-4　天麻醇提取液体积分数对灰树花菌丝体生长和EPS产量的影响

1%、3%、5%、7%和9%时，实验组2天麻醇提取液的浓度对灰树花菌丝体和EPS产量的影响。

实验表明，随着天麻醇提取液体积分数的增加，灰树花菌丝体和EPS的产量也逐渐增高，在天麻醇提取液的体积分数达到5%时，灰树花菌丝体和EPS的产量达到最大，分别为（3.18±0.19）g/L和（426.74±18.58）mg/L。而天麻醇提取液的体积分数进一步提高到7%和9%时，灰树花菌丝体和EPS的产量开始下降。因此，初步研究表明，实验组2天麻醇提取液的体积分数为5%时，能够最大促进灰树花菌丝体的生长和EPS的合成。

5.4 研究结论

（1）通过两组天麻醇提取液组成成分的HPLC图，以及共有天麻组分峰面积的比较与分析，实验组2（即未经硫黄熏过的天麻）的天麻醇提取液不仅成分含量上比实验组1（即经过硫黄熏过的天麻）的高，而且天麻素的含量为0.474%，是实验组1天麻的1.33倍。两组天麻提取物中天麻素的含量均高于《中华人民共和国药典》中规定的质量标准[210]。

（2）分别将两组天麻的乙醇提取物以体积分数4%添加到灰树花摇瓶发酵培养基中，以灰树花菌丝体和EPS产量为指标，方差分析显示两组天麻都对灰树花液体的深层发酵起促进作用（$P<0.05$），但实验组2的天麻醇提取液对灰树花菌丝体生长和EPS产量的促进作用均大于实验组1天麻醇提取液的促进作用。因此，进一步证明未经过硫黄熏过的天麻优于被硫黄熏过的天麻。

（3）进一步考察实验组2（即未经过硫黄熏过的天麻）的天麻醇提取液在0~9%不同体积分数时，对灰树花菌丝体和EPS产量的影响。结果表明，其添加量体积分数5%时，得到灰树花菌丝体和EPS的产量最高，分别为（3.18±0.19）g/L和（426.74±18.58）mg/L。

6 灰树花发酵液乙酸乙酯提取物成分的比对分析

6.1 研究背景

采用生物转化技术，将传统中药的优势与现代生物技术相结合，成为实现中药现代化的一条重要途径。由于通过生物转化往往能得到化学合成难以获得的新颖结构，此技术在中药的研究和创新中已显得越来越重要。目前，应用生物转化研究中药的最主要方法是微生物转化[153]。

王昌涛[154]等人发现，经过微生物发酵后燕麦提取的β－葡聚糖及皮肤纹理度人体实验研究及测定MMV和TWEL值，证明了β－葡聚糖具有抗衰老功效及保湿功效；许金国[155]等利用斑蝥与红栓菌进行生物发酵转化，转化前斑蝥中可溶出的斑蝥素的含量为0.7%，而转化后可溶出斑蝥素的含量为1.29%，转化前后测得斑蝥素的含量有明显提高。李国红[156]等人用枯草芽孢杆菌对三七根进行发酵后，在对其中的皂苷成分的研究中发现，从发酵后的三七中分离到了人参皂苷RH_4，这种化合物未在发酵前检测到，说明其是通过发酵产生的，可能是在发酵的过程中三七须根的某些皂苷被微生物转化为人参皂苷RH_4。刘海利等[115]深入研究苦瓜过氧化物酶（Momordica charantia peroxidase）对阿魏酸的生物转化作用，分离得到2个阿魏酸脱氢三聚体和2个阿魏酸脱氢二聚体，均为首次利用苦瓜过氧化物酶实现阿魏酸生物转化而获得的化合物。

6.2 研究材料与方法

6.2.1 菌种与天麻

灰树花（菌种编号：51616），购于中国农业微生物菌种保藏管理中心。

天麻，购于贵州省德江县天麻种植基地。

6.2.2 研究方法

6.2.2.1 培养基

斜面种子培养基（PDA培养基，g/L）：马铃薯（去皮）200，葡萄糖20，蛋白胨2，KH_2PO_4 2，$MgSO_4 \cdot 7H_2O$ 1，琼脂20。pH自然。

液体种子培养基（g/L）：葡萄糖30，蛋白胨2，酵母膏6，KH_2PO_4 0.5，$MgSO_4 \cdot 7H_2O$ 0.5。pH自然。

摇瓶发酵培养基（g/L）：葡萄糖50，蛋白胨5，酵母膏10，KH_2PO_4 2，$MgSO_4 \cdot 7H_2O$ 2。pH自然。

6.2.2.2 培养方法

斜面种子培养：于母种试管中挑取黄豆粒大小的菌丝块接种于PDA试管斜面中部，置于25 ℃恒温培养9 d。

液体种子培养：先将斜面试管培养基上的菌丝用接种铲轻轻刮下，加入一定量的无菌水，以使菌丝与固体培养基脱离，然后倒入250 mL三角锥形瓶液体种子培养基中，置于恒温摇床中，在25 ℃、150 r/min条件下，摇床培养

4 ~7 d。三角锥形瓶中应长出大量均匀、细小的菌丝球，且以菌液澄清为最佳。

发酵培养：在无菌条件下，按10%的接种量接种，接种于发酵培养基中。250 mL三角锥形瓶装液量为100 mL，在25 ℃、150 r/min条件下，摇床培养7 d。

6.2.2.3　天麻醇提取物的制备

精确称取天麻粉末10 g，加入体积分数75%的乙醇溶液100 mL，常温（25 ℃左右）浸泡48 h后过滤取滤液，然后将滤液于60 ℃减压蒸馏除去乙醇，将剩余提取物重溶于蒸馏水中，定容到100 mL，即得天麻醇提取液。按照实验需要添加到灰树花发酵培养基中去。

6.2.2.4　灰树花发酵液提取物提取流程

灰树花发酵培养（培养温度25 ℃，转速150 r/min，培养时间7 d）→灰树花发酵培养液→离心沉淀除菌丝体（4 000 r/min，10 min）→灰树花发酵液→浓缩至浸膏→乙醇或乙酸乙酯提取→浓缩至浸膏→甲醇溶解→保存于-20 ℃条件。

6.2.2.5　灰树花发酵液提取物提取方法

使用旋转蒸发仪、循环水真空泵和一个50 ℃的配套水浴锅将对照组及实验组灰树花发酵液浓缩至浸膏。称取对照组及实验组发酵液浓缩浸膏各50 g，分别加入蒸馏水100 mL将膏溶解，加入乙酸乙酯或乙醇100 mL于磁力搅拌器中，混合20 min后于超声波中超声30 min，收集乙酸乙酯或乙醇液体，重复4次。将收集的乙酸乙酯或乙醇液体旋转蒸发后，加入无水甲醇20 mL溶解样品，离心后于-20 ℃条件下保存。

6.2.2.6　灰树花发酵液提取物色谱条件

色谱柱：Agilent TC-C18（4.6 mm×250 mm，5 μm）；流动相：0.1%甲酸水（A）和乙腈（C），以梯度洗脱：0 ~35 min，C:3% ~30%（*V/V*）；35 ~40 min，C:30% ~100%（*V/V*）；40 ~45 min，C:100% ~3%（*V/V*）。柱温30 ℃，流速：0.8 mL/min；进样量：20 μL；检测波长：221 nm。

6.2.2.7　超高液相色谱串联质谱条件（UPLC-MS/MS）

液相分析配制：UPLC系统（Waters Corp.，Milford，MA，USA），由二元泵溶剂管理系统、在线脱气机及自动进样器组成；MassLynxTM软件（version 4.1，Waters，Milford，MA，USA），用来控制仪表、数据采集及处理。

色谱分离条件：色谱柱：Agilent TC-C18（4.6 mm×250 mm，5 μm）；流动相：0.1%磷酸水（A）和乙腈（C），以梯度洗脱：0 ~35 min，C:3% ~30%（*V/V*）；35 ~40 min，C:30% ~100%（*V/V*）；40 ~45 min，C:100% ~3%

(V/V)。柱温30 ℃，流速：1.0 mL/min；进样量：20 μL；检测波长：221 nm。

质谱检测配制：三重串联四级杆质谱（Waters Corp，Milford，MA，USA)，电喷雾离子源（ESI）。

质谱参数条件：毛细管电压1.5 kV；锥孔电压30 V；碰撞气体为氩气；碰撞能量20 eV；去溶剂化气体为氮气；去溶剂化气体流速800 L/h；去溶剂化温度350 ℃；锥孔气流流速200 L/h。

6.3　研究结果与分析

6.3.1　添加天麻提取物灰树花发酵液新物质比较分析

比较对照组及实验组灰树花发酵液乙酸乙酯提取物色谱图，即图4－6－1～图4－6－3，发现实验组色谱图分别在保留时间为14.792 min及16.033 min时有两个峰与对照组不一致，对照组在14.792 min左右完全没有峰出现，而在16.146 min时有与实验组在16.033 min的峰在时间上相近的峰。从图4－6－4知，实验组在16.033 min时峰的最大紫外吸收波长为216 nm，而从图4－6－5知，对照组在16.146 min时峰的最大紫外吸收波长为258 nm。以上结果表明，添加天麻提取物的灰树花深层发酵液中可能出现新的物质成分，而通过我们分析认为，实验组在14.792 min及16.033 min出现的峰可能是在天麻提取物的影响下灰树花代谢发生改变而产生的新物质，或是由于灰树花的影响改变了天麻提取物中某两种物质结构，使其变成了新的物质。

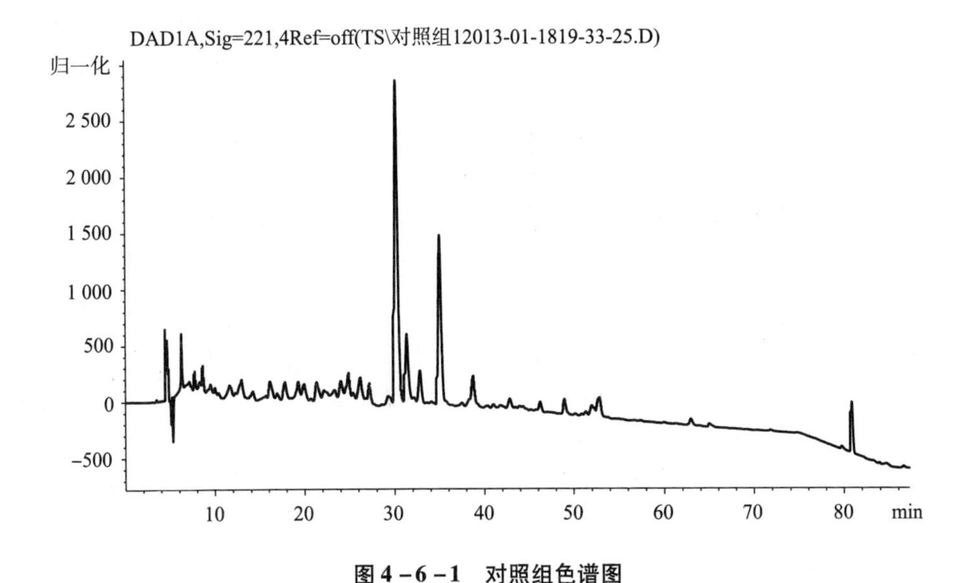

图4－6－1　对照组色谱图

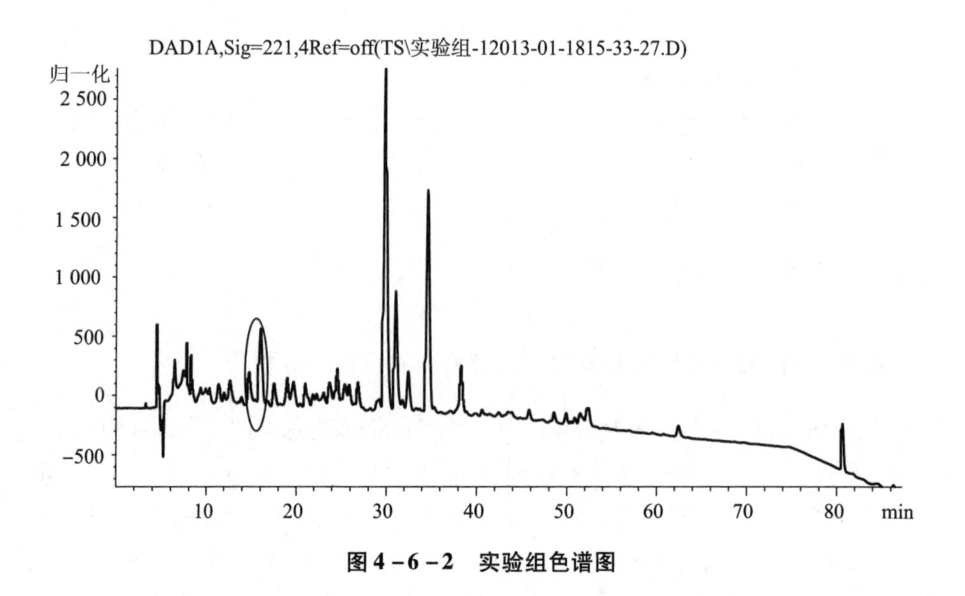

图 4－6－2　实验组色谱图

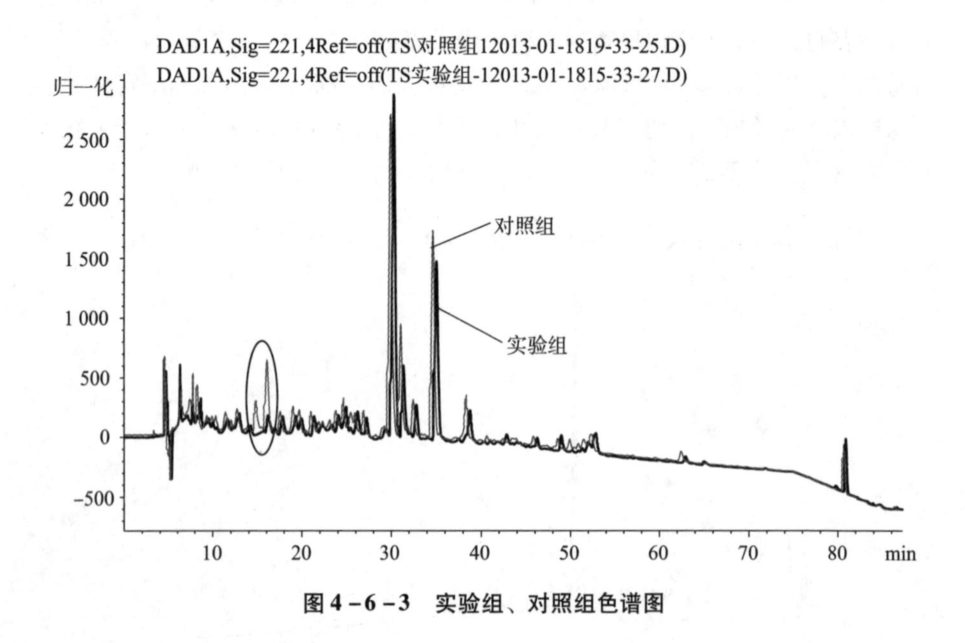

图 4－6－3　实验组、对照组色谱图

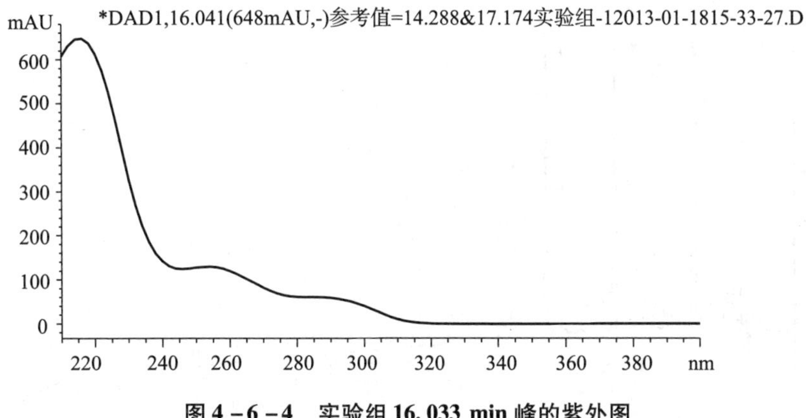

图 4 -6 -4　实验组 16. 033 min 峰的紫外图

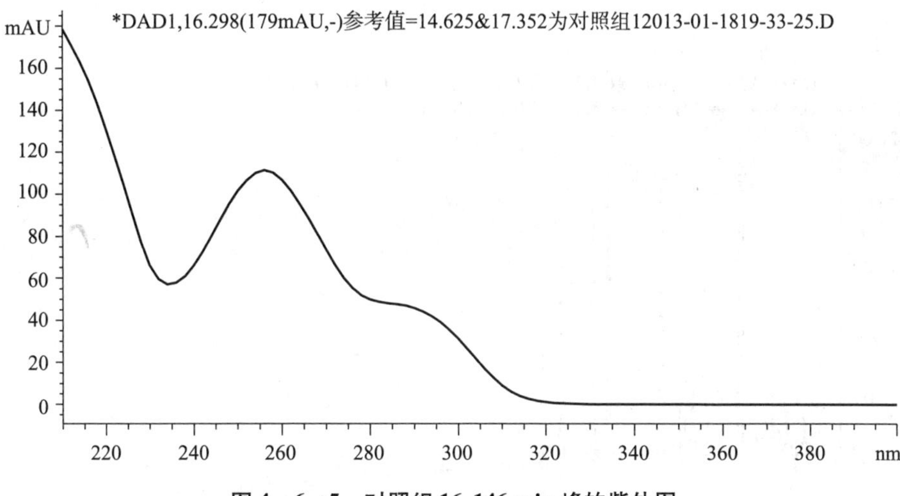

图 4 -6 -5　对照组 16. 146 min 峰的紫外图

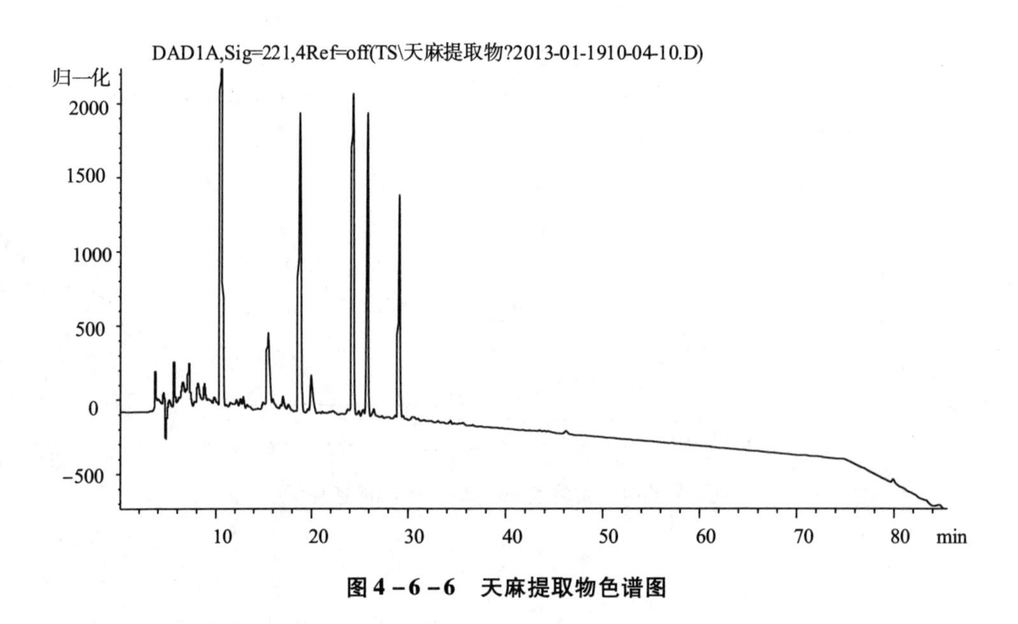

图 4－6－6　天麻提取物色谱图

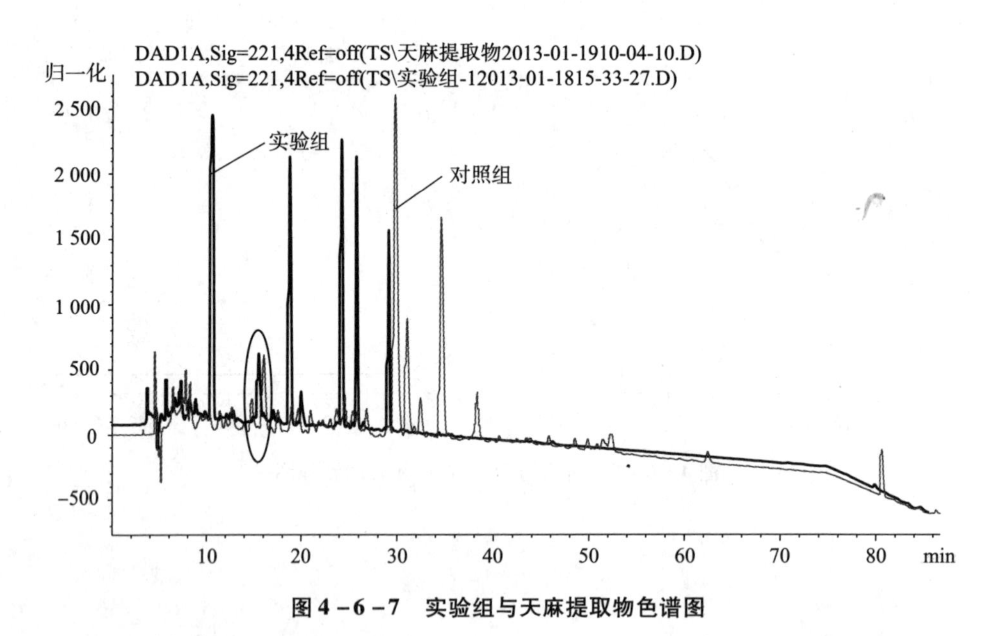

图 4－6－7　实验组与天麻提取物色谱图

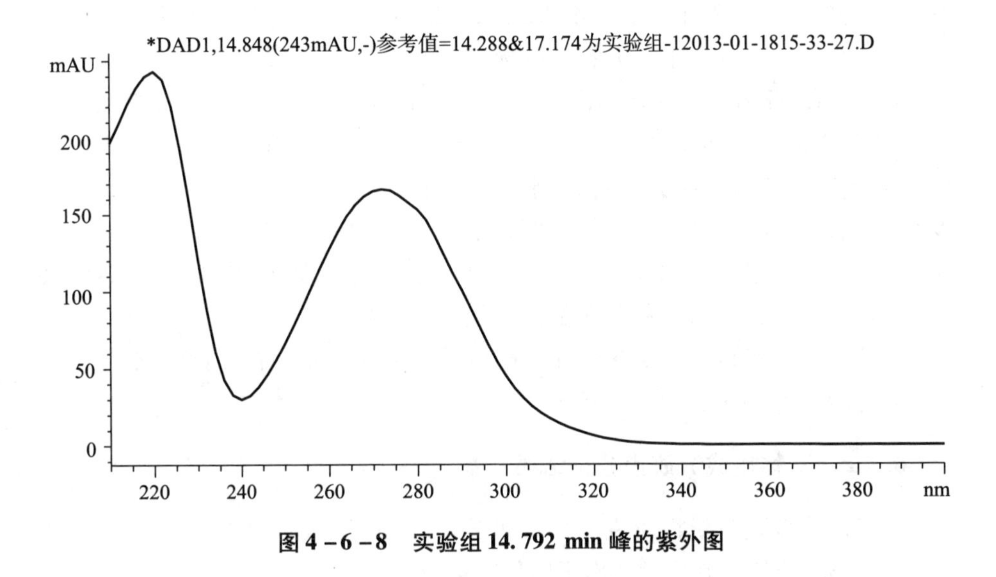

图4－6－8　实验组14.792 min峰的紫外图

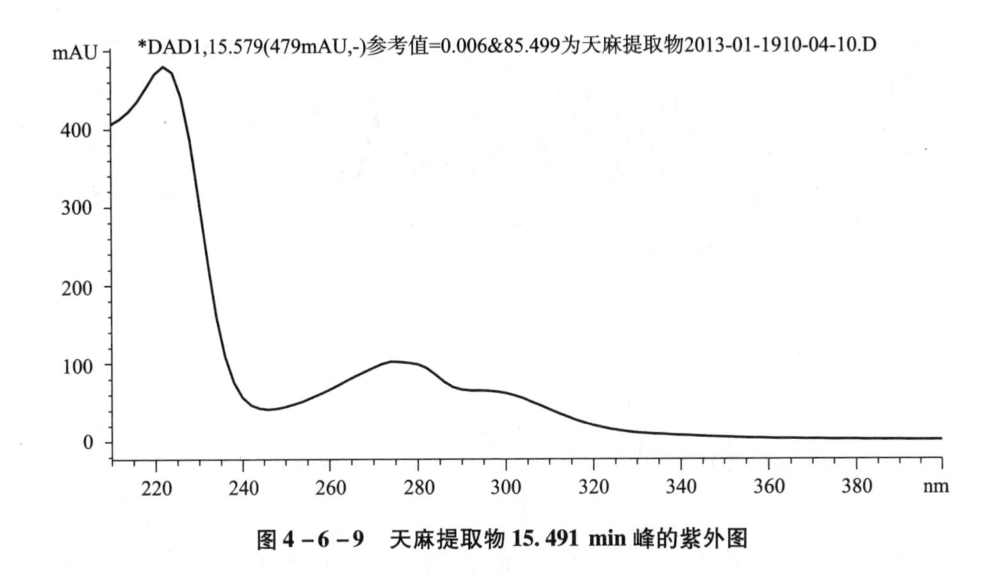

图4－6－9　天麻提取物15.491 min峰的紫外图

由图4－6－2、图4－6－6、图4－6－7知，实验组中出现的新物质有可能是添加天麻提取物所带入的天麻提取物中的成分，因为天麻提取物中，15.491 min的峰与实验组在保留时间为14.792 min及16.033 min的物质成分在色谱图中的保留时间比较接近。但由图4－6－4知，实验组16.033 min时的成分最大紫外吸收波长为216 nm，而从图4－6－9知，天麻提取物15.491 min时的成分最大紫外吸收波长为 222 nm，同时，图 4 - 6 - 4 与图 4 - 6 - 9 完全不一致；由图 4 - 6 - 8 知，实验组 14. 792 min 时的成分最大紫外吸收波长为 220 nm，而图 4 - 6 - 9 中，天麻提取物 15. 491 min 时的成分最大紫外吸收波长为 222 nm，且图 4 - 6 - 4 与图 4 - 6 - 9 完全不一致。因此，实验组保留时间为 14. 792 min 及 16. 033 min 的物质成分并不是添加天麻提取物所带入的天麻提取物中发酵前的成分。由此判断，在实验组色谱图中，14. 792 min 及 16. 033 min 出现的峰可能是添加天麻提取物后影响改变灰树花代谢活动，使得灰树花生长代谢出新的物质成分，或是由于灰树花发酵的影响，天麻提取物中某两种物质成分结构发生改变而产生的新的物质成分。

备注：以下实验组色谱图中保留时间为 14. 792 min 的，简称组分 1；保留时间为 16. 033 min 的，简称组分 2。

6. 3. 2　新物质成分质谱分析结果

为了进一步探明新物质成分，本实验在已经优化好的 HPLC 条件下，进行了 LC - MS 分析。其质谱总离子图如图 4 - 6 - 10 所示。

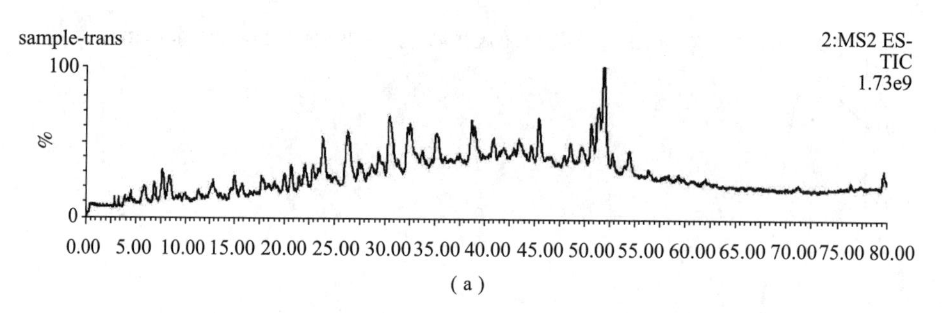

(a)

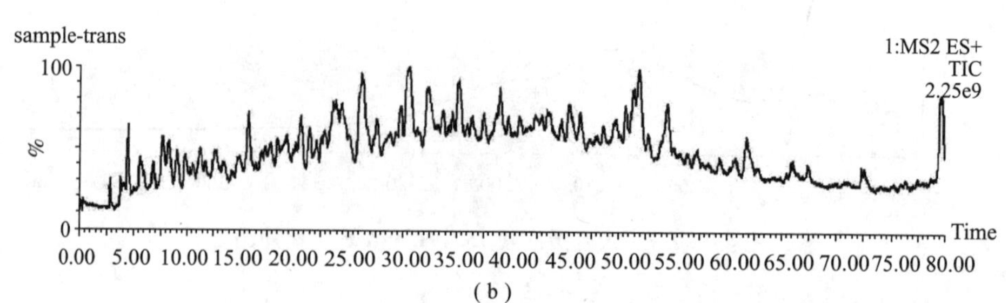

(b)

图 4 - 6 - 10　实验组质谱总离子图

(a) 负模式质谱总离子图；(b) 正模式质谱总离子图

图 4 - 6 - 10 (a) 为负模式下的质谱总离子图，图 4 - 6 - 10 (b) 为正模式下的质谱总离子图。因为实验组色谱图成分较复杂，且新物质成分未经过

分离纯化处理，因此，无论是图4－6－10（a）还是图4－6－10（b），其总离子图峰较多。

图4－6－11为在实验组色谱图中保留时间为14.792 min的峰，即组分1的质谱图，其中图4－6－11（a）为正模式质谱图，图4－6－11（b）为负模式质谱图。正模式表现出较强的加氢离子，而负模式都表现出较强的减氢离子。因此，若组分1是低极性或中等极性化合物，则其计算出的相对分子质量为150；若其为极性化合物，则其计算出的相对分子质量为330，见表4－6－1。

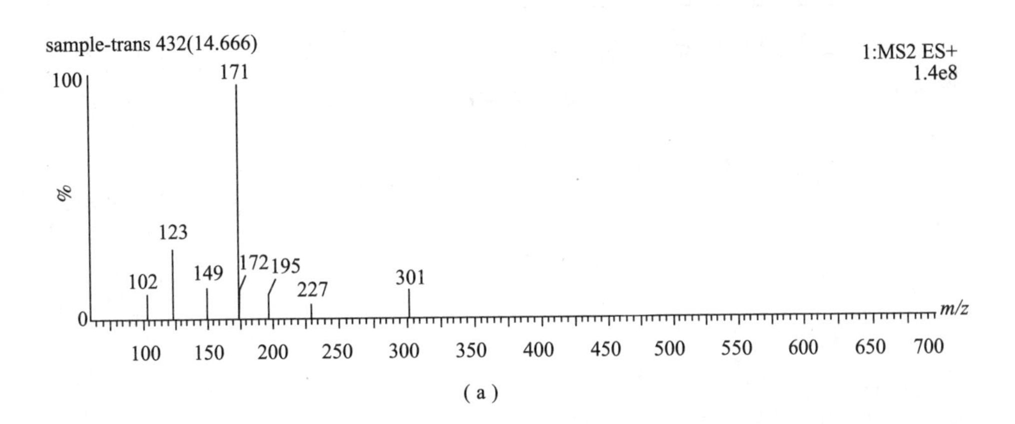

（a）

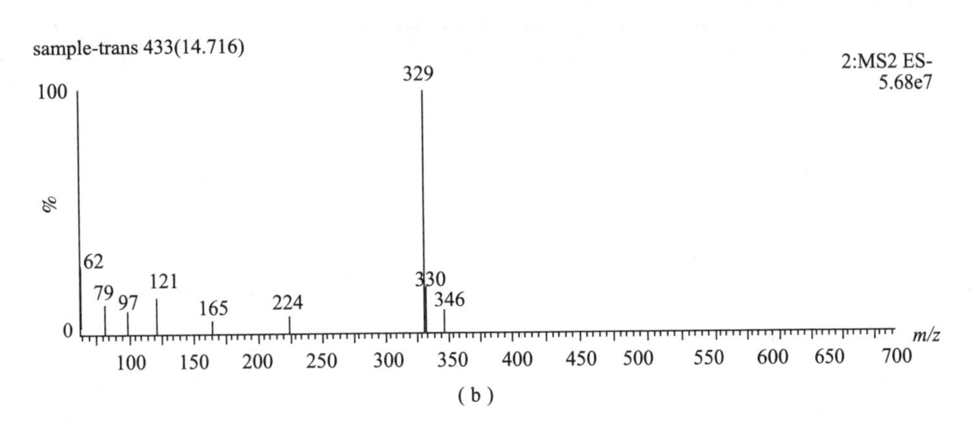

（b）

图4－6－11　组分1的质谱图

（a）组分1正模式质谱图；（b）组分1负模式质谱图

表 4－6－1　实验组中新成分的保留时间与相对分子质量的计算结果

序号	t_R/min	ESI－MS adduct ions	M
1	14.792	301 [2M＋H]$^+$	150
2	16.033	298 [M＋H]$^+$	297
3	14.792	329 [M－H]$^-$	330
4	16.033	227 [M－H]$^-$	228
1、2 为正模式条件下新物质的加和离子、相对分子质量；3、4 为负模式条件下新物质的加和离子、相对分子质量。			

图 4－6－12 为实验组色谱图中保留时间为 16.033 min 的峰，即组分 2 的质谱图，其中图 4－6－12（a）为正模式质谱图，图 4－6－12（b）为负模式

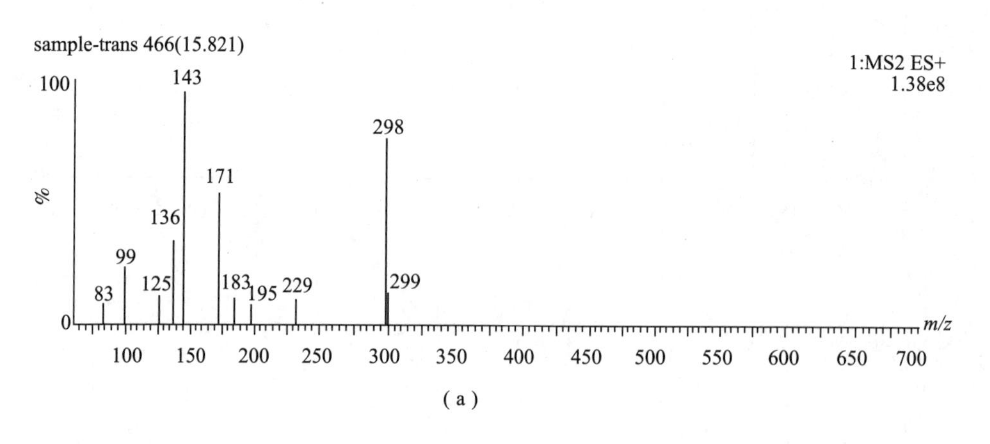

（a）

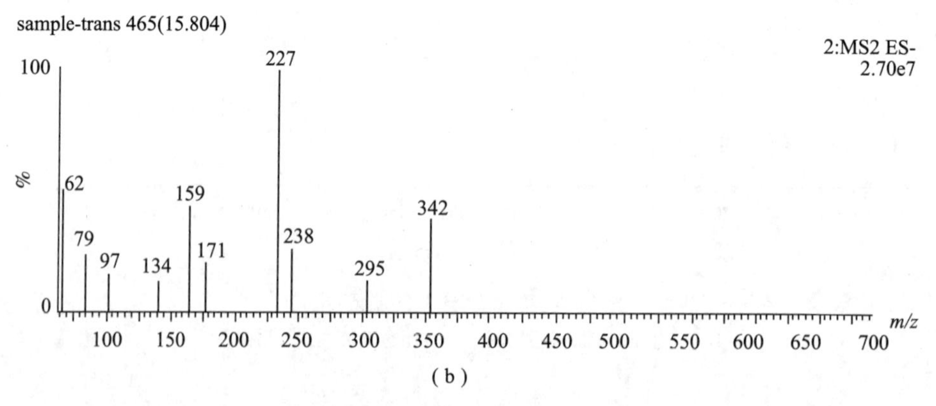

（b）

图 4－6－12　组分 2 的质谱图

（a）组分 2 正模式质谱图；（b）组分 2 负模式质谱图

质谱图。正模式表现出较强的加氢离子，而负模式都表现出较强的减氢离子。因此，若组分2是低极性或中等极性化合物，则其计算出的相对分子质量为297；若其为极性化合物，则其计算出的相对分子质量为228，见表4－6－1。

6.4　研究结论

（1）实验组与对照组色谱图比较，实验组与天麻提取物色谱图对照确定添加天麻提取物后灰树花发酵液中出现新物质。我们分析认为，此两种新物质有可能是灰树花在天麻提取物的影响下，改变了其代谢方式，从而产生的新物质，或可能是天麻提取物中某两种成分在灰树花发酵的影响下，结构或官能团发生改变，从而产生的新物质。在色谱分析中，知新物质的保留时间分别为14.792 min及16.033 min，且保留时间为14.792 min的峰的最大紫外吸收波长为220 nm，16.033 min保留时间的峰的最大紫外吸收波长为216 nm。

（2）通过一级质谱分析，如果新物质是极性化合物，那么实验组保留时间为14.792 min时物质的相对分子质量为330，保留时间为16.033 min时物质的相对分子质量为228。如果是低极性或是中等极性化合物，那么实验组保留时间为14.792 min时物质的相对分子质量为150，保留时间为16.033 min时物质的相对分子质量为297。

7　天麻影响灰树花发酵产胞外多糖的动力学研究

7.1　研究背景

7.1.1　微生物发酵动力学的分类

结合目前国内外出版的书籍、文献和笔者自身的知识积累，现将微生物发酵动力学的分类进行概括，见表4－7－1。

表4－7－1　微生物发酵动力学的分类

分类依据及类型		判断因素及特点
根据生长有无偶联	偶联型	微生物的生长和糖的利用与产物合成直接相关联；产物的形成与生长是平行的，并且产物合成速度与微生物生长速度呈线性关系，生长与营养物的消耗成准定量关系。这种类型的产物主要是葡萄糖代谢的初级中间产物，如酒精、乳酸发酵就属于此类型

续表

分类依据及类型		判断因素及特点
根据生长有无偶联	混合型	它是介于生长产物合成偶联型与生长产物合成非偶联型之间的一种类型。产物的合成存在着与生长相联系和不相联系两个部分。该类型的动力学产物合成比速率的最高时刻要迟于比生长速率最高时刻的到来。如柠檬酸、谷氨酸、赖氨酸发酵就属于此类型
	非偶联型	多数次生代谢产物的发酵属这种类型，如各种抗生素和微生物毒素等物质的生产速率很难与生长相联系；产物合成速度与碳源利用也不存在定量关系，产物的合成是在菌丝体的浓度接近或达到最高之后才开始的，此时比生长速率已不处于最高速率。如青霉素、链霉素、核黄素的发酵就属于此类型
根据产物形成与基质消耗关系	Ⅰ	产物的形成直接与基质（糖类）消耗有关，并且两者存在化学计量关系，糖提供了生长所需的能量，即糖耗速度与产物合成速度的变化是平行的。这种形式也叫有生长联系的培养
	Ⅱ	产物的形成间接与基质（糖类）的消耗有关，例如柠檬酸、谷氨酸发酵等。即微生物生长和产物合成是分开的，糖分既供应生长所需能量，又充作产物合成的碳源；但在发酵过程中，有两个时期对糖的利用最为迅速，一个是最高生长时期，另一个是最大产物合成时期
	Ⅲ	产物的形成显然与基质（糖类）的消耗无关，例如青霉素、链霉素等抗生素发酵，即产物是微生物的次级代谢产物，其特征是产物合成与利用碳源无定量关系，产物合成在菌丝体生长停止及底物被消耗完以后才开始，此种培养类型也叫无生长联系的培养
根据反应形式或反应进程	简单型	营养成分以固定的化学量转化为产物，无中间物积累；又可分为有生长偶联和无生长偶联两类
	并行型	营养成分以不定的化学量转化为产物，在反应过程中产生一种以上的产物，且产物生成速度随营养成分浓度而异，也无中间物积累
	串联型	形成产物前，有一定程度的中间物的积累
	分段型	营养成分在转化为产物前全部转化成中间产物，或以优先顺序选择性地转化为产物；反应过程是由两个简单反应段组成的，这两段反应由酶诱导调节
	复合型	大多数的发酵过程是一个复杂的、联合的反应

7.1.2　发酵动力学研究的一般步骤和方法

发酵动力学的研究包括了解发酵过程中菌丝体生长速率、基质消耗速率和产物生成速率的相互关系，环境因素对三者的影响，以及影响其反应速度的条件。其中各方面都不是孤立的，而是既相互依赖又相互制约，构成错综复杂、丰富多彩的发酵动力学体系。因此，发酵动力学研究过程的每一个步骤也不是彼此孤立的。通常，发酵动力学的研究有以下四个步骤[157]：

①为了获得发酵过程变化的第一手资料，要尽可能寻找能反映过程变化的各种理化参数；

②将各种参数变化和现象与发酵代谢规律联系起来，找出它们之间的相互关系和变化规律；

③建立各种数学模型，以描述各参数随时间变化的关系；

④通过计算机的在线控制，反复验证各种模型的可行性与适用范围。

7.1.3　发酵动力学建模依据

Moser早在1985年就按建模方式将发酵动力学模型分为三类：机制模型、数学模型和正规模型。由于微生物反应过程的复杂性，在发酵过程中建立机制模型几乎不可能，所以目前国内外学者大多采用数学模型和正规模型，其中又以数学模型较为简单，使用最广[158-160]。

模型建立一般有两种途径：一种是对实际的生产过程实践获得的大量数据进行统计归纳建立模型；另一种是根据机理或利用系统识别的方法建立数学模型[161]。通常所用的数学模型从本质上来说都是对发酵过程总体现象行为的描述，是一种现象模型。如何根据实际的数据选择合适的模型，是建模的关键。总的说来，可以参考两种方法：一是根据散点图来确定类型，即由散点图的形状来大体确定模型类型；二是根据一定的经济知识背景[162]。

目前常见的数学模型参数的拟合方法有线性转化法、非线性拟合法和遗传算法。线性转化法是最简单、最常见的一种方法，不需要高深的数学知识，但实际中数据关系极其复杂，往往不呈线性关系，拟合误差较大；非线性拟合法和遗传算法拟合效果较好，但需要一定的数学基础和计算机编程能力。当动力学方程存在多个局部极值时，非线性拟合法容易陷入局部最优，拟合值让人不放心。然而，遗传算法的搜索过程从初始解群开始，以适应函数作为寻优判据，适者生存，劣者淘汰，直接对解群进行操作，不依赖模型的具体表达式，因此，能以较大概率逼近全局最优，是一种较理想的拟合方法[163]。但许多分析工具都有非线性拟合功能，如近几年来功能强大的MAT-

LAB 软件，其编程容易，代码短小高效，即使是数学基础一般的用户，也能轻松解决非线性回归问题。因此，非线性拟合法和遗传算法都是模型参数拟合中常用的方法。

7.1.4 微生物发酵动力学的经典模型

7.1.4.1 菌丝体生长动力学模型

7.1.4.1.1 Monod 方程

现代细胞生长动力学的奠基人 Monod 早在 1942 年就指出，细胞的比生长速率与限制性基质浓度的关系可用下式表示：

$$\mu = \mu_m \frac{S}{K_s + S}$$

式中，μ 为比生长速率（h^{-1}）；μ_m为最大比生长速率（h^{-1}）；K_s 为饱和常数（g/L 或 mg/L）；S 为限制性基质浓度（g/L 或 mg/L）。

Monod 方程是纯粹基于经验观察得出的。在纯粹培养时，只有当微生物细胞生长在一种限制性营养物环境中时，Monod 方程才与实验数据一致。

7.1.4.1.2 Logistic 方程

$$\frac{dX}{dt} = \mu_m \left(1 - \frac{X}{X_m}\right) X$$

式中，X 为菌丝体浓度（g/L)(干重)；X_m为最大菌丝体浓度（g/L)(干重)；μ_m为最大比生长速率（h^{-1}）。

Logistic 方程是一个典型的 S 形曲线。由于 Logistic 方程直接描述了微生物比生长速率μ 与时间 t 的关系，使模型的推导与参数估计比较方便，并有利于导出微生物浓度 X、底物浓度 S 和产物浓度 P 之间的关系式，以及微生物浓度 X 与时间 t 的关系式，因此，Logistic 模型能较好地反映出分批发酵过程菌丝体的生长规律，是在微生物分批培养动力学中常用的模型[164]。

7.1.4.2 产物合成动力学模型

描述产物生成速率最常用的是 Leudeking 和 Piret 在描述乳酸发酵时提出的 Leudeking - Piret 模型：

$$\frac{dP}{dt} = \alpha \frac{dX}{dt} + \beta X$$

式中，P 为产物浓度（g/L）；α 为与菌丝体生长相关联的产物生成常数，β 为与菌丝体量相关联的产物生成常数，且 α 和 β 均随发酵条件的变化而不同。当 $\alpha = 0$，$\beta \neq 0$ 时，为非生长偶联型；当 $\alpha \neq 0$，$\beta = 0$ 时，为生长偶联型；当 $\alpha \neq 0$，$\beta \neq 0$ 时，为混合型。

7.1.4.3 底物消耗动力学模型

$$-\frac{dS}{dt}=\frac{1}{Y_{X/S}}\cdot\frac{dX}{dt}+\frac{1}{Y_{P/S}}\cdot\frac{dP}{dt}+K_eX$$

式中，$Y_{X/S}$为菌丝体消耗1 g基质所得菌丝体量（g细胞/g基质）；$Y_{P/S}$为消耗1 g基质所得产物量（g产物/g基质）；S为基质浓度（g/L）；K_e为细胞维持系数。

由于以上等式求解非常复杂，在实际应用中常有如下几种近似的形式：

$$-\frac{dS}{dt}=\frac{1}{Y_{X/S}}\cdot\frac{dX}{dt}+\frac{1}{Y_{P/S}}\cdot\frac{dP}{dt} \tag{a}$$

$$-\frac{dS}{dt}=\frac{1}{Y_{X/S}}\cdot\frac{dX}{dt}+K_eX \tag{b}$$

$$-\frac{dS}{dt}=\frac{1}{Y_{X/S}}\cdot\frac{dX}{dt} \tag{c}$$

式（a）是忽略自生代谢的消耗，底物主要用于细胞的生长和产物的合成；式（b）是忽略代谢产物的消耗，底物主要用于细胞的生长和自生代谢；式（c）是忽略自生代谢和代谢产物的消耗，底物主要用于细胞的生长。大多文献以式（a）和式（b）形式居多[163]。

7.2 研究材料与方法

7.2.1 菌种与天麻

灰树花（菌种编号：51616），购于中国农业微生物菌种保藏管理中心。

天麻，购于贵州省德江县天麻种植基地。

7.2.2 研究方法

7.2.2.1 培养基

斜面种子培养基（PDA培养基，g/L）：马铃薯（去皮）200，葡萄糖20，蛋白胨2，KH_2PO_4 2，$MgSO_4\cdot7H_2O$ 1，琼脂20。pH自然。

液体种子培养基（g/L）：葡萄糖30，蛋白胨2，酵母膏6，KH_2PO_4 0.5，$MgSO_4\cdot7H_2O$ 0.5。pH自然。

摇瓶发酵培养基（g/L）：葡萄糖50，蛋白胨5，酵母膏10，KH_2PO_4 2，$MgSO_4\cdot7H_2O$ 2。pH自然。

7.2.2.2 培养方法

斜面种子培养：于母种试管中挑取黄豆粒大小的菌丝块接种于PDA试管

斜面中部，置于25 ℃恒温培养9 d。

液体种子培养：先将斜面试管培养基上的菌丝用接种铲轻轻刮下，加入一定量的无菌水，以使菌丝与固体培养基脱离，然后倒入250 mL三角锥形瓶液体种子培养基中，置于恒温摇床中，在25 ℃、150 r/min条件下，摇床培养4~7 d。三角锥形瓶中应长出大量均匀、细小的菌丝球，且以菌液澄清为最佳。

发酵培养：在无菌条件下，按10%的接种量接种，接种于发酵培养基中。250 mL三角锥形瓶装液量为100 mL，在5 ℃、150 r/min条件下，摇床培养14 d。

7.2.2.3 天麻醇提取物的制备

精确称取天麻粉末10 g，加入体积分数75%的乙醇溶液100 mL，常温（25 ℃左右）浸泡48 h后过滤取滤液，然后将滤液于60 ℃减压蒸馏除去乙醇，将剩余提取物重溶于蒸馏水中，定容到100 mL，即得天麻醇提取液。

7.2.2.4 生物量测定

灰树花生长以其菌丝体生物量为指标。将发酵培养后的培养基进行过滤，使固液分离，得到菌丝体。菌丝体再用蒸馏水冲洗3次，于数显鼓风干燥箱中60 ℃烘干至恒重，称重即得菌丝体生物量（干重）。

7.2.2.5 灰树花胞外多糖的测定

7.2.2.5.1 绘制标准曲线

分别精确吸取浓度为0.1 mg/mL的葡萄糖标准溶液0、0.1、0.2、0.3、0.4、0.5、0.6、0.7、0.8 mL，补蒸馏水至2.0 mL后，然后加入6%苯酚1 mL和5 mL浓硫酸，摇匀后，静置20 min，然后于490 nm处测定吸光度。以葡萄糖量（mg）为横坐标，吸光度为纵坐标绘制葡萄糖标准曲线。

7.2.2.5.2 胞外多糖测定

取过滤后的发酵液，加入4倍体积95%乙醇，于4 ℃冰箱中静置24 h。然后离心（4 000 r/min，15 min），去除上清液，再用95%乙醇清洗沉淀3次，最后将沉淀在60 ℃下烘干，再加蒸馏水溶解，用苯酚－硫酸法测定胞外多糖含量[135,165]。

7.2.2.6 残糖含量测定

7.2.2.6.1 绘制标准曲线

分别精确吸取浓度为1 mg/mL的葡萄糖标准溶液0、0.2、0.4、0.6、0.8、1.0 mL，补蒸馏水至2.0 mL后，精确加入1.5 mL DNS试剂（3,5－二硝基水杨酸），摇匀后，置于沸水浴中加热5 min，取出后冷却至室温，并定容至25 mL，然后于520 nm处测定吸光度。以葡萄糖量（mg）为横坐标，吸光度为纵坐标绘制葡萄糖标准曲线。

7.2.2.6.2　残糖测定

取1 mL发酵液于50 mL容量瓶中并用蒸馏水定容，取定容后的1 mL稀释液于25 mL的比色管中，补蒸馏水至2 mL，与1.5 mL DNS溶液混匀，沸水浴5 min，冷却后定容至25 mL，于520 nm处测光度值。再比对葡萄糖标准曲线计算出残糖（还原糖）的含量。

7.2.2.7　pH测定

使用pHS－3C测定。

7.2.3　统计方法与作图

实验过程中的所有数据利用SPSS 17.0软件统计分析，并采用Origin 8.5和Excel 2003软件作图。

7.2.4　模型参数的求解与验证方法

MATLAB软件（version 7.10；The Math Works，Natick，MA）作为一款数值计算功能强大的软件，提供了众多用于模型参数求解、优化的函数。其中nlintool函数就是MATLAB软件中提供的一种进行数据非线性方程回归的用户交互图形显示函数，其应用过程如下：

首先，建立M文件fun.m，输入初始数据，再代入nlintool拟合函数拟合：

```
nlintool(x,y,'fun',beta0)
```

此时，出现非线性方程回归交互图，单击“Export…”按钮，将生成曲线拟合参数。用两条红色曲线来表示预测值的95% 置信区间。beta0为一矢量，包含参数的初值。如要显示拟合参数，可直接输入命令：

```
%显示拟合参数
beta
```

为了方便比较拟合的效果，以均方根误差（Root mean square error，RMSE）为评价指标来表征模型的拟合性能：

$$RMSE = \sqrt{\frac{\sum (Y_{i,e} - Y_{i,p})^2}{n}} \tag{1}$$

式中，$Y_{i,e}$为实验观测值；$Y_{i,p}$为响应预测值；n为实验次数，本研究中$n=3$。本研究最终发酵动力学参数的确定基于三个综合的因素：①实验数据的真实性；②实验值在两条红色的95% 置信区间内的分布；③基于①和②两个综合因素，RMSE值相对最小。

7.3　研究结果与分析

7.3.1　天麻对灰树花深层发酵的代谢过程的影响

7.3.1.1　两组灰树花深层发酵过程的代谢变化

未加入天麻醇提取液（即对照组）和加入天麻醇提取液体积分数5%（即实验组）时，发酵培养14 d的灰树花生物量（X）、胞外多糖产量（P）、底物消耗（S）和pH随发酵进程时间（t）的变化情况如图4－7－1所示。

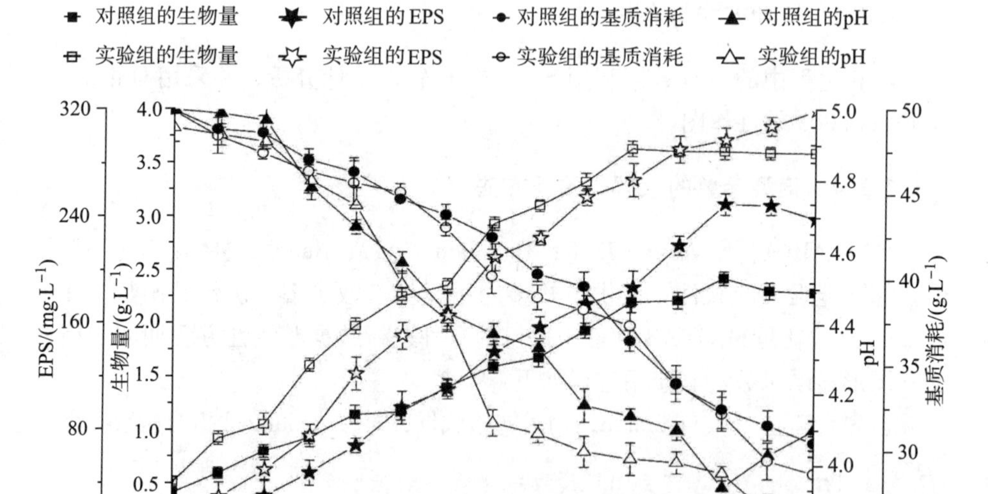

图4－7－1　两组灰树花深层发酵的进程曲线

对照组灰树花的整个发酵过程，尤其是在发酵的前10 d，灰树花菌丝体的生长和胞外多糖的合成几乎呈线性递增，即预示着多糖产量与菌丝体产量之间存在着一定的关联性，并且，菌丝体和胞外多糖的产量都在12 d分别达到了最大（2.428 0 ± 0.064）g/L和（249.997 0 ± 8.109 9）mg/L，基质中的葡萄糖消耗曲线也随着发酵天数的增加呈下降的趋势，并且在14 d时仅为（28.705 0 ± 1.002）g/L。在此之前，邵伟等人[166]的研究表明，灰树花胞外多糖的合成与菌丝体细胞生长基本同步，属于生长偶联型的；汪维云等人[167]研究灰树花菌丝细胞的生长速率和基质利用速率的变化规律后，表明灰树花细胞的生长模型属于基质抑制型；并且，孙金旭 等人[168]在研究了灰树花真菌发酵过程后，得出菌丝体和多糖产量之间不仅有一定的相关性，而且菌丝体量对多糖有直接的决定作用，菌丝体量（x）和胞外多糖（y）大致呈现出 $y=0.07x-0.06$ 的线性关系。另外，从整个发酵过程中 pH 的变化趋势来看，也是呈逐渐下降的趋势，但在 13 d 之后，pH 稍微有了点上升，并且此时灰树花菌丝体和胞外多糖的产量均有了下降的趋势，因此，此时可能是培养基中菌丝球的自溶导致了 pH 的上升。

由图 4－7－1 可知，相比后来的 3～10 d，实验组的灰树花在发酵的 0～2 d 里菌丝体的增加不是很明显，菌丝体生长处于适应期，发酵液中也仅有少量的菌丝球出现，此时段胞外多糖的合成也只是少量；在 3～10 d，菌丝体开始迅速生长，并且发酵液中菌丝球体积也进一步变大，菌丝体迅速分泌大量的胞外多糖，此时菌丝体处于对数生长期，发酵液中的碳源也被迅速消耗；但在发酵后期的 10～14 d 里，观察发现菌丝体并未一直大量合成，在第 10 d 达到了最大值（3.643 0 ±0.072）g/L，而在 11～14 d 内开始有下降的趋势，然而此时胞外多糖产量仍呈现继续上升的状态。另外，在整个发酵过程中，pH 随着发酵进程一直呈现下降的趋势，在 14 d 时仅为 3.83 ±0.04；基质中的葡萄糖消耗曲线也随着发酵天数的增加呈下降的趋势，并且在 14 d 时下降为（30.505 0 ±0.442）g/L。相比对照组，实验组中灰树花发酵前期胞外多糖合成与菌丝体生长具有一定的同步性，但发酵后期胞外多糖的生成与菌丝体生长并不同步，此时菌丝体生长至最大后，仍能继续合成胞外多糖，未出现稳定和下降的趋势。即在加入体积分数 5% 天麻醇提取液的灰树花发酵体系中，最明显的特征就是：灰树花菌丝体的生长与胞外多糖的合成呈现明显的生长部分相偶联的关系。

另外，纵观灰树花的整个发酵过程，未加入天麻醇提取液的对照组的研究结果似乎与邵伟、汪维云、孙金旭等人的研究结果一致。然而，不同的是，本研究可能由于最初接种量的不同，在发酵前期已经具有一定量的菌丝球出现，这导致灰树花的适应期不明显，使灰树花菌丝体和胞外多糖在前 10 d 呈现出很好的相关性，但在发酵后期胞外多糖的生成与菌丝体生长的这种线性关系并不明显。另外，尽管灰树花菌丝球生长速率曲线与细菌、酵母相似，基本是 S 形曲线，但两者的区别在于单细胞微生物生长最快的期间是呈指数增长的；而对灰树花来说，在此期间菌丝体的生长几乎是线性增加的。并且在李作平、徐鹏、王晓玲等人[160－170]对真菌灵芝的研究中，这一点也是灵芝深层发酵时最显著的动力学特征。由于灰树花和灵芝均属于多孔菌科的大型真菌，因此，该类真菌是否具有相似的动力学特性还有待进一步的研究。

7.3.1.2　天麻影响灰树花深层发酵的动力学分析与比较

纵观灰树花的整个发酵过程，由图 4－7－1 表明，在未加入天麻醇提取液的灰树花发酵体系中，灰树花菌丝体生长和胞外多糖的合成几乎同步，并存在着一定的相关性；而在加入体积分数5%天麻醇提取液的灰树花发酵体系中，灰树花菌丝体的生长与胞外多糖的合成呈现明显的生长部分相偶联的关系。为了能够更加鲜明和深入地展示和探讨天麻的加入对灰树花深层发酵的影响和作用，图4-7-2分析和比较了对照组和实验组灰树花发酵液中各自菌丝体生长、EPS产量、基质消耗和pH的动力学变化。

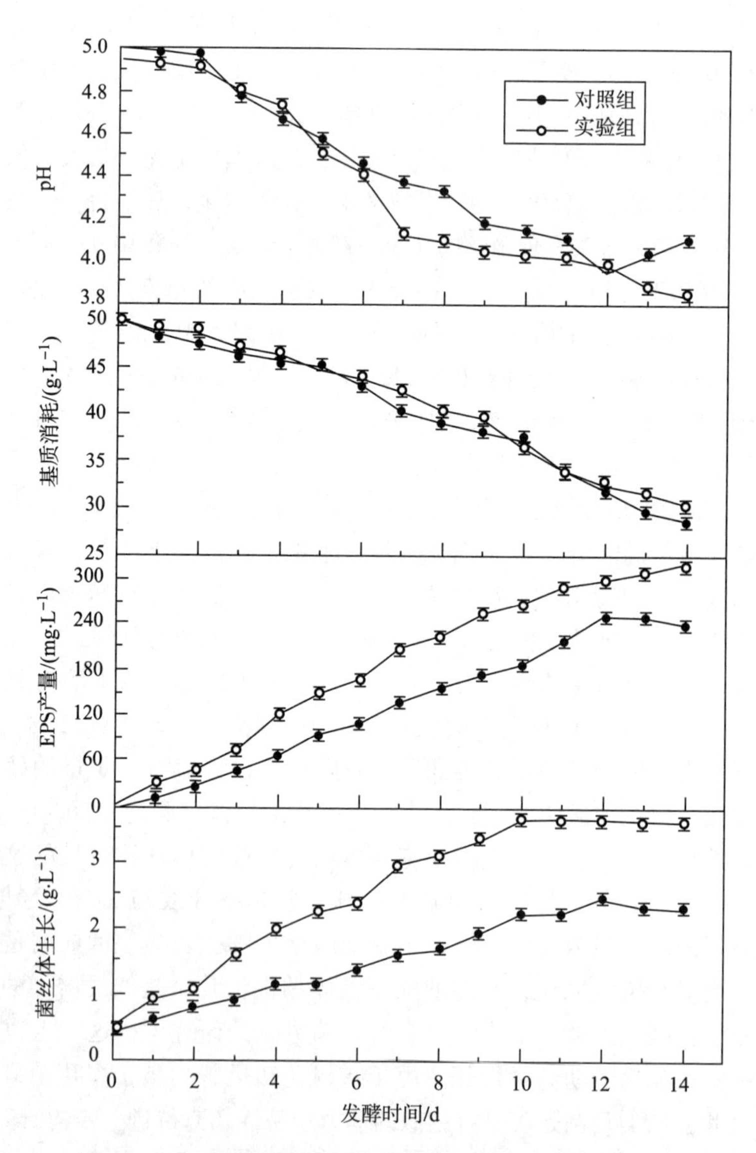

图4-7-2　两组灰树花发酵液中菌丝体生长、EPS产量、基质消耗和pH的动力学分析与比较

由图4－7－2可知，实验组生物量和EPS两个指标的值都明显高于对照组。其中，两组灰树花菌丝体的量分别在10 d和12 d达到了最大（2.428 0±0.064）g/L和（3.643 0±0.072）g/L，实验组明显比对照组增加了50.04%；相应地，对于EPS的产量，对照组在12 d达到了最大值（249.997 0±8.109 9）mg/L，而实验组的EPS产量在14 d时仍在提高，并达到了（319.923 0±8.109 9）mg/L，仅在14 d时就比对照组增加了29.97%，这说明天麻醇作为一种刺激物加入灰树花发酵体系中，能够有效地促进灰树花菌丝体的生长和胞外多糖的合成。另外，相比对照组，实验组灰树花的生物量不仅在量上明显地高于对照组，而且在发酵时间上菌丝体最大值的出现比对照组提前了2 d，因此，这也暗示天麻醇提取液的加入可能会加速灰树花的生长速度，进而缩短灰树花的生长周期。

另外，由图4－7－2可知，对照组与实验组的基质消耗和pH都呈下降的趋势。其中，对于基质消耗，实验组比对照组，即加入天麻醇提取液的灰树花发酵液比未加入天麻醇提取液的灰树花发酵液最终消耗的葡萄糖更多一些。在发酵的第14 d，实验组基质中的葡萄糖剩余量为（30.505 0±0.442）g/L，而对照组基质中的葡萄糖剩余量为（28.705 0±1.002）g/L，比实验组多消耗了9.23%。这可能与实验组中天麻醇提取液的加入有直接的关系，即实验组中加入的天麻醇提取液有可能也充当了一部分碳源被消耗了；而对于pH变化，两组最明显的区别是对照组在第12 d达到最低值3.94±0.027时，第13～14 d时又呈现上升的趋势，这可能与培养基中灰树花菌丝体的自溶和菌丝体不再合成EPS有关；而实验组pH在第12 d达到3.98±0.02时，仍呈现继续下降的趋势，并在第14 d降低到了3.83±0.04，这可能与发酵液中灰树花继续在合成EPS有关。

纵观灰树花的发酵全程，两组发酵液中的底物浓度都下降明显，这表明两组灰树花的菌丝体都一直在利用生长基质。尤其是在实验组中，虽然发酵后期菌丝体生长已在第10 d达到最大，但菌丝体仍能在接下来的几天继续合成胞外多糖。因此，在发酵后期，实验组可以考虑流加补充新鲜灭菌的培养基来进一步提高胞外多糖的产量。

7.3.1.3　小结

（1）纵观本实验灰树花的整个发酵过程，以及参考邵伟、汪维云、孙金旭等人的研究结果，本研究表明，在对照组，即未加入天麻醇提取液的灰树花发酵体系中，灰树花菌丝体生长和胞外多糖的合成几乎同步，并存在着一定的相关性。尤其在发酵前期，也是灰树花生长的最快期间，灰树花菌丝体的生长和胞外多糖的合成几乎呈线性递增。并且其他文献的研究也表明，同属于多孔菌科的大型真菌灵芝也具有同样的动力学特征。因此，该类真菌是否具有相似的动力学特性还有待进一步的研究。

（2）纵观本实验灰树花的整个发酵过程，本研究表明，在实验组，即加入体积分数5%天麻醇提取液的灰树花发酵体系中，灰树花菌丝体的生长与胞外多糖的合成呈现明显的生长部分相偶联的关系。

（3）两组灰树花发酵液中各自菌丝体生长、EPS产量、基质消耗和pH的动力学分析（图4－7－2）还表明，天麻醇提取液的加入能够有效地促进灰树花菌丝体的生长和胞外多糖的合成：一方面，实验组灰树花的生物量在量上明显高于对照组；另一方面，在发酵时间上，实验组菌丝体最大值的出现比对照组提前了2 d，暗示了天麻醇的加入可能会加速灰树花的生长速度，进而缩短灰树花的生长周期。

（4）由对照组与实验组的基质消耗和pH对比表明，pH的变化受发酵液中菌丝体的生长和EPS合成状况两方面的共同影响；并且，两组发酵液中的底物浓度的下降趋势都表明两组灰树花的菌丝体都一直在利用生长基质，尤其是在加入了体积分数5%天麻醇提取液的实验组中，由于胞外多糖在菌丝体生长的发酵后期仍可以继续合成，可以考虑流加补充新鲜灭菌的培养基来进一步提高胞外多糖的产量。

7.3.2 数学模型的建立与模型参数的分析

7.3.2.1 菌丝体生长动力学模型

由图4－7－1可知，在对照组和实验组中，灰树花菌丝体的生长曲线均呈S形，而Logistic模型是一个典型的S形曲线，它能真实反映出分批发酵过程中因菌丝体的增加而抑制自身生长的作用，对拟合菌丝体生长过程具有广泛的适用性。因此，该研究拟采用Logistic模型来描述灰树花菌丝体的生长过程：

$$\frac{dX}{dt} = \mu_m\left(1 - \frac{X}{X_m}\right)X \tag{2}$$

式中，μ_m为灰树花最大比生长速率（d^{-1}）；X_m为最大菌丝体浓度（g/L）；t为发酵时间。当$t=0$时，$X=X_0$，对方程（2）进行积分，得：

$$\mu_m t = \ln\left(\frac{X_m}{X_0} - 1\right) + \ln\frac{X}{X_m - X} \tag{3}$$

或

$$X(t) = \frac{X_0\exp(\mu_m t)}{1 - \frac{X_0}{X_m}[1 - \exp(\mu_m t)]} \tag{4}$$

7.3.2.2　胞外多糖合成动力学模型

根据经典的微生物产物合成动力学模型，可采用 Leudeking－Piret 模型：

$$\frac{dP}{dt} = \alpha \frac{dX}{dt} + \beta X \tag{5}$$

式中，P 为灰树花胞外多糖的产量（g/L）；α 为与菌丝体生长相关联的产物生成常数；β 为与菌丝体量相关联的产物生成常数；α、β 均为模型参数，随发酵条件的变化而不同。当 $t=0$ 时，$P=P_0$。将方程（2）代入方程（5）并积分，得：

$$P(t) = P_0 + \alpha[X(t) - X_0] + \beta \frac{X_m}{\mu_m} \ln\left\{1 - \frac{X_0}{X_m}[1 - \exp(\mu_m t)]\right\} \tag{6}$$

7.3.2.3　基质消耗动力学模型

在发酵过程中，基质消耗的曲线呈反 S 形变化。培养基中可溶性总糖的消耗主要用于三方面：一是灰树花菌丝体生长的消耗，即用以合成新的细胞；二是灰树花维持其代谢活动的需要；三是合成灰树花胞外多糖代谢产物的消耗。本发酵实验中，只有葡萄糖一种限制性基质，故选用建立在单一限制性基质基础上的底物消耗动力学模型。因此，基质消耗速率的模型为：

$$-\frac{dS}{dt} = \frac{1}{Y_{X/S}} \cdot \frac{dX}{dt} + \frac{1}{Y_{P/S}} \cdot \frac{dP}{dt} + K_e X \tag{7}$$

式中，$Y_{X/S}$为灰树花消耗 1 g 基质所得菌丝体量（g）；$Y_{P/S}$为消耗 1 g 基质所得胞外多糖量（g）；S 为底物浓度（g/L）；K_e为细胞维持系数。当 $t=0$ 时，$S=S_0$。将方程（5）代入方程（7）并积分，得：

$$S(t) = S_0 - b_1[X(t) - X_0] - b_2 \frac{X_m}{\mu_m} \ln\left\{1 - \frac{X_0}{X_m}[1 - \exp(\mu_m t)]\right\} \tag{8}$$

式中，$b_1 = \frac{1}{Y_{X/S}} + \frac{\alpha}{Y_{P/S}}$；$b_2 = \frac{\beta}{Y_{P/S}} + K_e$。

式（2）、式（5）、式（7）三个数学模型分别为对照组和实验组，灰树花深层发酵过程中菌丝体（X）、胞外多糖合成（P）和基质消耗（S）的动力学模型，即这些模型反映了未加入天麻醇提取液和加入体积分数 5% 的新鲜天麻醇提取液时，灰树花发酵过程中菌丝体生长（X）、胞外多糖合成（P）及基质消耗（S）与发酵时间（t）之间的关系。方程（3）或方程（4）、方程（6）和方程（8）分别为三个模型的积分形式，这有助于模型的拟合求解。

7.3.2.4　模型参数的求解及拟合曲线的分析

本研究采用 MATLAB 软件中的 nlintool 函数分别对实验组和对照组的动力学方程进行非线性拟合，求出模型的参数值，结果见表 4－7－2。

表 4-7-2 动力学参数

序号	参数类型	参数意义	对照组的参数值	实验组的参数值
1	$X_0/(g \cdot L^{-1})$①	菌丝体初始浓度	0.434 1 ±0.078 4	0.624 3 ±0.102 3
2	$X_m/(g \cdot L^{-1})$②	菌丝体最大浓度	2.428 0 ±0.064 0	3.643 0 ±0.072 0
3	μ_m/d^{-1}①	菌丝体比生长速率	0.324 8 ±0.037 1	0.432 8 ±0.043 2
4	$\alpha/(g \cdot g^{-1})$①	与生长关联的产物合成系数	0.090 1 ±0.015 9	0.073 9 ±0.005 0
5	$\beta/(g \cdot g^{-1} \cdot d^{-1})$①	与非生长关联的产物合成系数	0.004 0 ±0.001 8	0.002 8 ±0.000 6
6	$b_1/(g \cdot g^{-1})$①	与生长关联的底物消耗系数	2.927 3 ±1.378 2	0.860 3 ±0.520 8
7	$b_2/(g \cdot g^{-1} \cdot d^{-1})$①	与非生长关联的底物消耗系数	0.741 3 ±0.159 0	0.489 8 ±0.060 5

①：预测值 ±95% 的置信区间；②：三次实验值的平均值 ± 三次实验值的平均标准误差。

将各参数分别代入式（3）、式（6）、式（8）得到对照组与实验组 6 个动力学模型分别为：

7.3.2.4.1 对照组

①菌丝体生长动力学模型：

$$X(t) = \frac{0.434\ 1\exp(0.324\ 8t)}{0.821\ 2 + 0.178\ 8\exp(0.324\ 8t)} \tag{9}$$

②产物生成动力学模型：

$$P(t) = 0.090\ 1X(t) + 0.029\ 9 \times \ln[0.821\ 2 + 0.178\ 8\exp(0.324\ 8t)] - 0.039\ 1 \tag{10}$$

③基质消耗动力学模型：

$$S(t) = 50.321\ 8 - 0.741\ 3X(t) - 21.882\ 6\ln[0.821\ 2 + 0.178\ 8\exp(0.324\ 8t)] \tag{11}$$

7.3.2.4.2 实验组

①菌丝体生长动力学模型：

$$X(t) = \frac{0.624\ 3\exp(0.432\ 8t)}{0.828\ 6 + 0.171\ 4\exp(0.432\ 8t)} \tag{12}$$

②产物生成动力学模型：

$$P(t) = 0.073\ 9X(t) + 0.023\ 6 \times \ln[0.828\ 6 + 0.171\ 4\exp(0.432\ 8t)] - 0.046\ 1 \tag{13}$$

③底物消耗动力学模型：

$$S(t) = 50.3518 - 0.4898X(t) - 7.2414\ln[0.8286 + 0.1714\exp(0.4328t)] \quad (14)$$

将得到的两组发酵动力学模型的拟合值与实验数据进行比较，分别得到对照组的拟合结果，如图4－7－3（a）～(c）所示；实验组的拟合结果，如图4－7－4（a）～(c）所示。

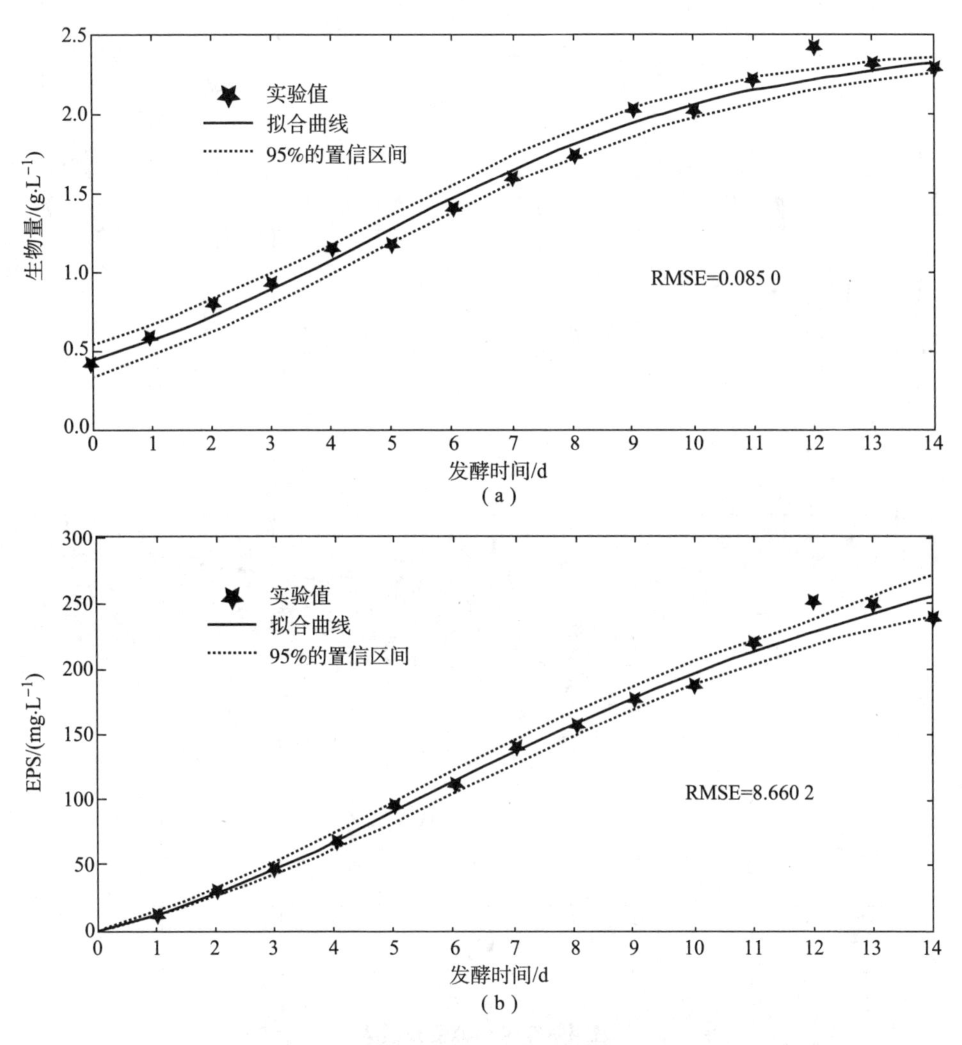

图4－7－3　拟合结果1

（a）$X-t$ 模型值与实验值的拟合曲线；（b）$P-t$ 模型值与实验值的拟合曲线

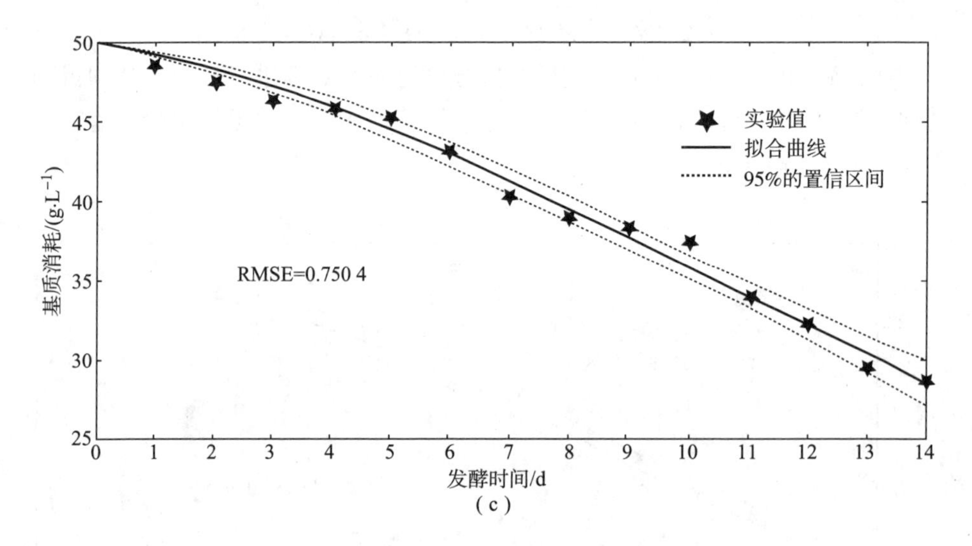

(c)

图 4-7-3 拟合曲线 1（续）

（c）$S-t$ 模型值与实验值的拟合曲线

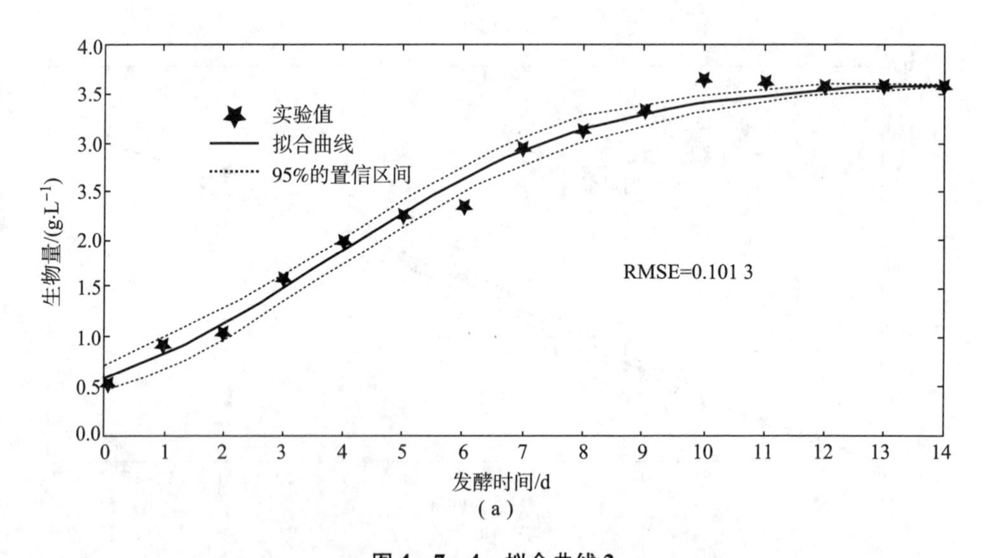

(a)

图 4-7-4 拟合曲线 2

（a）$X-t$ 模型值与实验值的拟合曲线

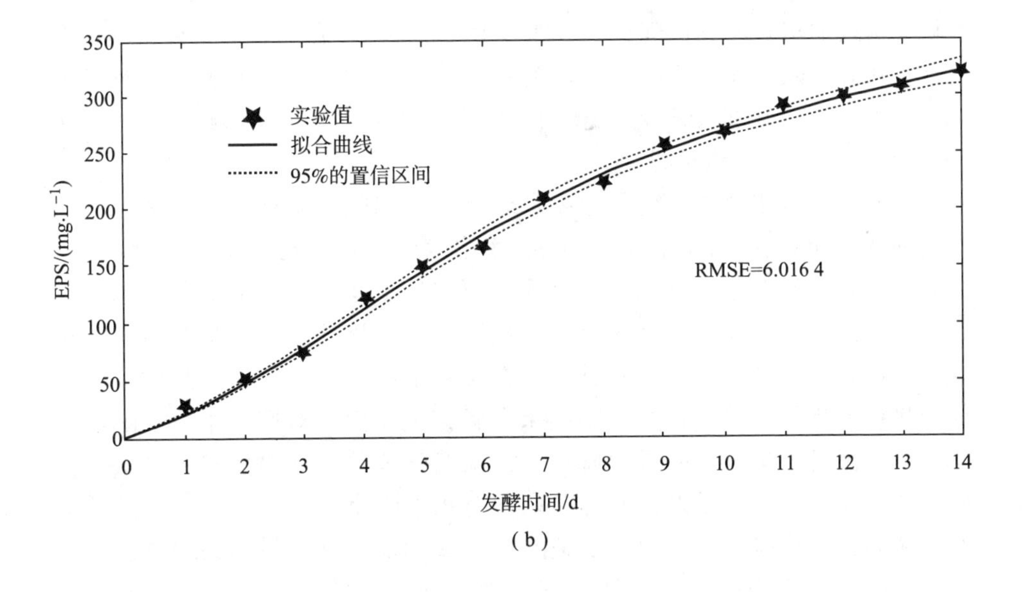

(b)

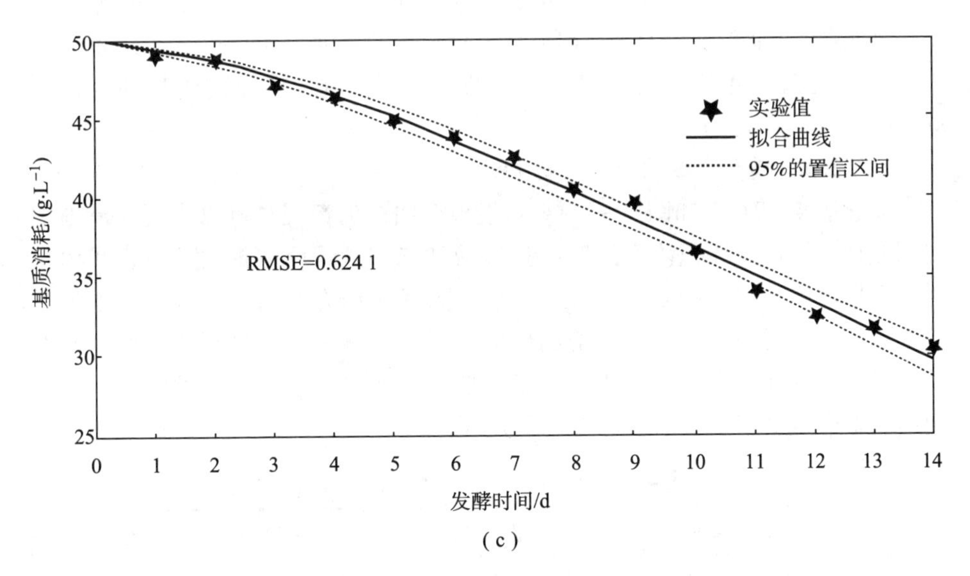

(c)

图4-7-4　拟合曲线2（续）

(b) $P-t$ 模型值与实验值的拟合曲线；(c) $S-t$ 模型值与实验值的拟合曲线

由图4-7-3（a）~（c）和图4-7-4（a）~（c）可知，两组的实验数据基本分布于两条虚线的95%置信区间内，与拟合曲线几乎呈现相同趋势。并且对照组的菌丝体生长、产物形成和底物消耗模型的RMSE分别为0.085 0、8.660 2、0.750 4，实验组的菌丝体生长、产物形成和底物消耗模型的RMSE分别为0.101 3、6.016 4、0.624 1。因此，综合实验数据的真实性、实验值在两条虚线的95%置信区间内的分布及RMSE值三个因素，两组模型的拟合性能都较好。说明所选择的动力学模型基本上可反映在无天麻醇提取液的加入（即对照组）和加入天麻醇提取液的体积分数5%（即实验组）时，灰树花深层发酵产胞外多糖的过程。

从两组灰树花菌丝体生长速率、底物浓度和胞外多糖产量三个方面的拟合曲线分析，在发酵后期，两组底物浓度的拟合曲线趋势均下降明显，这表明菌丝体仍在继续利用生长基质；而胞外多糖产量的拟合曲线趋势均在继续提高，因此本实验首先可以考虑延长发酵周期，进一步对两组灰树花发酵进程进行观察与分析；其次，在实验组中，发酵后期的灰树花菌丝体生物量已趋于平稳，这跟实验结果非常接近，而在对照组中，发酵后期的灰树花菌丝体生物量并没有降低，说明菌丝体的活性仍然较强，从经济效益的角度考虑，还可以在发酵前期向对照组中流加补充新鲜灭菌的培养基，从而进一步提高对照组中灰树花胞外多糖的产量。另外，综合菌丝体生长、胞外多糖合成和基质消耗三者拟合曲线的趋势也表明，相比对照组，实验组，即在加入体积分数5%的天麻醇提取液的灰树花发酵体系中，灰树花菌丝体的生长与胞外多糖的合成更呈现出明显的生长部分相偶联的关系。

7.3.2.5 模型参数的比较与分析

通过图4-7-3和图4-7-4两组拟合曲线的情况，可以直观而清晰地看到在加入一定量体积浓度天麻醇提取液和未加入天麻醇提取液时，灰树花深层发酵产胞外多糖的发酵进程。另外，为了从动力学角度更进一步地说明天麻醇的加入对灰树花深层发酵的影响，其动力学参数值将更有力地说明发酵体系中的特征。表4-7-3列出了对照组与实验组各参数值的情况，并将两组的参数值进行了数值上的比较与分析。

表4-7-3 动力学参数的比较与分析

参数比较项	对照组的参数值	实验组的参数值	参数的比较与分析
$X_0/(g \cdot L^{-1})$①	0.434 1 ± 0.078 4	0.624 3 ± 0.102 3	实验组比对照组增加了43.81%
$X_m/(g \cdot L^{-1})$②	2.428 0 ± 0.064 0	3.643 0 ± 0.072 0	实验组比对照组增加了50.04%
μ_m/d^{-1}①	0.324 8 ± 0.037 1	0.432 8 ± 0.043 2	实验组比对照组增加了33.25%

续表

参数比较项	对照组的参数值	实验组的参数值	参数的比较与分析
$\alpha/(g \cdot g^{-1})$①	0. 090 1 ± 0. 015 9	0. 073 9 ± 0. 005 0	实验组的 α 与 β 值均比对照组变小了，且 α 与 β 值彼此之间更接近了，说明实验组菌丝体与胞外多糖更呈现出部分偶联的关系。这一点从图4－7－1和图4－7－2两组灰树花发酵的全过程中也可以得到证实
$\beta/(g \cdot g^{-1} \cdot d^{-1})$①	0. 004 0 ± 0. 001 8	0. 002 8 ± 0. 000 6	
$b_1/(g \cdot g^{-1})$①	2. 927 3 ± 1. 378 2	0. 860 3 ± 0. 520 8	实验组 b_1 与 b_2 值均比对照组变小了，且 b_1 与 b_2 值彼此之间更接近了，说明实验组菌丝体的生长受培养基中底物的影响更大一些。这也暗示了培养基中天麻作为一种刺激物，其加入对灰树花发酵的影响
$b_2/(g \cdot g^{-1} \cdot d^{-1})$①	0. 741 3 ± 0. 159 0	0. 489 8 ± 0. 060 5	

①：预测值 ±95% 的置信区间；②：三次实验值的平均值 ± 三次实验值的平均标准误差。

通过表4－7－3对照组与实验组各参数值的比较与分析可知：一方面，实验组灰树花的 X_0、X_m 和 μ_m 在数值上都明显地高于对照组，说明天麻醇提取液的加入的确能够有效地促进灰树花菌丝体的生长和胞外多糖的合成；另一方面，实验组中 α、β、b_1 和 b_2 值的变化也暗示了培养基中天麻作为一种刺激物，其加入对灰树花菌丝体生长、EPS 合成和底物消耗的影响。同时，这些数据也再次验证了7. 3. 1. 3节中，实验组菌丝体与胞外多糖更呈现出部分偶联关系的一个结论，以及图4－7－1中灰树花发酵全过程的真实性。

7. 3. 2. 6 小结

（1）本节在7. 3. 1. 3节对实验组和对照组的灰树花深层发酵代谢过程分析的基础上，进一步运用非线性拟合的方法，分别确立了如下对照组和实验组灰树花深层发酵的动力学模型。

①对照组，即未加入天麻醇提取液时，灰树花深层发酵产胞外多糖的动力学模型：

菌丝体生长动力学模型：

$$X(t) = \frac{0.4341\exp(0.3248t)}{0.8212 + 0.1788\exp(0.3248t)}$$

胞外多糖合成动力学模型：

$$P(t) = 0.0901X(t) + 0.0299 \times \ln[0.8212 + 0.1788\exp(0.3248t)] - 0.0391$$

基质消耗动力学模型：

$$S(t) = 50.3218 - 0.7413X(t) - 21.8826\ln[0.8212 + 0.1788\exp(0.3248t)]$$

②实验组，即加入天麻醇提取液体积分数5%时，灰树花深层发酵产胞外多糖的动力学模型：

菌丝体生长动力学模型：

$$X(t) = \frac{0.6243\exp(0.4328t)}{0.8286 + 0.1714\exp(0.4328t)}$$

胞外多糖合成动力学模型：

$$P(t) = 0.0739X(t) + 0.0236 \times \ln[0.8286 + 0.1714\exp(0.4328t)] - 0.0461$$

基质消耗动力学模型：

$$S(t) = 50.3518 - 0.4898X(t) - 7.2414\ln[0.8286 + 0.1714\exp(0.4328t)]$$

（2）拟合曲线和参数的分析。

在采用MATLAB软件分别对实验组和对照组的动力学方程求出模型的参数值的同时，又对其进行了非线性拟合。从动力学拟合曲线的结果和参数值的大小两个动力学角度的分析和探讨都表明：天麻作为一种刺激物，其加入不仅能够有效地提高灰树花菌丝体和胞外多糖的产量，还对灰树花菌丝体生长、EPS合成和底物消耗具有一定的刺激和敏感性。这同时也再次验证了7.3.1.3节的小结中的一些结论。

7.3.3 天麻影响灰树花深层发酵产胞外多糖动力学模型的实验评价

从研究背景发酵动力学的分类中分析可知，发酵动力学的这种分类方法本身就对指导发酵培养基的合理设计、发酵过程的科学控制，进而提高生产效率有着现实的意义[171]。同样，本章用MATLAB软件拟合得到了天麻醇提取液体积分数5%时，灰树花菌丝体生长、胞外多糖合成和基质消耗的动力学模型。在考虑生产应用时，该模型可通过定位发酵时间、调整发酵周期来满足不同的需求，也可通过菌丝体生长情况来判断发酵过程的正常与否。如：对于灰树花菌丝体或EPS产量的不同需求，可通过测定发酵过程中的各参数，并结合发酵时间，计算出此时发酵液中的灰树花菌丝体的生物量、EPS产量和底物的消耗量，并将实测值与计算值进行比较。如在误差允许的范围内，则属于正常发酵；否则，应及时采取补救措施，使发酵液中参数恢复到正常水平，以保证发酵的正常进行。以此来指导实际生产，实现灰树花发酵天麻的过程优化，为今后天麻与灰树花发酵的工业化规模生产扩大化提供依据。

需要强调的是，由于在天麻醇提取液的体积分数5%时，灰树花菌丝体生长和胞外多糖合成是部分相关联的，并且这种发酵动力学模式中同时存在着生长和非生长关联项。此外，该复合模式更复杂的形式是将常数α、β均作为变数，它们在分批生长的四个时期（适应期、对数期、稳定期、衰亡期）分别具有特定的数值。另外，由方程（8）可知，α 与 $Y_{X/S}$及 $Y_{P/S}$有关，β 与 $Y_{P/S}$及 K_e有关。图4－7－1 暗示了在天麻醇提取液的体积分数5%时，天麻的加入可能会加速灰树花的生长速度，进而缩短灰树花的生长周期。同时，灰树花胞外多糖的合成更呈现出间接地与基质消耗有关，即灰树花的生长和胞外多糖的合成是部分分开的，培养基中的糖分既提供生长所需能量，又充作胞外多糖合成的碳源。因此，相比未加入天麻醇提取液的灰树花发酵体系，正是灰树花与天麻的相互作用，使这个发酵体系变得更加敏感和复杂，易受发酵环境的影响。这就更加要求人们在灰树花发酵天麻的过程中实行分段控制，包括培养基的精心设计。甚至菌丝体生长代谢的不同时期对环境条件的要求也可能有所不同，最适条件的变化趋势大致与微生物动态变化曲线相吻合，必须借助计算机的帮助才能完成如此复杂的过程自动化最优控制[171]。

另外，微生物具有强大的分解转化能力，在发酵过程中能产生丰富的次生代谢产物，使灰树花发酵与中药天麻有机结合，让它们相互作用，从而获得一种效果显著的新的化合物。成本较低，不仅符合中药生产现代化和产品国际化的发展要求，也符合中药炮制现代化的客观要求[172]。

7.4　动力学研究结论

（1）在确定天麻及其添加量对灰树花生长最佳条件的基础上，以灰树花菌丝体生长、胞外多糖产量、发酵液中基质的消耗和 pH 四大因素为指标，从灰树花发酵的代谢过程、动力学拟合曲线的结果和参数值的大小三个动力学角度的分析和探讨都表明，天麻作为一种刺激物，其加入不仅能够有效地提高灰树花菌丝体和胞外多糖的产量，而且在某种程度上也暗示了天麻对灰树花代谢途径的改变。比如在发酵时间上，实验组菌丝体最大值的出现比对照组提前了 2 d，暗示了天麻的加入可能会加速灰树花的生长速度，进而缩短灰树花的生长周期；在实验组，即加入体积分数 5% 的天麻醇提取液的灰树花发酵体系中，灰树花菌丝体的生长与胞外多糖的合成更呈现出明显的生长部分相偶联的关系。

（2）在对实验组和对照组的灰树花深层发酵代谢过程分析的基础上，进一步运用非线性拟合的方法，分别确立了如下对照组和实验组灰树花深层发酵的动力学模型。

①对照组，即未加入天麻醇提取液时，灰树花深层发酵产胞外多糖的动力学模型：

菌丝体生长动力学模型：

$$X(t)=\frac{0.4341\exp(0.3248t)}{0.8212+0.1788\exp(0.3248t)}$$

胞外多糖合成动力学模型：

$$P(t)=0.0901X(t)+0.0299\times\ln[0.8212+0.1788\exp(0.3248t)]-0.0391$$

基质消耗动力学模型：

$$S(t)=50.3218-0.7413X(t)-21.8826\ln[0.8212+0.1788\exp(0.3248t)]$$

②实验组，即加入天麻醇提取液的体积分数5%时，灰树花深层发酵产胞外多糖的动力学模型：

菌丝体生长动力学模型：

$$X(t)=\frac{0.6243\exp(0.4328t)}{0.8286+0.1714\exp(0.4328t)}$$

胞外多糖合成动力学模型：

$$P(t)=0.0739X(t)+0.0236\times\ln[0.8286+0.1714\exp(0.4328t)]-0.0461$$

基质消耗动力学模型：

$$S(t)=50.3518-0.4898X(t)-7.2414\ln[0.8286+0.1714\exp(0.4328t)]$$

在已建立天麻影响灰树花深层发酵产胞外多糖动力学模型的基础上，本节又以发酵动力学的生产应用为前提，对其动力学模型的生产应用进行了简单的实验分析与评价。分析表明，正是由于天麻的加入及其与灰树花的相互作用，使该模型在指导实际生产时必须精心设计发酵过程，并以计算机为辅来实现灰树花发酵天麻这个看似简单而又复杂的过程优化控制。另外，灰树花发酵与中药天麻的有机结合也是中药炮制现代化的客观要求。

8　天麻提取物对灰树花菌丝体生长和胞外多糖合成的影响

8.1　研究背景

液体发酵培养是获得药用真菌胞外多糖的一种快速、高效、经济的方法。为了最大量地获得胞外多糖，在药用真菌液体发酵体系中添加一定的刺激物，不仅能促进菌丝体细胞的生长，还能增加次生代谢产物（如 EPS）的生物合成[113]。本研究中，在灰树花液体发酵体系中添加不同处理的天麻，以灰树花菌丝体 BIO 和 EPS 产量为指标，分析中药天麻的添加对灰树花的液体发酵的影响。

8.2　研究材料与方法

8.2.1　菌种与天麻

灰树花菌株 1（菌种编号：51616），购于中国农业微生物菌种保藏管理中心。

灰树花菌株2（菌种编号：5.404），购于中国普通微生物菌种保藏管理中心。

天麻，购于贵州省德江县天麻种植基地。

8.2.2 研究方法

8.2.2.1 培养基

斜面培养基（PDA培养基，g/L）：马铃薯（去皮）200，葡萄糖20，蛋白胨2，KH_2PO_4 2，$MgSO_4 \cdot 7H_2O$ 1，琼脂20。pH自然。

液体种子培养基（g/L）：葡萄糖30，蛋白胨2，酵母膏6，KH_2PO_4 0.5，$MgSO_4 \cdot 7H_2O$ 0.5。pH自然。

发酵培养基（g/L）：葡萄糖50，蛋白胨5，酵母膏6，KH_2PO_4 2，$MgSO_4 \cdot 7H_2O$ 2。pH自然。

8.2.2.2 培养方法

斜面种子培养：用接种针于母种试管中挑取少量菌丝块接于PDA斜面中部，置于25 ℃恒温培养箱中，培养至菌丝长满整个斜面，再置于4 ℃冰箱中培养保存。

液体种子培养：将培养好的斜面菌种用接种勺切取大概一勺细小菌丝体，接种于液体种子培养基中，250 mL三角锥形瓶装液量100 mL。再置于25 ℃、150 r/min摇床培养至菌液中出现大量细小、均匀的菌丝球且菌液清亮，需4~7 d。

发酵培养：按发酵培养基体积的5%取接种量，用移液枪取5 mL种子液接于发酵培养基中，250 mL三角锥形瓶装液量100 mL。再置于25 ℃、150 r/min摇床培养，培养时间根据实验需要设定。

8.2.3 天麻提取物的制备

天麻粉准备：天麻洗净，55 ℃烘干，粉碎后过80目筛备用。

天麻醇提取物制备：准确称取50 g的天麻粉末，加500 mL体积分数75%的乙醇（或者95%的乙醇）浸提48 h，过滤，减压除去乙醇，再加50 mL的蒸馏水重溶后过滤，即1 g天麻可得1 mL的醇提取液。

天麻水提取物制备：准确称取50 g天麻粉末，加入500 mL蒸馏水，常温浸提48 h，过滤，减压蒸去水分，再加50 mL的蒸馏水重溶后过滤即可。

8.2.4 分析方法

8.2.4.1 生物量的测定

灰树花菌丝体生长以其生物量（BIO）为指标，菌丝体BIO以菌丝体干重为指标。发酵液经滤纸过滤，菌丝体用蒸馏水冲洗 3 次后于 60 ℃数显鼓风干燥箱中烘干至恒重，称质量即得菌丝体干重。

8.2.4.2　胞外多糖产量测定

8.2.4.2.1　绘制标准曲线

分别精确吸取浓度为 0.1 mg/mL 的葡萄糖标准溶液 0、0.1、0.2、0.3、0.35、0.4、0.5、0.6 mL，补蒸馏水至 2.0 mL 后，加入 6% 苯酚 1 mL 和浓硫酸 5 mL，摇匀后，静置 20 min，然后于 490 nm 处测定吸光度。以葡萄糖量（mg）为横坐标、吸光度为纵坐标绘制葡萄糖标准曲线。

8.2.4.2.2　胞外多糖测定

取过滤后的发酵液，加入 4 倍体积 95% 乙醇，于 4 ℃冰箱中静置 24 h。然后离心（4 000 r/min，15 min），去除上清液，再用 95% 乙醇清洗沉淀 3 次，最后沉淀在 60 ℃下烘干，再加蒸馏水溶解，用苯酚 - 硫酸法测定胞外多糖含量[165,173]。

8.2.4.3　统计方法

所有的实验数据均使用 SPSS 17.0 分析显著性，用 Excel 2010 绘制图表。

8.3　研究结果与分析

8.3.1　两株灰树花菌丝体生物量和多糖产量比较

图 4 - 8 - 1 为灰树花菌 1 和菌 2 发酵培养 9 d 后的 BIO 和 EPS 产量。由图可得，菌 2 的 BIO 和 EPS 均高于菌 1，分别增加了 21.80% 和 18.395%。因此，后期以菌 2 进行发酵实验，简称灰树花。

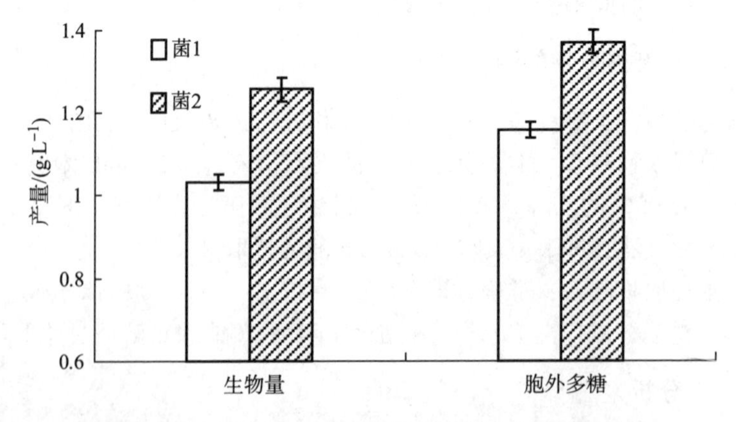

图 4 - 8 - 1　两株灰树花菌丝体生物量和多糖产量比较

8.3.2　天麻粉对灰树花菌丝体生长和胞外多糖生物合成的影响

在灰树花发酵体系中添加不同浓度的天麻粉，培养9 d后，灰树花菌丝体BIO和EPS产量如图4－8－2所示。

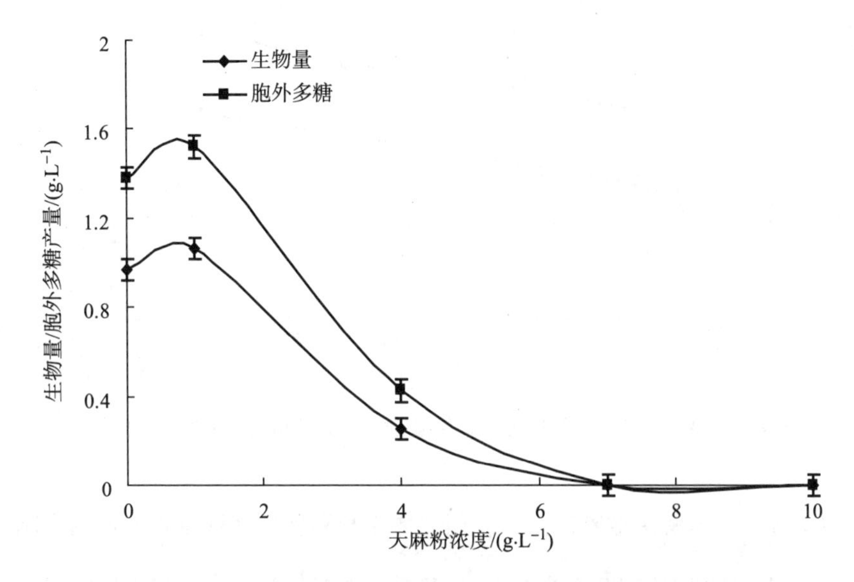

图4－8－2　天麻粉对灰树花菌丝体生物量和胞外多糖产量的影响

由图4－8－2可知，灰树花BIO和EPS产量均在天麻粉添加量为1 g/L时达到最大值，与空白对照（不加天麻粉）比较，分别增加了9.83%和10.06%，之后随天麻粉添加量的增加，BIO和EPS产量急剧下降。在灰树花液体发酵过程中，由于所添加天麻粉淀粉含量高，经高压灭菌后，发酵黏度增加，并且天麻粉添加量越多，发酵液黏度越大，菌株越不能生长。图4－8－2中天麻粉添加量大于7 g/L后，菌丝体基本不能生长，这也解释了大于此添加量后灰树花BIO和EPS产量基本为零的原因。

8.3.3　天麻水提取物对灰树花菌丝体生长和胞外多糖生物合成的影响

图4－8－3所示为不同浓度天麻水提取物对灰树花菌丝体生长和EPS产量的影响。由图可知，经发酵培养9 d后，随天麻水提取物浓度的增加，灰树花BIO和EPS产量逐渐增加，且二者曲线具有相同的上升趋势。BIO和EPS产量均在天麻水提取物添加量为10 g/L时达最大值1.391 g/L和1.793 g/L，与空白对照（不加天麻粉）比较，分别增加了43.85%和29.74%。此外，天

麻水提取物添加量在 4 ~ 10 g/L 时，BIO 和 EPS 的产量均显著高于空白对照组（$P<0.05$）。因此，天麻水提取物添加量大于 4 g/L 时，能显著促进灰树花菌丝体生长和 EPS 生物合成。

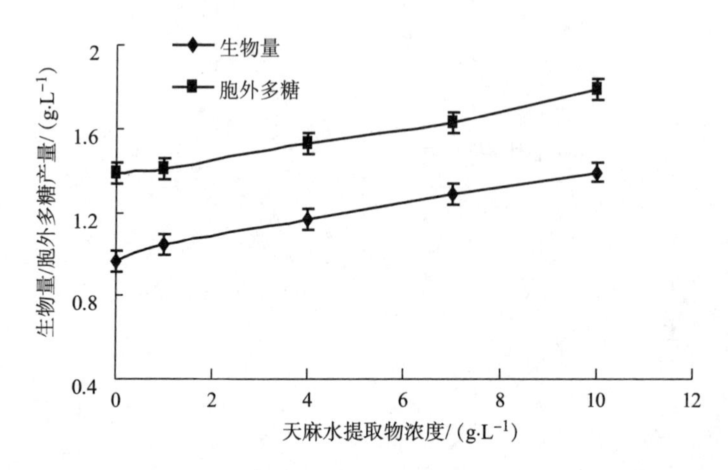

图 4-8-3 天麻水提取物对灰树花菌丝体生物量和胞外多糖产量的影响

8.3.4 天麻醇提取物对灰树花菌丝体生长和胞外多糖生物合成的影响

天麻粉分别用体积分数为 75% 和 95% 的乙醇溶液浸提后添加到灰树花发酵体系中，添加量分别为 1、4、7、10 g/L。发酵培养 9 d 后，灰树花 BIO 和 EPS 的产量如图 4-8-4 所示。

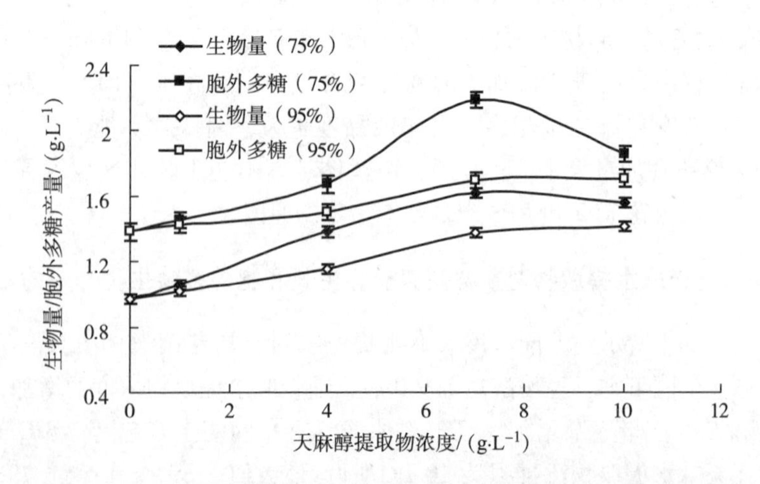

图 4-8-4 天麻醇提取物对灰树花菌丝体生物量和胞外多糖产量的影响

由图4－8－4可知，天麻醇提取物的添加能促进灰树花菌丝体生长和EPS的生物合成。其中，75%天麻醇提取物添加量为7 g/L时效果最佳，BIO和EPS均达最大值1.621 g/L和2.189 g/L，与空白对照组比较，分别增加了67.63%和58.39%，显著高于空白对照和95%天麻醇提取物（添加量为7～10 g/L）($P<0.05$)。此外，75%天麻醇提取物添加量为4～10 g/L时，其BIO和EPS产量均高于95%天麻醇提取物。

8.3.5　3种天麻处理方式下灰树花生物量和胞外多糖产量比较

灰树花发酵体系中，分别添加10 g/L天麻水提取物、7 g/L 75%天麻醇提取物和7 g/L 95%天麻醇提取物，发酵9 d后，3个实验组的BIO和EPS产量如图4－8－5所示。75%天麻醇提取物实验组BIO和EPS产量最大，并且显著高于其他实验组和空白对照组。95%天麻醇提取物实验组BIO显著高于天麻水提取物实验组（$P<0.05$），但其EPS产量与天麻水提取物实验组相差不大。

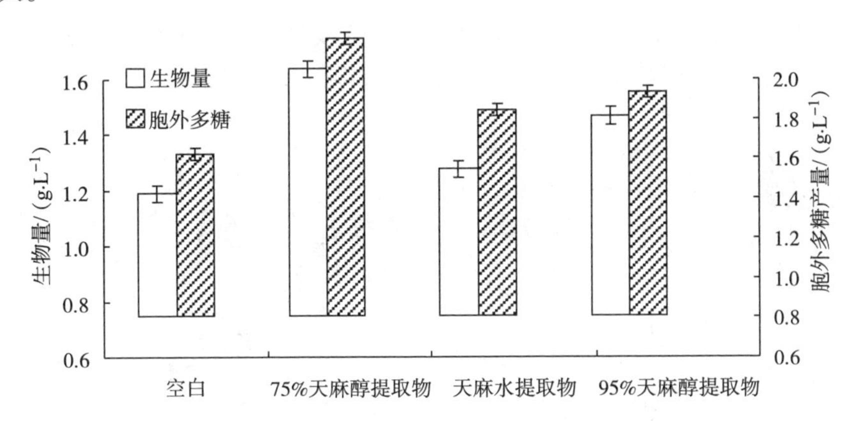

图4－8－5　3种天麻处理方式下灰树花生物量和胞外多糖产量比较

8.3.6　3种处理方式下天麻中多糖含量比较

以相同质量的天麻粉在常温下经蒸馏水、75%乙醇和95%乙醇溶液浸提后，采用苯酚－硫酸法测定天麻提取物中多糖含量，结果如图4－8－6所示。

由图4－8－6可知，多糖含量：天麻水提取物>75%天麻醇提取物>95%天麻醇提取物。天麻多糖易溶于水，不溶于高浓度的甲醇、乙醇、丙酮和乙酸乙酯等有机溶剂。因此，天麻水提取物中多糖含量最高。但由于天麻中多糖含量均是毫克级别，与灰树花发酵多糖含量相比甚小，不影响实验结果。

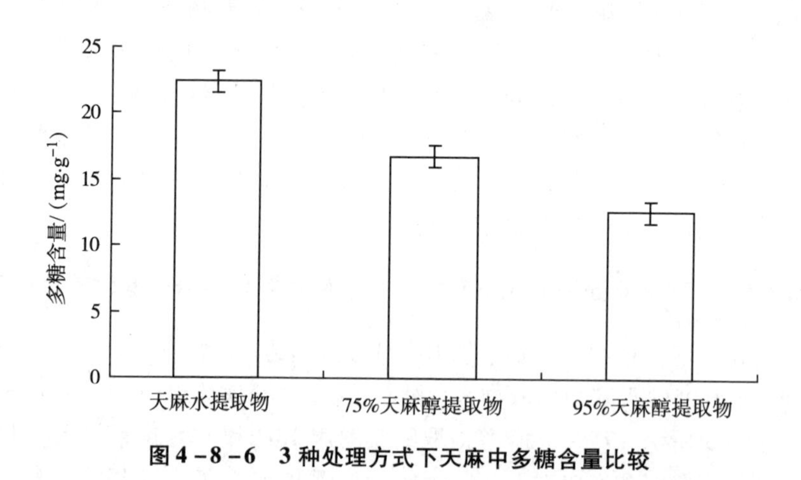

图 4-8-6　3 种处理方式下天麻中多糖含量比较

8.3.7　75%天麻醇提取物对灰树生物量和胞外多糖产量的影响

在灰树花液体发酵体系中分别加入不同浓度的 75% 天麻醇提取物，培养 9 d 后，灰树花菌丝体 BIO 和 EPS 产量结果如图 4-8-7 所示。

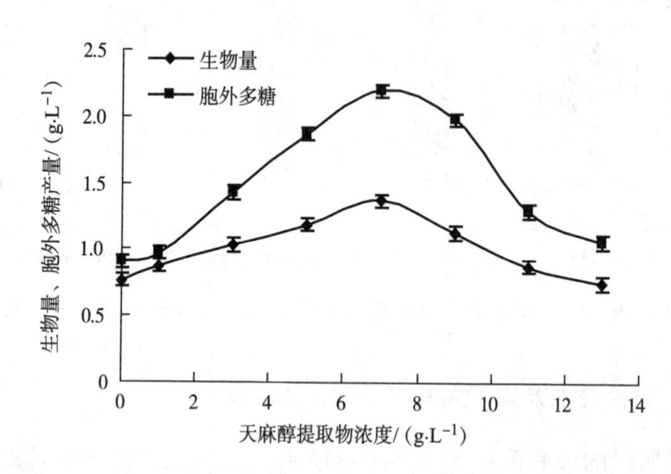

图 4-8-7　75%天麻醇提取物对灰树花生物量和胞外多糖产量的影响

由图 4-8-7 可知，随着 75% 天麻醇提取物浓度的增加，灰树花 BIO 和 EPS 产量先增加至最大量后逐渐降低，这可能是由于天麻提取物中促进灰树花菌丝体生长和 EPS 合成的成分（如对羟基苯甲醛）浓度过高而导致的抑制作用，也可能是天麻中存在的某些抑制灰树花菌丝体生长的成分在天麻高浓度时表现出抑制作用；天麻提取物浓度较高时，灰树花生长受到抑制的同时，

其产 α - 磷酸葡萄糖变位酶能力（此酶为灰树花多糖合成的关键酶）[118] 和发酵液中 α - 磷酸葡萄糖变位酶活力也受到抑制，最终导致 EPS 产量有所降低；此外，75% 天麻醇提取物添加量在 3 ~ 9 g/L 时，均能显著促进灰树花菌丝体生长和提高 EPS 产量（$P < 0.05$），其中添加量为 7 g/L 时效果最佳（此结果与贺宗毅[174] 和 Wu C Y 等[127] 研究结果一致），BIO 和 EPS 均达最大值 1.366 g/L 和 2.196 g/L，与空白对照组比较，分别增加了 78.54% 和 142.83%。后期以 7 g/L 75% 天麻醇提取物进行实验。

8.4 研究结论

在灰树花液体发酵体系中添加不同天麻提取物，分析天麻提取物的添加对灰树花菌丝体生长和 EPS 生物合成的影响。主要结论如下：

（1）天麻粉淀粉含量高，经高压灭菌后发酵黏度增加，并且天麻粉添加量越多，发酵液黏度越大，菌株越不能生长。因此，天麻粉不适合用于灰树花的发酵培养。

（2）天麻提取物中多糖含量较少，对本实验所测 EPS 产量无影响。在灰树花发酵体系中分别添加天麻水提取物、75% 天麻醇提取物和 95% 天麻醇提取物后发现，75% 天麻醇提取物促进菌丝体生长和 EPS 生物合成的效果最佳。

（3）在灰树花发酵体系中分别添加不同浓度梯度的 75% 天麻醇提取物，分析天麻醇提取物添加浓度对灰树花菌丝体生长和 EPS 产量的影响，结果表明，75% 天麻醇提取物添加量在 3 ~ 9 g/L 时，均能显著促进灰树花菌丝体生长和提高 EPS 产量（$P < 0.05$），其中添加量为 7 g/L 时效果最佳，BIO 和 EPS 均达最大值 1.366 g/L 和 2.196 g/L，与空白对照组比较，分别增加了 78.54% 和 142.83%。

9 天麻醇提取物对灰树花发酵产胞外酶的影响

9.1 研究背景

灰树花，又名贝叶多孔菌，因其野生菌喜生长在板栗树桩周围，也称栗蘑，是一种富含多糖、蛋白质、氨基酸等有效成分的食药两用真菌，具有抗肿瘤[175]、抗炎[176]、抗氧化[177]、调节血糖[178]、抗病毒[179]、提高免疫力[180] 等功效。通过液体培养，可在短时间内获得大量菌丝体和高附加值的代谢产物[181]。为提高菌丝体产量，在食用真菌液体培养过程中加入外源物，能刺激菌丝体生长。Yang 等[182] 报道薏苡仁油对灵芝液体发酵产菌丝体具有显著的促进作用；Lin 等[183]发现，将枸杞水提取物加至云芝的液体深层发酵体系，能显著促进菌丝体量的增加。

灰树花属于白腐霉，在自然条件下和固体栽培中，所利用的原料以木质纤维素成分为主，需分泌胞外酶才能将其分解成还原糖，供菌丝体生长发育。目前，国内外关于真菌酶活的研究多集中在固体栽培过程中，而通过液体发酵来对胞外酶进行的研究较少。这些胞外酶包括多纤维素酶、半纤维素酶、木质素酶、淀粉酶等[184,185]。中药中富含多种活性成分，如酚类、多肽、生物碱等，可能对真菌酶活产生影响。Kim[125]表明，牛蒡子提取物能提高灰树花液体培养中 β－葡萄糖苷酶的活性。Z T Xing[186]等人研究指出，对羟基苯甲醛能促进灰树花产漆酶。对羟基苯甲醛是中药天麻主要活性成分之一[187]。

9.2 研究材料与方法

9.2.1 菌种与天麻

灰树花（菌种编号：5.404），购于中国普通微生物菌种保藏管理中心。

天麻，购于贵州省德江县天麻种植基地。

9.2.2 培养基组成

斜面培养基：马铃薯葡萄糖琼脂（PDA）培养基。

液体种子培养基（g/L）：葡萄糖 30，蛋白胨 2，酵母膏 6，KH_2PO_4 0.5，$MgSO_4 \cdot 7H_2O$ 0.5。pH 自然。

发酵培养基（g/L）：麸皮 10，可溶性淀粉 20，羧甲基纤维素钠 10，葡萄糖 10，蛋白胨 5，酵母膏 10，KH_2PO_4 2，$MgSO_4 \cdot 7H_2O$ 2。

9.2.3 研究方法

斜面种子培养：于母种试管中挑取黄豆粒大小菌丝块接种于 PDA 斜面中部，25 ℃恒温培养，至菌丝长满整个斜面，转置 4 ℃保存。

液体种子培养：用接种勺在斜面菌种管中取一勺细小菌丝体，接种于液体种子培养基中，500 mL 三角瓶装液量为 200 mL，加入少许细小玻璃珠。于 25 ℃、150 r/min 摇床培养 6 d，至菌液中出现大量细小、均匀的菌丝球且菌液清亮。

发酵培养：无菌条件下，按体积分数 10% 的接种量，用移液枪取 5 mL 种子液接于发酵培养基中，250 mL 三角瓶装液量为 50 mL。于 25 ℃、150 r/min 下摇床培养。

9.2.4 天麻醇提取物制备

准确称取 10 g 天麻粉末于烧杯中，加 100 mL 体积分数 75% 的乙醇，于 25 ℃下浸提 48 h，过滤，于 60 ℃下减压除去乙醇，再分别加 25 mL 的蒸馏水重溶后过滤，即 1 g 天麻可得 2.5 mL 的醇提取物。

9.2.5 粗酶液制备

发酵液经 8 层纱布过滤，滤液在转速 6 000 r/min 下 4 ℃低温离心 10 min。

9.2.6 指标测定

9.2.6.1 还原糖量、菌丝体生物量的测定

利用 DNS 法对发酵液中还原糖进行测定[188]。以菌丝体生物量为指标来评价灰树花生长情况。每隔 2 d 取样，过滤得到菌丝体，用蒸馏水冲洗 3 次，于数显鼓风干燥箱中 60 ℃烘干至恒质量，其质量即为菌丝体干质量。

9.2.6.2 羧甲基纤维素酶、木聚糖酶、淀粉酶、滤纸酶（FPase）活力的测定[184]

分别取 4 支 25 mL 具塞刻度试管，测每组酶时各加入 1.5 mL 含 0.5% CMC、0.2% 木聚糖、0.5% 淀粉底物的 0.1 mol/L pH 4.8 的醋酸钠缓冲液，其中滤纸酶活力测定时，底物为卷成团的 50 mg 滤纸条（新星定量滤纸，1 cm×6 cm）。除淀粉酶温度为 38 ℃外，其余各管均在 50 ℃水浴中预热 5 min。1 号试管为空白组，2、3、4 号试管中加入 0.5 mL 酶液，准确保温 30 min（滤纸酶活力测定时保温 1 h），取出后立即加入 1.5 mL DNS 试剂（动作要迅速）以终止酶反应，并向 1 号管中补加 0.5 mL 经煮沸 15 min 后灭活的酶液。将各管充分摇匀后在沸水浴中加热 5 min，取出冷却后用水定容至 25 mL 并摇匀。在 520 nm 波长处测定吸光度，在标准曲线上查出相应的葡萄糖质量。酶活力单位定义：在上述条件下，30 min（滤纸酶为 1 h）催化底物生成 1 mg 葡萄糖所需的酶即为一个酶活力单位。葡萄糖标准曲线的回归方程为：$y=0.5536x-0.004$，$R^2=0.9991$。

9.2.6.3 锰过氧化物酶、漆酶活力测定

锰过氧化物酶活力的测定参考 Wariishi[189]。漆酶测定[190]以 ABTS 为底物。2.5 mL 反应体系中含有 1 mL 0.03%（m/V）ABTS、1 mL pH 2.2 磷酸二氢钠－柠檬酸缓冲溶液和 0.5 mL 粗酶液。在 1 cm 的比色皿中，将缓冲液和

底物混匀后再加入酶液，在 25 ℃下反应 3 min 后，在 420 nm 处测吸光度的增加值。煮沸 15 min 灭活的粗酶液经相同处理后为对照组。每分钟使 1 μmol ABTS 转化所需的酶量为 1 个活力单位（U）。

9.2.7 统计方法

采用 SPSS 17.0 软件分析实验数据显著性；用 Origin 8.0 软件作图。

9.3 研究结果与分析

9.3.1 天麻醇提取物对灰树花菌丝体生长影响的最适添加量

在灰树花液体发酵体系中分别加入不同浓度的天麻醇提取物，每个实验组发酵时做 3 组平行实验。培养 10 d 后灰树花 BIO 如图 4－9－1 所示。

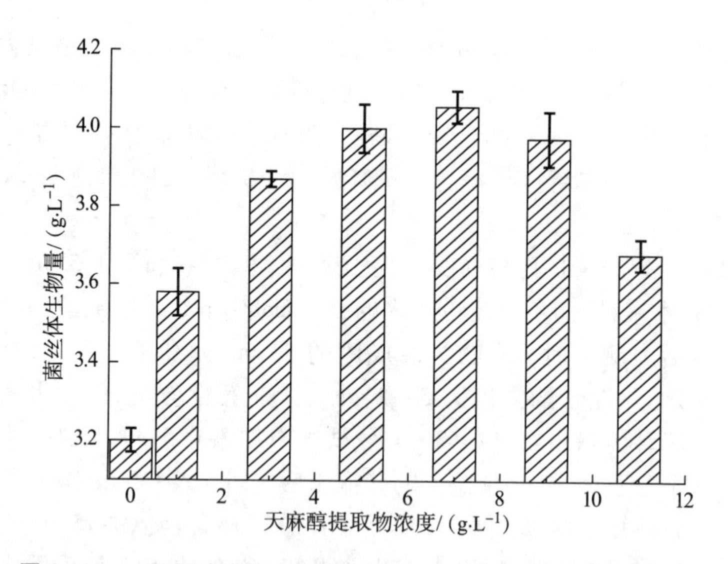

图 4－9－1 不同浓度的天麻醇提取物对灰树花菌丝体生物量的影响

由图 4－9－1 可知，随着天麻醇提取物添加量的增加，灰树花生物量呈现先增大后下降的趋势，这可能与天麻提取物中除了含有诱导菌丝体生长的活性成分外，还含有一定量的抑制真菌活性的有机酸（酯）类挥发油性成分和生物碱有关[191]。天麻醇提取物浓度在 5 ~ 9 g/L 时对灰树花菌丝体生物量有显著促进作用（$P<0.05$），当添加量为 7 g/L 时，对菌丝体生物量促进作用最大，为（4.057 ± 0.041）g/L。与对照组相比，增加 26.8% 倍，故今后以 7 g/L 为天麻醇提取物促进灰树花菌丝体生长的最佳添加量。因灰树花的菌丝

体的生长快慢与其对底物的分解能力有关，后期实验将从研究基质降解酶的角度来探明 7 g/L 天麻醇提取物促进菌丝体生长这一机理。

9.3.2　菌丝体生物量、pH 及还原糖含量动态变化

以灰树花液体培养过程中添加 7 g/L 的天麻醇提取物为实验组，对照组不添加任何外源物，每隔 1 d 取样进行指标测定。通过动态分析天麻醇提取物对灰树花菌丝体生物量、发酵液 pH 及残糖含量的影响，来探明天麻醇提取物对灰树花营养物质代谢产生的影响，结果如图 4-9-2 所示。

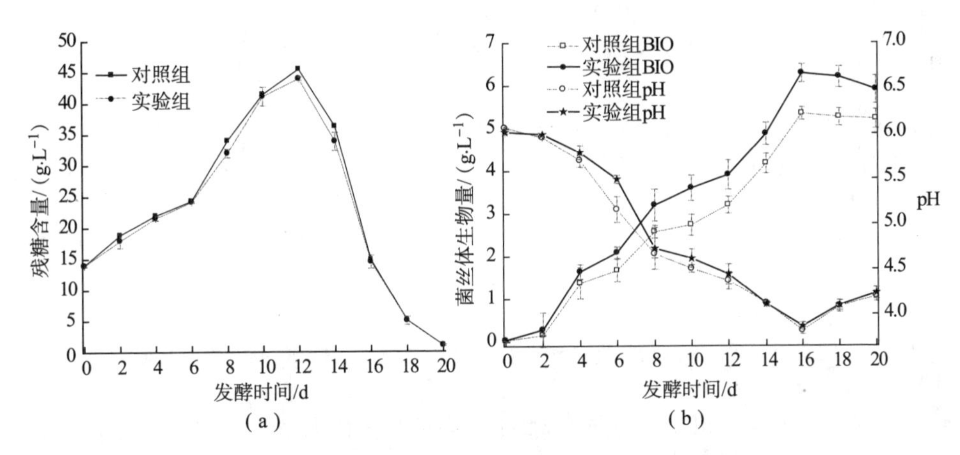

图 4-9-2　天麻醇提取物对灰树花菌丝体生物量、发酵液 pH 及残糖（葡萄糖）含量的影响

由图 4-9-2（a）可知，随着培养的进行，发酵液中的残糖含量呈现先上升后下降的趋势，且至 16 d 后，低于原始（第 0 d）还原糖量。因发酵液残糖含量的上升与培养基碳源中还原糖量上升有关，我们有理由推测灰树花必定能分泌某种或某几种酶，将底物分解成还原糖供灰树花生长。

由图 4-9-2（b）可知，天麻醇提取物能促进菌丝体生长，且能缩短灰树花调整期，菌丝体生物量随着培养时间的延长而增加，到 16 d 达到峰值。灰树花的生长曲线并未呈现典型的 S 形，甚至出现二次生长的现象，这可能由于培养基中含有灰树花生长的速效碳源和迟效碳源，灰树花对碳源吸收存在先后的关系。在整个培养阶段，发酵液 pH 呈下降的趋势，到 16 d 后出现上升的趋势。可能是在培养前期，灰树花通过糖酵解途径供能及半纤维素降解产生乳酸[192]而导致 pH 一直下降，而培养至 16 d 后，因灰树花自溶，细胞破碎，胞内碱性物质释放，导致发酵液中 pH 上升。

9.3.3 滤纸酶、羧甲基纤维素酶活力的动态变化

滤纸酶活力大小用来反映灰树花总纤维素酶活力，而 CMC 酶是纤维素酶的一种，其中滤纸酶和 CMC 酶活力大小随发酵时间的变化如图 4－9－3 所示。

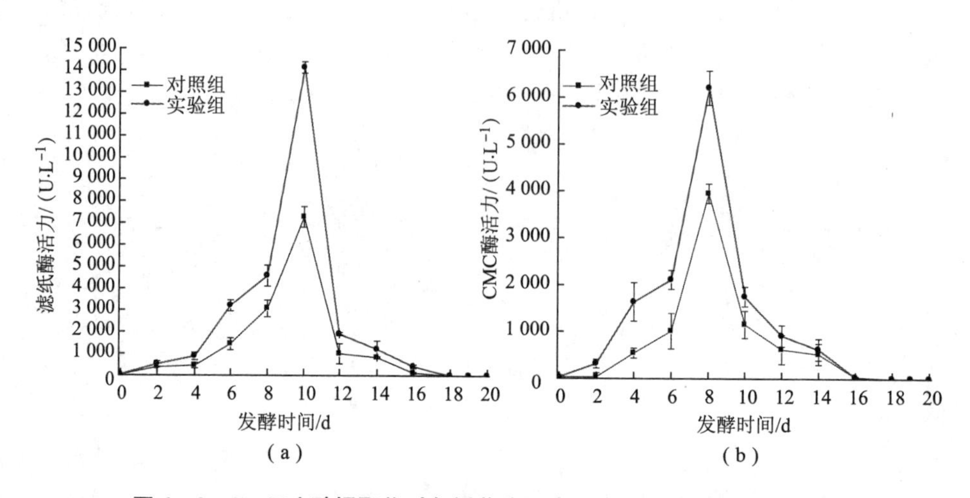

图 4－9－3 天麻醇提取物对灰树花分泌滤纸酶、CMC 酶活力的影响

由图 4－9－3 可知，天麻醇提取物均能促进灰树花分泌的滤纸酶和 CMC 酶的活力，且在 8～10 d 内促进作用显著（$P<0.05$）。灰树花液体发酵至第 8 d 和第 10 d，CMC 酶和滤纸酶分别达到峰值，为（6 204 ±362.5）U/L、（14 130 ±262.7）U/L，与对照组相比，酶活力提高 70.01% 和 94.36%。在整个培养过程中，灰树花在发酵前期开始分泌纤维素酶，至中期达到分泌的高峰期，加快底物中的纤维素分解，使发酵液中的还原糖量大幅度上升[192]，补充灰树花直接吸收利用的营养源，以供菌丝体生长，使得灰树花未出现典型的稳定期。

9.3.4 木聚糖酶和淀粉酶酶活力的动态变化

由图 4－9－4 可知，添加天麻醇提取物至灰树花液体培养基，能促进其分泌降解底物中半纤维素和淀粉的木聚糖酶与淀粉酶。其中，天麻醇提取物在灰树花发酵至 4～14 d 时对木聚糖有明显的促进作用，第 12～18 d 对淀粉酶有显著的促进作用。木聚糖酶在发酵 2 d 后开始分泌，至第 8 d 其酶活力达到最大值（192 4 ±66.1）U/L，与对照组相比，提高了 54.94%。淀粉酶从发酵前期开始一直分泌，但酶活力未出现较大增长，至发酵 12 d 后大量分泌。

实验组在第16 d达到峰值（734 9 ± 306. 4）U/L，相比对照组，酶活力提高了42. 09%。通过对比分析可知，发酵液中还原糖的含量在第12 d后开始下降，此后淀粉酶开始出现大幅度上升，说明灰树花在整个发酵阶段对底物中淀粉都能分解利用，但在前期因分泌的淀粉酶活力较低，从而对淀粉的分解较少。而发酵至第12 d，因底物中营养源缺失，灰树花才开始大幅度分解淀粉，以供菌丝体出现快速生长，进一步提高菌丝体产量。这可能是因为淀粉是灰树花的迟效碳源，在生长阶段灰树花对其利用较晚。未来，在工业中液体发酵生产灰树花时，有望能为以淀粉物质作为辅料提供依据。

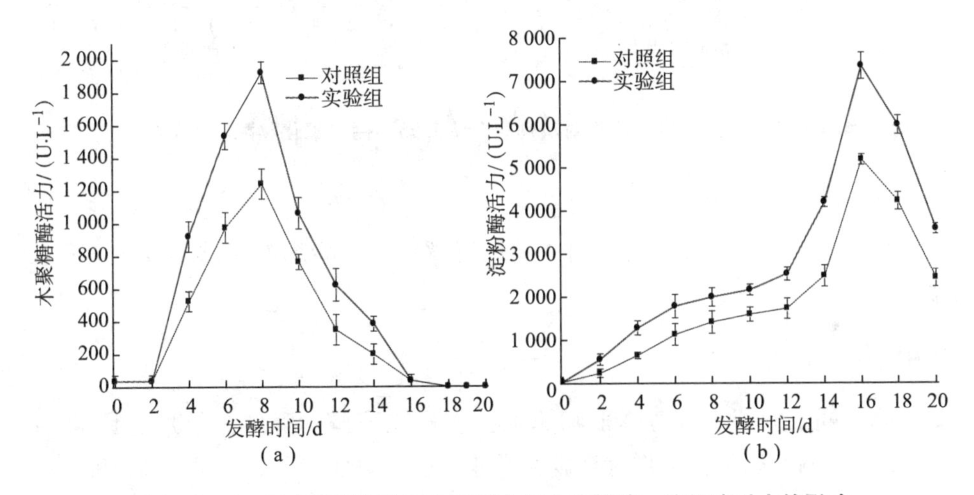

图4－9－4　天麻醇提取物对灰树花分泌木聚糖酶、淀粉酶活力的影响

9. 3. 5　漆酶和锰过氧化物酶活力的动态变化

漆酶（EC 1. 10. 3. 2）和锰过氧化物酶（EC 1. 11. 1. 13）是木质素降解酶系的主要组成[193]，其还能降解对环境有害的物质，如二噁英、多氯联苯、工业染料废水。其酶活力大小和分泌时间可反映灰树花对底物中木质素的降解能力和利用快慢。其中漆酶和锰过氧化物酶活力大小随发酵时间的变化如图4－9－5所示。

由图4－9－5可知，天麻醇提取物可诱导灰树花产漆酶和锰过氧化物酶，在第10 d和第6 d分别达到最大值，为（3. 511 ± 0. 18）U/L、（22. 98 ± 0. 81）U/L，相比对照组，酶活力分别提高了45. 84%和235. 3%。总的来说，与灰树花分泌的其他胞外酶活力相比，漆酶和锰过氧化物酶的活力较低，且分泌的时间较晚，可能是灰树花液体发酵过程中对木质素的降解能力较差。

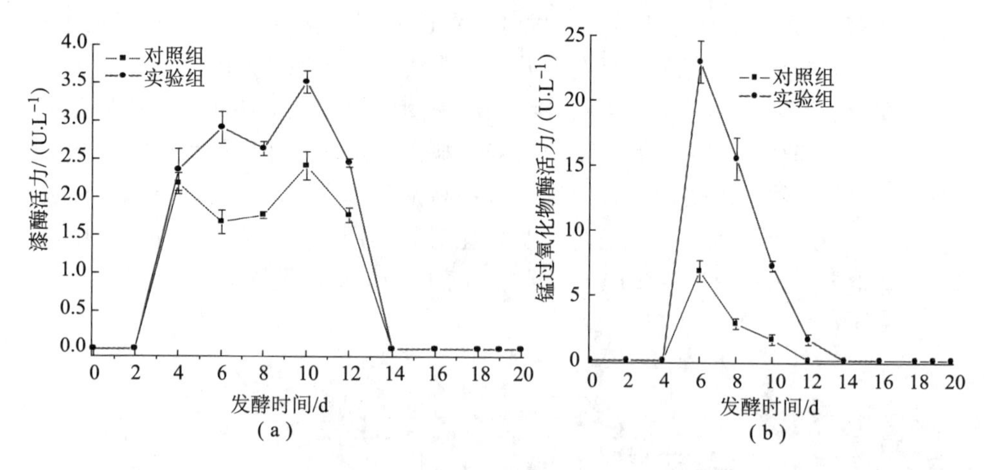

图4－9－5　天麻醇提取物对灰树花分泌漆酶、锰过氧化物酶活力的影响

因木质素是木质纤维素的主要成分之一，今后有望从进一步提高灰树花木质素酶活力的角度来提高灰树花对底物的降解能力，增加液体发酵过程中菌丝体的产量。

9.4　研究结论

将不同浓度的天麻醇提取物添加至灰树花液体发酵中，研究表明，5～9 g/L 对灰树花菌丝体生物量有显著促进作用（$P<0.05$），且7 g/L 天麻醇提取物对菌丝体生物量促进作用最大，为（4.057 ± 0.041）g/L，与对照组相比，增加了26.8%。因菌丝体的生长与其对底物的降解能力有着紧密的关系，后期实验从研究灰树花产的6种基质降解酶的角度来揭示7 g/L 天麻醇提取物对灰树花菌丝体增效的机理，并根据胞外酶的动态变化和酶活力大小，来探明灰树花对底物的降解能力。

通过研究灰树花发酵过程中的还原糖、pH、菌丝体生物量的动态变化可知，灰树花出现二次生长的迹象，对底物中的碳源可能存在先后利用的关系。同时，发酵液中的还原糖呈现先上升后下降的现象，可推测灰树花必分泌某些酶，将底物降解成灰树花可直接利用的还原糖。因此，对灰树花生长中的6种基质降解酶进行动态检测，发现天麻醇提取物均能不同程度地提高这些胞外酶活力，这解释了天麻醇提取物促菌丝体增产的机理。同时，根据酶活力大小和分泌时间，掌握了灰树花对底物的利用情况。灰树花在发酵中期开始大幅度降解底物中的纤维素、半纤维素，至发酵后期分泌丰富的淀粉酶对底物中的淀粉进行分解，补充发酵液中灰树花直接利用的营养源，使菌丝体量再次提高。而在整个发酵阶段，灰树花对木质素的利用能力较低。故今后有望对灰树花木质素酶系进行研究，使菌丝体产量进一步提高。此外，Kim 等人[194]研究表明，灰树花分泌的纤维素酶系中的 β－葡萄糖苷酶能将牛蒡子中活性较低的牛蒡子糖苷转化成活性较高的牛蒡子苷元。灰树花液体培养中能分泌多种胞外酶，能否将天麻成分生物转化成更有效的活性成分，也是今后研究的方向。

10 真菌灰树花菌丝体转录组测序及分析

10.1 研究背景

转录组测序是基于 Illumina HiSeq 等测序平台，对特定组织或细胞在某个时期转录出来的所有 mRNA 进行测序。近年来，随着转录组测序技术不断发展和完善，为研究功能基因、生物学性状的分子机制提供了全新的方法[195,196]。Yu Guojun 等[197]对灵芝菌丝体进行转录组测序，获得了 18 892 个 Unigene，其中 1 389 个 Unigene 被 KEGG 注释到，分属 16 类代谢途径；Huang Yating 等[198]对药用真菌桑黄的菌丝体转录组进行测序分析，获得 25 811 个 Unigene，并发现 23 个候选基因可能与甾醇的生物合成有关；Yang Fang 等[199]对白蚁蘑菇（*Termite mushroom*）进行转录组测序，获得 6 494 个 Unigene，并发现在白蚁蘑菇中许多已知的酶类与三萜皂苷的生物合成有关；Shu Shaohua 等[200]对茯苓的菌丝体和菌核进行转录组测序，分别获得 40 939 个 Unigene 和 37 220 个 Unigene，并发现在茯苓中萜类化合物的生物合成只能通过 MVA 途径。在草菇[201]、牛樟芝[202]、酵母[203]、紫背天葵[204]等多个物种的研究中都应用了转录测序技术。

10.2 研究材料与方法

10.2.1 菌种

灰树花（菌种编号：51616），购于中国农业微生物菌种保藏管理中心。

10.2.2 研究方法

10.2.2.1 培养基

斜面种子培养基（PDA 培养基，g/L）：马铃薯（去皮）200，葡萄糖 20，蛋白胨 2，KH_2PO_4 2，$MgSO_4 \cdot 7H_2O$ 1，琼脂 20。pH 自然。

液体种子培养基（g/L）：葡萄糖 30，蛋白胨 2，酵母膏 6，KH_2PO_4 0.5，$MgSO_4 \cdot 7H_2O$ 0.5。pH 自然。

摇瓶发酵培养基（g/L）：葡萄糖 50，蛋白胨 5，酵母膏 10，KH_2PO_4 2，$MgSO_4 \cdot 7H_2O$ 2。pH 自然。

10.2.2.2 样品制备

于母种试管中挑取黄豆粒大小菌丝块接种于斜面中部，置于 25 ℃恒温培养箱中培养至菌丝长满整个斜面。在培养好的斜面菌种中切取蚕豆大小于液体培养基中，250 mL 三角瓶装液量为 100 mL，置于 25 ℃、150 r/min 摇床培养 7 d。按 10% 的接种量，用移液枪量取液体种子于发酵培养基中，250 mL 三角瓶装液量为 100 mL，置于 25 ℃、150 r/min 摇床培养 12 d，过滤得灰树花菌丝体。

10.2.2.3 总 RNA 的提取

总 RNA 的提取方法按照试剂盒说明书进行。利用 Qubit 2.0 RNA 试剂盒检测 RNA 浓度、利用琼脂糖凝胶检测 RNA 完整性及基因组污染情况。检测合格的 RNA 用于后续测序。

10.2.2.4 转录组测序数据处理及分析

将测序得到的原始数据去除 3′端测序接头序列，去除融合后的 reads 尾部质量在 20 以下的碱基，切除 reads 中含 N 部分序列并进行污染评估。利用 Trinity 软件（版本 trinityrnaseq_rr20140717）通过序列之间的 Overlap 将序列延伸成 Contig，再根据序列的 Paired - end 信息，将 Contig 连接成转录本序列；对拼接序列去重复，取长度大于 200 bp 的序列，通过组装的 Component 从潜在的可变剪接转录本选取组装最长的转录本作为该样品的 Unigene 序列，最后将 Unigene 序列进行 SSR 分析，并与 Nr、Nt、SwissProt、TrEMBL、CDD、PFAM、GO、KOG、KEGG 数据库比对，取相似度大于 30% 且 e 小于 10^{-5} 的注释，获得 Unigenes 的注释信息。

10.3 研究结果与分析

10.3.1 Unigene 拼接

利用 Trinity 软件对测序得到的原始 reads 数据进行拼接，获得的 Contig 再次组装得到 33 898 个转录本，序列信息达 54 167 696 bp，平均长度 1 597.96 bp，N50（判断灰树花菌丝体基因组拼接结果优劣的依据）为 2 969 bp，N90 为 718 bp。所得转录本进一步拼接，获得 18 077 个 Unigene，Unigene 总长度为

23 615 260 bp，平均组装长度为 1 306. 37 bp；最长 Unigene 为 19 899 bp，最短 Unigene 为 201 bp；N50 为 2 885 bp，N90 为 445 bp。其中大于等于 500 bp 和大于等于 1 000 bp 的分别占总数的 50. 33% 和 36. 38% 。

由图 4 - 10 - 1 中 Unigene GC 含量分布可知，Unigene 的 GC 含量主要分布在 40 ~ 60 对。由图 4 - 10 - 2 可以看出，Unigene 主要集中在 200 ~ 300 bp 和 2 000 bp 以上，其中在 200 ~ 300 bp 的最多，为 5 682 个，占总数的 31. 4% ；大于 2 000 bp 的为 3 889 个，占总数的 21. 5% 。

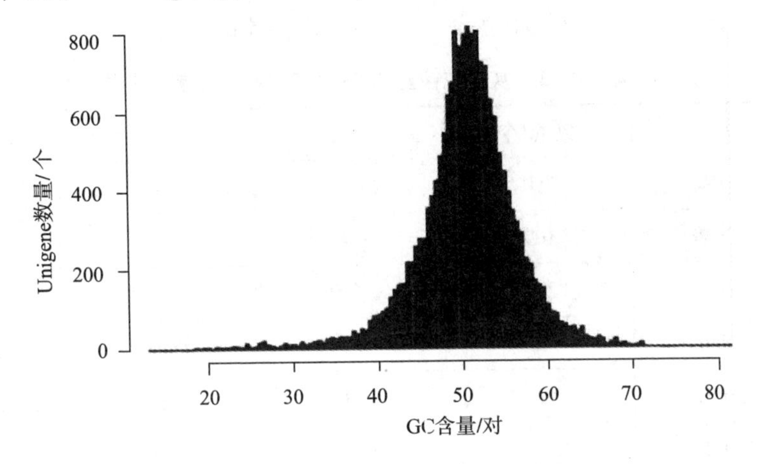

图 4 - 10 - 1　Unigene GC 含量分布图

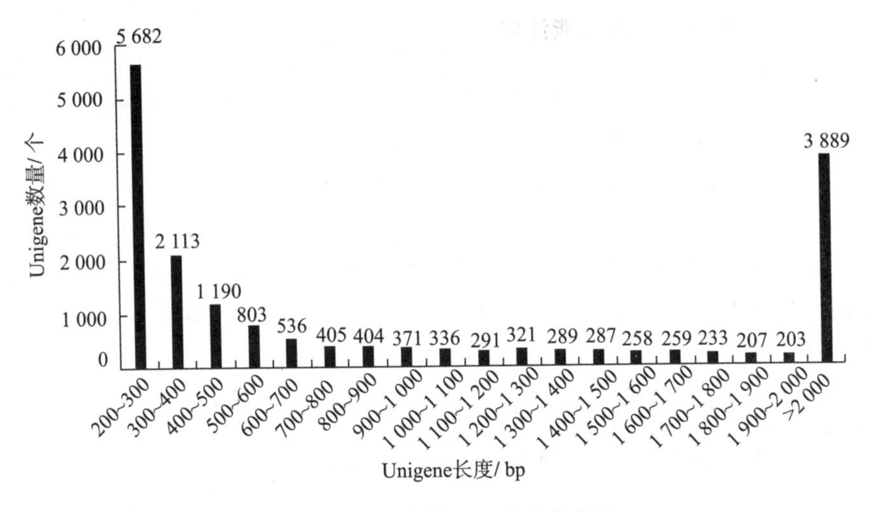

图 4 - 10 - 2　Unigene 长度分布图

10. 3. 2　SSR 分析

对灰树花菌丝体转录组进行 SSR 位点分析，筛选标准为：1 ~ 6 个核苷酸序列重复次数分别为大于等于10、6、5、5、5和5，两个SSR间最大间隔长度为100 bp。从18 077个Unigene中共找到1 155个SSR位点，占总Unigene的6.39%。其中单核苷酸重复最高为780个，占总重复序列的67.53%；其次是三核苷酸序列，共249个，占总重复序列的21.56%；最少为五核苷酸序列，只有2个，仅占0.17%（表4-10-1）。在检出的SSR位点中，出现频率最高的是A/T（721个），其次是C/G（59个）、AGC/CTG（53个）、ACG/CGT（51个）。上述SSR特征分析，有助于开展灰树花及其同属物种的基因组差异分析、通用性标记开发和遗传图谱构建的研究。

表4-10-1　灰树花菌丝体SSR不同重复基序列分布

重复基元长度	数量/个	百分比/%	主要的重复类型
单核苷酸	780	67.53	A/T
二核苷酸	109	9.43	AG/CT
三核苷酸	249	21.56	AGC/CTG
四核苷酸	12	1.04	AGAT/ATCT、AAAG/CTTT
五核苷酸	2	0.17	每个SSR位点均相同
六核苷酸	3	0.26	每个SSR位点均相同

10.3.3　Unigene的功能注释

通过BLAST程序将Unigene序列分别与Nr、Nt、SwissProt、TrEMBL、CDD、PFAM、GO、KOG、KEGG数据库比对。由表4-10-2可以看出，18 077个Unigene全部成功比对，其中12 025个Unigene至少在一个数据库中被注释到，占总数的66.52%；1 766个Unigene在所有的数据库中都被注释到，占总数的9.77%。在Nr和TrEMBL数据库中，被注释到的Unigene最多，分别为11 651和11 507，占总数的64.45%和63.66%；在数据库Nt中被注释到的最少，为3 643个，仅占20.15%。

表4-10-2　Unigene的功能注释在各数据库分布情况

数据库	被注释的Unigene数量	占总数的比例/%
CDD	8 189	45.3
KOG	6 461	35.74
Nr	11 651	64.45

续表

数据库	被注释的 Unigene 数量	占总数的比例/%
Nt	3 643	20.15
PFAM	7 407	40.97
Swissprot	7 777	43.02
TrEMBL	11 507	63.66
GO	8 332	46.09
KEGG	5 200	28.77
至少注释到一个数据库	12 025	66.52
在所有数据中得到注释	1 766	9.77
总的 Unigene 数目	18 077	100

10.3.3.1　Unigene 的 Nr 数据库比对分析

通过 BLAST 程序，将 Unigene 序列与 Nr 数据库比对，有 11 651 个 Unigene 与 Nr 数据库比对上，占总 Unigene 的 64.45%。灰树花转录组测序组装的 Unigene 与变色栓菌的相似性最多，为 2 184 个，占 18.74%；其次是木质素降解菌，比对上的 Unigene 为 1 321 个，占 11.34%。值得注意的是，有 24.93% 的 Unigene 属于其他序列，可能包含了灰树花菌丝体与大多数物种不同的、自身特有的基因序列（表 4-10-3）。

表 4-10-3　灰树花 Unigene 的 Nr 数据库比对分析

比对上的物种	数量/个	比率/%
变色栓菌（*Trametes versicolor*）	2 184	18.74
木质素降解菌（*Ceriporiopsis subvermispora*）	1 321	11.34
污叉丝孔菌（*Dichomitus squalens*）	1 299	11.15
褐腐真菌（*Fibroporia radiculosa*）	933	8.01
黄萎病菌（*Verticillium dahliae*）	439	3.77
松生拟层孔菌（*Fomitopsis pinicola*）	410	3.52
褐腐菌（*Postia placenta*）	258	2.21
大肠埃希氏菌（*Escherichia coli*）	256	2.20
家蚕（*Bombyx mori*）	226	1.94
Verticillium alfalfae	202	1.73
黑脉金斑蝶（*Danaus plexippus*）	174	1.50

续表

比对上的物种	数量/个	比率/%
Phanerochaete carnosa	168	1.44
密褐褶菌（*Gloeophyllum trabeum*）	159	1.36
葡萄（*Vitis vinifera*）	157	1.35
毛韧革菌（*Stereum hirsutum*）	115	0.99
干朽菌（*Serpula lacrymans*）	115	0.99
毛果杨（*Populus trichocarpa*）	98	0.84
玉米（*Zea mays*）	79	0.68
可可树（*Theobroma cacao*）	78	0.67
水稻（*Oryza sativa*）	75	0.64
其他	2 905	24.93

10.3.3.2　Unigene 的 KOG 数据库比对分析

将灰树花菌丝体转录组所有的 Unigene 与 KOG 数据库进行比对，有 6 461 个 Unigene 与 KOG 数据库比对上，占总 Unigene 的 35.74%。根据功能划分，本研究中所获灰树花菌丝体转录组功能注释的 Unigene 可分 25 类（图 4-10-3）。

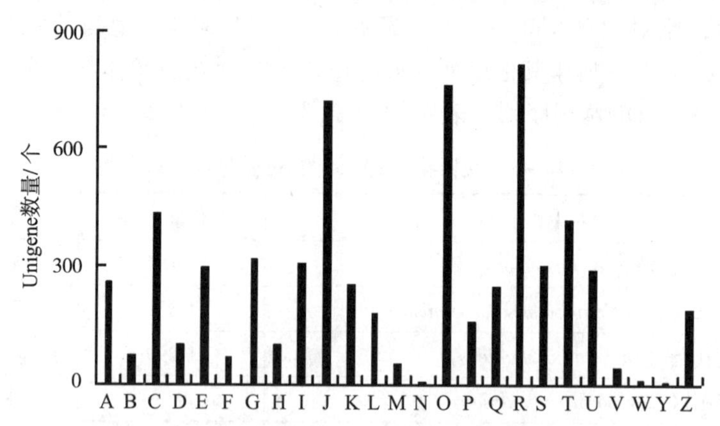

图 4-10-3　灰树花 Unigene 的 KOG 分类

A—RNA 加工与修饰；B—染色质结构与动力学；C—能量产生与转化；D—细胞周期调控、细胞分裂、染色体分隔；E—氨基酸转运与代谢；F—核苷酸转运与代谢；G—碳水化合物转运与代谢；H—辅酶转运与代谢；I—脂质转运与代谢；J—翻译，核糖体结构和生物合成；K—转录；L—复制、重组和修复；M—细胞壁/膜的生成；N—细胞运动；O—翻译后修饰，蛋白质转换，伴侣；P—无机离子转运与代谢；Q—次级代谢产物的合成、转运和代谢；R—一般功能预测；S—未知功能；T—信号转导机制；U—细胞内的转运、分泌和囊泡运输；V—防御机制；W—胞外结构；Y—核结构；Z—细胞骨架其中一般功能预测类最多，有816条，占12.63%；其次为翻译后修饰，蛋白质转换，伴侣和翻译，核糖体结构和生物合成相关的基因，分别有763和723条，占11.81%和11.19%。而与细胞运动有关的只有5个，与核结构有关的只有6个。

10.3.3.3　Unigene的GO数据库注释分析

GO（Gene Ontology）分类是国际标准化分类体系，适用于各个物种，能对基因进行限定和描述。对灰树花菌丝体Unigene进行GO功能分析，有8 332个Unigene被注释到，分为生物过程、细胞组成、分子功能3大类59个分支。统计每一类的基因数量发现，在细胞组成类的19个分支中，涉及本转录组的Unigene最多，为26 962个；生物过程类次之，为26 051个；分子功能类最少，为11 573个。其中代谢过程（5 272个）、细胞过程（5 714个）、细胞（6 016个）、细胞器（4 532个）、细胞组分（6 014个）、催化活性（4 651个）及连接（4 742个）功能组中涉及的Unigene较多，病毒（3个）、病毒组分（3个）、通道调节活性（2个）、金属伴侣活性（6个）、受体调节活性（1个）、蛋白标签（3个）及转录调节因子活性（7个）功能组中涉及的Unigene较少（表4-10-4）。

表4-10-4　灰树花菌丝体转录组GO功能分类的Unigene分布

GO分类	基因功能	Unigene数量/个
生物过程	繁殖	349
	细胞杀伤	11
	免疫系统过程	120
	代谢过程	5 272
	细胞过程	5 714
	生殖过程	213
	生物附着	66
	信号	477
	多细胞生物过程	516
	发育过程	595
	生长	121
	运动	89
	单机体过程	2 924

续表

GO 分类	基因功能	Unigene 数量/个
生物过程	律动过程	21
	生物过程正向调控	341
	生物过程负向调控	408
	生物过程调控	1 448
	应激反应	1 710
	定位	1 285
	定位建立	1 147
	多细胞有机体过程	284
	生物调节	1 623
	细胞组分的组织与生物合成	1 317
细胞组成	胞外区	500
	细胞	6 016
	拟核	29
	膜	2 385
	病毒	3
	细胞连接	84
	胞外基质	32
	膜封闭内腔	872
	大分子复合物	1 881
	细胞器	4 532
	胞外基质组分	15
	胞外区组分	129
	细胞器组分	2 574
	病毒组分	3
	膜组分	1 807
	突触组分	11
	细胞组分	6 014
	突触	14
	共质体	61

续表

GO 分类	基因功能	Unigene 数量/个
分子功能	蛋白结合转录因子活性	76
	核酸结合转录因子活性	160
	催化活性	4 651
	受体活性	44
	结构分子活性	526
	转运活性	688
	连接	4 742
	电子载体活性	275
	抗氧化活性	93
	通道调节活性	2
	金属伴侣活性	6
	酶调节活性	198
	受体调节活性	1
	蛋白标签	3
	转录调节因子活性	7
	氮素营养活性	12
	分子传感器活性	89

10.3.3.4　Unigene 的 KEGG 数据库注释分析

KEGG 数据库能够系统分析基因产物在细胞中的代谢途径及功能。将灰树花菌丝体的 Unigene 注释到 KEGG 数据库进行代谢分类分析，有 5 200 个 Unigene 被注释到，占总 Unigene 的 28.77%。被注释到的通路有 376 条，其中核糖体（400 个）、碳代谢（313 个）、氨基酸生物合成（245 个）通路涉及的 Unigene 较多（表 4-10-5）。灰树花多糖具有抗肿瘤、抗 HIV、抗氧化等作用，本研究中在 KEGG 代谢途径数据库注释到 115 条 Unigene 与灰树花多糖合成有关。这些 Unigene 及其注释信息为今后深入开展灰树花多糖代谢途径及相关功能基因等研究奠定了基础。

表 4 – 10 – 5　KEGG 注释 Unigene 最多的前 20 位代谢通路

编号	代谢途径	编码	Unigene 数量/个
1	核糖体	ko03010	400
2	碳代谢	ko01200	313
3	氨基酸生物合成	ko01230	245
4	氧化磷酸化	ko00190	176
5	内质网蛋白加工	ko04141	169
6	RNA 运输	ko03013	164
7	糖酵解/糖异生	ko00010	158
8	阿耳滋海默氏病	ko05010	144
9	亨廷顿氏舞蹈病	ko05016	142
10	帕金森氏病	ko05012	139
11	剪接体	ko03040	120
12	EB 病毒感染	ko05169	120
13	嘌呤代谢	ko00230	117
14	光和生物固氮	ko00710	115
15	丙酮酸代谢	ko00620	110
16	吞噬体	ko04145	103
17	细胞周期	ko04111	95
18	三羧酸循环	ko00020	93
19	乙醛酸和二羧酸代谢	ko00630	92
20	嘧啶代谢	ko00240	91

10.3.4　Unigene 的 CDS 预测

获取 Nr 数据库最佳比对结果，通过该结果确定 Unigene 的 ORF 的读码框，然后根据标准码子表确定其 CDS 及编码氨基酸序列，未比对上的 Unigene 通过 OrfPredict 软件预测其 CDS 序列。最终得到 CDS 序列片段 18 040 条，其中长度为 200 bp 的最多，为 5 522 个；长度为 100 bp 的次之，为 3 198 个；长度为 1 900 bp 的最少，为 155 个。序列长度分布如图 4 – 10 – 4 所示。

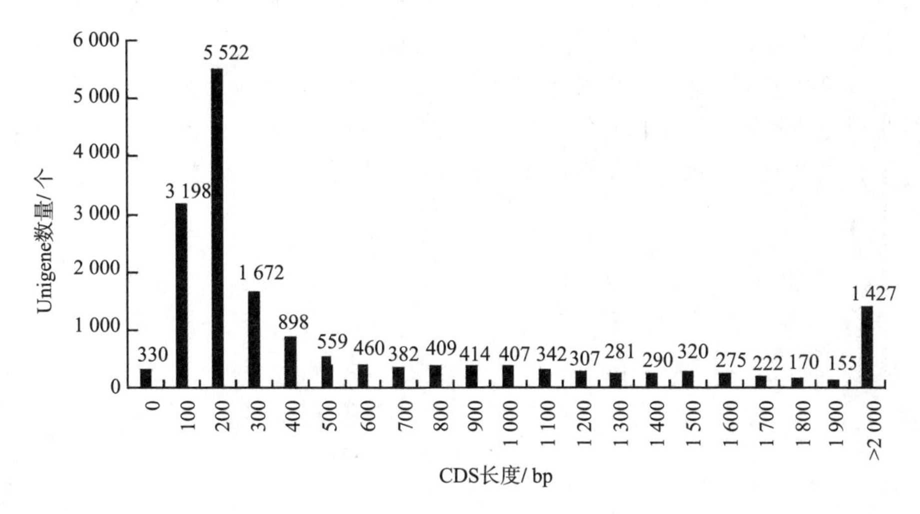

图4－10－4　灰树花转录组CDS长度分布图

10.4　研究结论

本研究采用高通量测序技术对灰树花菌丝体进行转录组测序。采用生物信息学软件对测序结果进行组装，得到18 077个Unigene。在所有的Unigene中，共检测到1 155个SSR位点，并对其进行了特征分析，这为灰树花及其同属物种的基因组差异分析、通用性标记开发和遗传图谱构建的研究提供了依据。

将Unigene与Nr数据库比对，与变色栓菌的相似序列最多，为2 184个；在Swissprot数据库中检测到蛋白同源序列有7 777条，与KOG数据库比对，注释到的6 461个Unigene在真核生物功能系统中分为25类，其中一般功能预测类最多；利用GO数据库进行功能注释，可将注释到的8 332个Unigene分为生物过程、细胞组成、分子功能3大类59个分支；KEGG通路注释，注释到5 200个Unigene，涉及376条代谢通路，其中有115个Unigene与灰树花多糖合成有关。这些数据为研究灰树花多糖合成途径提供了依据。

袁卫东等2015年采用高通量测序技术对灰树花子实体进行转录组测序，获得了63 137个Unigene。将Unigene与Nr数据库比对，与变色栓菌的相似序列最多；在GO数据库中注释到3大类35个分支，其中最多的是生物过程分支；有27 472个Unigene在KEGG数据库中被注释到239条代谢途径。与上述研究结果相比，我们建立的灰树花菌丝体转录组数据库，获得的Unigene相对较少，但 Unigene 的 GO 功能分类有生物过程、细胞组成、分子功能 3 大类 59 个分支，KEGG 通路注释，注释到 376 条代谢通路。

本研究采用高通量测序技术对灰树花菌丝体进行转录组测序，获得了大量灰树花菌丝体转录组信息，并进行了生物信息学分析，为深入开展灰树花多糖合成机理、灰树花分子标记开发等研究提供了丰富的数据资源。

第5章　天麻特征成分对灰树花发酵体系的影响及其生物转化的研究

1　天麻提取物及其特征成分对灰树花发酵的影响

1.1　研究背景

本节主要探究天麻醇提取物中几种简单的单一成分对灰树花发酵代谢的影响，为进一步探究天麻醇提取物促进灰树花生长和多糖合成的机理提供理论支撑。同时，天麻本身就是一个高价值的药食同源的中药材，若能够找到其替代物，或者其某一种单一成分能够促进灰树花菌丝体生长和多糖合成，其应用价值更大。

1.2　研究材料与方法

1.2.1　菌种与天麻

灰树花（菌种编号：51616），购于中国农业微生物菌种保藏管理中心。

天麻，购于贵州省德江县天麻种植基地。

1.2.2　研究方法

1.2.2.1　培养基

斜面种子培养基（PDA培养基，g/L）：马铃薯（去皮）200，葡萄糖20，蛋白胨2，KH_2PO_4 2，$MgSO_4 \cdot 7H_2O$ 1，琼脂20。pH自然。

液体种子培养基（g/L）：葡萄糖30，蛋白胨2，酵母膏6，KH_2PO_4 0.5，$MgSO_4 \cdot 7H_2O$ 0.5。pH自然。

摇瓶发酵培养基（g/L）：葡萄糖50，蛋白胨5，酵母膏10，KH_2PO_4 2，

$MgSO_4 \cdot 7H_2O$ 2。pH 自然。

1.2.2.2　培养方法

斜面种子培养：于母种试管中挑取黄豆粒大小的菌丝块接种于 PDA 试管斜面中部，置于 25 ℃恒温培养 9 d。

液体种子培养：先将斜面试管培养基上的菌丝用接种铲轻轻刮下，加入一定量的无菌水，以使菌丝与固体培养基脱离，然后倒入 250 mL 三角锥形瓶液体种子培养基中，置于恒温摇床中，在 25 ℃、150 r/min 摇床培养 4～7 d。三角锥形瓶中应长出大量均匀细小的菌丝球且菌液澄清为最佳。

发酵培养：在无菌条件下，按 10% 的接种量接种，接种于发酵培养基中。250 mL 三角锥形瓶装液量为 100 mL，25 ℃、150 r/min 摇床培养 14 d。

1.2.2.3　制备天麻醇提取物流程

精确称取天麻粉末 10 g，加入体积分数 75% 的乙醇溶液 100 mL，常温（25 ℃左右）浸泡 48 h 后过滤取滤液，然后将滤液于 60 ℃下减压蒸馏除去乙醇，将剩余提取物重溶于蒸馏水中，定容到 100 mL，即得天麻醇提取液。按照实验需要添加到灰树花发酵培养基中去。

1.2.2.4　菌丝体生物量的测定

灰树花生长以其菌丝体生物量为指标。将发酵培养后的培养基进行过滤，使固液分离，得到菌丝体。菌丝体再用蒸馏水冲洗 3 次，于数显鼓风干燥箱中 60 ℃烘干至恒重，称重即得菌丝体生物量（干重）。

1.2.2.5　胞外多糖（EPS）含量测定

1.2.2.5.1　葡萄糖标准溶液的配制

将分析纯葡萄糖在 105 ℃ 干燥至恒重，然后称取 10 mg 加少量蒸馏水溶解，移入 100 mL 容量瓶中，加蒸馏水定容至刻度线，摇匀，即得 0.1 mg/mL 的葡萄糖标准溶液。

1.2.2.5.2　制作葡萄糖标准曲线

分别精确吸取浓度为 0.1 mg/mL 的葡萄糖标准溶液 0、0.1、0.2、0.3、0.4、0.5、0.6、0.7、0.8 mL，补蒸馏水至 2.0 mL 后，然后加入 1 mL 6% 苯酚和 5 mL 浓硫酸，摇匀后，静置 20 min，然后于 490 nm 处测定吸光度。以葡萄糖量（mg）为横坐标、吸光度为纵坐标绘制葡萄糖标准曲线。

1.2.2.5.3　胞外粗多糖测定

取已过滤的灰树花发酵滤液，旋蒸浓缩至原体积的 1/4，加入 4 倍体积 95% 乙醇，于 4 ℃冰箱中静置 24 h。然后离心（4 000 r/min，15 min），去除上清液，再用 95% 乙醇清洗沉淀 3 次，最后将沉淀在 60 ℃下烘干，再加蒸馏水溶解，用苯酚－硫酸法测定胞外多糖含量。

1.2.2.6　HPLC 检测

色谱柱：Agilent TC－C18（4.6 mm×250 mm，5 μm）；流动相：0.1%磷酸水（A）和乙腈（C），以梯度洗脱：0～35 min，C:3%～30%（V/V）；35～40 min，C:30%～100%（V/V）；40～45 min，C:100%～3%（V/V）。柱温 30 ℃，流速：1.0 mL/min；进样量：20 μL；检测波长：221 nm。

1.2.2.7　统计方法

所有的实验都做三个平行，得到的实验数据取平均值±标准偏差。使用 SPSS 17.0 分析显著性，用 Origin 9.0 和 Excel 2010 作图。

1.3　研究结果与分析

1.3.1　天麻提取物的不同添加量对灰树花产胞外多糖的影响

为了探究中药天麻对灰树花生长和胞外多糖（EPS）合成的影响，在灰树花发酵培养基中添加天麻醇提取液，发酵培养 14 d 后与空白组（未添加天麻提取物）做对比。并在此基础上设置不同浓度梯度的天麻醇提取液添加到发酵体系中，天麻醇提取液的体积分数分别为 0%、3%、5%、7%、9%、11%，以获得天麻促进灰树花生长的一个最佳添加量，以灰树花菌丝体干重和胞外多糖产量为指标，每组实验三个平行，实验结果如图 5－1－1 所示。

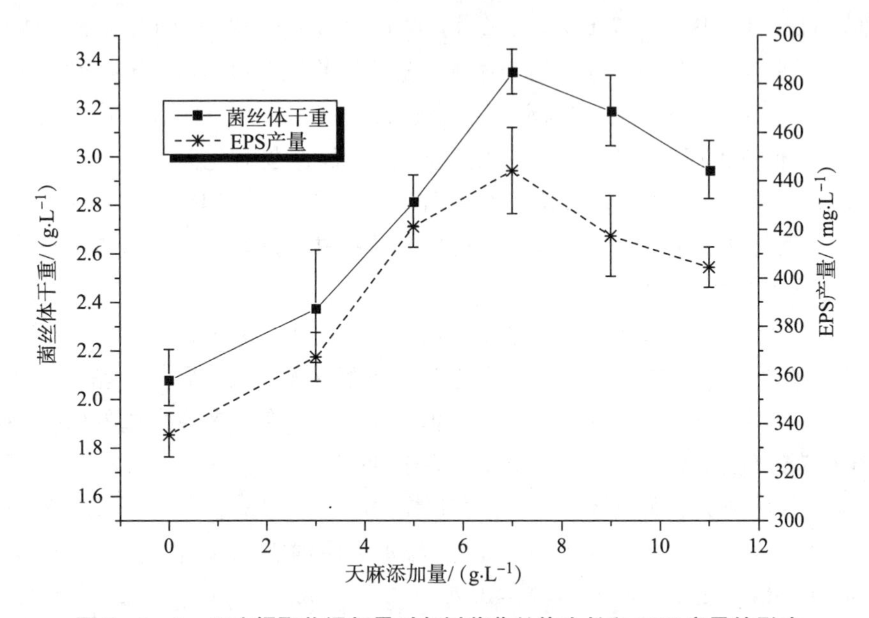

图 5－1－1　天麻提取物添加量对灰树花菌丝体生长和 EPS 产量的影响

实验表明，未加天麻的灰树花菌丝体干重为（2.09 ±0.12）g/L，灰树花胞外多糖（EPS）为（335.41 ±9.04）mg/L。而添加了天麻醇提取物之后，菌丝体干重和胞外多糖均比未添加的有所提高。随着天麻醇提取液体积浓度的增加，灰树花菌丝体和EPS的产量也逐渐增高，在天麻醇提取液的体积分数达到7%时，也就是100 mL发酵液体系中添加7 mL的天麻醇提取液，相当于100 mL发酵体系中约含有0.7 g天麻，此时灰树花菌丝体和EPS的产量达到最大，分别为（3.35 ±0.09）g/L和（444.24 ±17.76）mg/L。而天麻醇提取液的体积分数进一步提高到9%和11%时，灰树花菌丝体和EPS的产量开始下降。说明天麻添加量不是越多越好，可能会产生抑制作用，这点有待于进一步考察。因此，初步研究表明，天麻醇提取液的体积分数7%，也就是天麻量在7 g/L时，能够最大促进灰树花菌丝体的生长和胞外多糖（EPS）的合成。

1.3.2 天麻的不同成分对灰树花产胞外多糖的影响

1.3.1节的结果表明，当天麻添加量在7 g/L时，促进灰树花菌丝体生长和胞外多糖合成的效果达到最佳。根据天麻在高压灭菌后的组成成分占比，我们将按照7 g天麻所含有的各单一成分含量分别添加到在灰树花液体发酵体系中，设置实验组为：（Ⅰ）天麻醇提取物（7 g/L）、（Ⅱ）天麻素（103 mg/L）、（Ⅲ）对羟基苯甲醇（7.6 mg/L）、（Ⅳ）对羟基苯甲醛（13.8 mg/L）及（Ⅴ）三种等质量的单一成分组合添加。这里不将巴利森甙添加到灰树花发酵体系中，是因为巴利森甙在高温下易分解成天麻素，并且巴利森甙的价格远远高于其他三种成分的价格，利用巴利森甙来促进灰树花菌丝体的生长和胞外多糖的合成不经济。分析这五组添加物对灰树花菌丝体生长和胞外多糖（EPS）合成的影响，探究天麻醇提取物中对灰树花菌丝生长和胞外多糖合成起促进作用的主要物质。

结果如图5-1-2所示。发酵培养14 d后，这五组实验相比空白组（未添加天麻成分），均能一定程度地促进灰树花菌丝体生长和胞外多糖的生物合成，其中第Ⅰ组和第Ⅴ组促进灰树花菌丝体生长和胞外多糖合成的效果基本一样且为最佳。第Ⅱ组次之。第Ⅲ组和第Ⅳ组不是很明显。灰树花空白组（未添加天麻成分）发酵14 d后，菌丝体干重为（2.28 ±0.07）g/L，胞外多糖（EPS）为（336.41 ±4.47）mg/L；添加天麻醇提取液组的菌丝体干重为（3.42 ± 0.08）g/L，EPS为（440.70 ± 3.85）mg/L，分别提高了50%和31%。添加天麻素单一成分的组菌丝体干重为（2.82 ±0.11）g/L，EPS为（372.81 ±5.75）mg/L，分别提高了23.68%和10.82%；添加对羟基苯甲醇单一成分组的菌丝体干重为（2. 32 ±0. 05）g/L，EPS 为（345. 65 ±2. 89）mg/L，分别提高了 1. 76% 和 2. 75%；添加对羟基苯甲醛单一成分组的菌丝体干重为（2. 43 ±0. 06）g/L，EPS 为（385. 79 ±11. 93）mg/L，分别提高了 6. 58% 和 14. 68%；添加单一成分混合组的菌丝体干重为（3. 35 ±0. 09）g/L，EPS 为（420. 77 ±11. 95）mg/L，分别提高了 46. 93% 和 25. 08%。由此可见，将天麻醇提取液及将天麻醇提取液组合加到灰树花发酵培养体系中的效果是差不多的，都能最大促进灰树花菌丝体生长和胞外多糖合成。而对羟基苯甲醇和对羟基苯甲醛的促进作用不是很明显，但也起到一定的促进作用。我们进一步深挖数据，比较六组实验的灰树花胞外多糖的生产率，结果见表 5 -1 -1。

$$胞外多糖生产率（\%）=\frac{胞外多糖（mg/L）}{菌丝体干重（g/L）}$$

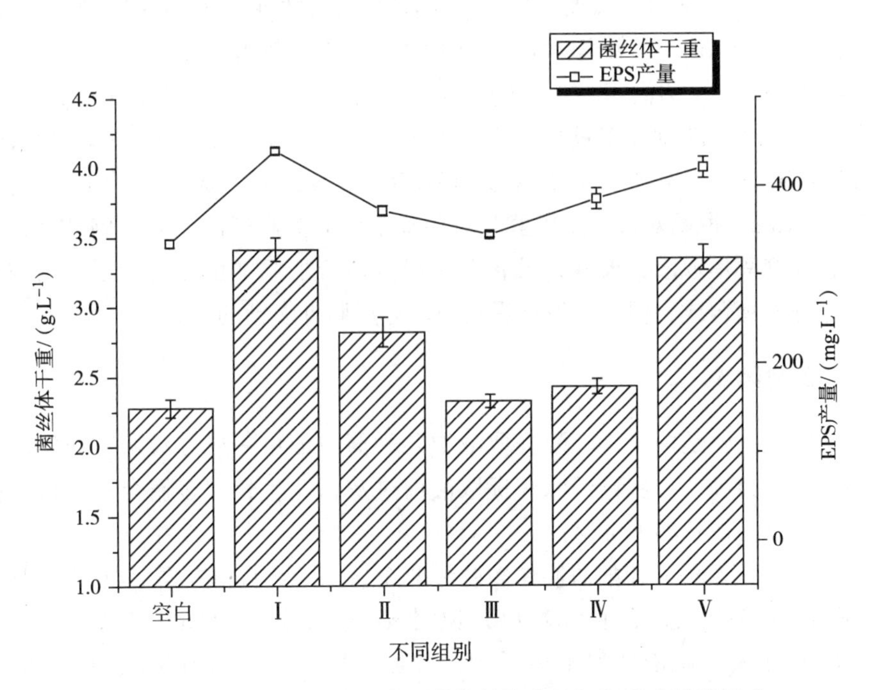

图 5 -1 -2　天麻各成分对灰树花菌丝体生长和 EPS 产量的影响

Ⅰ—天麻醇提取液；Ⅱ—天麻素；Ⅲ—对羟基苯甲醇；Ⅳ—对羟基苯甲醛；Ⅴ—三种物质等质量添加

表 5 - 1 - 1　天麻各成分对灰树花菌丝体生长和 EPS 产量的影响

组别	菌丝体干重 /($g \cdot L^{-1}$)	胞外多糖 /($mg \cdot L^{-1}$)	生产率［EPS 产量 (mg)/菌丝体干重 (g)］
空白	2.28 ±0.07	336.41 ±4.47	147.55
Ⅰ	3.42 ±0.08	440.70 ±3.85	128.86
Ⅱ	2.82 ±0.11	372.81 ±5.75	132.20
Ⅲ	2.32 ±0.05	345.65 ±2.89	148.99
Ⅳ	2.43 ±0.06	385.79 ±11.93	158.76
Ⅴ	3.35 ±0.09	420.77 ±11.95	125.60

表 5 - 1 - 1 显示，添加对羟基苯甲醛组的灰树花胞外多糖生产率最大，达到了 158.76 mg/g。添加对羟基苯甲醇组的灰树花胞外多糖生产率也达到了 148.99 mg/g，略高于空白组的灰树花胞外多糖生产率 147.55 mg/g。但是另外三组的灰树花胞外多糖生产率均低于空白组，其中添加天麻醇提取液组为 128.86 mg/g、添加天麻素组为 132.20 mg/g、单一成分混合添加组为 125.60 mg/g。说明对羟基苯甲醛和对羟基苯甲醇提高了菌丝体产胞外多糖的能力，天麻醇提取液、天麻素及各单一成分混合的添加虽然促进了灰树花生长和胞外多糖合成，但是并没有提高菌丝体产胞外多糖的能力。

1.4　研究结论

本实验主要是探究天麻醇提取液中几种简单的单一成分对灰树花发酵代谢的影响，为进一步探究天麻醇提取液促进灰树花生长和多糖合成的机理提供理论支撑。得到如下结论：

（1）采用苯酚 - 硫酸法制作多糖标准曲线，得到回归方程 $y = 6.9733x + 0.0008$，相关系数达到了 0.999 6。说明该法能够检测多糖的含量。

（2）在灰树花液体发酵体系中，添加体积分数分别为 0%、3%、5%、7%、9% 和 11% 的天麻醇提取液，以获得天麻促进灰树花生长的一个最佳添加量。以灰树花菌丝体干重和胞外多糖产量为指标，结果发现，当添加量在 7% 时，也就是 100 mL 发酵液体系中添加 7 mL 的天麻醇提取液，相当于 100 mL 发酵体系中约含有 0.7 g 天麻，此时灰树花菌丝体和 EPS 的产量达到最大，分别为（3.35 ±0.09）g/L 和（444.24 ±17.76）mg/L。

（3）在灰树花液体发酵体系中，分别添加：（Ⅰ）天麻醇提取物（7 g/L）、

(Ⅱ) 天麻素 (103 mg/L)、(Ⅲ) 对羟基苯甲醇 (7.6 mg/L)、(Ⅳ) 对羟基苯甲醛 (13.8 mg/L) 及 (Ⅴ) 三种等质量的单一成分组合添加。分析这五组添加物对灰树花菌丝体生长和胞外多糖 (EPS) 合成的影响，探究天麻醇提取液中起促进灰树花菌丝生长和胞外多糖合成作用的主要物质。结果表明，这五组实验相比空白组（未添加），均能一定程度促进灰树花菌丝体生长和胞外多糖的生物合成，其中第Ⅰ组和第Ⅴ组促进灰树花菌丝体生长和胞外多糖合成的效果基本一样且为最佳。第Ⅱ组次之。第Ⅲ组和第Ⅳ组不是很明显，然而通过计算灰树花胞外多糖生产率发现，相比其他组，对羟基苯甲醛和对羟基苯甲醇更能提高菌丝体产胞外多糖的能力。

2　天麻特征成分对灰树花菌丝体生长和胞外多糖合成的影响

2.1　研究背景

传统中药中有效成分不清楚、作用机理不明确等原因阻碍了中药现代化发展。通过本研究可探明天麻醇提取物中对灰树花 EPS 合成增效贡献力最大的成分，阐明作用机理，从而有效避免中药天麻的大量使用。

2.2　研究材料与方法

2.2.1　菌种与天麻

灰树花（菌种编号：5.404），购于中国普通微生物菌种保藏管理中心。

天麻，购于贵州省德江县天麻种植基地。

2.2.2　研究方法

2.2.2.1　天麻提取物的制备

天麻醇提取物制备：准确称取 50 g 天麻，分别添加 500 mL 不同体积分数（55%、65%、75%、85%）的乙醇溶液。第一种处理：常温浸提 48 h；第二种处理：60 ℃超声浸提 30 min。然后过滤，减压蒸去乙醇，再加 50 mL 的蒸馏水重溶后过滤，即 1 g 天麻可得 1 mL 的天麻醇提取液。

2.2.2.2　HPLC 检测条件

色谱柱：UF－C_{18} (4.6 mm × 250 mm，5 μm)；流动相 A：0.1% (*V/V*)

磷酸水，流动相 C：色谱纯乙腈。梯度洗脱条件：0～35 min，C：3%～30%（V/V）；35～45 min，C：30%～70%（V/V）。流速：1 mL/min，柱温 30 ℃，检测波长 221 nm。具体见表 5－2－1。

表 5－2－1 HPLC 梯度洗脱条件

序号	时间/min	流速/($mL \cdot min^{-1}$)	乙腈	0.1%磷酸水	等（梯）度
1	0	1	3	97	梯度
2	35	1	30	70	梯度
3	45	1	70	30	梯度
4	45	1	100	0	等度
5	55	1	100	0	等度
6	55	1	3	97	等度
7	60	1	3	97	等度

2.2.2.3 标准曲线制作

按照所需浓度分别配制标准品溶液，过 0.45 μm 膜后送入高效液相色谱仪检测。流动相进入色谱仪之前均需经 0.45 μm 膜过滤和超声处理。

天麻素标准曲线的绘制：精确称取 5.0 mg 天麻素标准品，用蒸馏水定容至 50 mL，配成浓度为 0.10 mg/mL 的天麻素标准品溶液，然后按照表 5－2－2 分别进样，进样量分别为 0、2、5、10、15、20 μL。以天麻素含量为横坐标、峰面积为纵坐标，绘制天麻素标准曲线，如图 5－2－1 所示。由图 5－2－1 可知，天麻素标准曲线的回归方程为 $y = 2 \times 10^6 x - 9.7614$，$R^2 = 0.9999$，在所选浓度范围内，二者相关系数较高，呈现出良好的线性关系。

表 5－2－2 天麻素标准曲线数据表

序号	进样体积/μL	含量/mg	峰面积/(mAU · s)
1	0	0.000 0	0
2	2	0.000 2	330.36
3	5	0.000 5	835.9
4	10	0.001 0	168 7
5	15	0.001 5	2 531.5
6	20	0.002 0	3 406.9

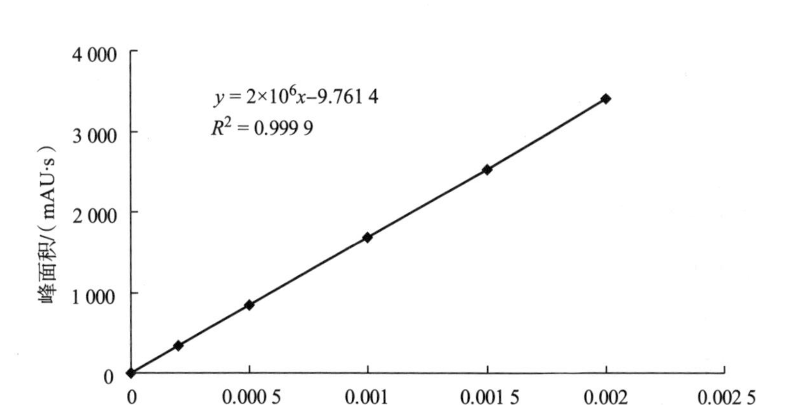

图 5－2－1　天麻素标准曲线

对羟基苯甲醇标准曲线的绘制：精确称取 5.5 mg 对羟基苯甲醇标准品，用蒸馏水定容至 50 mL，配成浓度为 0.11 mg/mL 对羟基苯甲醇标准品溶液，然后按照表 5－2－3 分别进样，进样量分别为 0、2、5、10、15、20 μL。以对羟基苯甲醇含量为横坐标、峰面积为纵坐标，绘制对羟基苯甲醇的标准曲线，如图 5－2－2 所示。由图 5－2－2 可知，对羟基苯甲醇标准曲线的回归方程为 $y = 3\times10^6x - 16.513$，$R^2 = 0.999\ 9$，在所选浓度范围内，二者相关系数较高。

表 5－2－3　对羟基苯甲醇标准曲线数据表

序号	进样体积/μL	含量/mg	峰面积/（mAU · s）
1	0	0. 000 00	0
2	2	0. 000 22	652. 5
3	5	0. 000 55	1 600. 9
4	10	0. 001 10	3 291. 7
5	15	0. 001 65	4 928. 4
6	20	0. 002 20	6 598. 2

对羟基苯甲醛标准曲线的绘制：精确称取 5.5 mg 对羟基苯甲醛标准品溶于蒸馏水，并定容至 50 mL，配成浓度为 0.11 mg/mL 的对羟基苯甲醛标准品

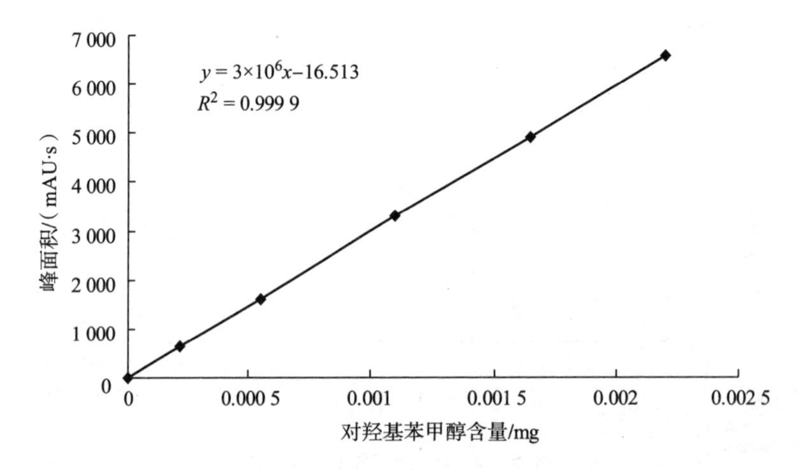

图 5－2－2　对羟基苯甲醇标准曲线

溶液，然后按照表 5－2－4 分别进样，进样量分别为 0、2、5、10、15、20 μL。以对羟基苯甲醛含量为横坐标、峰面积为纵坐标，绘制对羟基苯甲醛的标准曲线，如图 5－2－3 所示。由图 5－2－3 可知，对羟基苯甲醛标准曲线的回归方程为 $y=4\times10^6x+12.113$，$R^2=1$，在所选浓度范围内，二者相关系数较高，呈现出良好的线性关系。

表 5－2－4　对羟基苯甲醛标准曲线数据表

序号	进样体积/μL	含量/mg	峰面积/(mAU · s)
1	0	0. 000 00	0
2	2	0. 000 22	926. 56
3	5	0. 000 55	2 318. 9
4	10	0. 001 10	4 625. 0
5	15	0. 001 65	6 937. 7
6	20	0. 002 20	9 187. 5

2. 2. 2. 4　统计方法

实验过程中的所有数据使用 SPSS 17. 0 软件统计分析，并采用 OriginLab OriginPro 8. 5 和 Excel 2003 软件作图。

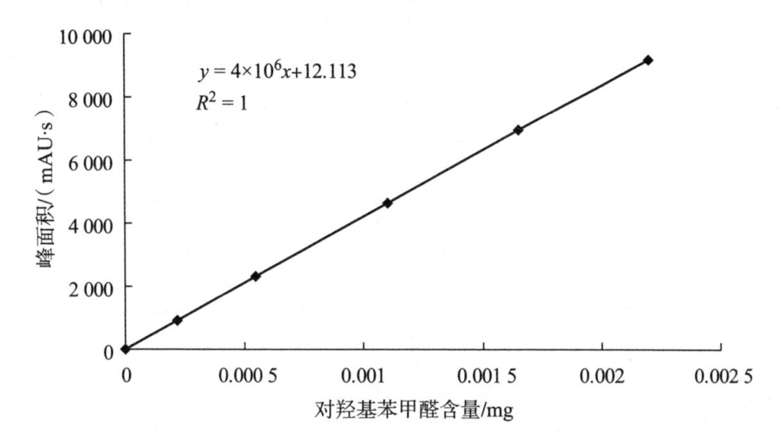

图5－2－3　对羟基苯甲醛标准曲线

2.3　研究结果与分析

2.3.1　常温浸提天麻主要成分定量分析

天麻粉用不同体积分数的乙醇溶液常温浸提48 h，经过一系列前期处理后，取20 μL进入高效液相色谱仪中检测天麻醇提取物中天麻素、对羟基苯甲醇和对羟基苯甲醛含量。灭菌前后天麻醇提取物中三种成分含量的结果见表5－2－5。由表5－2－5可以看出，除55%乙醇天麻提取物灭菌后的对羟基苯甲醇外，灭菌前后，75%乙醇天麻提取物中三种成分含量均最高。灭菌75%乙醇天麻提取物中，天麻素、对羟基苯甲醇和对羟基苯甲醛含量分别为5.466 0、0.831 7和1.591 3 mg/g。此外，天麻醇提取物经灭菌后，其天麻素、对羟基苯甲醇和对羟基苯甲醛三种成分含量均显著增加（$P<0.05$）。其中灭菌后天麻素含量增加值最大，高达161.11%；对羟基苯甲醛含量增加值最小。灭菌后天麻素含量大量增加的原因是天麻醇提取物中存在的巴利森甙经高压灭菌后基本完全转化为天麻素，一分子的巴利森甙经高压灭菌处理后可分解出三分子的天麻素[205]。虽然灭菌后75%乙醇天麻提取物中所测三种成分含量的增加值不是最大，但是灭菌后其天麻素和对羟基苯甲醛含量最大，对羟基苯甲醇含量0.831 7 mg/g与最大值0.856 4 mg/g相差不大。因此我们认为天麻粉常温浸提48 h，75%乙醇溶液提取效果最好。

表 5-2-5　HPLC 法测定天麻醇提取物中 3 种成分的含量

成分	处理方式	乙醇			
		55% 乙醇	65% 乙醇	75% 乙醇	85% 乙醇
天麻素含量/(mg · g^{-1})	未灭菌	1.898 7	2.155 6	2.387 9	1.787 9
	灭菌	4.958 2	5.132 8	5.466 0	3.088 5
	灭菌后增值	161.11%	138.12%	128.90%	72.74%
对羟基苯甲醇含量/(mg · g^{-1})	未灭菌	0.507 1	0.594 2	0.659 2	0.659 0
	灭菌	0.856 4	0.816 8	0.831 7	0.723 1
	灭菌后增值	68.89%	37.46%	26.17%	9.73%
对羟基苯甲醛含量/(mg · g^{-1})	未灭菌	1.125 5	1.270 4	1.314 4	0.443 6
	灭菌	1.325 9	1.515 1	1.591 3	0.564
	灭菌后增值	17.80%	19.26%	21.06%	18.68%

2.3.2　超声波浸提天麻主要成分定量分析

表 5-2-6 为天麻粉在超声波处理条件（60 ℃、功率 80 kW、30 min）下浸提后，采用 HPLC 测定天麻醇提取物中天麻素、对羟基苯甲醇和对羟基苯甲醛含量的结果。提取物前期处理和进样量与常温浸提法的相同。灭菌后，所有体积分数天麻醇提取物的天麻素、对羟基苯甲醇和对羟基苯甲醛三种成分含量均有增加，天麻素含量增加值依然最大，这与常温浸提结果一致。此外，65% 乙醇天麻提取物灭菌后所含天麻素、对羟基苯甲醇最高，其对羟基苯甲醛含量 1.292 4 mg/g 略低于 75% 乙醇天麻提取物的 1.341 3 mg/g。因此，我们认为超声浸提法提取天麻粉，65% 乙醇溶液效果最好。

表 5-2-6　HPLC 法测定天麻醇提取物中 3 种成分的含量

成分	处理方式	乙醇			
		55% 乙醇	65% 乙醇	75% 乙醇	85% 乙醇
天麻素含量/(mg · g^{-1})	未灭菌	1.623 8	2.080 1	2.107 7	1.777 7
	灭菌	3.957 7	4.771 5	4.205 5	2.642 7
	灭菌后增值	143.72%	129.34%	99.53%	48.66%

续表

成分	处理方式	乙醇			
		55%乙醇	65%乙醇	75%乙醇	85%乙醇
对羟基苯甲醇含量/($mg \cdot g^{-1}$)	未灭菌	0.503 8	0.518 9	0.509 2	0.612 2
	灭菌	0.777 9	0.803 1	0.715 1	0.639 7
	灭菌后增值	54.37%	54.79%	40.43%	4.50%
对羟基苯甲醛含量/($mg \cdot g^{-1}$)	未灭菌	0.937 9	1.193 0	1.189 4	0.473
	灭菌	1.124 8	1.292 4	1.341 3	0.501 2
	灭菌后增值	19.92%	8.33%	12.77%	20.11%

2.3.3　两种提取方式的天麻主要成分含量比较

表5－2－7为两种浸提方式下，灭菌后天麻醇提取物中天麻素、对羟基苯甲醇和对羟基苯甲醛的含量比较。由表5－2－5可知，常温浸提48 h的75%乙醇天麻提取物灭菌后，其天麻素、对羟基苯甲醇和对羟基苯甲醛的含量均高于超声浸提的65%乙醇天麻提取物，并且这三种成分分别增加了14.56%、3.60%和3.60%。由于灰树花液体发酵培养需经过高压灭菌，因此以常温浸提下灭菌后75%乙醇天麻提取物中天麻素、对羟基苯甲醇和对羟基苯甲醛的含量进行后期实验。

表5－2－7　天麻醇提取物中3种成分的含量比较

项目	成分	75%乙醇常温浸提/($mg \cdot g^{-1}$)	65%乙醇超声浸提/($mg \cdot g^{-1}$)	(常温－超声)/超声/%
含量	天麻素	5.466 0	4.715	14.56
	对羟基苯甲醇	0.831 7	0.803 1	3.60
	对羟基苯甲醛	1.591 3	1.292 4	23.12

2.3.4　实验组生物量和胞外多糖产量比较

以灭菌后7 g天麻提取物（常温浸提下）中所含天麻素、对羟基苯甲醇和对羟基苯甲醛的质量进行实验，并与7%天麻醇提取液作比较，分析对灰树花发酵液中BIO和EPS的促进作用。在灰树花发酵液中分别添加0.383 g/L天麻素（GA）、0.058 2 g/L对羟基苯甲醇（HA）、0.111 g/L对羟基苯甲醛（HBA）和7%天麻醇提取液，发酵9 d后各实验组BIO和EPS产量如

图 5 - 2 - 4 所示。

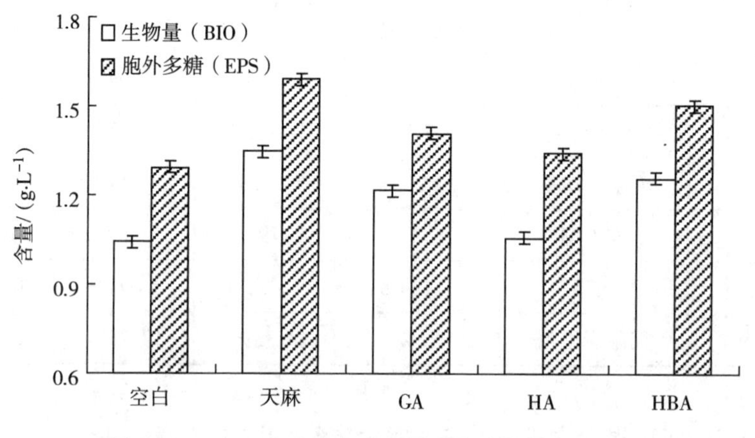

图 5 - 2 - 4　五个实验组生物量和胞外多糖产量比较

由图 5 - 2 - 4 可知，天麻实验组的 BIO 和 EPS 产量最高，并且显著高于空白组、GA 及 HA 实验组，其次是 HBA 实验组，其余 3 个实验组的产量相差不大。单独添加三种天麻成分中，对羟基苯甲醛促进灰树花 BIO 和 EPS 产量的效果最佳，但这种促进作用仍低于天麻醇提取物，这很可能是由于所添加的三种成分的质量浓度过小或者过大，并且对羟基苯甲醛可能是天麻醇提取物中促进灰树花 EPS 生物合成贡献力最大的成分。

2.3.5　天麻素对灰树花菌丝体生长和胞外多糖合成的影响

在灰树花液体发酵体系中添加不同浓度梯度的天麻素，发酵 9 d 后灰树花 BIO 和 EPS 产量如图 5 - 2 - 5 所示。

由图 5 - 2 - 5 可知，与空白组（不加添加物）相比，天麻素的添加可促进灰树花菌丝体生长和 EPS 的合成。其中，天麻素添加量为 0.02 ~ 0.10 g/L 时，效果不显著（$P > 0.05$）；天麻素添加量为 0.15 ~ 0.35 g/L 时，效果显著（$P < 0.05$）。并且，当天麻素添加量为 0.30 g/L 时，灰树花的 BIO 和 EPS 产量分别达最大值 2.932 g/L 和 1.819 g/L，分别增加了 40.42% 和 17.19%。

2.3.6　对羟基苯甲醇对灰树花菌丝体生长和胞外多糖合成的影响

为了检测对羟基苯甲醇对灰树花菌丝体生长和胞外多糖产量的影响，在灰树花发酵体系中添加不同浓度梯度的对羟基苯甲醇，结果如图 5 - 2 - 6 所示。

由图 5 - 2 - 6 可知，与空白组（不加添加物）相比，对羟基苯甲醇浓度

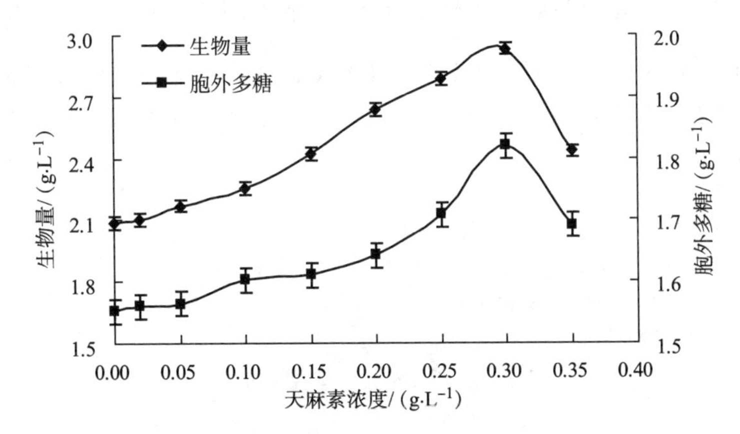

图5-2-5　天麻素对灰树花菌丝体生长和胞外多糖合成的影响

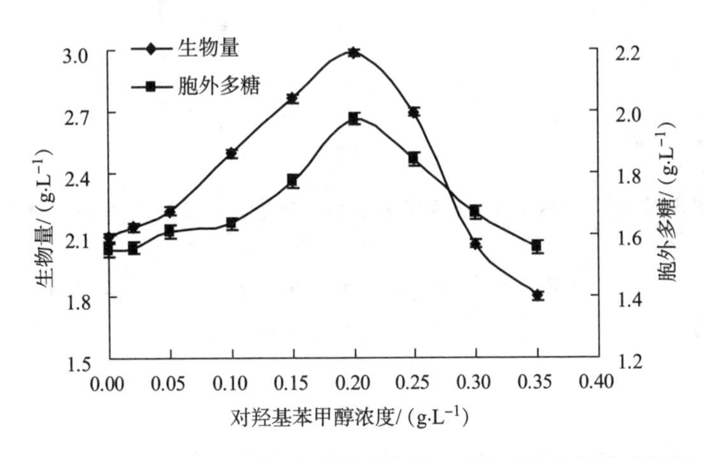

图5-2-6　对羟基苯甲醇对灰树花菌丝体生长和胞外多糖合成的影响

在0.05～0.30 g/L时，可显著促进灰树花EPS的生物合成（$P<0.05$），而对羟基苯甲醇浓度在0.05～0.25 g/L时，可促进灰树花菌丝体生长，但效果不显著（$P>0.05$），并且随添加浓度的继续增加，对灰树花菌丝体生长表现出抑制作用。此外，灰树花BIO和EPS在对羟基苯甲醇浓度为0.20 g/L时分别达最大值2.984 g/L和1.975 g/L，与空白组比较，分别增加了42.92%和27.25%。理论上，醇可以通过吸附在细胞膜表面提高膜的疏水性，从而提高了菌丝体对营养物质的利用，这意味着，醇的添加可通过增加菌丝体对葡萄糖的摄取率，进而提高BIO的产量和促进EPS的生物合成[152]。

2.3.7　对羟基苯甲醛对灰树花菌丝体生长和胞外多糖合成的影响

为了确定对羟基苯甲醛的最佳添加浓度，在灰树花体系中分别添加不同浓度梯度的对羟基苯甲醛，发酵 9 d 后，灰树花 BIO 和 EPS 的产量如图 5 - 2 - 7 所示。

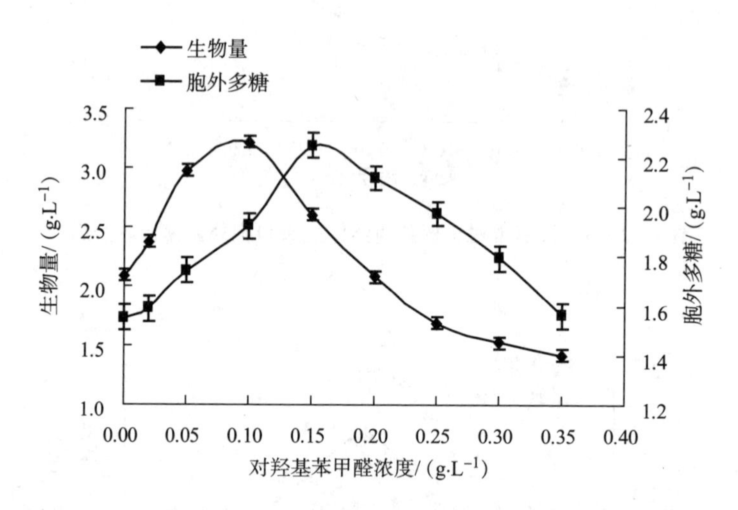

图 5 - 2 - 7　对羟基苯甲醛对灰树花菌丝体生长和胞外多糖合成的影响

由图 5 - 2 - 7 可知，BIO 和 EPS 产量随对羟基苯甲醛浓度的增大先增加至最大值后降低。与空白组比较，对羟基苯甲醛浓度在 0.05 ~ 0.3 g/L 时可显著促进灰树花 EPS 的生物合成（$P < 0.05$），其中对羟基苯甲醛浓度为 0.15 g/L 时效果最佳，EPS 达最大值 2.251 g/L，增加了 40.53%。然而，对羟基苯甲醛仅在添加量为 0.10 g/L 时，对灰树花 BIO 表现出显著促进作用（$P < 0.05$），并且当添加量为 0.25 ~ 0.35 g/L 时，对灰树花 BIO 表现出抑制作用。这可能是因为高浓度的对羟基苯甲醛对灰树花菌丝体生长表现出抑制作用。

2.3.8　3 种天麻成分对灰树花胞外多糖合成比较

为了分析比较 3 种天麻成分对灰树花胞外多糖生物合成的影响，在灰树花液体发酵体系中分别添加 0.02 ~ 0.35 g/L 的天麻素、对羟基苯甲醇和对羟基苯甲醛，发酵 9 d 后，灰树花 EPS 的产量如图 5 - 2 - 8 所示。

由图 5 - 2 - 8 可知，EPS 产量随 3 种添加物浓度的增大先增加至最大值后降低，对羟基苯甲醛添加量在 0.05 ~ 0.25 g/L 时的 EPS 产量均高于其他实验

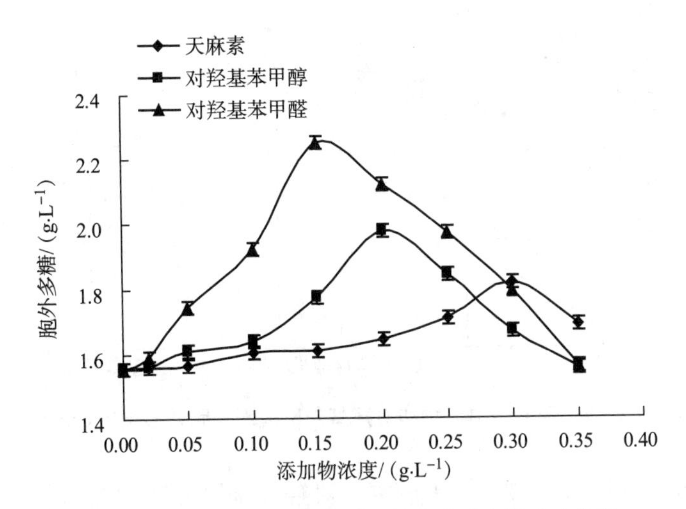

图5-2-8　3种天麻成分对灰树花胞外多糖合成比较

组。此外，适宜浓度的这三种成分均能促进灰树花EPS生物合成，其中，对羟基苯甲醛添加量为0.15 g/L时，对灰树花EPS合成的促进作用效果最佳。因此，在所添加的这3种天麻成分中，对羟基苯甲醛对灰树花EPS生物合成的促进作用最大。这种促进作用是高于还是等于天麻醇提取物的，后期实验将进一步说明，后期实验以0.15 g/L对羟基苯甲醛为实验组。

2.3.9　天麻醇提取物和对羟基苯甲醛对胞外多糖合成的比较

由图5-2-9可知，灰树花发酵培养9 d后，对羟基苯甲醛和天麻醇提取物的EPS产量分别为1.674 4 g/L和1.696 8 g/L，均显著高于空白组的1.340 5 g/L（$P<0.05$）。对羟基苯甲醛的EPS产量略低于天麻醇提取物，这说明灰树花还利用了天麻醇提取物中的其他成分。因此，对羟基苯甲醛对灰树花EPS生物合成的促进作用略低于天麻醇提取物。

2.4　研究结论

为探明天麻提取物中对灰树花EPS合成增效贡献力最大的成分，在灰树花液体发酵体系中添加几种不同浓度梯度的天麻主要成分（包括天麻素、对羟基苯甲醇及对羟基苯甲醛），主要结果如下：

（1）采用不同体积分数乙醇溶液分别对天麻粉进行常温浸提和超声浸提后，采用HPLC法测定天麻醇提取物中天麻素、对羟基苯甲醇和对羟基苯甲醛含量。常温浸提48 h条件下，75%乙醇天麻提取物灭菌后所测的三种成分

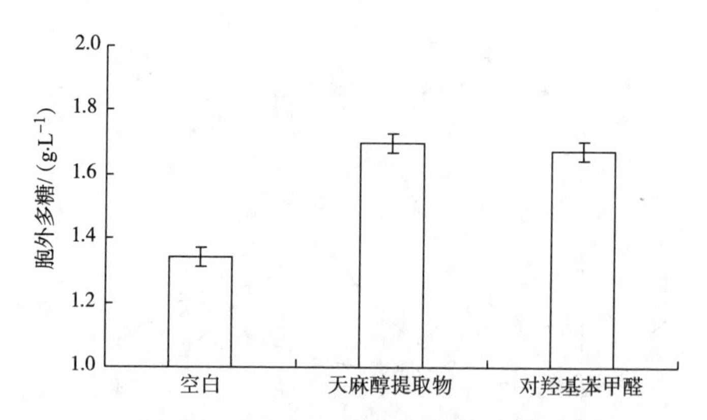

图 5-2-9　天麻醇提取物和对羟基苯甲醛影响胞外多糖产量的比较

的含量最高，提取效果最佳，天麻素、对羟基苯甲醇和对羟基苯甲醛的含量分别为 5.466 0、0.831 7、1.591 3。后期采用 75% 乙醇天麻提取物进行灰树花发酵培养实验。

（2）在灰树花深层发酵体系中，添加适宜质量浓度的天麻素、对羟基苯甲醇和对羟基苯甲醛均能促进灰树花菌丝体的生长和 EPS 的生物合成，其中对羟基苯甲醛添加量为 0.15 g/L 时，对灰树花 EPS 合成的促进作用效果最佳，其 EPS 达最大值 2.251 g/L，与空白组比较，增加了 40.53%。因此，对羟基苯甲醛是促进灰树花菌丝体的生长和胞外多糖的生物合成增效贡献力最大的天麻成分。

（3）比较分析 0.15 g/L 对羟基苯甲醛和 7 g/L 天麻醇提取物对灰树花胞外多糖促进作用的结果表明，对羟基苯甲醛的促进作用略低于天麻醇提取物的。EPS 合成酶是菌丝体分泌的诱导 EPS 产生的一类酶的总称。王琼[206]和张清丽[207]的研究认为，α-磷酸葡萄糖变位酶（α-PGM）、UDP-葡萄糖焦磷酸化酶、UDP-葡萄糖脱氢酶、dTDP-葡萄糖焦磷酸化酶、dTDP-鼠李糖合成酶系等是 EPS 合成的关键酶。Xu Xiaobao 等[118]的研究表明，天麻提取物可提高 α-PGM 酶活力。本研究中，对羟基苯甲醛对灰树花 EPS 生物合成的促进作用略低于天麻醇提取物。这可能是在提高 EPS 合成的关键酶活力方面，对羟基苯甲醛的效果同样略低于天麻醇提取物，但是二者具体提高哪种或者哪几种 EPS 合成酶活力尚不清楚，需要做进一步研究。

3 对羟基苯甲醇对灰树花产胞外多糖及其动力学的研究

3.1 研究背景

天麻醇提取物虽然能够促进灰树花菌丝体生长，但是由于天麻本身就是一种药食同源的中药，其价值不低于灰树花多糖，所以用天麻来促进灰树花生长和产菌丝体多糖，其经济成本比较大。但是我们发现天麻醇提取物里面的单一成分如对羟基苯甲醛和对羟基苯甲醇也能够促进灰树花菌丝体生长和胞外多糖的合成，并且胞外多糖生产率［EPS 产量（mg）/菌丝体干重（g）］更高。对羟基苯甲醇是天麻素的前体物质，即对羟基苯甲醇可合成天麻素，同时，对羟基苯甲醇可以化工合成并生产，价值远远低于天麻素。故接下来重点研究对羟基苯甲醇对灰树花产胞外多糖的影响及其发酵动力学。

3.2 研究材料与方法

3.2.1 菌种

灰树花（菌种编号：51616），购于中国农业微生物菌种保藏管理中心。

3.2.2 研究方法

3.2.2.1 培养基

斜面种子培养基（PDA 培养基，g/L）：马铃薯（去皮）200，葡萄糖 20，蛋白胨 2，KH_2PO_4 2，$MgSO_4 \cdot 7H_2O$ 1，琼脂 20。pH 自然。

液体种子培养基（g/L）：葡萄糖 30，蛋白胨 2，酵母膏 6，KH_2PO_4 0.5，$MgSO_4 \cdot 7H_2O$ 0.5。pH 自然。

摇瓶发酵培养基（g/L）：葡萄糖 50，蛋白胨 5，酵母膏 10，KH_2PO_4 2，$MgSO_4 \cdot 7H_2O$ 2。pH 自然。

3.2.2.2 培养方法

斜面种子培养：于母种试管中挑取黄豆粒大小的菌丝块接种于 PDA 试管斜面中部，置于 25 ℃恒温培养 9 d。

液体种子培养：先将斜面试管培养基上的菌丝用接种铲轻轻刮下，加入一定量的无菌水以使菌丝与固体培养基脱离，然后倒入 250 mL 三角锥形瓶液体种子培养基中，置于恒温摇床中，在 25 ℃、150 r/min 下摇床培养 4 ~ 7 d。三角锥形瓶中应长出大量均匀细小的菌丝球且菌液澄清为最佳。

发酵培养：在无菌条件下，按 10% 的接种量接种，接种于发酵培养基中。250 mL 三角锥形瓶装液量为 100 mL，25 ℃、150 r/min 下摇床培养 7 d。

3.2.2.3　菌丝体生物量的测定

灰树花生长以其菌丝体生物量为指标。将发酵培养后的培养基进行过滤，使固液分离，得到菌丝体。菌丝体再用蒸馏水冲洗 3 次，于数显鼓风干燥箱中 60 ℃烘干至恒重，称重即得菌丝体生物量（干重）。

3.2.2.4　残糖的测定

3.2.2.4.1　葡萄糖标准曲线的制作

分别精确吸取浓度为 1 mg/mL 的葡萄糖标准溶液 0、0.2、0.4、0.6、0.8、1.0 mL，补蒸馏水至 2.0 mL 后，精确加入 1.5 mL DNS 试剂（3,5 - 二硝基水杨酸），摇匀后，置于沸水浴中加热 5 min，取出后冷却至室温，并定容至 25 mL，然后于 520 nm 处测定吸光度。以葡萄糖量（mg）为横坐标、吸光度为纵坐标绘制葡萄糖标准曲线。

3.2.2.4.2　发酵液中残糖的测定

采用 DNS 法测定，取 1 mL 发酵液于 50 mL 容量瓶中并用蒸馏水定容，取定容后的 1 mL 稀释液于 25 mL 的比色管中，补蒸馏水至 2 mL，与 1.5 mL DNS 溶液混匀，在沸水中煮沸 5 min，冷却后定容至 25 mL，于 520 nm 处测吸光度。再比对葡萄糖标准曲线计算出残糖（还原糖）的含量。

3.2.2.5　胞外多糖（EPS）测定

3.2.2.5.1　葡萄糖标准曲线的制作

分别精确吸取浓度为 0.1 mg/mL 的葡萄糖标准溶液 0、0.1、0.2、0.3、0.4、0.5、0.6、0.7、0.8 mL，补蒸馏水至 2.0 mL 后，加入 1 mL 6% 苯酚和 5 mL 浓硫酸，摇匀后，静置 20 min，然后于 490 nm 处测定吸光度。以葡萄糖量（mg）为横坐标、吸光度为纵坐标绘制葡萄糖标准曲线。

3.2.2.5.2　发酵液中胞外多糖测定

取已过滤的灰树花发酵滤液，旋蒸浓缩至原体积的 1/4，加入 4 倍体积 95% 乙醇，于 4 ℃冰箱中静置 24 h。然后离心（4 000 r/min，15 min），去除上清液，再用 95% 乙醇清洗沉淀 3 次，最后将沉淀在 60 ℃下烘干，再加蒸馏水溶解，用苯酚 - 硫酸法测定胞外多糖含量。

3.2.2.6　pH 的测定

使用 pHS - 3C 测定。

3.2.2.7　HPLC 检测

色谱柱：UF - C_{18}（4.6 mm × 250 mm，5 μm）；流动相为 A：0.1%（*V*/

V）磷酸水，流动相C：色谱纯乙腈。梯度洗脱条件：0～35 min，C：3%～30%（V/V）；35～45 min，C：30%～70%（V/V）。流速：1 mL/min，柱温30 ℃，检测波长221 nm。

3.2.2.8　统计方法

所有的实验都做三个平行，得到的实验数据取平均值±标准偏差。使用SPSS 17.0分析显著性，用Origin 9.0和Excel 2010作图。

3.3　研究结果与分析

3.3.1　不同浓度的对羟基苯甲醇对灰树花生物量和胞外多糖合成的影响

在灰树花发酵液中添加不同浓度的对羟基苯甲醇，发酵8 d后菌丝体生物量和胞外多糖如图5－3－1所示。

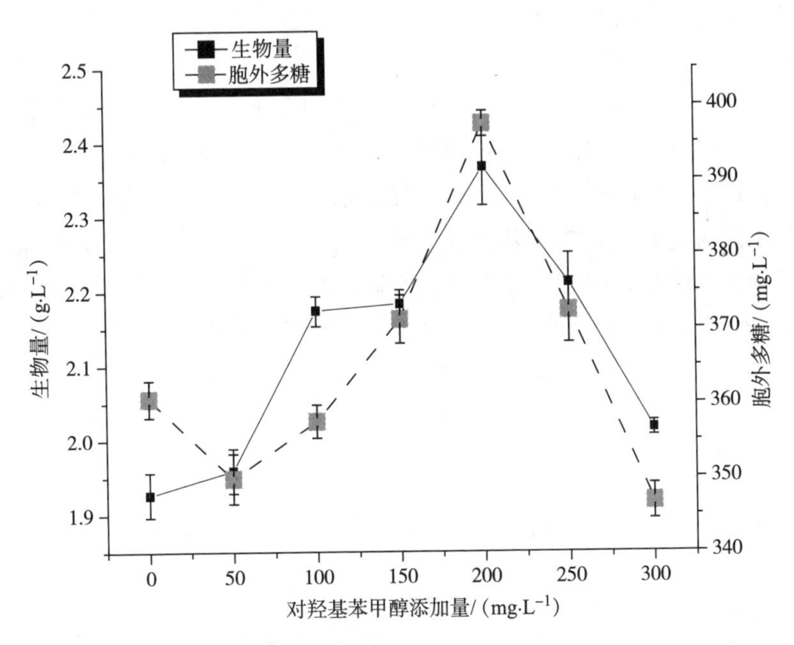

图5－3－1　不同浓度的对羟基苯甲醇对灰树花生物量和胞外多糖的影响

如图5－3－1所示，随着对羟基苯甲醇浓度的增加，灰树花菌丝体生物量和胞外多糖均先增加至最大量后降低，这说明一定浓度的对羟基苯甲醇可能刺激灰树花菌丝体生长和胞外多糖的合成，浓度过高又可能会抑制菌丝体生长，进而使胞外多糖产量有所降低。当浓度达到200 mg/L时，对羟基苯甲醇对灰树花菌丝生物量和胞外多糖合成具有明显的促进作用（$P<0.05$），分别达到最大值（2.365±0.05）mg/L和（397.54±1.72）mg/L，与空白组

（不加对羟基苯甲醇）相比，分别增加了22.73% 和10.24%。基于后期研究，我们进一步开展对羟基苯甲醇在灰树花发酵体系中的代谢及发酵动力学研究，选取添加对羟基苯甲醇浓度为200 mg/L进行后期实验。

3.3.2 发酵动力学研究

在灰树花发酵液中添加对羟基苯甲醇至浓度达到200 mg/L进行发酵培养，每隔2 d取样，研究发酵过程中菌丝量、残糖（还原糖）、胞外多糖、pH、对羟基苯甲醇和天麻素含量的变化。进一步揭示了对羟基苯甲醇促进灰树花菌丝体生长及胞外多糖的合成，也为获取灰树花菌丝体和胞外多糖的实际应用提供了参考依据。胞外多糖的积累与灰树花菌丝体生长密切相关，菌丝体生长过程中消耗了大量的碳源，8 d后菌丝体生长进入稳定期，同时对羟基苯甲醇转化成天麻素也基本完成。这预示着实际生产过程中如果要连续培养，第8 d是最佳的补料时间。

3.3.2.1 菌丝体的生长动力学

如图5－3－2所示，在灰树花整个发酵周期中，葡萄糖作为碳源随着灰树花菌丝体的生长不断减少，从刚开始的50 g/L减少到第14 d的（22.54 ± 1.41）g/L，减少了54.92%。葡萄糖没有消耗完，其中可能的原因是其他条件限制了灰树花菌丝体进一步生长，例如氮源、生长因子等。而灰树花菌丝体刚开始生长缓慢，后来生长加快，到第8 d之后生长趋于平稳，第14 d菌丝体量达到（2.46 ±0.21）g/L，而此时葡萄糖作为碳源消耗速度也减缓了。这里也与大多数真菌生长过程相类似。

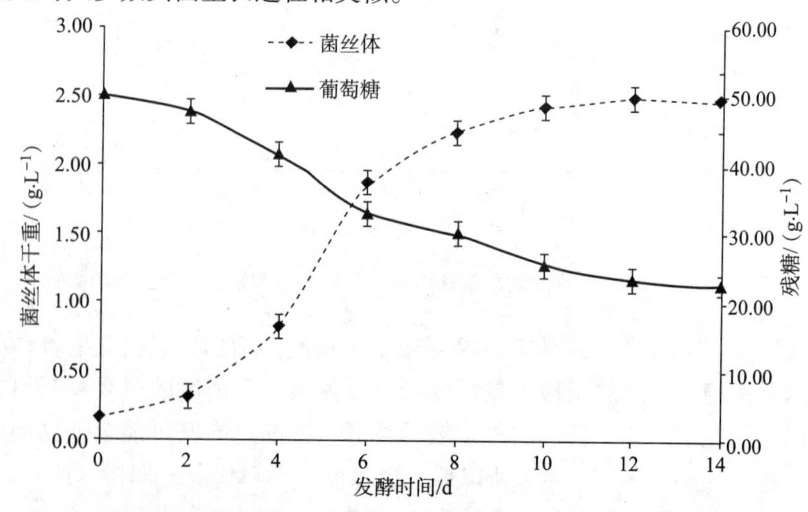

图5－3－2 菌丝体和残糖（葡萄糖）的动力学曲线

3.3.2.2　胞外多糖和 pH 的动力学曲线

如图5－3－3所示，在灰树花整个发酵周期中，胞外多糖一开始合成较缓慢，从第6 d开始合成速度加快，第10 d开始趋于平稳。最终在第14 d检测得到灰树花胞外多糖达到（402.23±13.76）mg/L。发现灰树花胞外多糖的合成稍微滞后于菌丝体的生长。而刚开始在第0 d能够检测到的少量的多糖，可能是培养基中酵母膏里的成分。此外，发酵过程中pH也是略微下降的，从4.64±0.02下降到3.56±0.05，可能的原因是随着灰树花的生长，其能够利用碳源产生了少量的有机酸，当菌丝体生长进入稳定期也就是第8 d时，发酵液的pH变化也趋于平缓。

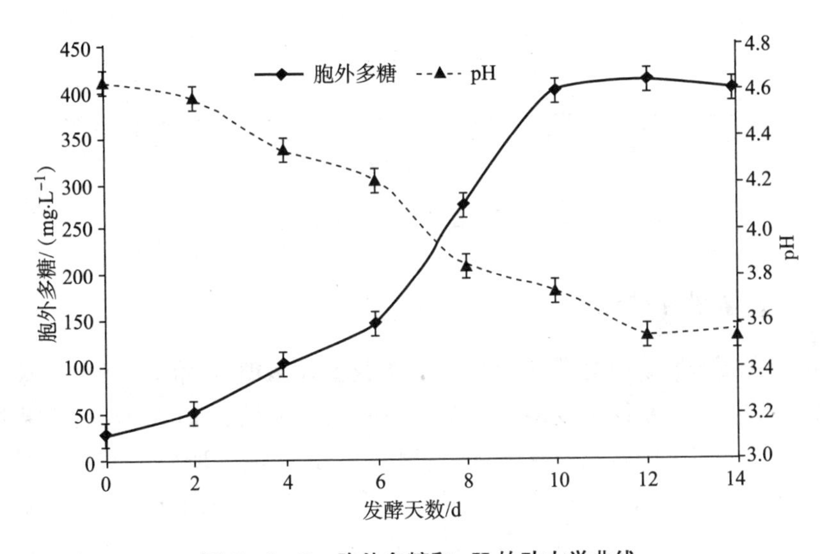

图5－3－3　胞外多糖和pH的动力学曲线

3.3.2.3　对羟基苯甲醇和天麻素的动力学曲线

如图5－3－4所示，在灰树花发酵培养基中添加对羟基苯甲醇，第4 d之前对羟基苯甲醇和天麻素含量变化不明显。第4～6 d，对羟基苯甲醇含量迅速从（185.12±4.21）mg/L下降到（77.34±9.23）mg/L并最终转化完全，天麻素含量从（0.23±0.04）mg/L上升到（30.27±2.17）mg/L，但随着灰树花继续发酵，又会略微减少。这现象可能是刚开始灰树花能够合成一些酶，如葡萄糖基转移酶，将对羟基苯甲醇转化成天麻素，随着菌丝体生长，后期可能会吸收对羟基苯甲醇，用以促进胞外多糖的合成，并且有可能产生一些能使天麻素降解的酶，这里有待进一步研究。

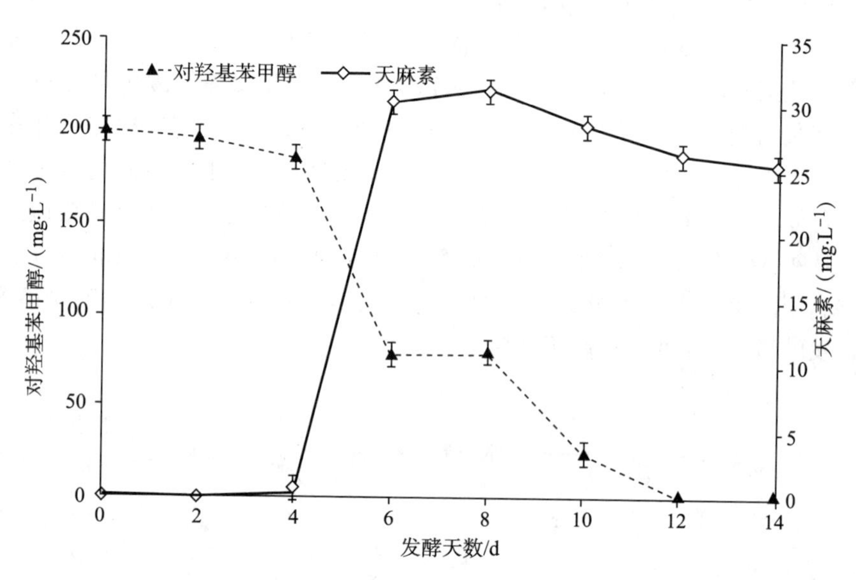

图 5－3－4　对羟基苯甲醇和天麻素的动力学曲线

3.4　动力学研究结论

本节主要研究了对羟基苯甲醇对灰树花胞外多糖合成的影响。在灰树花发酵体系中，添加不同浓度的对羟基苯甲醇能一定程度上促进灰树花菌丝体的生长和胞外多糖的合成，其中对羟基苯甲醇添加量为 200 mg/L 时，对灰树花菌丝体生物量和胞外多糖合成的促进作用效果最明显，与空白组（未添加对羟基苯甲醇）相比，分别提高了 22.73% 和 10.24%。此外，本章还重点进行了添加对羟基苯甲醇后灰树花发酵动力学研究，考察了发酵过程中菌丝体、残糖（还原糖）、胞外多糖、pH、对羟基苯甲醇和天麻素含量的变化，揭示了可以通过添加对羟基苯甲醇及进一步优化培养条件来缩短发酵时间，以获得灰树花胞外多糖，便于更好地应用到实际生产中。另外，对于对羟基苯甲醇转化合成天麻素要进一步研究，天麻素本身也是一种重要的中药活性物质。

4　灰树花发酵过程天麻成分的变化与结构分析

4.1　研究背景

长期以来，对传统中药中有效物质不清、作用机理不明确，是制约中医药事业发展的主要因素。因此，对中药中有效成分的研究对于中药物种的鉴定、栽培、保护及中药制药的加工处理等方面有着重要的指导意义。其研究方法主要有以高效液相色谱（HPLC）、液质联用（LC－MS）、气质联用（CG－MS）等技术手段建立相关中药成分的指纹图谱。

运用高效液相色谱（HPLC）方法检测天麻成分早已不鲜见，C L Liu 等在2002年就曾报道过运用 HPLC 方法分离和鉴定了天麻的五种主要成分[208]。关萍在2006年对天麻的遗传多样性及化学成分进行了研究，通过气相色谱法分析，结果显示：红天麻中共有42个成分，其中已知成分有14种，其质量占总质量的63.189%；绿天麻中共有48个成分，确定成分的有29种，质量占总质量的84.313%；乌天麻有36个成分，20种成分已确定，占76.392%。根据遗传多样性结果，来自贵州的样品遗传差异相对较大，表明贵州蕴藏着相对丰富的基因资源[209]。王莉在2007年从天麻中分离并鉴定了32个化合物，其中包括6个新化合物和13个首次报道成分。新化合物中有5个化合物为巴利森甙类化合物、1个为核苷类化合物。13个首次报道成分中包括核苷类、氨基酸类及兰科植物或天麻中的特征化合物。同时，建立了天麻药材的液相色谱指纹图谱，综合评价天麻质量[145]。

4.2 研究材料与方法

4.2.1 菌种与天麻

灰树花菌株（菌种编号：51616），购于中国农业微生物菌种保藏管理中心。

天麻，购于贵州省德江县天麻种植基地。

4.2.2 研究方法

4.2.2.1 培养基

斜面种子培养基（PDA 培养基，g/L）：马铃薯（去皮）200，葡萄糖20，蛋白胨2，KH_2PO_4 2，$MgSO_4 \cdot 7H_2O$ 1，琼脂20。pH 自然。

液体种子培养基（g/L）：葡萄糖30，蛋白胨2，酵母膏6，KH_2PO_4 0.5，$MgSO_4 \cdot 7H_2O$ 0.5。pH 自然。

摇瓶发酵培养基（g/L）：葡萄糖50，蛋白胨5，酵母膏10，KH_2PO_4 2，$MgSO_4 \cdot 7H_2O$ 2。pH 自然。

4.2.2.2 培养方法

斜面种子培养：于母种试管中挑取黄豆粒大小的菌丝块接种于 PDA 试管

斜面中部，置于25 ℃恒温培养9 d。

液体种子培养：先将斜面试管培养基上的菌丝用接种铲轻轻刮下，加入一定量的无菌水，以使菌丝与固体培养基脱离，然后倒入250 mL三角锥形瓶液体种子培养基中，置于恒温摇床中，25 ℃、150 r/min摇床培养4 ~7 d。三角锥形瓶中应长出大量均匀细小的菌丝球，且以菌液澄清为最佳。

发酵培养：在无菌条件下，按10%的接种量接种，接种于发酵培养基中。250 mL三角锥形瓶装液量为100 mL，25 ℃、150 r/min摇床培养7 d。

4.2.2.3 天麻醇提取物的制备

精确称取天麻粉末10 g，加入体积分数75%的乙醇溶液100 mL，常温（25 ℃左右）浸泡48 h后过滤取滤液，然后将滤液于60 ℃减压蒸馏除去乙醇，将剩余提取物重溶于蒸馏水中，定容到100 mL，即得天麻醇提取液。按照实验需要添加到灰树花发酵培养基中去。

4.2.2.4 HPLC检测条件

色谱柱：Agilent TC－C18（4.6 mm×250 mm，5 μm）；流动相为A：0.1%磷酸水，B：乙腈，以梯度洗脱：0 ~35 min，B：3% ~30%（*V/V*）；35 ~45 min，B：30% ~70%（*V/V*）。流速1 mL/min，柱温30 ℃，检测波长221 nm。

4.2.2.5 质谱条件

喷雾电压4.0 kV；加热毛细管温度325 ℃；氮气作为夹套气和辅助气，夹套气设为40 psi；辅助气设为20个单位；扫描范围：*m/z* 100 ~1 400。

4.3 研究结果与分析

4.3.1 天麻醇提取液成分的HPLC/UV分析

对天麻醇提取液水溶液HPLC条件进行优化后，在优化后的梯度洗脱条件下，天麻醇提取液中的主要成分分离度良好，可用于进一步的HPLC分析。天麻醇提取液水溶液的色谱图如图5－4－1所示，通过在同条件下，对各种购买的标准品进行HPLC检测后，通过与天麻醇提取液色谱图中各种成分出峰时间相比较，初步确定图中1、2、4、6四种成分分别为天麻素、对羟基苯甲醇、对羟基苯甲醛和巴利森甙。

图5－4－2是天麻醇提取液中的几种主要成分的紫外光谱图谱，通过图可以看出，成分1、2、3、5、6很可能是一类化合物，其紫外特征吸收都在221 nm和270 nm左右，在与相关标准物紫外光谱图谱比较后，初步推断为酚类物质。以上结果与王莉[145]的博士学位论文中关于天麻成分紫外光谱图谱的内容一致。

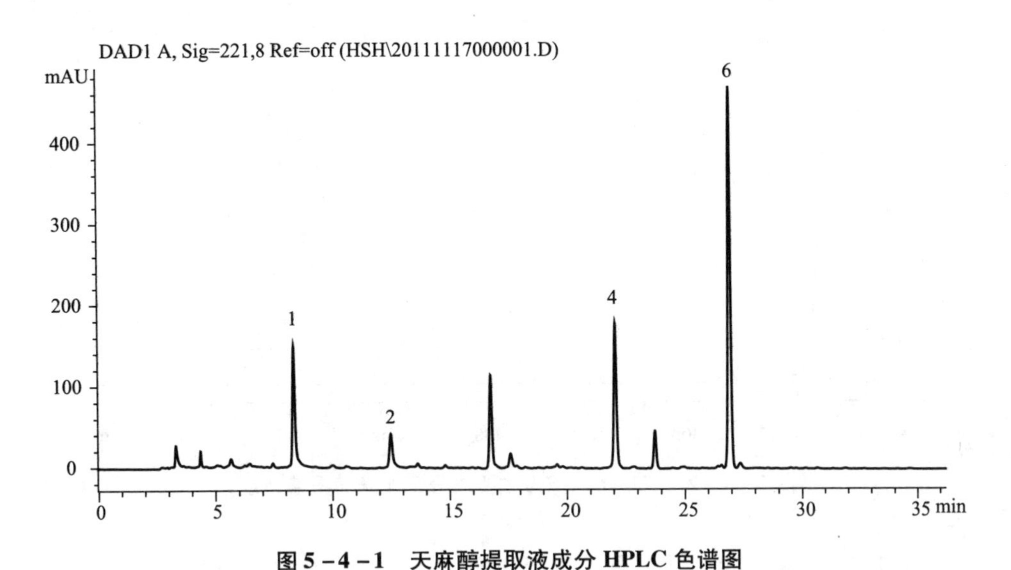

图 5－4－1　天麻醇提取液成分 HPLC 色谱图

*DAD1, 7.962 (845 mAU, -) 参考值=0.002 & 16.022 为 20111115000000.D
成分1

*DAD1, 12.069 (239 mAU, -) 参考值=0.002 & 16.022 为 20111115000000.D
成分2

成分3

成分5

图 5－4－2　天麻醇提取液主要成分紫外光谱图谱

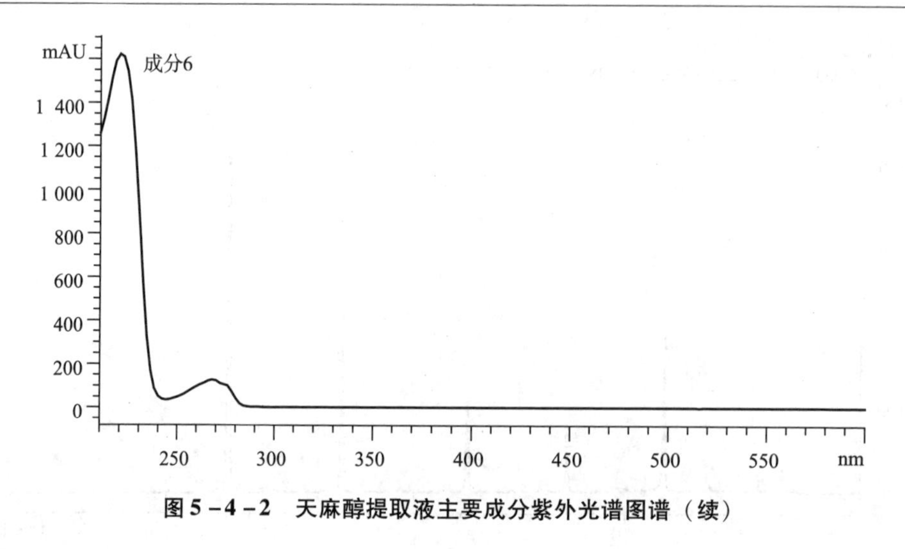

图 5 –4 –2　天麻醇提取液主要成分紫外光谱图谱（续）

4. 3. 2　天麻醇提取液成分的质谱分析

为了进一步确定天麻醇提取液色谱图中的各种成分，本实验在已经优化好的 HPLC 条件下，进行了 LC – MS 分析。其质谱总离子流图如图 5 – 4 – 3 所示。因为天麻醇提取液并没有经过相关的分离过程，其成分还是相对复杂的，在总离子流图中可以看到比较多的杂质峰，这也给进一步的每种物质的质谱图谱的分析带来了一定的困难。下面以两种杂质较少的天麻醇提取液成分的质谱图谱为例进行分析讨论。

在总离子流图中，相应物质的质谱图，以成分 1 为例，如图 5 – 4 – 4 所示。从图中可以看出成分 1 表现为较强的加钠离子，即 309 $[M+Na]^+$，而在质谱图谱中同样可以发现，其后出现的加合离子中有满足双倍关系的加钠离子，即 595 $[2M+Na]^+$，可以初步计算出其相对分子质量为 286，即为天麻素（gastrodin）。而其他 5 种分成主要表现为较强的加氨离子，以成分 6 为例，其质谱图谱如图 5 – 4 – 5 所示，表现为 1 014 $[M+NH_4]^+$，由于质谱扫描范围为 m/z 100 ~ 1 400，并未发现能满足这种加合离子规律的双倍关系。最后计算结果为，相对分子质量为 996，这与巴利森甙的相对分子质量相同。

全部 6 种成分的保留时间、加合离子规律及其相对分子质量计算结果见表 5 – 4 – 1。将表中的相对分子质量计算结果与相应标准品的相对分子质量相对照，基本确定 1、2、4、6 四种成分分别为天麻素、对羟基苯甲醇、对羟基苯甲醛和巴利森甙。对相关物质相对分子质量的推断过程及相关物质的加合离子规律与王莉在博士学位论文中关于天麻成分中酚类物质的分析结果相同。

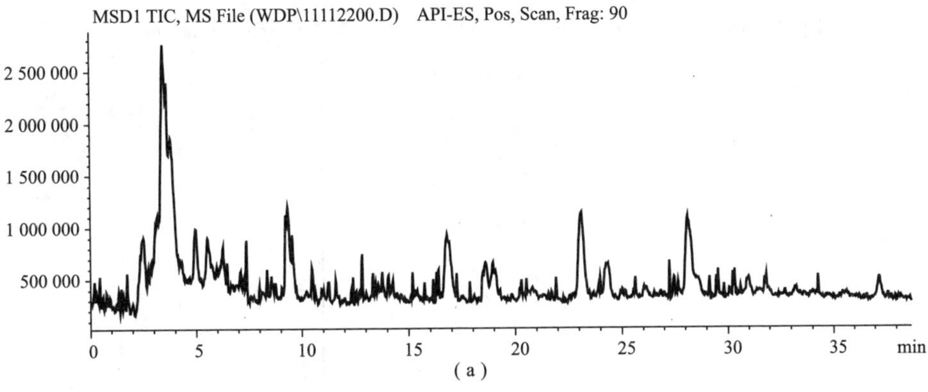

（a）

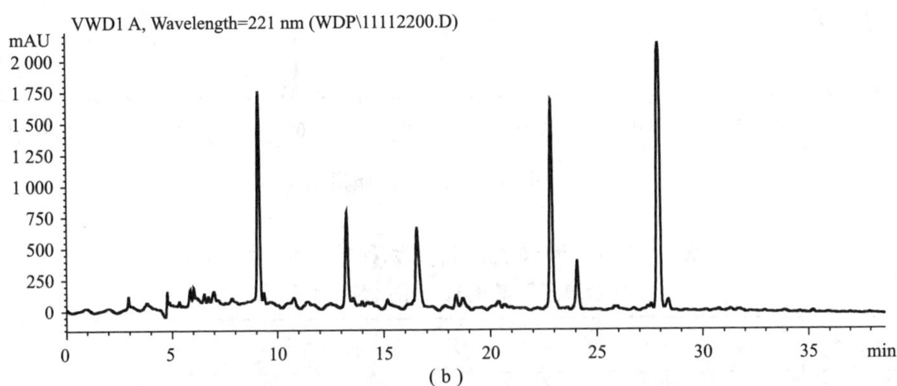

（b）

图 5－4－3　天麻醇提取液成分液相色谱图谱和质谱总离子流图（*m/z* 100～1 400）

（a）天麻醇提取液成分液相色谱图谱；（b）正离子模式的质谱总离子流图

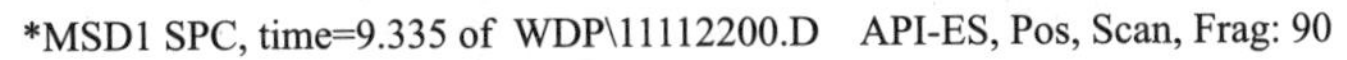

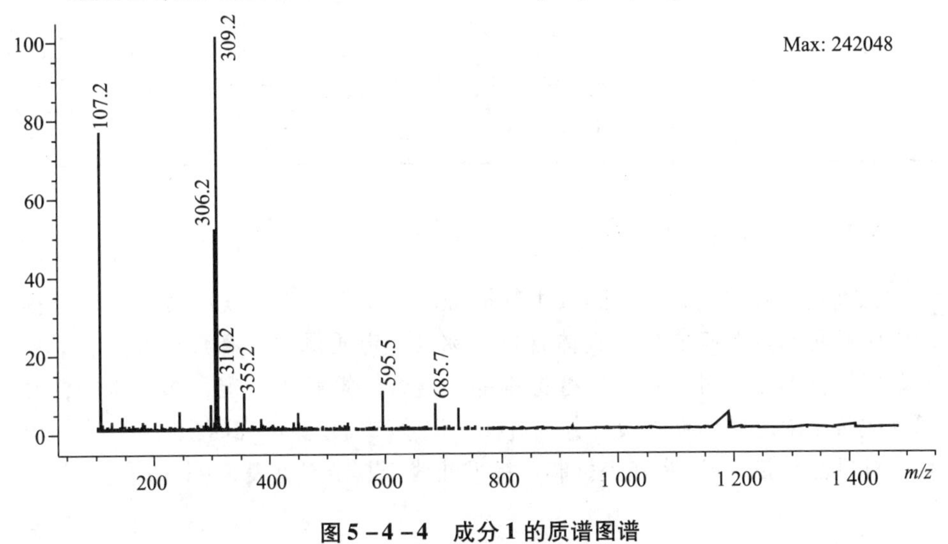

图 5－4－4　成分 1 的质谱图谱

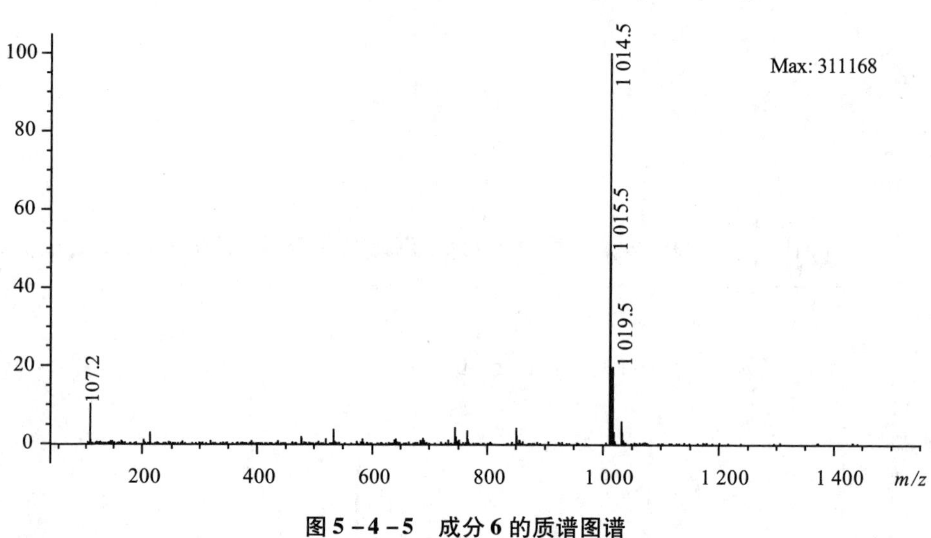

图 5-4-5　成分 6 的质谱图谱

表 5-4-1　天麻醇提取液中六种成分的保留时间、加合离子及其相对分子质量计算结果

序号	t_R/min	ESI-MS 加合离子		M
1	8.306	309 $[M+Na]^+$	595 $[2M+Na]^+$	286
2	12.331	142 $[M+NH_4]^+$	266 $[2M+NH_4]^+$	124
3	16.56	478 $[M+NH_4]^+$	—	460
4	21.943	140 $[M+NH_4]^+$	—	122
5	23.641	746 $[M+NH_4]^+$	—	728
6	26.86	1 014 $[M+NH_4]^+$	—	996

4.3.3　标准品线性考察

在确定了几种成分后，购买了其标准品，制作标准曲线以考察天麻醇提取液中几种已经明确成分的具体含量。称量一定质量的天麻素标准品、对羟基苯甲醇标准品和对羟基苯甲醛标准品，混合后溶解于一定量蒸馏水中，并稀释成 7 个浓度的标准溶液，分别进样，记录峰面积。以峰面积（A）为纵坐标、标准品含量（c）为横坐标制作标准曲线。其结果见表 5-4-2。

表5－4－2　四种成分的HPLC标准曲线及线性范围

成分	HPLC标准曲线	线性范围/($mg \cdot mL^{-1}$)
天麻素	$A = 1\ 492\ 100c + 19.833$ ($R^2 = 0.999\ 9$)	0.0345～3.5
对羟基苯甲醇	$A = 2\ 855\ 600c + 10.129$ ($R^2 = 0.999\ 9$)	0.025～2.5
对羟基苯甲醛	$A = 4\ 221\ 600c + 8.42$ ($R^2 = 0.999\ 9$)	0.027～2.2
巴利森甙	$A = 1\ 774\ 000c + 82.631$ ($R^2 = 0.999\ 9$)	0.02～3.2

4.3.4　标准品及天麻醇提取液中三种确定成分的精密度和稳定性考察

为了保证本章中HPLC法的稳定性及精密度，配制了一定质量浓度的标准品和天麻醇提取液进行精密度和稳定性实验，1 d内连续进样5次，以出峰时间和峰面积的相对标准偏差（RSD）值表征检测方法的精密度；同一质量浓度的溶液分别放置0、4、8、12、24、48、72 h后进样测定，以出峰时间和峰面积的RSD值表征检测方法的稳定性。精密度和稳定性考察数据见表5－4－3。可以看出，无论是精密度还是稳定性，RSD值均小于5%。说明本实验中建立的方法可以精确测定天麻素、对羟基苯甲醇及对羟基苯甲醛的质量浓度，并且天麻醇提取液中成分稳定。

表5－4－3　HPLC法测标准品及天麻醇提取液中确定成分的精密度及稳定性

%

成分	精密度RSD		稳定性RSD	
	保留时间	峰面积	保留时间	峰面积
天麻素标准品	0.86	0.47	1.63	0.27
对羟基苯甲醇标准品	1.13	0.28	1.35	1.85
对羟基苯甲醛标准品	0.69	0.13	0.48	3.18
巴利森甙标准品	0.73	0.21	0.34	1.13
天麻素（醇提取液）	0.57	0.68	0.36	2.48
对羟基苯甲醇（醇提取液）	0.78	0.65	0.37	1.49
对羟基苯甲醛（醇提取液）	0.45	0.87	0.37	2.27
巴利森甙（醇提取液）	0.33	0.47	0.56	0.84

4.3.5 天麻醇提取液加样回收实验

为了进一步确认天麻醇提取液中四种成分是天麻素、对羟基苯甲醇、对羟基苯甲醛和巴利森甙，在天麻醇提取液中加入已知质量浓度的四种成分的标准品，测定加入标准物质的回收情况，计算回收率。同时重复进样 5 次，计算回收率的标准偏差。天麻素成分质量浓度、加入标准物质量浓度及回收率结果见表 5-4-4。四种物质回收率在 96% ~99%。因此可以由此确认天麻醇提取液中的四种成分，并且本章的 HPLC 方法可以对四种物质准确检测。经过换算，天麻素、对羟基苯甲醇、对羟基苯甲醛和巴利森甙在天麻药品中的含量分别为 5.5 mg/g、0.78 mg/g、1.7 mg/g 和 8.6 mg/g。

表 5-4-4 天麻醇提取液成分回收实验结果

被测物	天麻醇提取液中的质量浓度/($mg \cdot mL^{-1}$)	添加标准物质的质量浓度/($mg \cdot mL^{-1}$)	回收率/%
天麻素	0.55	1.34	96.1 ±0.16
		0.78	98.3 ±0.05
对羟基苯甲醇	0.078	0.11	96.5 ±0.09
		0.18	96.4 ±0.02
对羟基苯甲醛	0.17	1.97	97 ±0.27
		0.46	99.1 ±0.11
巴利森甙	0.86	0.98	97.3 ±0.31
		1.37	98.5 ±0.23

4.4 研究结论

（1）本节建立了用 HPLC 法对灰树花发酵液过程中天麻成分进行跟踪检测。色谱条件：色谱柱为 Agilent TC-C18（4.6 mm×250 mm，5 μm），流动相为 A：0.1%磷酸水和 B：乙腈，以梯度洗脱：0 ~35 min，B：3% ~30%（V/V）；35 ~45 min，B：30% ~70%（V/V）。流速 1 mL/min，柱温 30 ℃，检测波长 221 nm。在此条件下，天麻醇提取液及灰树花发酵液中四种已确定的天麻成分具有良好的分离度，且线性关系良好；精密度高（RSD < 5%）；回收率为 96% ~99%，说明本方法可以用于灰树花发酵过程中天麻成分变化情况的跟踪检测，为进一步探明天麻成分与灰树花代谢相互作用打下基础。

（2）运用 HPLC、LC－MS 等技术手段，通过对相关物质的质谱图谱加合离子规律和 UV 图谱的分析，以及参考了大量相关天麻成分物质研究的文献，反复论证后明确了天麻醇提取液 HPLC 色谱图中出现的几种主要物质，其中成分 1、2、4、6 分别是天麻素、对羟基苯甲醇、对羟基苯甲醛和巴利森甙。经过换算，其在天麻中的含量分别为 5.5 mg/g、0.78 mg/g、1.7 mg/g 和 8.6 mg/g，它们占天麻醇提取液 HPLC 色谱图的总峰面积比例为 16.24%、6.43%、18.33% 和 42.76%。以《药典》中规定的天麻中天麻素不得少于 2.0 mg/g 的标准[210]评价，本实验选取产自贵州省德江县的优质天麻，结果表明，质量为上等。

5　天麻提取物成分分析及其过程变化的影响

5.1　研究背景

5.1.1　微生物转化苷类中药机理的研究

苷元大多以苷的形式存在于中药材中，当人体服用中药后，摄入的是其中的苷类。某些中药的化学成分，尤其是以苷类化合物形式存在的中药，它们需通过肠内微生物转化或代谢为苷元才会发挥其药效。日本的小桥恭一首次研究证明，具有泻下作用的番泻苷、芦荟苷经口服后，几乎不被吸收，而在消化道下部受肠道细菌有选择地分解，产生出真正的泻下活性成分蕃泻苷元和芦荟大黄素才会被人体吸收[211]。近 20 多年来，国内外学者对肠道菌转化天然药物中的苷类物质相关内容进行了大量研究。牛培勤等人的研究表明，虎杖苷可在肠道中被糖苷酶分解释放出白藜芦醇，发挥其药理作用[212]；薛慧玲的研究发现，黄芩苷生物利用度明显低于黄芩苷元，并且药代实验也证明黄芩苷在消化道内很难被直接吸收，必须由肠道菌群转化为黄芩苷元，使细胞通透性增加，才较容易吸收入血，从而在体内发挥药效[213]；另外，Nose M、Mi J Y（米靖宇）等人也发现，牛蒡子苷经口服后，在肠道菌的作用下转变为牛蒡子苷元后，才被血液输送到各个器官而发挥作用[214,215]；徐非一、徐萌萌、田天丽等人对牛蒡子、甘草、栀子、黄芩、虎杖等中药发酵前后的 HPLC 图谱鉴定结果显示，通过微生物的转化，其苷元含量都大大提高了[172,213,216]。

以上研究都表明，苷类中药需经肠道中的微生物转化为苷元后方能产生药效。利用微生物发酵法转化苷类中药就是通过模仿肠道微生物转化苷的这种过程，建立体外微生物炮制中药的模型，在体外把原型药物，即苷，转化为人体能迅速吸收的有效成分，即苷元。

目前，如何将中药材中的苷在体外转化为苷元，已经成为研究热点。由于微生物具有丰富而强大的酶系，利用微生物发酵过程中产生的酶系，建立苷类中药体外转化模型，将苷类物质转化为相应的苷元，能有效提高活性成分的生物利用度。同时，通过微生物生长代谢和生命活动来炮制中药，可以比一般的物理或化学的炮制手段更大幅度地改变药性，提高疗效，降低毒副作用，扩大适应症。因此，这成为微生物可以用来发酵炮制中药的理论根据。其中微生物中的真菌具有种类多、酶系丰富、次生代谢产物多、培养条件较简单等特点，已经成为发酵中药的主要功能菌。

5.1.2 天麻素的微生物合成

微生物转化就是利用微生物细胞或酶系对外源化合物（包括药物前体）进行结构修饰和改造而获得有价值产物的生理生化反应[217]。

目前天麻素的制备主要采用从天然天麻中直接提取和化学合成法，利用生物转化法对天麻素的研究报道很少[218-220]。如朱宏莉等人尝试通过华根霉（*Rhizopus chinensis staito*）的还原和糖基化作用，将葡萄糖基直接引入华根霉结构中，对天麻素前体（即对羟基苯甲醛）进行转化，从而高效率地获得天麻素；章海锋在建立转化体系天麻素和对羟基苯甲醇的检测方法后，对黄绿密环菌生物转化合成天麻素的转化条件进行优化和产物的分离纯化，并对合成的天麻素进行动物实验评价，研究了其抗炎及免疫调节功能，以及生物转化体系中葡萄糖基转移酶的酶学性质。

2007 年 1 月，浙江大学的陈启和、何国庆等人公开了一种微生物细胞生物转化对羟基苯甲醇合成天麻素的方法。此方法以灭菌过的马铃薯葡萄糖液体（含质量分数 2% 的马铃薯和 0.5% 的葡萄糖）为培养液，加入黄绿蜜环菌湿细胞和对羟基苯甲醇溶液，然后在一定条件下进行培养，以获得天麻素。此发明的生物合成方法与报道的植物细胞转化合成天麻素的方法相比，主要优点是微生物细胞培养时间短、操作简便、易于控制，整个生物转化周期较短。

5.2 研究材料与方法

5.2.1 菌种与天麻

灰树花（菌种编号：51616），购于中国农业微生物菌种保藏管理中心。

天麻，购于贵州省德江县天麻种植基地。

5.2.2　实验方法

5.2.2.1　培养基

斜面种子培养基（PDA培养基，g/L）：马铃薯（去皮）200，葡萄糖20，蛋白胨2，KH_2PO_4 2，$MgSO_4 \cdot 7H_2O$ 1，琼脂20。pH自然。

液体种子培养基（g/L）：葡萄糖30，蛋白胨2，酵母膏6，KH_2PO_4 0.5，$MgSO_4 \cdot 7H_2O$ 0.5。pH自然。

摇瓶发酵培养基（g/L）：葡萄糖50，蛋白胨5，酵母膏10，KH_2PO_4 2，$MgSO_4 \cdot 7H_2O$ 2。pH自然。

5.2.2.2　培养方法

斜面种子培养：于母种试管中挑取黄豆粒大小的菌丝块接种于PDA试管斜面中部，置于25 ℃恒温培养9 d。

液体种子培养：先将斜面试管培养基上的菌丝用接种铲轻轻刮下，加入一定量的无菌水，以使菌丝与固体培养基脱离，然后倒入250 mL三角锥形瓶液体种子培养基中，置于恒温摇床中，在25 ℃、150 r/min下摇床培养4～7 d。三角锥形瓶中应长出大量均匀细小的菌丝球，且以菌液澄清为最佳。

发酵培养：在无菌条件下，按10%的接种量接种，接种于发酵培养基中。250 mL三角锥形瓶装液量为100 mL，在25 ℃、150 r/min下摇床培养7 d。

5.2.2.3　天麻醇提取物的制备

精确称取天麻粉末10 g，加入体积分数75%的乙醇溶液100 mL，常温（25 ℃左右）浸泡48 h后过滤，然后将滤液于60 ℃减压蒸馏除去乙醇。将剩余提取物重溶于蒸馏水中，定容到100 mL，即得天麻醇提取液。按照实验需要添加到灰树花发酵培养基中去。

5.2.2.4　生物量测定

灰树花生长以其菌丝体生物量为指标。将发酵培养后的培养基进行过滤，使固液分离，得到菌丝体。菌丝体再用蒸馏水冲洗3次，于干燥箱中60 ℃烘干至恒重，称重即得菌丝体生物量（干重）。

5.2.2.5　灰树花胞外多糖测定

5.2.2.5.1　绘制标准曲线

分别精确吸取浓度为0.1 mg/mL的葡萄糖标准溶液0、0.1、0.2、0.3、0.4、0.5、0.6、0.7、0.8 mL，补蒸馏水至2.0 mL后，加入1 mL 6%苯酚和5 mL浓硫酸，摇匀后，静置20 min，然后于490 nm处测定吸光度。以葡萄糖量（mg）为横坐标、吸光度为纵坐标绘制葡萄糖标准曲线。

5.2.2.5.2　胞外多糖测定

取过滤后的发酵液，加入4倍体积95%乙醇，于4 ℃冰箱中静置24 h。然后离心（4 000 r/min，15 min），去除上清液，再用95%乙醇清洗沉淀3次，最后沉淀在60 ℃下烘干，再加蒸馏水溶解，用苯酚－硫酸法测定胞外多糖含量。

5.2.2.6　pH测定

利用pHS－3C测定。

5.2.2.7　HPLC检测条件

色谱柱：Agilent TC－C18（4.6 mm×250 mm，5 μm）；流动相：0.1%磷酸水（A）和乙腈（C），以梯度洗脱：0～35 min，C:3%～30%（*V/V*）；35～40 min，C:30%～100%（*V/V*）；40～45 min，C:100%～3%（*V/V*）。柱温30 ℃，流速：1.0 mL/min；进样量：20 μL；检测波长：221 nm。

5.2.2.8　质谱条件

喷雾电压4.0 kV；加热毛细管温度325 ℃；氮气作为夹套气和辅助气，夹套气设为40 psi；辅助气设为20个单位；扫描范围：*m/z* 100～1 400。

5.2.2.9　天麻素含量测定

5.2.2.9.1　天麻素标准曲线

精确称取天麻素标准品3.45 mg溶解于50 mL容量瓶中，加纯净水至刻度，用0.45 μm滤膜过滤。在上述色谱条件下，分别进样0.5、1、2、5、10、20、40、80 μL，得到不同进样量的天麻素所对应的峰面积。以天麻素量为横坐标、天麻素峰面积为纵坐标，得到标准曲线及回归方程。

5.2.2.9.2　对羟基苯甲醇标准曲线

精确称取对羟基苯甲醇标准品2.4 mg溶解于50 mL容量瓶中，加纯净水至刻度，用0.45 μm滤膜过滤。在上述色谱条件下，分别进样0.5、1、2、5、10、20、40 μL，得到不同进样量的对羟基苯甲醇所对应的峰面积。以对羟基苯甲醇含量为横坐标、对羟基苯甲醇峰面积为纵坐标，得到标准曲线及回归方程。

5.2.2.9.3　对羟基苯甲醛标准曲线

精确称取对羟基苯甲醛标准品2.72 mg溶解于50 mL容量瓶中，加纯净水至刻度，用0.45 μm滤膜过滤。在上述色谱条件下，分别进样0.5、1、2、5、10、20、40 μL，得到不同进样量的对羟基苯甲醛所对应的峰面积。以对羟基苯甲醛含量为横坐标，对羟基苯甲醛峰面积为纵坐标，得到标准曲线及回归方程。

5.2.2.9.4　巴利森甙标准曲线

精确称取巴利森甙标准品2.5 mg溶解于25 mL容量瓶中，加纯净水至刻度，用0.45 μm滤膜过滤。在上述色谱条件下，分别进样2、10、20、30、40 μL，得到不同进样量的巴利森甙所对应的峰面积。以巴利森甙含量为横坐标、巴利森甙峰面积为纵坐标，得到标准曲线及回归方程。

5.2.3　统计方法与作图

实验过程中的所有数据利用SPSS 17.0软件统计分析，并采用OriginLab OriginPro 8.5和Excel 2003软件作图。

5.3　研究结果与分析

5.3.1　天麻提取物中的成分初步定性定量

由图5-5-1和表5-5-1可知，天麻提取物中主要有7种成分，目前本课题组利用HPLC、LC-MS与标准品比对，鉴定出4种物质，分别是天麻素、对羟基苯甲醇、对羟基苯甲醛和巴利森甙，它们各自占这7种物质总峰面积的百分比分别为16.24%、6.43%、18.33%和42.76%，通过各自标准曲线计算出各自占天麻的含量分别是5.49、0.72、1.55和7.21 mg/g。本实验分析的天麻素的含量达到5.49 mg/g，天麻素含量远高于《药典》中的规定不得少于2.0 mg/g的标准，这说明贵州德江原产地天麻的天麻素指标较高。

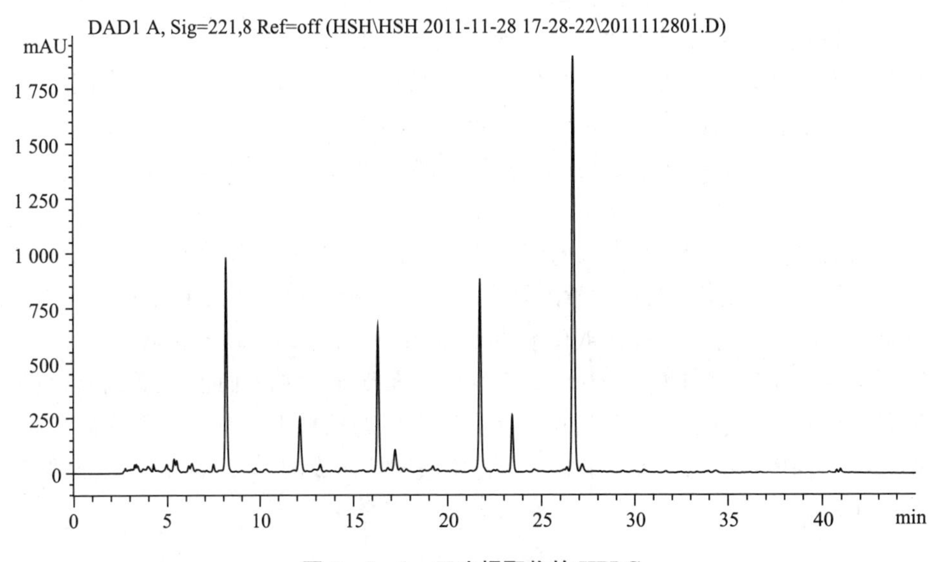

图5-5-1　天麻提取物的HPLC

表 5 –5 –1　天麻提取物中的各成分比例分析

序号	出峰时间/min	峰面积/%	相对分子质量	含量/(mg · g^{-1})	化合物名称
1	7. 966	16. 24	286	5. 49	天麻素
2	12. 086	6. 43	124	0. 72	对羟基苯甲醇
3	16. 255	11. 21	460		单取代巴利森甙
4	17. 200	2. 59	—	—	—
5	21. 630	18. 33	122	1. 55	对羟基苯甲醛
6	23. 323	4. 74	728		巴利森甙 C
7	26. 571	42. 76	996	7. 21	巴利森甙

通过 LC – MS 分析推断出天麻提取物中的第三种化合物和第六种化合物的相对分子质量分别是 460 和 728，再与王莉的研究相比较，初步推断出这两种物质是单取代巴利森甙和巴利森甙 C[145]。目前第四种化合物正在分析和鉴定中。

5. 3. 2　天麻提取物灭菌前后成分的变化

5. 3. 2. 1　实验组 1 的天麻提取物灭菌前后成分的变化

如图 5 –5 –2 所示，实验组 1 的天麻提取物在 121 ℃、0. 15 MPa 并持续 30 min 的高压高温条件下灭菌后，成分发生了很大的变化，最突出的是天麻素的峰面积增大了，从灭菌前的 5 096. 4 增加到了 12 422. 4；而巴利森甙的峰面积减少了，从灭菌前的 9 945. 4 减少到 1 405. 8。

由表 5 –5 –2 可知，天麻提取物成分的含量在灭菌前后发生了很大的变化。天麻素的含量由灭菌前的 5. 07 mg/g 提高到灭菌后 12. 39 mg/g，提高了 1. 44 倍；对羟基苯甲醇的含量由灭菌前的 0. 38 mg/g 提高到灭菌后 1. 12 mg/g，提高了 2. 2 倍；羟基苯甲醛的含量由灭菌前的 1. 09 mg/g 降低到灭菌后 0. 50 mg/g，降低了 0. 59 mg/g；巴利森甙的含量由灭菌前的 4. 68 mg/g 降低到灭菌后 0. 66 mg/g，降低了 4. 02 mg/g。天麻素的含量明显增加，而巴利森甙的含量明显降低，这可能是由于巴利森甙在高温高压的条件下分解。王莉等研究表明，巴利森甙是由三个天麻素和一个柠檬酸连接而成的[145]，这是一个非常有趣的实验。

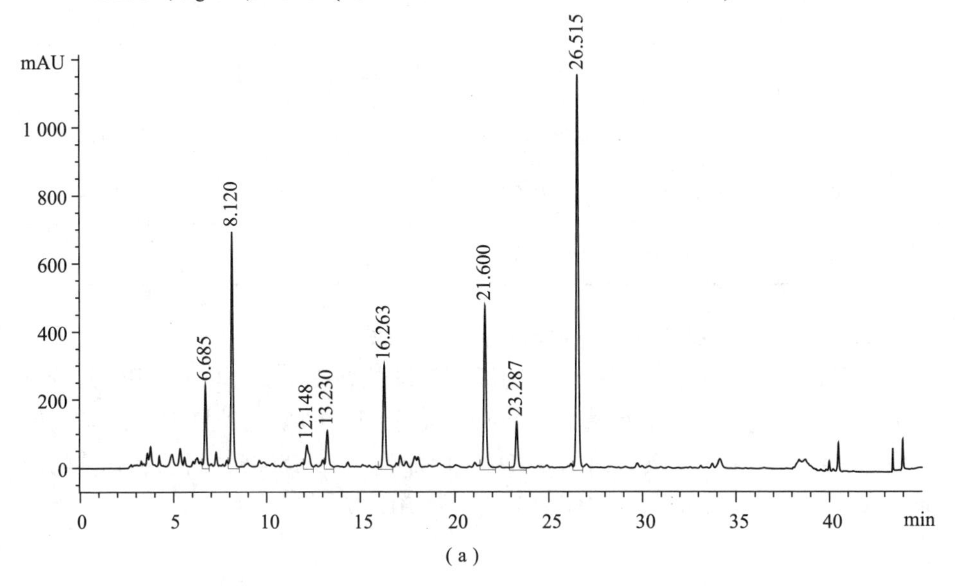

(a)

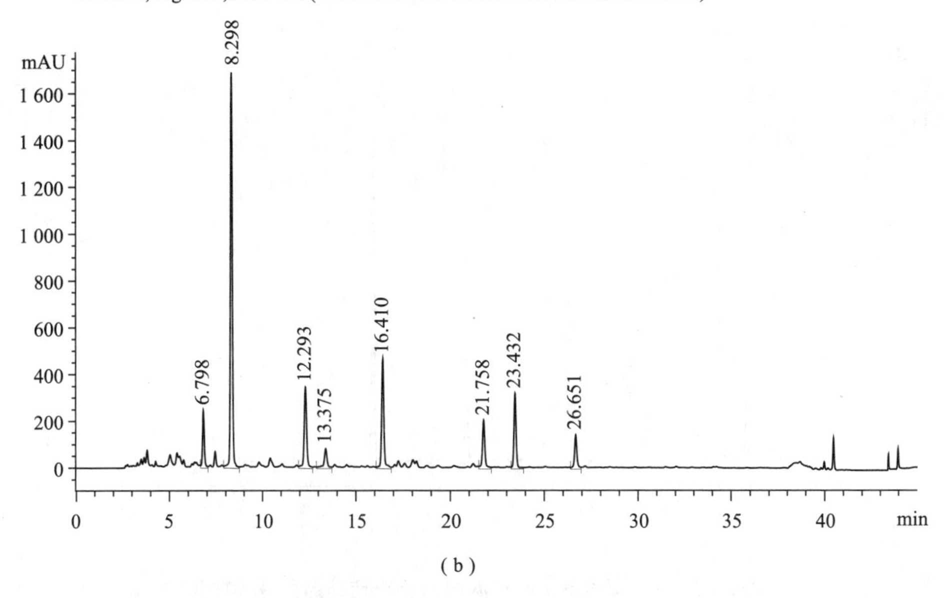

(b)

图 5－5－2　实验组 1 的天麻提取物灭菌前后成分的变化

(a) 未灭菌；(b) 已灭菌

表 5-5-2　实验组 1 的天麻提取物灭菌前后成分含量的变化

$mg \cdot g^{-1}$

比较项目	实验组 1 的天麻提取物成分含量			
	天麻素	对羟基苯甲醇	对羟基苯甲醛	巴利森甙
未灭菌	5.07	0.38	1.09	4.68
已灭菌	12.39	1.12	0.50	0.66

5.3.2.2　实验组 2 的天麻提取物灭菌前后成分的变化

如图 5-5-3 所示，实验组 2 的天麻提取物在 121 ℃、0.15 MPa 并持续 30 min 的高压高温条件下灭菌后，成分发生了很大的变化，最突出的是天麻素的峰面积增大了，从灭菌前的 6 220.9 增加到了 15 180.5；而巴利森甙的峰面积减少了，从灭菌前的 15 266.2 减少到 1 916.9。

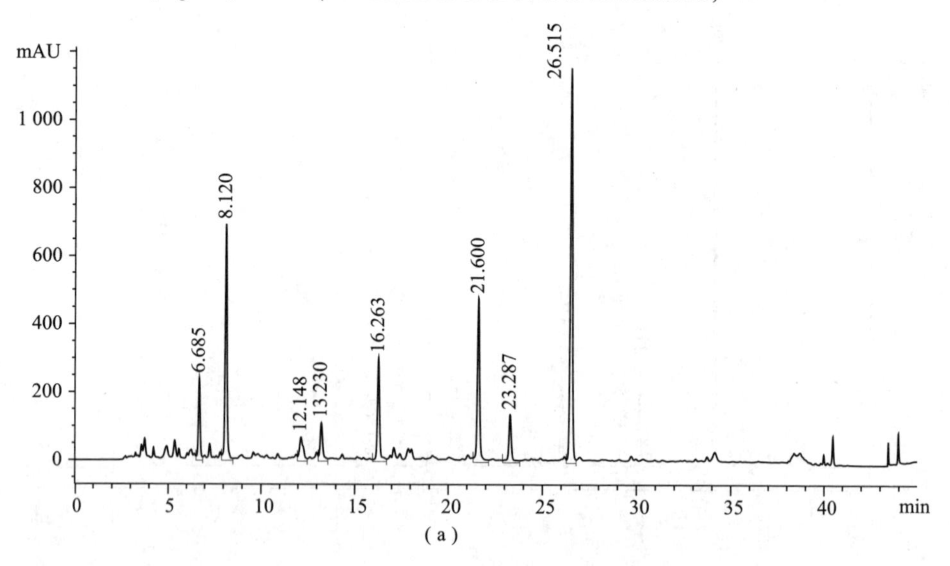

图 5-5-3　实验组 2 的天麻提取物灭菌前后成分的变化

(a) 未灭菌

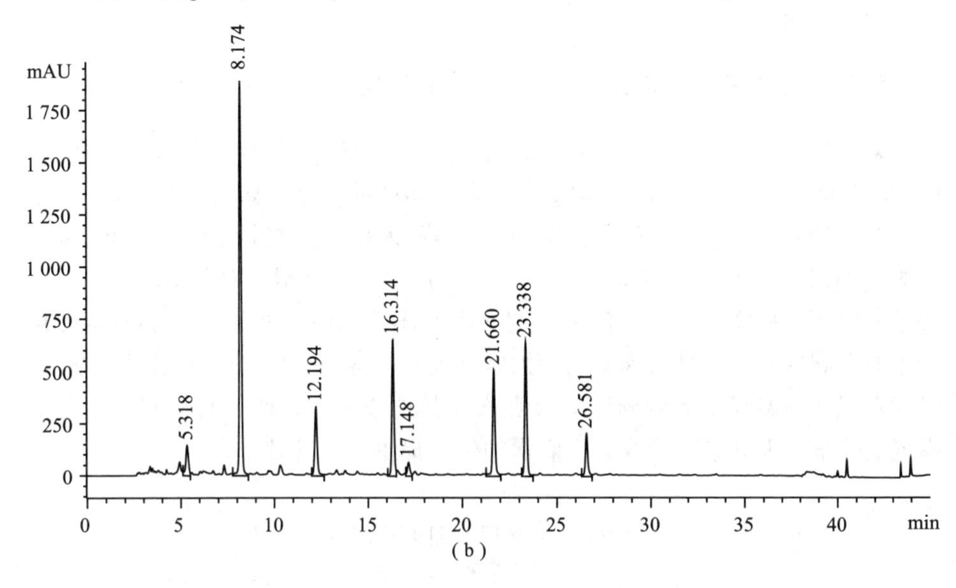

图 5-5-3　实验组 2 的天麻提取物灭菌前后成分的变化（续）

（b）已灭菌

表 5-5-3　实验组 2 的天麻提取物灭菌前后成分含量的变化　　mg · g^{-1}

比较项目	实验组 2 的天麻提取物			
	天麻素	对羟基苯甲醇	对羟基苯甲醛	巴利森甙
未灭菌	6.19	0.83	1.64	7.59
已灭菌	15.15	1.05	1.15	0.92

由表 5-5-3 可知，天麻提取物成分的含量在灭菌前后发生了很大的变化。天麻素的含量由灭菌前的 6.19 mg/g 提高到灭菌后的 15.15 mg/g，提高了 1.45 倍；对羟基苯甲醇的含量由灭菌前的 0.83 mg/g 提高到灭菌后的 1.05 mg/g，提高了 27%；对羟基苯甲醛的含量由灭菌前的 1.64 mg/g 降低到灭菌后 1.15 mg/g，降低了 0.49 mg/g；巴利森甙的含量由灭菌前的 7.59 mg/g 降低到灭菌后 0.92 mg/g，降低了 6.67 mg/g。天麻素的含量明显增加，而巴利森甙的含量明显降低，这可能是由于巴利森甙在高温高压的条件下分解。王莉等研究表明，巴利森甙是由三个天麻素和一个柠檬酸连接而成的[145]。

实验数据表明，实验组 1 和实验组 2 的天麻提取物在高温高压下，天麻提取物中的巴利森甙能被分解，而天麻素的含量会增加，我们的实验结果与王莉的结果相似。

5.3.3　巴利森甙标准品灭菌前后的含量变化

如图 5－5－4 所示，巴利森甙的含量由灭菌前的 0.086 6 mg/mL，下降到灭菌后的 0.006 4 mg/mL，含量降低了 0.080 2 mg/mL。巴利森甙分解产生了天麻素，天麻素的含量在灭菌前后从无到有，灭菌后天麻素的含量为 0.080 8 mg/mL，同时分别在 16.609、21.952 和 23.619 min 产生了天麻素、对羟基苯甲醇、对羟基苯甲醛三种物质。再比较图 5－5－5 和图 5－5－6 可知，巴利森甙分解产生的天麻素和标准品天麻素的最大紫外吸收峰均为 220 nm。实验结果显示，巴利森甙在高温高压下能分解成天麻素和其他成分。该研究首次报道了巴利森甙能分解成天麻素，为今后天麻素的生产提供理论基础。

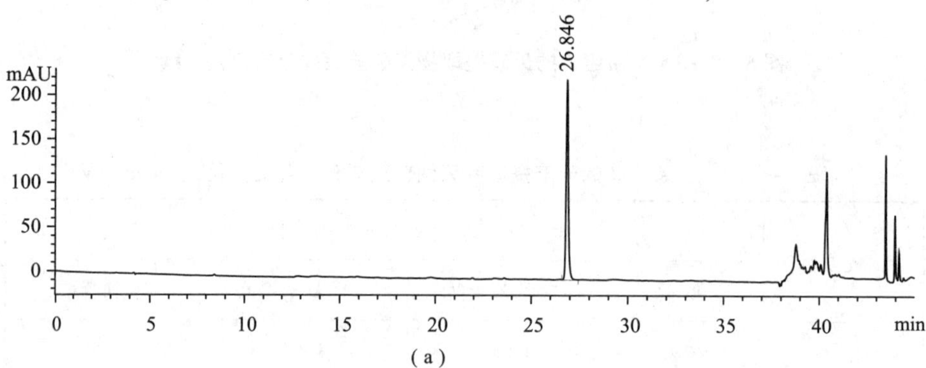

(a)

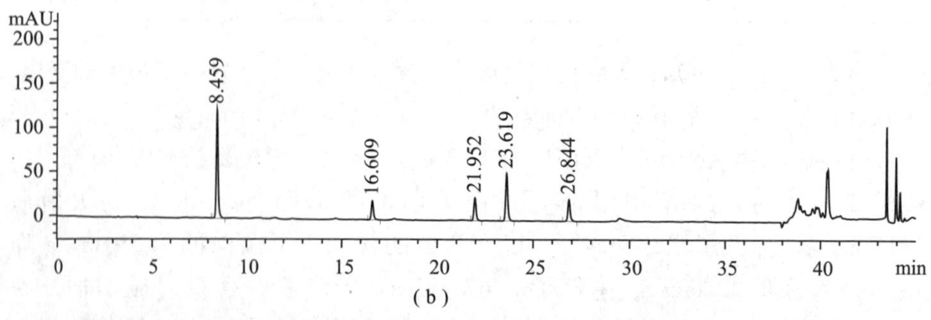

(b)

图 5－5－4　巴利森甙标准品灭菌前后成分含量的变化

(a) 巴利森甙标准品未经灭菌；(b) 巴利森甙标准品经过灭菌

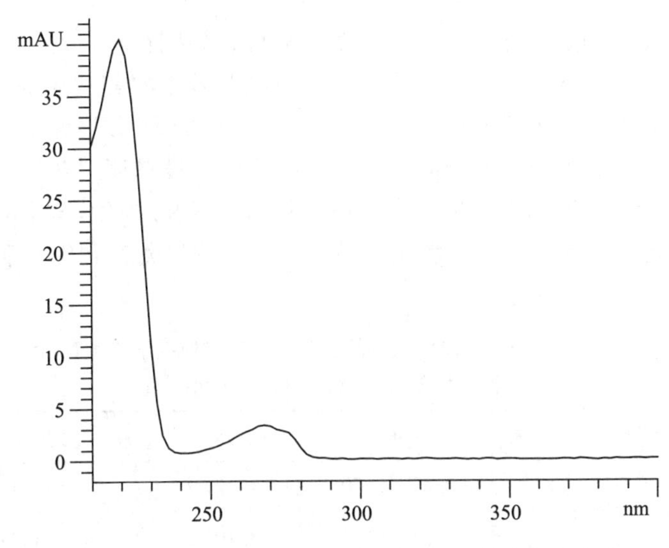

图5-5-5　巴利森甙灭菌后产生的天麻素最大紫外吸收峰

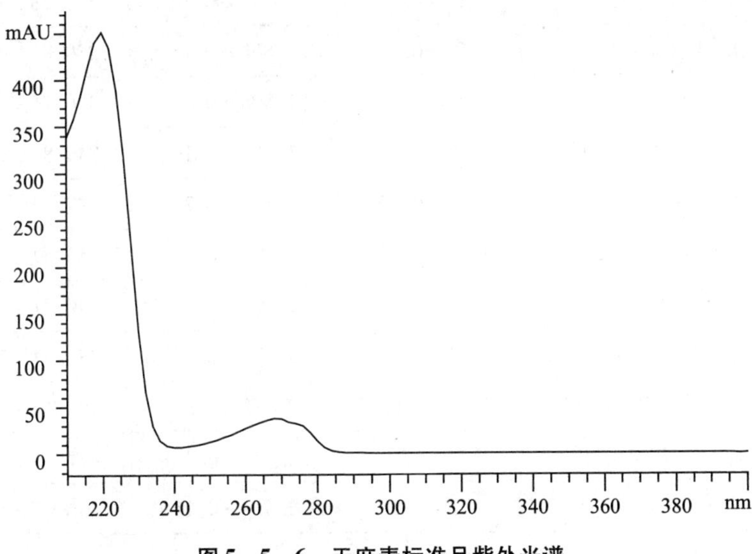

图5-5-6　天麻素标准品紫外光谱

5.3.4 天麻主要成分对灰树花发酵的影响

定性和定量确定天麻提取物的主要成分后，分别在灰树花发酵体系中加入不同浓度单一的天麻组分，如天麻素、对羟基苯甲醇和对羟基苯甲醛，以期筛选出具有促进灰树花细胞生长和胞外多糖合成的天麻组分。

表5-5-4是天麻提取物的主要成分的不同浓度梯度对灰树花细胞生长和胞外多糖合成的影响。结果表明，对羟基苯甲醇和对羟基苯甲醛能显著促进灰树花细胞的生长和胞外多糖的生物合成，天麻素对灰树花细胞生长和胞外多糖合成有抑制作用。

表5-5-4 天麻提取物的主要成分对灰树花细胞生长和胞外多糖（EPS）合成的影响

比较	pH	DW/(g·L^{-1})	EPS/(mg·L^{-1})
对照组	4.49±0.00	1.927±0.17	360.62±13.47
实验组	4.31±0.02	3.191±0.27	416.00±16.63
天麻素 5 mg/L	4.55±0.03	1.824±0.19	263.69±15.37
天麻素 10 mg/L	4.50±0.03	1.853±0.23	256.00±18.35
天麻素 20 mg/L	4.17±0.05	1.795±0.20	311.38±20.49
天麻素 40 mg/L	4.50±0.04	1.858±0.15	289.85±23.52
天麻素 80 mg/L	4.60±0.6	1.898±0.24	346.76±19.84
对羟基苯甲醇 5 mg/L	4.46±0.04	1.959±0.16	349.85±18.68
对羟基苯甲醇 10 mg/L	4.22±0.03	2.365±0.21	397.54±15.13
对羟基苯甲醇 20 mg/L	4.42±0.07	2.173±0.22	357.54±18.42
对羟基苯甲醇 40 mg/L	4.46±0.04	2.090±0.25	346.77±17.61
对羟基苯甲醛 5 mg/L	4.57±0.03	2.272±0.18	377.54±21.54
对羟基苯甲醛 10 mg/L	4.24±0.06	2.572±0.20	402.15±22.40
对羟基苯甲醛 20 mg/L	4.28±0.02	2.670±0.24	417.54±17.25
对羟基苯甲醛 40 mg/L	4.41±0.04	2.518±0.26	440.62±15.72

天麻素不同浓度梯度对灰树花细胞生长和胞外多糖生物合成均有不同程度的抑制作用。Xu 等人的研究表明，天麻素标准品对灰树花细胞生长没有明确的促进作用，对 α-PGM 酶活力和 EPS 产量并没有显著增加[118]。

当对羟基苯甲醇的浓度为 5~10 mg/L 时，对灰树花细胞生长和胞外多糖合成具有促进作用；当对羟基苯甲醇的浓度为10～40 mg/L时，对灰树花细胞生长和胞外多糖合成具有抑制作用；当对羟基苯甲醇的浓度为10 mg/L时，能显著促进灰树花菌丝细胞的生长和胞外多糖的合成（$P<0.05$），菌丝干重由对照组的（1.927±0.17）g/L提高到（2.365±0.21）g/L，提高率为22.73%，胞外多糖由对照组的（360.62±13.47）mg/L提高到（397.54±15.13）mg/L，提高率为10.24%。

当对羟基苯甲醛的浓度为5～20 mg/L时，对灰树花细胞生长和胞外多糖合成具有促进作用；当对羟基苯甲醛的浓度为20～40 mg/L时，对灰树花细胞生长具有抑制作用，而对胞外多糖的合成仍然具有促进作用；当对羟基苯甲醛的浓度为40 mg/L时，胞外多糖达到最大量；当对羟基苯甲醛的浓度在20 mg/L时，能显著促进灰树花细胞生长和胞外多糖合成（$P<0.05$）且菌丝干重达到最大，菌丝干重由对照组的（1.927±0.17）g/L提高到（2.670±0.24）g/L，提高率为38.56%，胞外多糖由对照组的（360.62±13.47）mg/L提高到（417.54±17.25）mg/L，提高率为15.78%；当对羟基苯甲醛的浓度为40 mg/L时，能显著促进灰树花细胞生长和胞外多糖合成（$P<0.05$），且胞外多糖的产量达到最大，菌丝干重由对照组的（1.927±0.17）g/L提高到（2.518±0.26）g/L，提高率为30.67%，胞外多糖由对照组的（360.62±13.47）mg/L提高到（440.62±15.72）mg/L，提高率为22.18%。

实验组对于对照组而言，天麻提取物的加入能显著促进灰树花细胞生长和胞外多糖合成（$P<0.05$），菌丝干重由对照组的（1.927±0.17）g/L提高到（3.191±0.27）g/L，提高率为65.59%；胞外多糖由对照组的（360.62±13.47）mg/L提高到（416.00±16.63）mg/L，提高率为15.36%。

实验结果显示，实验组对灰树花细胞生长的促进作用明显高于对羟基苯甲醇和对羟基苯甲醛的促进作用，这可能是由于其同时含有对羟基苯甲醇和对羟基苯甲醛，而使得对灰树花细胞生长的促进作用大大增强。从胞外多糖合成角度来说，单一的天麻成分对羟基苯甲醇或对羟基苯甲醛在相应浓度时，其对灰树花胞外多糖合成与实验组的促进作用相当。

结果表明，对羟基苯甲醇和对羟基苯甲醛是显著促进灰树花细胞生长和胞外多糖生物合成的关键成分（$P<0.05$），特别是对羟基苯甲醛的促进作用较强。实验组（添加天麻提取物与灰树花共发酵）的数据显示，天麻提取物对灰树花细胞生长和胞外多糖合成的促进作用均优于天麻素、对羟基苯甲醇和对羟基苯甲醛的促进作用。数据结果表明，天麻提取物对灰树花细胞生长和胞外多糖合成的促进作用是天麻提取物中多成分共同作用的结果，证明了中药中的成分是协同作用和中药的配伍原则理念。

Yang 和 Ren 等人的研究表明，油、表面活性剂、脂肪酸和乙酸能促进真菌的代谢，如蛋白酶[221]、胞外酶和多糖[149,222]。这种促进的机制可能是信号分子机制，促进细胞膜的相互作用，改变了它的结构和渗透性[223]。在本章中，对羟基苯甲醇和对羟基苯甲醛可能扮演信号分子来触发代谢，以增强代谢。Ang、Shi 和 Liang 等人的研究表明，茉莉酸甲酯（MeJA）和苯巴比妥能促进灵芝的代谢基因表达和代谢产物[224-226]。另外，茉莉酸甲酯这类激素物质可作为信号分子调节桦褐孔菌的生长和发育[227]。

天麻提取物的加入，能显著促进灰树花细胞生长和胞外多糖的合成（$P < 0.05$）。实验结果表明，天麻提取物中含有促进灰树花细胞生长和胞外多糖生物合成的关键成分（对羟基苯甲醇和对羟基苯甲醛），有必要对其作用机制做进一步的研究。

5.3.5 对羟基苯甲醛对灰树花的发酵随时间变化的动态分析研究

5.3.5.1 菌丝干重发酵随时间变化的动态分析

图 5-5-7 表明，培养时间在 0～10 d 时，对照组和实验组的菌丝干重呈逐渐增加趋势，到第 10 d，菌丝干重开始减少。在 0～1 d 时，灰树花细胞相对处于适应期，生长慢。从第 2 d 开始，灰树花细胞处于快速成长期，细胞代谢活动增强，快速利用碳源，同化作用大于异化作用。因此，菌丝干重呈上

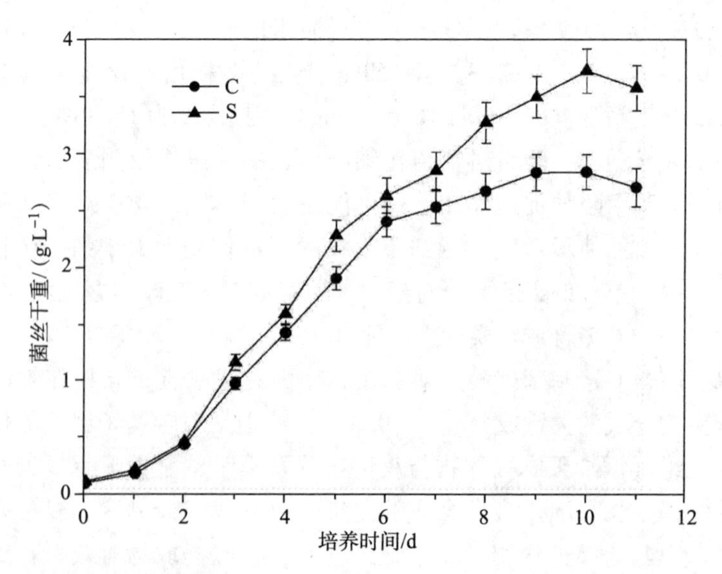

图 5-5-7 对照组（●）和实验组（▲）的菌丝干重的发酵随时间变化的动态分析比较

升趋势，实验组的菌丝干重大于对照组。在第10 d后，可能到了发酵后期，菌丝体开始自溶，导致菌丝体干重下降。结果表明，对羟基苯甲醛能有效促进灰树花细胞生长。

5.3.5.2 pH发酵随时间变化的动态分析

由图5-5-8可知，培养时间在0~11 d时，对照组和实验组的pH呈逐渐下降趋势。在0~1 d时，灰树花细胞相对处于适应期，生长慢，代谢活动弱，pH变化不明显。从第2 d开始，灰树花细胞处于快速成长期，细胞代谢活动增强，特别是糖代谢活跃，快速利用碳源，分解成小分子酸和醇，pH呈快速下降趋势。

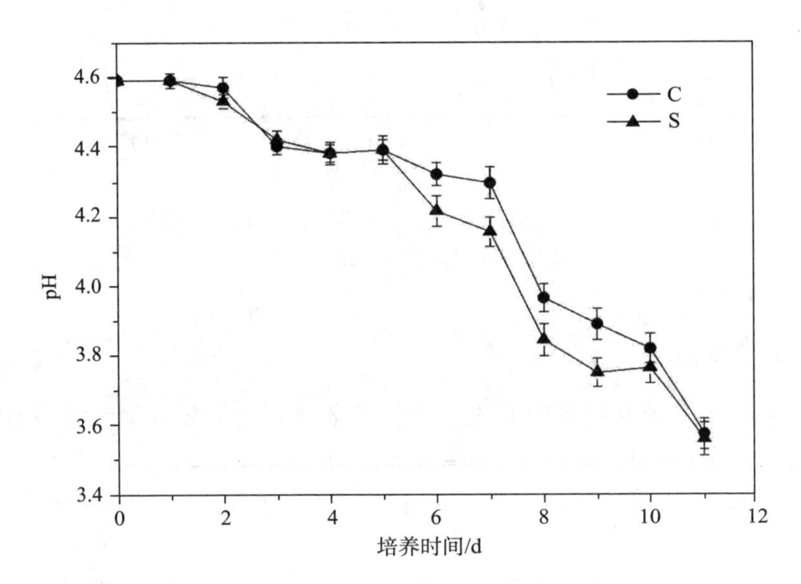

图5-5-8 对照组（●）和实验组（▲）的pH的发酵随时间变化的动态分析比较

5.3.5.3 EPS合成发酵动力学

由图5-5-9可知，培养时间在0~11 d时，对照组和实验组的EPS合成呈逐渐上升趋势。在0~1 d时，灰树花细胞相对处于适应期，生长慢，代谢活动弱，EPS变化不明显。从第2 d开始，灰树花细胞处于快速成长期，细胞代谢活动增强，快速利用碳源，同化作用大于异化作用。实验结果显示，EPS呈快速上升趋势，在第10~11 d趋于稳定。

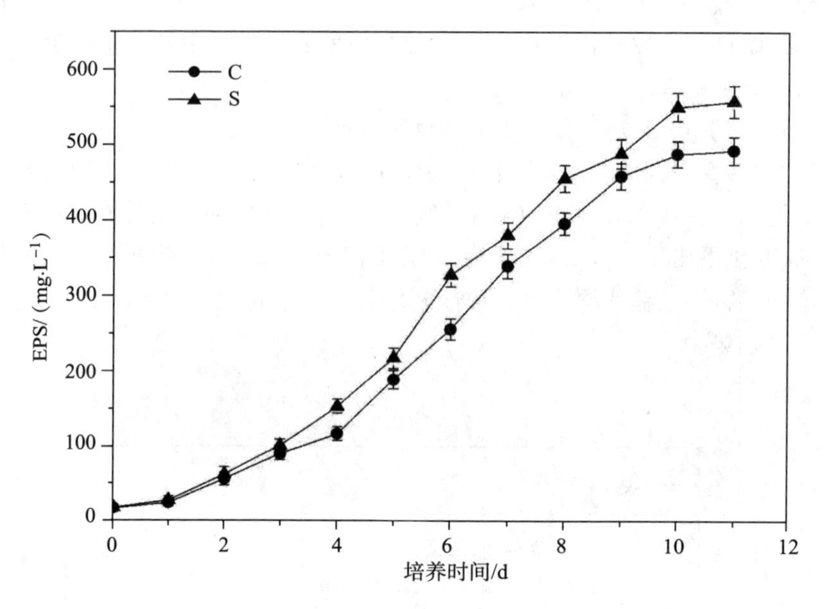

图 5-5-9　对照组（●）和实验组（▲）的 EPS 合成发酵随时间变化的动态分析比较

5.4　研究结论

（1）初步对天麻提取物的成分进行了定性和定量分析，天麻提取物中主要有天麻素（5.49 mg/g）、对羟基苯甲醇（0.72 mg/g）、对羟基苯甲醛（1.55 mg/g）、巴利森甙（7.21 mg/g），还有单取代巴利森甙和巴利森甙 C。

（2）天麻提取物在高温高压条件下灭菌，成分发生了很大的变化。灭菌后，天麻素和对羟基苯甲醇的含量会增加，而巴利森甙的含量大幅度降低。这主要是由于巴利森甙是由三个天麻分子和一个柠檬酸连接而成的，巴利森甙在高温高压下能分解。利用巴利森甙标准品验证了巴利森甙在高温高压下灭菌后，会分解成天麻素和其他物质，根据新物质的出峰时间和最大紫外吸收波长，与新品天麻素对比可知，产生的新物质是天麻素。

（3）分别在灰树花发酵体系中添加了不同浓度的纯标准品天麻素、对羟基苯甲醇和对羟基苯甲醛，结果表明，纯标准品天麻素对灰树花细胞生长和胞外多糖合成没有促进作用，而对羟基苯甲醇和对羟基苯甲醛能显著促进灰树花细胞生长和胞外多糖合成，特别是对羟基苯甲醛的促进作用更显著。结果表明，对羟基苯甲醇和对羟基苯甲醛是天麻提取物对灰树花发酵有促进作用的关键成分。数据结果表明，天麻提取物对灰树花细胞生长和胞外多糖合成的促进作用是天麻提取物中多成分共同作用的结果，证明了中药中的成分是协同作用和中药的配伍原则理念。

（4）当灰树花发酵体系中对羟基苯甲醛在 20 mg/L 时，分别做了灰树花细胞干重、pH 变化和灰树花胞外多糖产量随时间变化的动态分析。

6　灰树花发酵过程中天麻成分变化规律的研究

6.1　研究背景

利用微生物对中药成分进行生物转化，尤其是以药用真菌转化中药成分近年来已经成为生物制药领域的热点。庄毅通过研究和实验，提出了“双向固体发酵”——药用真菌新型固体发酵工程的概念[228]，并在 2004 年制造出了新型双向发酵生物技术药材——槐芪菌质，可用来研制抗肝炎病毒的新药，或适用于其他有关病毒性疾病的防治，并指明药用真菌的双向发酵是研究中药新药的新途径，具有广阔前景[229]。

在药用真菌灰树花的研究中，赵亮等人在灰树花发酵体系中分别添加了苦荞（6 g/L）、天麻（6 g/L）、山药（8 g/L）的乙醇提取液，均对灰树花胞外多糖的合成有促进作用[230]。Jin－Hwa Kim 等在 2010 年报道了将中药牛蒡子提取物成分加入灰树花发酵液中，发现灰树花分泌的酶能够将牛蒡子苷转化为牛蒡子苷元，并且加入了牛蒡子提取物的灰树花发酵液成分（包括灰树花胞外多糖）有抗氧化活性[125]。

而天麻成分中的主要活性成分天麻素，又称天麻苷，其可以通过微生物转化获得，其生物转化过程是以对羟基苯甲醛为前体，转化为天麻素或者天麻素的衍生物，而对羟基苯甲醇为其生物转化过程的中间体，这样的生物转化过程可以大大提高天麻素的生产效率[231,232]。2001 年，戴均贵等报道了“利用桔梗细胞悬浮培养将天麻素转化为对羟基苯甲醇”的研究结果。龚加顺等分别用白花曼陀罗和紫花曼陀罗细胞悬浮培养转化外源添加物，经过对转化产物的理化性质和光谱数据分析来鉴定结构，惊奇地发现了天麻素成分。朱宏莉等同样以对羟基苯甲醛为底物，以根霉 LN－1 转化合成天麻素，实验也取得了成功。而蔡洁等人则以对羟基苯甲醇为底物，以人参毛状根合成天麻素，实验结果表明，将人参毛状根在含有 1.000 mmol/L 对羟基苯甲醇的生物合成培养基中转化 24 h，合成的天麻素含量占干重的 6.65%，对羟基苯甲醇转化率达到 84.8%[144,233－236]。

6.2　研究材料与方法

6.2.1　菌种与天麻

灰树花（菌种编号：51616），购于中国农业微生物菌种保藏管理中心。

天麻，购于贵州省德江县天麻种植基地。

6.2.2　研究方法

6.2.2.1　培养基

斜面种子培养基（PDA 培养基，g/L）：马铃薯（去皮）200，葡萄糖 20，蛋白胨 2，KH_2PO_4 2，$MgSO_4 \cdot 7H_2O$ 1，琼脂 20。pH 自然。

液体种子培养基（g/L）：葡萄糖 30，蛋白胨 2，酵母膏 6，KH_2PO_4 0.5，$MgSO_4 \cdot 7H_2O$ 0.5。pH 自然。

摇瓶发酵培养基（g/L）：葡萄糖 50，蛋白胨 5，酵母膏 10，KH_2PO_4 2，$MgSO_4 \cdot 7H_2O$ 2。pH 自然。

6.2.2.2　培养方法

斜面种子培养：于母种试管中挑取黄豆粒大小的菌丝块接种于 PDA 试管斜面中部，置于 25 ℃恒温培养 9 d。

液体种子培养：先将斜面试管培养基上的菌丝用接种铲轻轻刮下，加入一定量的无菌水，以使菌丝与固体培养基脱离，然后倒入 250 mL 三角锥形瓶液体种子培养基中，置于恒温摇床中，25 ℃、150 r/min 摇床培养 4 ~ 7 d。三角锥形瓶中应长出大量均匀细小的菌丝球且菌液澄清为最佳。

发酵培养：在无菌条件下，按 10% 的接种量接种，接种于发酵培养基中。250 mL 三角锥形瓶装液量为 100 mL，25 ℃、150 r/min 摇床培养 7 d。

6.2.2.3　天麻醇提取物的制备

精确称取天麻粉末 10 g，加入体积分数 75% 的乙醇溶液 100 mL，常温（25 ℃左右）浸泡 48 h 后过滤，然后将滤液于 60 ℃下减压蒸馏除去乙醇。将剩余提取物重溶于蒸馏水中，定容到 100 mL，即得天麻醇提取液。按照实验需要添加到灰树花发酵培养基中去。

6.2.2.4　生物量测定

灰树花生长以其菌丝体生物量为指标。将发酵培养后的培养基进行过滤，使固液分离，得到菌丝体。菌丝体再用蒸馏水冲洗 3 次，于干燥箱中 60 ℃烘干至恒重，称重即得菌丝体生物量（干重）。

6.2.2.5　灰树花胞外多糖测定

（1）绘制标准曲线：分别精确吸取浓度为0.1 mg/mL的葡萄糖标准溶液0、0.1、0.2、0.3、0.4、0.5、0.6、0.7、0.8 mL，补蒸馏水至2.0 mL后，然后加入6%苯酚1 mL和5 mL浓硫酸，摇匀后，静置20 min，然后于490 nm处测定吸光度。以葡萄糖量（mg）为横坐标、吸光度为纵坐标绘制葡萄糖标准曲线。

（2）胞外多糖测定：取过滤后的发酵液，加入4倍体积95%乙醇，于4 ℃冰箱中静置24 h。然后离心（4 000 r/min，15 min），去除上清液，再用95%乙醇清洗沉淀3次，最后将沉淀在60 ℃下烘干，再加蒸馏水溶解，用苯酚－硫酸法测定胞外多糖含量。

6.2.2.6　HPLC检测条件

色谱柱：Agilent TC－C18（4.6 mm×250 mm，5 μm）；流动相：0.1%磷酸水（A）和乙腈（C），以梯度洗脱：0～35 min，C：3%～30%（*V/V*）；35～40 min，C：30%～100%（*V/V*）；40～45 min，C：100%～3%（*V/V*）。柱温30 ℃，流速：1.0 mL/min；进样量：20 μL；检测波长：221 nm。

6.2.2.7　质谱条件

喷雾电压4.0 kV；加热毛细管温度325 ℃；氮气作为夹套气和辅助气，夹套气设为40 psi；辅助气设为20个单位；扫描范围：*m/z* 100～1 400。

6.3　研究结果与分析

6.3.1　天麻醇提取液成分在灰树花发酵过程中的变化情况

取发酵第6 d的实验组发酵液样品（图5－6－1中的b），过滤除去菌丝体细胞后，过0.45 μm膜。以同样条件进行HPLC检测，同时与相同处理方式的实验组第0 d的样品（图5－6－1中的a）及未添加天麻成分的对照组（图5－6－1中的c）相比较。结果如图5－6－1所示。从图中可以看出，对照组中并没有含有天麻醇提取液的成分。与实验组第0 d比较，发酵第6 d天麻素及对羟基苯甲醛有所减少，而对羟基苯甲醇由于峰面积过小，无明显变化。说明灰树花在代谢过程中可能利用了天麻素、对羟基苯甲醛等物质，用以合成了次级代谢物等。而巴利森甙在发酵第0 d就几乎观察不到其吸收峰，关于巴利森甙的变化情况将在以后进行讨论。

6.3.1.1　发酵液样品的精密度和稳定性考察

为了继续跟踪检测发酵液中天麻成分的变化情况，首先对实验组发酵液第6 d及第0 d三个平行样分别进行了精密度和稳定性的考察，然后将所得的

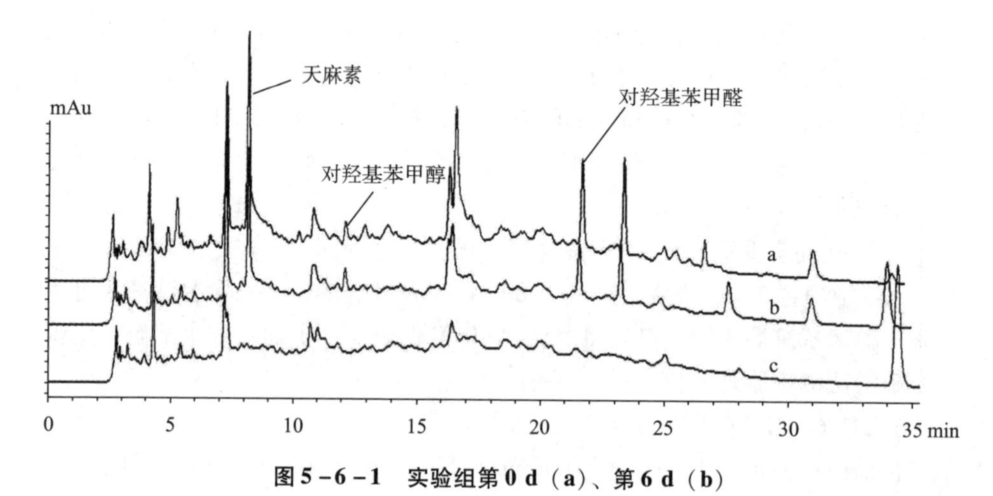

图 5-6-1 实验组第 0 d（a）、第 6 d（b）及对照组第 6 d（c）HPLC 色谱比较图

RSD 值取平均值，同时计算了三个平行样之间的保留时间及峰面积 RSD 值，以确定其稳定性，结果见表 5-6-1。

表 5-6-1 HPLC 法测实验组发酵第 6 d 和第 0 d 天麻成分精密度、稳定性及平行样稳定性 %

样品	成分	精密度平均 RSD		稳定性平均 RSD		3 个平行样之间稳定性 RSD	
		保留时间	峰面积	保留时间	峰面积	保留时间	峰面积
实验组第 6 d	天麻素	0.46	0.83	0.67	1.78	0.52	2.99
	对羟基苯甲醇	0.36	0.95	0.45	1.17	0.86	4.55
	对羟基苯甲醛	0.42	1.1	0.97	2.56	0.81	2.84
实验组第 0 d	天麻素	0.32	0.78	0.65	1.05	0.55	0.66
	对羟基苯甲醇	0.78	0.81	0.77	2.12	0.08	0.44
	对羟基苯甲醛	0.54	0.96	0.82	1.9	0.21	0.63

从表中可以看出，实验组中发酵液样品 HPLC 色谱数据精密度及稳定性 RSD 值都小于 3%，说明发酵液中各天麻成分相对稳定，本实验中建立的方法也同样可以精确测定发酵液中天麻素、对羟基苯甲醇及对羟基苯甲醛的质量浓度。同时，实验组发酵第 6 d 和第 0 d 的样品 HPLC 色谱保留时间及峰面积

均小于5%，这说明天麻成分在发酵液中经发酵后，质量浓度变化情况相对稳定，可以用 HPLC 法进行跟踪检测。

6.3.1.2　发酵液样品加样回收实验

为了进一步精确计算发酵液样品中三种天麻成分的变化情况，在实验组发酵第6 d及第0 d的样品中加入已知质量浓度的三种标准物质后，测定加入标准物质的回收情况，计算回收率。同时重复进样5次，计算回收率的标准偏差。结果见表5-6-2。由表中可以看到，实验组发酵第6 d，天麻醇提取液中三种物质回收率为101%～102%，而实验组发酵第0 d，回收率则为96%～99%。通过计算，当天麻成分进入灰树花发酵液中，经过6 d发酵后，天麻素、对羟基苯甲醇和对羟基苯甲醛质量浓度与发酵第0 d相比，分别下降了46.4%、11.9%和52.3%。

表5-6-2　实验组发酵第0 d和第6 d天麻提取物成分回收实验结果

样品	被测物	发酵液中质量浓度/($\mu g \cdot mL^{-1}$)	添加标准物质的质量浓度/($\mu g \cdot mL^{-1}$)	回收率/%
实验组发酵第6 d	天麻素	1.26	0.345	102.5 ±0.03
	对羟基苯甲醇	0.119	0.235	101.2 ±0.03
	对羟基苯甲醛	0.179	0.242	101.2 ±0.02
实验组发酵第0 d	天麻素	2.35	0.345	99.7 ±0.03
	对羟基苯甲醇	0.135	0.235	98.1 ±0.01
	对羟基苯甲醛	0.283	0.242	96 ±0.003

Jin-Hwa Kim 在2010年报道了灰树花分泌的β-葡萄糖苷酶（β-glucosidases）能够水解并利用牛蒡子提取物，将牛蒡子苷转化为苷元，并用作生长代谢所需的碳源。他同样运用 HPLC 法跟踪检测了牛蒡子提取物在发酵液中的变化情况[125]。又已有许多文献报道[233,235]，天麻素可以通过微生物转化获得，对羟基苯甲醛可以作为合成天麻素的前体，而对羟基苯甲醇是合成的中间体。灰树花对天麻提取物成分的利用情况，则需要在本方法下继续进行探索。

6.3.2　巴利森苷的变化情况

前面提到巴利森苷在发酵第0 d检查不到明显的吸收峰，而在未加入灰树花发酵液的天麻醇提取液中却能看到非常明显的吸收峰，此时巴利森苷峰面积占天麻醇提取液所有主要物质峰面积和的42.76%。两者之间的比较如图5-6-2所示。其中图5-6-2（a）为发酵液第0 d的 HPLC 色谱图，而图 5－6－2（b）则是同浓度下天麻醇提取液中各种成分的 HPLC 色谱图。从图中可以看出，巴利森甙的峰面积变化非常明显，而发酵第 0 d 并没有真正进入灰树花发酵过程，说明这样的变化并不是由灰树花代谢造成的。而两者实验条件的差异为，只有发酵第 0 d 的发酵液经过 121 ℃、0.15 MPa 并持续 30 min 的高压高温条件下的灭菌。为了探索是否是高温高压处理带来了以上变化，我们设计了如下的实验：将天麻醇提取液加入灰树花发酵液中后，分为 2 组，其中一组放入灭菌锅进行高温高压处理，而另一组作为对照，并不做处理，其后在同样的条件下进行 HPLC 检测。其结果如图 5－6－3 所示。

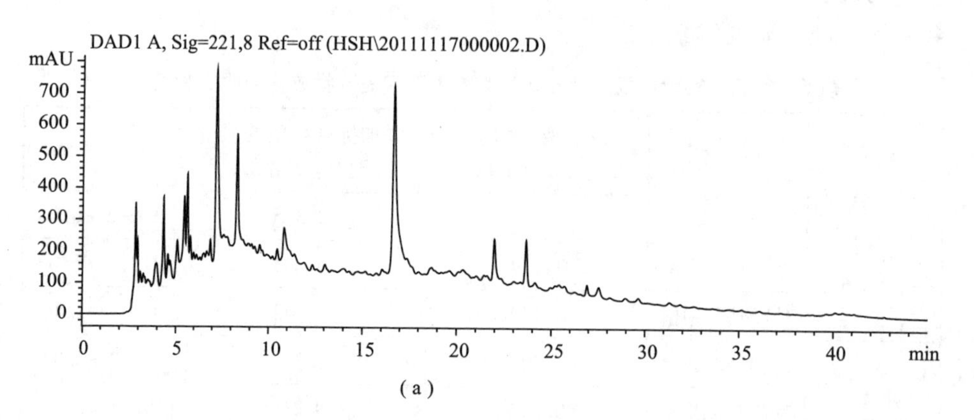

（a）

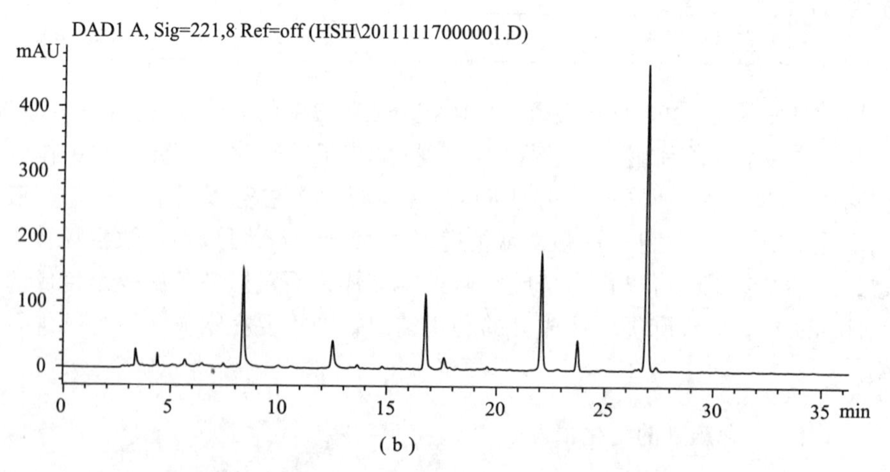

（b）

图 5－6－2　相同浓度下第 0 d 的实验组 HPLC 色谱比较图

（a）发酵液；（b）天麻醇提取液

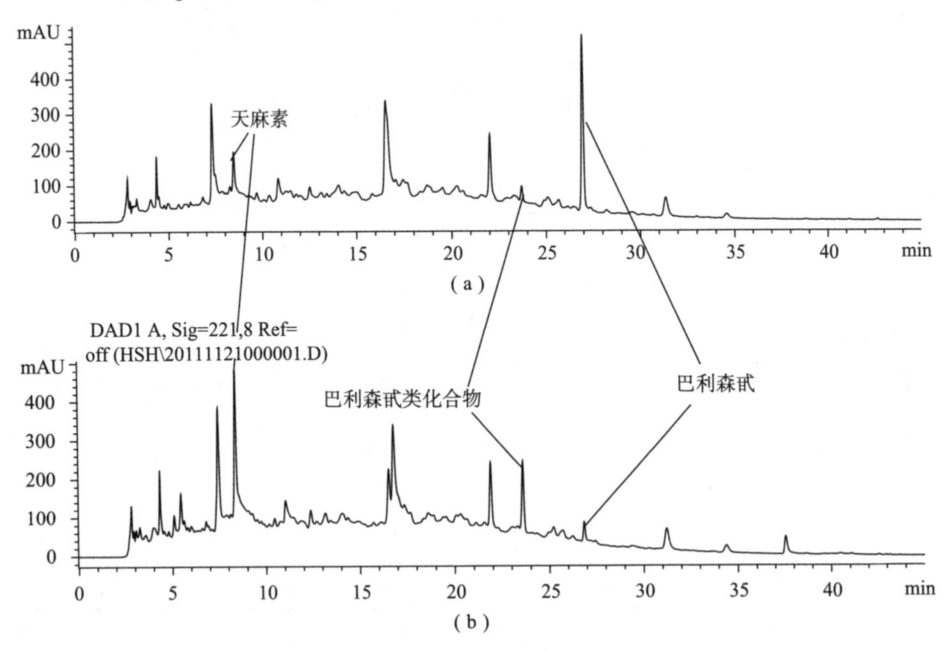

图5-6-3　同浓度下实验组第0 d灭菌处理的HPLC色谱比较图

(a) 灭菌前；(b) 灭菌后

由图5-6-3可以看出，其表现出了和前面一样的结果，经计算后，巴利森甙的峰面积下降了约85.9%，同时，在23 min左右，巴利森甙类化合物峰面积上升了约243.3%，而天麻素成分也上升了156.7%。经分析，可能是巴利森甙在高温高压下发生了裂解反应。为了进一步验证这个猜想，本实验将巴利森甙的标准品也做了灭菌和未灭菌的比较处理，同样以HPLC检测结果表示。其结果如图5-6-4所示。

图5-6-4 (a) 是巴利森甙标准品的HPLC色谱图，图5-6-4 (b) 是经过灭菌处理的图谱。可以发现，经过高温高压处理后，巴利森甙发生了明显的裂解反应。经过计算，巴利森甙的质量浓度在灭菌处理前后下降了88.5%，这个结果与前面的结果接近。王莉在其博士学位论文中提到了巴利森甙是由三分子天麻素和一分子柠檬酸聚合脱水形成的。其分子结构如下：

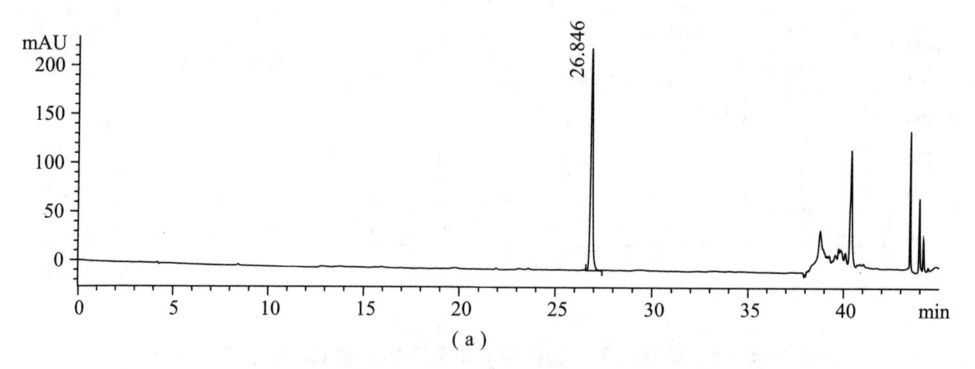

(a)

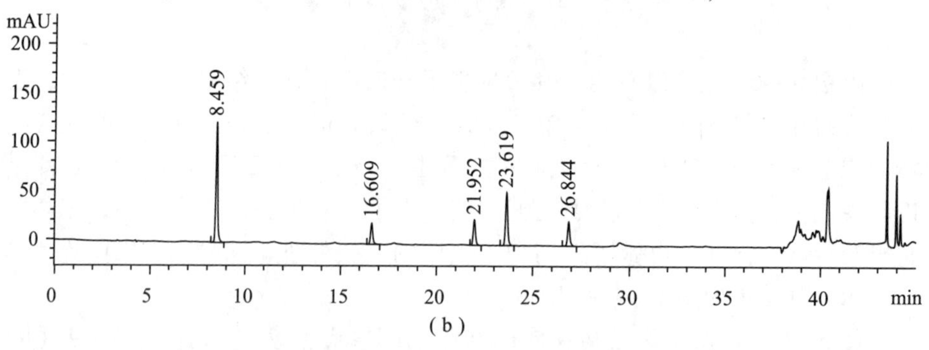

(b)

图 5-6-4　巴利森甙标准品灭菌前、后的 HPLC 比较图

(a) 灭菌前；(b) 灭菌后

当巴利森甙分子开始发生裂解时，其负离子质谱中主要显现两个酯甙键的断裂，表现为连续失去天麻素残基（-268 U），得到碎片离子 m/z 727 和 459[145]。对比表 5-6-1 中不同成分出峰时间及其相对分子质量的计算结果，不难发现，在图 5-6-4（b）中新出现的吸收峰，其相对分子质量可以与前面介绍的天麻醇提取液成分分析的结果一一对应。而图 5-6-4（b）中，

8. 459 min 产生的物质最多，初步推断其可能是天麻素残基。为了进一步确定实验结果，比较了图 5 – 6 – 4（b）中的天麻素残基和天麻素标准品的紫外光谱图谱，如图 5 – 6 – 5 所示。从图中可以看出，两者紫外吸收特征峰并无差异。在对巴利森甙灭菌后物质的 LC – MS 分析中，也在出峰时间附近找到了天麻残基的离子碎片，结果如图 5 – 6 – 6 所示。

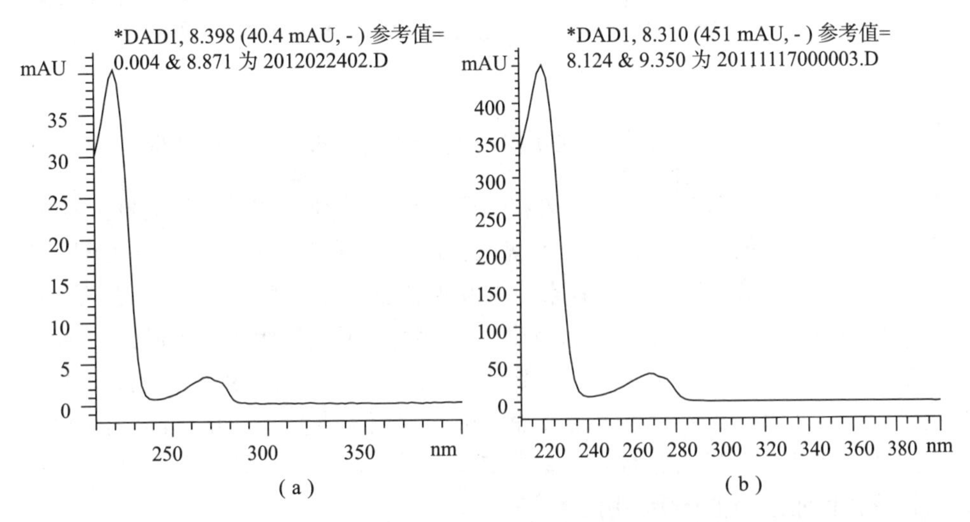

图 5 – 6 – 5　巴利森甙灭菌产生的天麻素残基和天麻素标准品的紫外光谱图谱比较图

（a）天麻与残基；（b）天麻素标准品

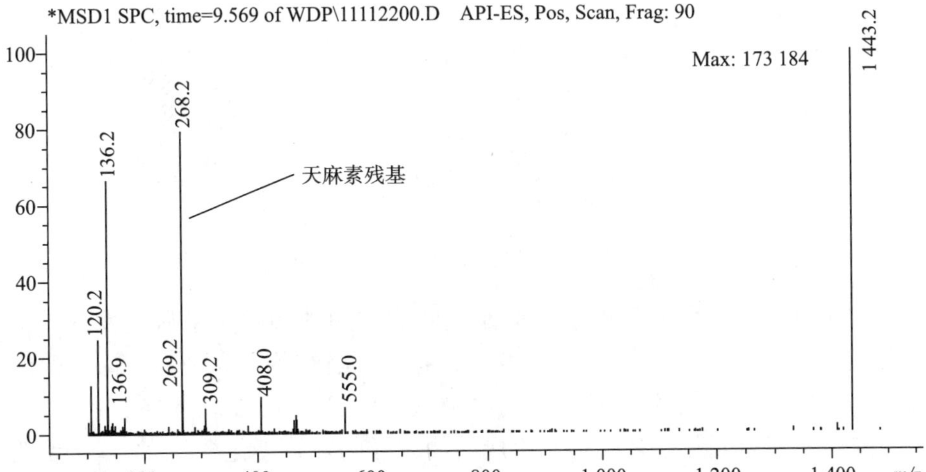

*MSD1 SPC, time=9.569 of WDP\11112200.D　API-ES, Pos, Scan, Frag: 90

Max: 173 184

1 443.2

268.2

136.2

天麻素残基

120.2

136.9

269.2

309.2

408.0

555.0

100 80 60 40 20 0

200 400 600 800 1 000 1 200 1 400 *m/z*

图 5 – 6 – 6　巴利森甙灭菌产生的天麻素残基质谱图

对于巴利森甙在高温高压（121 ℃、0.15 MPa）下的裂解反应，尚属首次报道。其不仅进一步证明了巴利森甙的实际分子结构，还帮助本实验分析清楚了尚未明确的两种天麻醇提取液中的主要成分，并解释清楚了巴利森甙如何快速地消失，同时，为本书后续实验的开展奠定了基础。在发酵实验中，高温高压灭菌是必不可少的一步，中药成分在灭菌过程中可能发生改变这一发现，在药用微生物与中药成分的双向发酵实验中有着普遍意义，希望此次发现能为药用微生物发酵中药及中药加工处理的新工艺有所贡献。

6.3.3 天麻素及其近似物在灰树花发酵过程中的变化情况分析

本章设计了如下实验，在灰树花发酵体系中分别单独加入纯天麻素和纯巴利森甙，加入的质量对应等于天麻醇提取液中两种物质的质量。在发酵 7 d 后，通过 HPLC 检测后比较天麻素或者其近似物质量浓度的变化情况。结果如图 5 -6 -7 所示。从图中可以看出，在巴利森甙实验组中，天麻素残基的含量下降了 46.8%，而纯天麻素实验组在发酵第 7 d，其天麻素含量没有明显变化。结果表明，灰树花在代谢过程中可能利用了发生了酯甙键断裂的天麻素残基，这是因为酯甙键断裂，变为游离态的天麻苷，可能更具活性，能被灰树花在代谢过程中直接利用。

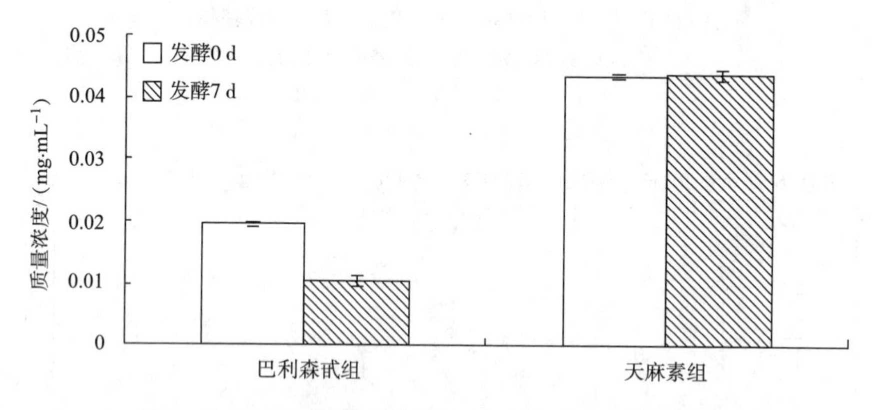

图 5 -6 -7　不同实验组发酵 7 d 天麻素质量浓度变化情况

白明生对人参皂甙和人参皂甙元抗肿瘤作用的构效关系研究发现，甙元的活性强于皂甙。绞股蓝总皂甙的甙键属缩醛结构，易受酸、碱、酶的降解，水解后，不仅脱去糖，生成次级甙，而且甙元的结构会发生变化，特别是侧链发生重排、环化等，生成结构多样的三萜类化合物[237]。这说明甙键的断裂，确实可能使天麻素残基更具有活性，从而在灰树花代谢过程中被利用。

6.3.4　天麻主要成分对灰树花代谢的影响

前面主要讨论了巴利森甙和天麻素在灰树花发酵过程中的一些变化，仍没有研究清楚天麻醇提取液对灰树花生长和胞外多糖的促进作用究竟是哪一种成分或者哪几种成分作用的结果。本实验将不同浓度梯度的天麻醇提取液主要成分加入灰树花发酵体系中，发酵7 d后，考察其对灰树花胞外多糖生产量（EPS）、菌丝体干重（DW）及发酵液pH的影响。结果参见表5－6－3。

表5－6－3　天麻提取物的主要成分对灰树花细胞生长和胞外多糖（EPS）合成的影响

组别	添加物浓度	pH	DW/(g·L^{-1})	EPS/(mg·L^{-1})
对照组	—	4.49±0.00	1.927±0.17	360.62±13.47
实验组	5 g/L	4.31±0.02	3.191±0.27	416.00±16.63
天麻素	5 mg/L	4.55±0.03	1.824±0.19	263.69±15.37
	10 mg/L	4.50±0.03	1.853±0.23	256.00±18.35
	20 mg/L	4.17±0.05	1.795±0.20	311.38±20.49
	40 mg/L	4.50±0.04	1.858±0.15	289.85±23.52
	80 mg/L	4.60±0.6	1.898±0.24	346.76±19.84
对羟基苯甲醇	5 mg/L	4.46±0.04	1.959±0.16	349.85±18.68
	10 mg/L	4.22±0.03	2.365±0.21	397.54±15.13
	20 mg/L	4.42±0.07	2.173±0.22	357.54±18.42
	40 mg/L	4.46±0.04	2.090±0.25	346.77±17.61
对羟基苯甲醛	5 mg/L	4.57±0.03	2.272±0.18	377.54±21.54
	10 mg/L	4.24±0.06	2.572±0.20	402.15±22.40
	20 mg/L	4.28±0.02	2.670±0.24	417.54±17.25
	40 mg/L	4.41±0.04	2.518±0.26	440.62±15.72

从表中可以看出，不同物质以不同浓度加入灰树花发酵体系中，经过7 d的发酵，其pH均变化不大。纯天麻素的添加，与对照组相比，对灰树花菌丝体生长及EPS产量无促进作用。在天麻素实验组中，菌丝体干重及EPS均没有高于对照组，可以认为其对灰树花的生长及胞外多糖合成有一定抑制作用。

对羟基苯甲醇的加入，在5 mg/L浓度下，其菌丝体生长和对照组相比，无明显促进作用，而在其他浓度下，菌丝体干重均有所提高，但是与实验组相比，还是较低，平均少 32.72%。其只有在 10 mg/L 浓度下，对灰树花胞外多糖合成才有一定促进作用，EPS 产量提高了 10.26%。其他浓度均无明显促进作用。而所有浓度下，添加对羟基苯甲醇后，其 EPS 产量均未高于实验组，较实验组 EPS 产量平均降低了 12.76%。

加入不同浓度的对羟基苯甲醛，其菌丝体干重较实验组相比均有增加，平均增加了 30.15%。其中在 20 mg/L 浓度下，对菌丝体生长促进作用最大，菌丝体干重增加了 38.56%。而其对于胞外多糖合成，与对照组相比，均有促进作用，平均提高了 EPS 产量 13.54%。其中以 40 mg/L 浓度添加的促进作用最为明显，EPS 产量提高了 22.18%，并且其 EPS 产量与实验组相比较，也增加了 5.92%。但是对羟基苯甲醛的加入对灰树花生长的促进作用仍没有实验组的强，其菌丝体干重与实验组相比，平均少了 21.4%。

Gao - Qiang Liu 等在将蜣螂虫的乙醚提取物加入灵芝发酵体系中，以刺激灵芝生产三萜类化合物的研究中，也分析了蜣螂虫的乙醚提取物所含的成分，然后又分别将这些成分加入灵芝发酵体系中，考察单一成分对灵芝代谢的影响。结果表明，某些单一成分（如 cis-9,10-methylenethxadecanoic acid）在一定浓度下对灵芝生产三萜类化合物有明显促进作用，但是大部分成分没有促进作用，甚至可能产生抑制作用，而这些成分在一定浓度下对灵芝的生长却没有作用[223]。

综上所述，实验结果表明，实验组中天麻醇提取液混合成分，对灰树花生长的促进作用强于其他单一成分，这可能与天麻醇提取液混合成分中同时存在对灰树花菌丝体生长有促进作用的对羟基苯甲醇和对羟基苯甲醛有关，当然，也不能排除还有其他微量成分的作用。在对胞外多糖合成促进作用方面，实验组的天麻混合成分作用仍普遍强于其他不同浓度下的单一成分，而对羟基苯甲醛浓度为 40 mg/L 的条件下，EPS 产量略高于实验组。综合来说，对灰树花代谢过程中菌丝体生长和胞外多糖合成的促进作用强于其他单一成分，这样的作用仍是天麻醇提取液中各种成分共同作用的结果，这与中医药传统理论中配伍理论的相须、相使不谋而合，进一步论证了本实验运用灰树花发酵天麻的可行性。

6.4　研究结论

（1）以建立的 HPLC 方法测定，经过 6 d 发酵后，天麻素、对羟基苯甲醇和对羟基苯甲醛质量浓度与发酵第 0 d 相比，分别下降了 46.4%、11.9% 和 52.3%。对其结果做了稳定性及精密性分析，对几种成分在灰树花发酵体系中对灰树花代谢的作用做了初步分析。

（2）经过了几次设计实验，发现并解释了巴利森甙是如何快速消失的。巴利森甙在高温高压（121 ℃、0.15 MPa）下的裂解反应尚属首次报道，其在药用微生物与中药成分的双向发酵实验中有着普遍意义，希望此次发现能为药用微生物发酵中药及中药加工处理的新工艺有所贡献。

（3）分析了巴利森甙裂解产生的天麻素残基在灰树花发酵过程中的变化情况，在发酵7 d后，天麻素残基的含量下降了46.8%，解释了纯天麻素为何对灰树花生长和胞外多糖合成没有促进作用，进一步分析了天麻醇提取液混合成分对灰树花代谢的影响。

（4）将不同浓度梯度的天麻醇提取液主要成分加入灰树花发酵体系中，发酵7 d后，考察不同单一成分的不同浓度对灰树花代谢的影响。其结果表明，对灰树花代谢过程中菌丝体生长和胞外多糖合成的促进作用，总体强于其他单一成分，这样的作用仍是天麻醇提取液中各种成分共同作用的结果，这与中医药传统理论中配伍理论的相须、相使不谋而合，进一步论证了本实验运用灰树花发酵天麻的可行性。

7 天麻醇提取物各成分在灰树花发酵过程中的转化

7.1 研究背景

微生物作为一个完整个体，虽然体积小，但也具有一套自身特异性的酶体系[217]。同时，由于自然界中微生物资源丰富，种类繁多，转化特异的底物，可供筛选的菌株很多。研究发现，对天然活性成分进行生物转化，可能产生新的有活性的化合物。此外，还发现微生物能产生丰富的酶系，可以用来发酵转化中药。微生物转化的主要方法有：静息细胞转化法、生长转化法、利用酶进行生物转化、应用固定化细胞进行生物转化、离子液体转化法、双水相体系转化法等[238-245]。

静息细胞转化法可用于验证灰树花是否能够对天麻各成分进行转化。此方法的优点是能有效地控制转化，且转化产物的后处理相对简单方便。

本书用HPLC跟踪检测天麻各成分在灰树花发酵过程中的变化，以研究天麻各成分在灰树花代谢过程中是否发生变化、发生怎样的变化。一种可能是被灰树花吸收利用，另一种可能是被灰树花转化成另一种物质。此外，采用静息细胞转化法进一步验证是否存在转化，并对转化产物用LC-MS分析。

7.2 研究材料与方法

7.2.1 菌种与天麻

灰树花（菌种编号：51616），购于中国农业微生物菌种保藏管理中心。

天麻，购于贵州省德江县天麻种植基地。

7.2.2 研究方法

7.2.2.1 培养基

斜面种子培养基（PDA 培养基，g/L）：马铃薯（去皮）200，葡萄糖 20，蛋白胨 2，KH_2PO_4 2，$MgSO_4 \cdot 7H_2O$ 1，琼脂 20。pH 自然。

液体种子培养基（g/L）：葡萄糖 30，蛋白胨 2，酵母膏 6，KH_2PO_4 0.5，$MgSO_4 \cdot 7H_2O$ 0.5。pH 自然。

摇瓶发酵培养基（g/L）：葡萄糖 50，蛋白胨 5，酵母膏 10，KH_2PO_4 2，$MgSO_4 \cdot 7H_2O$ 2。pH 自然。

生物转化基础培养基：葡萄糖 3 g，蒸馏水 100 mL。pH 6.0。

7.2.2.2 培养方法

斜面种子培养：于母种试管中挑取黄豆粒大小的菌丝块接种于 PDA 试管斜面中部，置于 25 ℃恒温培养 9 d。

液体种子培养：先将斜面试管培养基上的菌丝用接种铲轻轻刮下，加入一定量的无菌水，以使菌丝与固体培养基脱离，然后倒入 250 mL 三角锥形瓶液体种子培养基中，25 ℃、150 r/min 摇床培养 4 ~7 d。三角锥形瓶中应长出大量均匀细小的菌丝球，且以菌液澄清为最佳。

发酵培养：在无菌条件下，按 10% 的接种量接种，接种于发酵培养基中。250 mL 三角锥形瓶装液量为 100 mL，25 ℃、150 r/min 摇床培养 7 d。

7.2.2.3 制备天麻醇提取物流程

精确称取天麻粉末 10 g，加入体积分数 75% 的乙醇溶液 100 mL，常温（25 ℃左右）浸泡 48 h 后过滤，然后将滤液于 60 ℃减压蒸馏，除去乙醇。将剩余提取物重溶于蒸馏水中，定容到 100 mL，即得天麻醇提取液。按照实验需要添加到灰树花发酵培养基中去。

7.2.2.4 灰树花菌丝体对天麻各成分的转化

制备菌悬液，加入 5 mL 菌悬液到 100 mL PDA 液体培养基，于 25 ℃、150 r/min 下摇床培养。培养 4 d 后，于 10 000 r/min、4 ℃下离心 15 min，弃上清液，用无菌水洗涤三次，收集得到菌丝体静息细胞。

称取适量细胞，加入转化培养基中，并加入一定浓度的底物对羟基苯甲醛、对羟基苯甲醇、天麻素、巴利森甙，并与25 ℃、150 r/min下摇床培养8 d。

7.2.2.5 静息细胞转化法

将灰树花培养至一定阶段后，分离得到菌丝体，将其加入转化的培养基中，使其处于不再生长但仍保持原有各种酶活状态，再加入底物，在适当pH、温度等条件下进行转化，这样将对灰树花生长的影响减至最小。

7.2.2.6 HPLC检测

色谱柱：Agilent TC－C18（4.6 mm×250 mm，5 μm）；流动相：0.1%磷酸水（A）和乙腈（C），以梯度洗脱：0～35 min，C：3%～30%（V/V）；35～40 min，C：30%～100%（V/V）；40～45 min，C：100%～3%（V/V）。柱温30 ℃，流速1.0 mL/min；进样量20 μL；检测波长221 nm。

7.2.2.7 MS检测条件

对转化的产物用HPLC－MS进行了测量与测试，条件如下：

干燥气温度325 ℃；干燥气流量10 mL/min；雾化气压力35 psi；毛细管电压2 500 V；裂解电压135 V；母离子扫描范围 m/z 50～1 000。

7.2.2.8 统计方法

实验过程中的所有数据利用SPSS 17.0软件统计分析，并采用OriginLab OriginPro 8.5和Excel 2003软件作图。

7.3 研究结果与分析

7.3.1 天麻醇提取物各成分在灰树花发酵过程中的变化

在探究天麻各成分对灰树花菌丝体生长和产胞外多糖的影响的同时，我们跟踪和检测了天麻醇提取物在灰树花发酵期间的变化。如图5－7－1所示，取添加天麻醇提取液的灰树花第0 d发酵液和第14 d发酵液进行HPLC检测，并与没有添加天麻醇提取液的发酵液进行对比分析。很明显地发现天麻素在第14 d减少了，而巴利森甙增多了。

进一步将峰面积与前一章的各标准品的标准曲线进行比对计算，得到相应的含量值，见表5－7－1。空白组（未添加天麻成分）没有检测到天麻的任何成分，而实验组在发酵第14 d与第0 d相比，天麻素从10.28 mg/100 mL降到5.36 mg/100 mL，降低了47.86%；对羟基苯甲醇从0.76 mg/100 mL降到0.67 mg/100 mL，下降了11.84%；对羟基苯甲醛从1.38 mg/100 mL降到0.35 mg/100 mL，下降了74.64%；只有巴利森甙含量增加了，

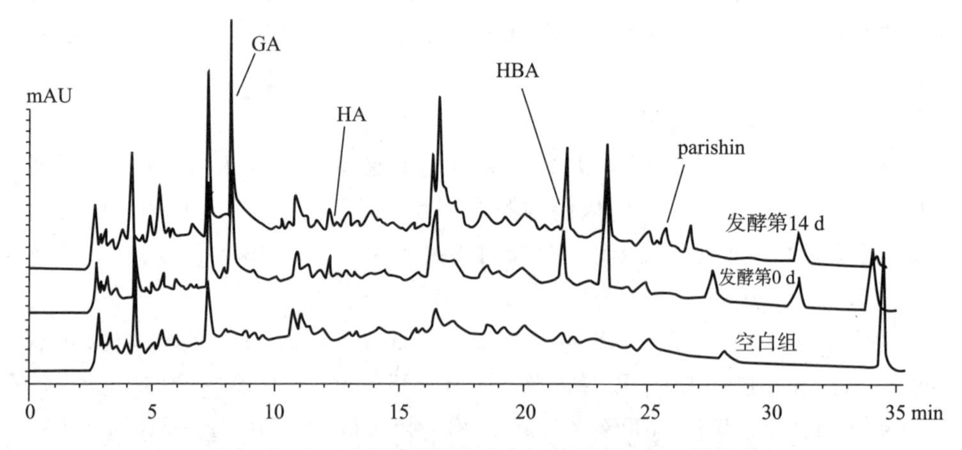

图 5-7-1　天麻醇提取物在灰树花发酵过程中的变化

（注：GA 天麻素，HA 对羟基苯甲醇，HBA 对羟基苯甲醛，parishin 巴利森甙）

从 1.44 mg/100 mL 升到了 3.76 mg/100 mL，提高了 161.11%。原因可能是天麻素在灰树花生长过程中重新合成了巴利森甙。另外，几种物质含量都发生了变化，第一种可能是被灰树花吸收利用了，微生物所需要的碳源大部分来自含碳有机物，而天麻醇提取物都为含碳有机物。第二种可能是被灰树花中的生物转化了，微生物体内往往含有大量的酶类，它们能够将一些底物转化合成为另一种新物质，中药的转化也是近来研究比较多的一个领域。

表 5-7-1　天麻醇提取物在灰树花发酵过程中的变化

mg·(100 mL)$^{-1}$

比较	天麻醇提取物含量的变化			
	天麻素	对羟基苯甲醇	对羟基苯甲醛	巴利森甙
发酵第 0 d	10.28	0.76	1.38	1.44
发酵第 14 d	5.36	0.67	0.35	3.76
空白组	—	—	—	—

7.3.2　静息细胞转化

利用灰树花菌丝体单独对天麻各成分进行转化研究，以期获得灰树花对天麻成分的影响。实验中设计了 5 组实验，对照组：转化培养基 + 灰树花菌丝体；A组：对羟基苯甲醇+转化培养基+灰树花菌丝体；B组：对羟基苯甲醛+转化培养基+灰树花菌丝体；C组：天麻素+转化培养基+灰树花菌丝体；D组：巴利森甙+转化培养基+灰树花菌丝体。每组三个平行，每组的添加量均为7 g天麻中所含各成分的量。8 d后通过高效液相色谱检测发现，同各组第1 d相比，对照组、C组和D组无太大变化，但是A组和B组色谱图有了明显的变化。

取第0 d和第8 d的灰树花菌丝体悬浮液进行膜过滤（45 μm），然后用HPLC进一步检测，结果如图5-7-2（a）和（b）所示。图5-7-2（a）为对羟基苯甲醇在灰树花菌丝体悬浮液中的转化，发现第8 d灰树花悬浮液中对羟基苯甲醇（*p*-hydroxybenzyl alcohol）含量减少了。同时，通过标准品对照发现，有天麻素的吸收峰增加明显，这说明了对羟基苯甲醇添加到灰树花发酵体系中可能不仅促进了菌丝生长及胞外多糖的合成，也有一部分自身被转化了。图5-7-2（b）为对羟基苯甲醛在灰树花菌丝体悬浮液中的转化，发现第8 d灰树花发酵液中对羟基苯甲醛（*p*-hydroxylbenzaldehyde）含量也减少，同时发现有天麻素的吸收峰增加明显，并且也出现了对羟基苯甲醇的吸收峰。进一步采用LC-MS进行分析研究，得到如图5-7-3所示的

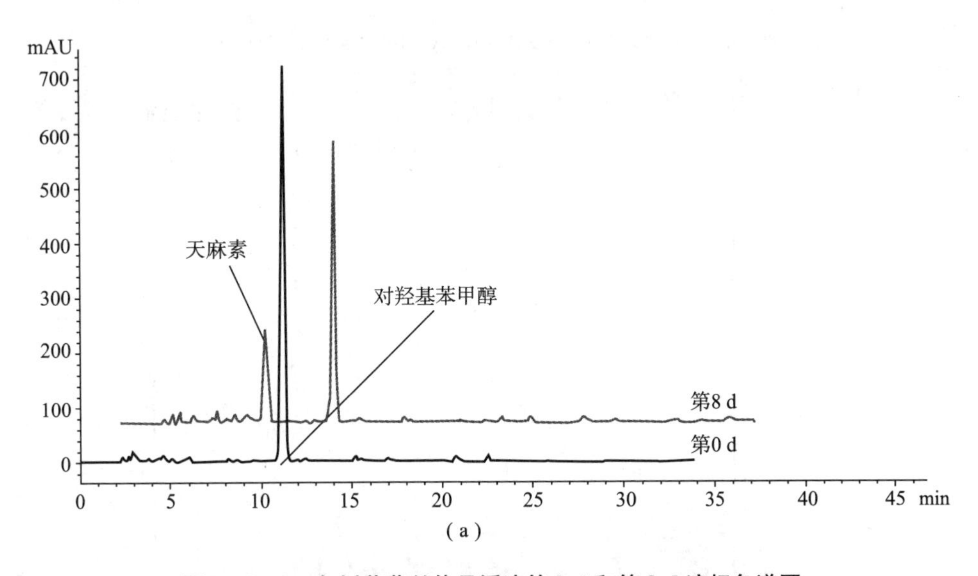

图5-7-2　灰树花菌丝体悬浮液第0 d和第8 d液相色谱图

（a）对羟基苯甲醇在灰树花菌丝体悬浮液中的转化

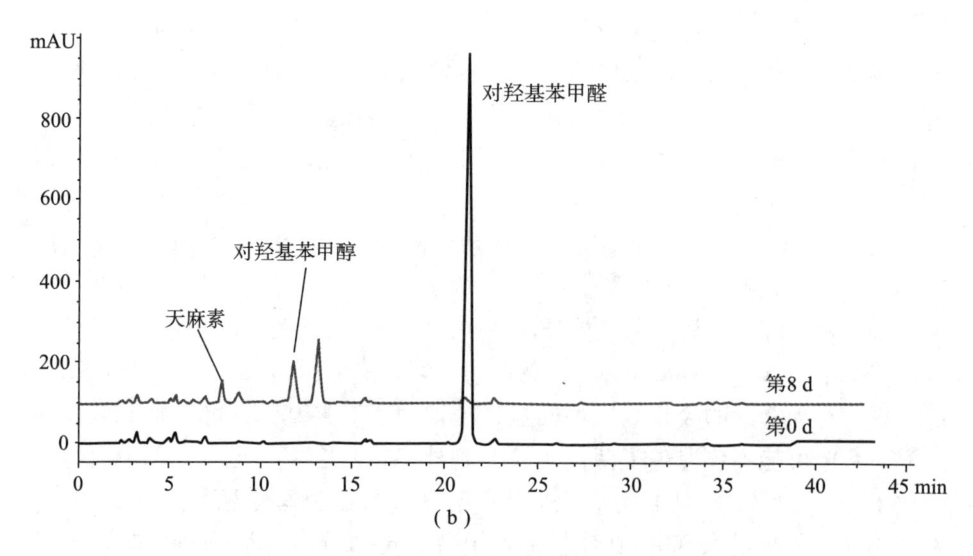

图 5-7-2　灰树花菌丝体悬浮液第 0 d 和第 8 d 液相色谱图（续）

（b）对羟基苯甲醛在灰树花菌丝体悬浮液中的转化

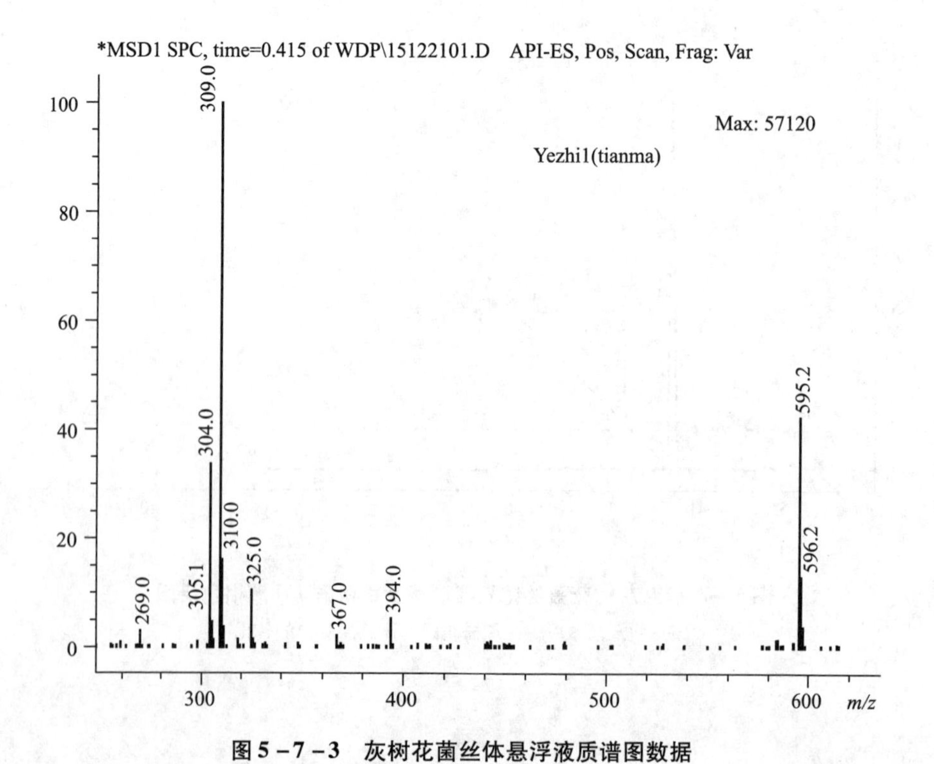

图 5-7-3　灰树花菌丝体悬浮液质谱图数据

质谱图，M + Na = 309，［2M + Na］$^+$ = 595，［M + Na］$^+$ = 309，［M + K］$^+$ = 325，推出 M = 286，即为天麻素相对分子质量。说明对羟基苯甲醇和对羟基苯甲醛在灰树花菌丝体悬浮液中培养 8 d 后，的确有天麻素物质合成。

有报道研究指出，对羟基苯甲醛和对羟基苯甲醇能够合成天麻素，在本实验结果中，或许也存在如图 5 – 7 – 4 所示的转化关系，也就是对羟基苯甲醇能够在灰树花菌丝体悬浮液中被糖基化而合成天麻素，而对羟基苯甲醛在灰树花菌丝体悬浮液中先被还原成对羟基苯甲醇，然后再少量合成天麻素。

CHO　　　灰树花 还原 →　　　CH_2OH　　　灰树花 糖基化 →　　　天麻素
OH　　　　　　　　　　　　　OH
对羟基苯甲醛　　　　　　　　对羟基苯甲醇　　　　　　　　天麻素

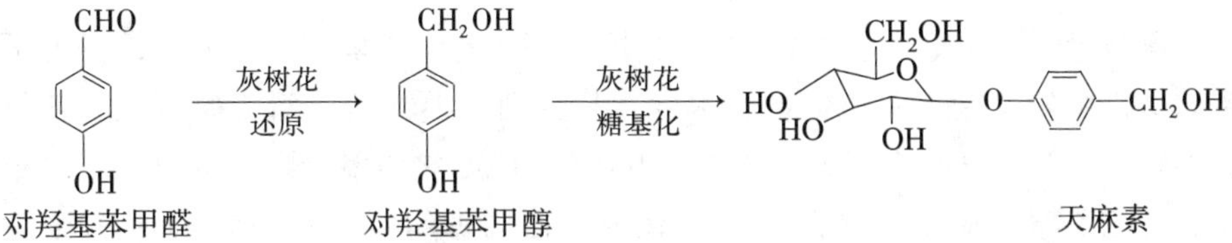

图 5 – 7 – 4　灰树花菌丝体悬浮液中对羟基苯甲醇和对羟基苯甲醛转化合成天麻素的可能途径

7.4　研究结论

本节采用 HPLC 法跟踪检测天麻各成分在灰树花发酵过程中的变化，以研究天麻各成分在灰树花代谢过程中是否发生变化。此外，采用静息细胞转化法进一步验证是否存在转化，并对转化产物用 LC – MS 分析。得出如下结论：

（1）天麻醇提取物在灰树花发酵期间含量发生了变化，每 100 mL 发酵液中天麻素从 10.28 mg 降到 5.36 mg，降低了 47.86%；对羟基苯甲醇从 0.76 mg 降到 0.67 mg，下降了 11.84%；对羟基苯甲醛从 1.38 mg 降到 0.35 mg，下降了 74.64%；只有巴利森甙含量增加了，从 1.44 mg 升到了 3.76 mg，提高了 161.11%。

（2）静息细胞转化实验和 LC – MS 分析表明，灰树花可以将对羟基苯甲醇和对羟基苯甲醛转化合成天麻素，可能的途径是对羟基苯甲醇在灰树花菌丝体悬浮液中被糖基化而合成天麻素，而对羟基苯甲醛在灰树花菌丝体悬浮液中先被还原成对羟基苯甲醇，然后再少量合成天麻素。

8　天麻提取物影响灰树花发酵胞外多糖中单糖组成变化

8.1　研究背景

经过实验证明，灰树花多糖具有抗肿瘤[246]、抗辐射[247]、延缓衰老[248]、保肝护肝[249]、提高免疫[250]等生物活性。

冯慧琴[251]等人通过对灰树花子实体多糖及菌丝体多糖比较分析，发现子实体多糖由岩藻糖、阿拉伯糖、木糖、甘露糖、半乳糖、葡萄糖组成，各单糖的摩尔比为 0. 9∶0. 5∶1. 3∶5. 0∶2. 9∶100. 0，而菌丝体多糖则由鼠李糖、岩藻糖、阿拉伯糖、木糖、甘露糖、半乳糖、葡萄糖组成，各单糖的摩尔比为 5. 9∶8. 5∶3. 2∶23. 2∶6. 5∶11. 7∶100. 0；崔凤杰[252]等通过实验发现，灰树花菌丝体多糖由葡萄糖、半乳糖、阿拉伯糖及少量糖醛酸组成；孙永旭[253]发现，白灰树花菌丝体多糖由甘露糖、半乳糖、阿拉伯糖和葡萄糖组成，其摩尔比为 5. 3∶1. 1∶0. 3∶0. 3。天麻提取物可以增加灰树花胞外多糖的产量[114]，且可以促进灰树花胞内多糖及胞外多糖的生物合成[116]；张勇等发现，添加天麻提取物后，灰树花胞内外多糖组分发生改变[254]。

8.2　研究材料与方法

8.2.1　菌种与天麻

灰树花（菌种编号：51616），购于中国农业微生物菌种保藏管理中心。

天麻，购于贵州省德江县天麻种植基地。

8.2.2　研究方法

8.2.2.1　培养基

斜面种子培养基（PDA 培养基，g/L）：马铃薯（去皮）200，葡萄糖 20，蛋白胨 2，KH_2PO_4 2，$MgSO_4 \cdot 7H_2O$ 1，琼脂 20。pH 自然。

液体种子培养基（g/L）：葡萄糖 30，蛋白胨 2，酵母膏 6，KH_2PO_4 0. 5，$MgSO_4 \cdot 7H_2O$ 0. 5。pH 自然。

摇瓶发酵培养基（g/L）：葡萄糖 50，蛋白胨 5，酵母膏 10，KH_2PO_4 2，$MgSO_4 \cdot 7H_2O$ 2。pH 自然。

8.2.2.2 培养方法

斜面种子培养：于母种试管中挑取黄豆粒大小的菌丝块接种于PDA试管斜面中部，置于25 ℃恒温培养9 d。

液体种子培养：先将斜面试管培养基上的菌丝用接种铲轻轻刮下，加入一定量的无菌水，以使菌丝与固体培养基脱离，然后倒入250 mL三角锥形瓶液体种子培养基中，置于恒温摇床中，在25 ℃、150 r/min下摇床培养4～7 d。三角锥形瓶中应长出大量均匀细小的菌丝球，且以菌液澄清为最佳。

发酵培养：在无菌条件下，按10%的接种量接种，接种于发酵培养基中。250 mL三角锥形瓶装液量为100 mL，在25 ℃、150 r/min下摇床培养9 d。

8.2.2.3 天麻醇提取物的制备

精确称取天麻粉末10 g，加入体积分数75%的乙醇溶液100 mL，常温(25 ℃左右）浸泡48 h后过滤取滤液，然后将滤液于60 ℃减压蒸馏除去乙醇。将剩余提取物重溶于蒸馏水中，定容到100 mL，即得天麻醇提取液。按照实验需要添加到灰树花发酵培养基中去。

8.2.2.4 灰树花胞外多糖提取工艺流程

将天麻醇提取物添加至灰树花发酵培养基中，过滤发酵液所得菌丝体，将菌丝体于60 ℃烘干后研磨，再添加复合酶（纤维素酶、木瓜蛋白酶和果胶酶）于反应体系中，超声波处理后离心，对所得上清液测定多糖含量。

8.2.2.5 灰树花粗多糖纯化方法

取出醇沉析出的灰树花胞外多糖（包括对照组及实验组），用95%乙醇清洗2次后于烘箱中烘干（50 ℃，清除残留乙醇）。加水于水浴锅中溶解多糖（60 ℃）。

Sevage法脱蛋白：三氯甲烷与正丁醇混合（1∶4.5），且三氯甲烷和正丁醇混合液与多糖水解样品比例为1∶3，重复洗脱3次；用20%的H_2O_2脱色；流水透析2 d，蒸馏水透析1 d。

于真空冷冻干燥器中干燥，得到灰树花多糖样品。

8.2.2.6 灰树花多糖水解单糖方法

分别称取对照组及实验组灰树花胞外多糖6 g，各加入4 mol/L三氟乙酸15 mL，充氮气后密封，于烘箱（110 ℃）中水解2 h。取出并冷却至室温，在旋转蒸发仪中蒸发掉三氟乙酸，加入1 mL甲醇溶解，再蒸发掉甲醇，如此重复5次，去掉残留的三氟乙酸。加2 mL纯净水溶解，得到实验组及对照组灰树花胞外多糖水解液。

8.2.2.7 灰树花多糖水解液及单糖标准品衍生化方法

分别称取甘露糖、葡萄糖、鼠李糖、半乳糖、阿拉伯糖标准品3 mg，加入6 mL纯净水溶解，各取单糖标准液800 μL混合在一起，配制浓度为0.15 mg/mL的单糖标准品混合液。

分别取对照组多糖水解液、实验组多糖水解液及单糖标准品混合液100 μL于100 μL NaOH（0.6 mol/L）中，混合均匀，各取出200 μL，加入200 μL 1－苯基－3－甲基－5－吡唑啉酮甲醇液（PMP，0.6 mol/L），混合均匀，在水浴锅（70 ℃）中反应100 min，取出并冷却至室温后加入200 μL HCl（0.3 mol/L）中和，加水至4 mL，再加等体积氯仿，振摇、静置，弃去氯仿层（下层），加氯仿重复3次，离心（16 000 r/min）水相层，样品分别过0.45 μm微孔滤膜供HPLC进样。

8.2.2.8 单糖测定液相色谱条件

色谱柱：Megres－C18（4.6 mm×250 mm，10 μm）；流动相：1 mol/L磷酸盐缓冲溶液（pH 6.7）－乙腈（V∶V＝83.4∶16.6）；柱温30 ℃；流速1.0 mL/min；进样量20 μL；检测波长250 nm。

8.2.2.9 精密度实验

精确称取3 mg鼠李糖标准品，按照8.2.2.7节方法将其衍生化，配制成浓度为0.15 mg/mL的鼠李糖标准品溶液。按照8.2.2.8节色谱条件重复进样5次，分别得到5次进样的鼠李糖峰面积。

8.2.2.10 重现性实验

取同一批号样品5份，分别按照8.2.2.6节及8.2.2.7节制备方法制成样品溶液，在8.2.2.8节色谱条件下测定，计算RSD。

8.2.2.11 加样回收实验

精密称取6 g样品5份，按照8.2.2.6节及8.2.2.7节方法制成样品液，按照上述色谱条件操作，确定样品鼠李糖峰面积的5份供试样品溶液，分别取2.5 mL，而后各加入0.15 mg/mL的鼠李糖标准品2 mL，按照8.2.2.8节色谱条件操作，计算平均回收率及RSD。

8.2.3 实验数据处理及绘图

实验过程中的所有数据利用SPSS 17.0软件统计分析，并采用Origin软件（OriginPro 8.5.0 SR1；The OriginLab，EA）制图。

8.3 研究结果与分析

8.3.1 单糖混合标准品色谱图

如图5－8－1及表5－8－1所示，单糖标准品的保留顺序及保留时间：1为甘露糖，保留时间为19.448 33 min；2为鼠李糖，保留时间为27.765 00 min；3

为葡萄糖，保留时间为48.356 21 min；4为半乳糖，保留时间为58.556 67 min；5为阿拉伯糖，保留时间为69.336 67 min。

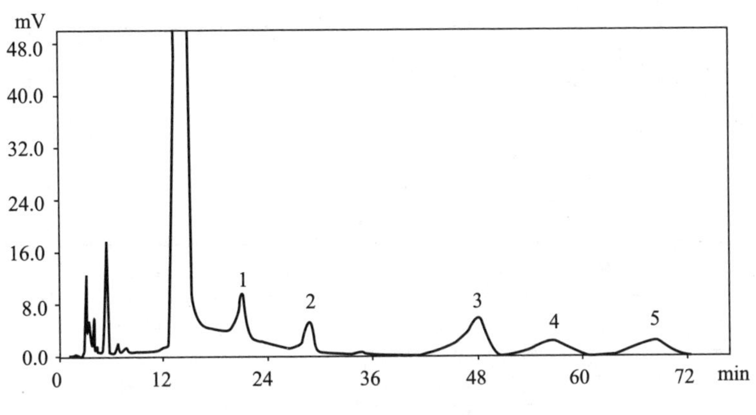

图5-8-1　单糖标准品色谱图

表5-8-1　单糖标准品保留时间

单糖标准品	保留时间/min
甘露糖	19.448 33
鼠李糖	27.765 00
葡萄糖	48.356 21
半乳糖	58.556 67
阿拉伯糖	69.336 67

8.3.2　精密性、重现性及加样回收实验

8.3.2.1　精密性（表5-8-2）

表5-8-2　精密性数据

样品	峰面积
鼠李糖标准品	1 794.5
鼠李糖标准品	1 797.5
鼠李糖标准品	1 799.4

续表

样品	峰面积
鼠李糖标准品	1 804. 7
鼠李糖标准品	1 797. 1

同一浓度鼠李糖标准品重复进样 5 次得到峰面积，计算得峰面积 RSD 为 0. 211 9%。

8. 3. 2. 2　重现性（表 5 – 8 – 3）

表 5 – 8 – 3　重现性数据

样品	峰面积
1	901. 2
2	902. 9
3	902. 9
4	899. 9
5	899. 5
以样品中鼠李糖计。	

计算得衍生化后的多糖样品中鼠李糖单糖的 RSD 为 0. 178 3%，计算结果表明方法重现性良好。

8. 3. 2. 3　加标回收实验（表 5 – 8 – 4）

表 5 – 8 – 4　加标回收数据

样品	未加标前样品峰面积	加标后样品峰面积
1	883. 7	2 637. 2
2	895. 2	2 647. 2
3	892. 6	2 648. 8
4	896. 3	2 648. 3
5	887. 2	2 638. 7
以样品中鼠李糖计。		

计算加标回收实验数据，计算得平均回收率为 97%、RSD 为 0. 249 5%。

8.3.3　对照组及实验组灰树花胞外多糖中单糖组成

由图5－8－2和图5－8－3可知，对照组及实验组灰树花胞外多糖中，

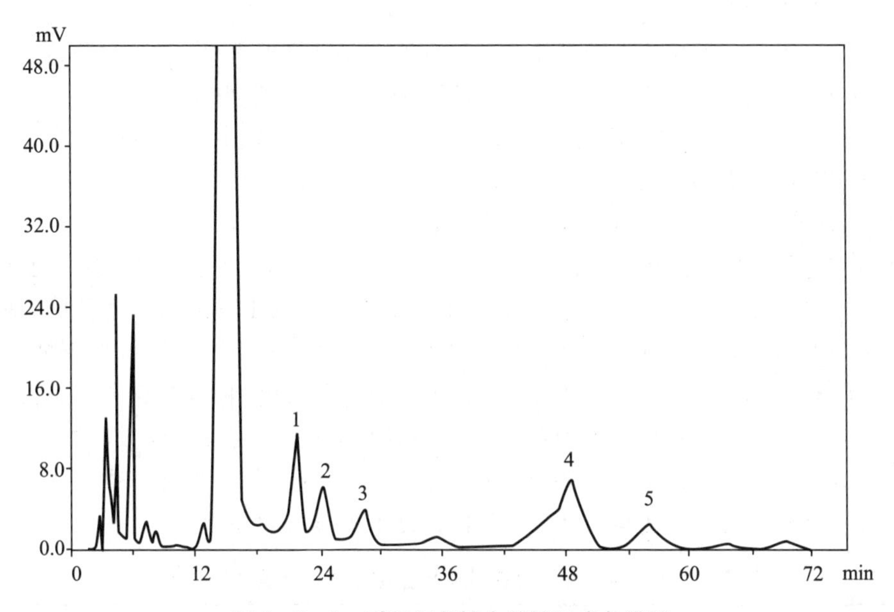

图5－8－2　对照组多糖中单糖组成色谱图

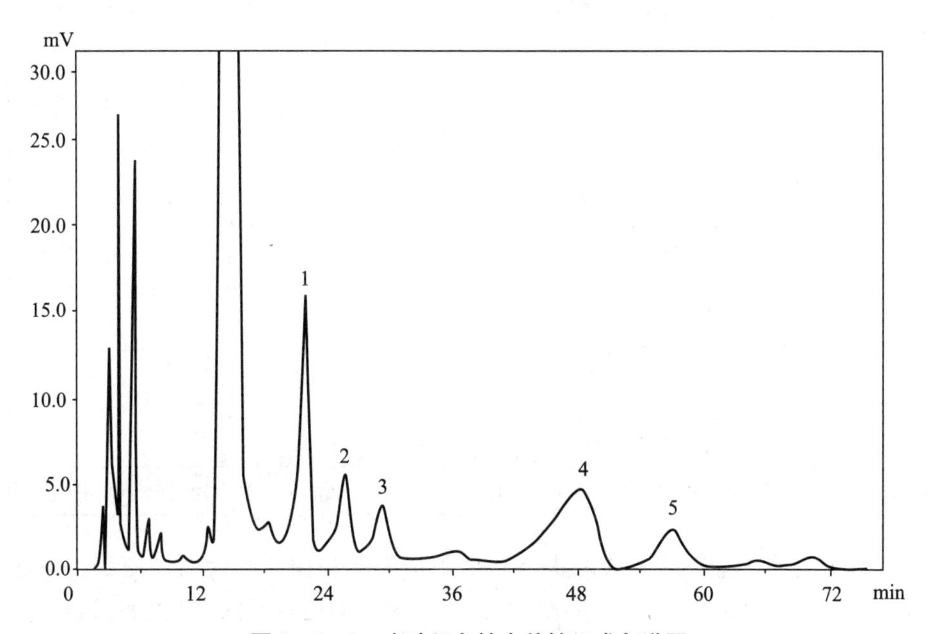

图5－8－3　实验组多糖中单糖组成色谱图

单糖组成及单糖的出峰顺序为甘露糖、未知单糖、鼠李糖、葡萄糖、半乳糖。

通过与单糖标准品的保留时间对照及加单糖标准品的加标回收实验，确定对照组及实验组中灰树花多糖都是由甘露糖、鼠李糖、葡萄糖、半乳糖及一种未知单糖组成的。

对照组及实验组单糖摩尔比及葡萄糖所占比例见表5-8-5。对照组多糖中的单糖组成中，甘露糖的峰面积为589.46、未知单糖峰面积为307.57、鼠李糖峰面积为241.83、葡萄糖峰面积为1 249.18、半乳糖峰面积为318.54，对照组灰树花胞外多糖中单糖组成的摩尔比为甘露糖∶未知单糖∶鼠李糖∶葡萄糖∶半乳糖=2.4∶1.3∶1∶5.1∶1.3，其中葡萄糖所占的比例为45.95%。实验组灰树花胞外多糖中的单糖组成中，甘露糖峰面积为865.69、未知单糖峰面积为316.27、鼠李糖峰面积为221.84、葡萄糖峰面积为1 145.23、半乳糖峰面积为284.82，实验组多糖中单糖组成的摩尔比为甘露糖∶未知单糖∶鼠李糖∶葡萄糖∶半乳糖=3.9∶1.4∶1∶5.1∶1.2，其中葡萄糖所占比例为44.44%。分析比较实验结果，发现实验组多糖单糖组成与对照组相比较，在单糖组成性质上并没有发生改变，都是由甘露糖、鼠李糖、葡萄糖、半乳糖及一种未知单糖组成，且单糖摩尔比及葡萄糖所占的比例发生不显著的变化。

表5-8-5　灰树花胞外多糖中单糖组成摩尔比及葡萄糖比例

样品	单糖及峰面积	单糖摩尔比	葡萄糖所占比例/%
对照组	甘露糖：589.46	2.4∶1.3∶1∶5.1∶1.3	45.95
	未知单糖：307.57		
	鼠李糖：241.83		
	葡萄糖：1 249.18		
	半乳糖：318.54		
实验组	甘露糖：865.69	3.9∶1.4∶1∶5.1∶1.2	44.44
	未知单糖：316.27		
	鼠李糖：221.84		
	葡萄糖：1 145.23		
	半乳糖：284.82		
摩尔比计算公式：$R=f\times A/M$（f：校正因子=1；A：峰面积；M：相对分子质量）。			

以上实验结果表明，天麻提取物的添加影响灰树花的代谢，使其代谢活动发生改变，从而单糖的摩尔比发生改变，葡萄糖占有比例也发生改变。

8.4　研究结论

（1）通过实验发现，添加天麻提取物后，灰树花深层发酵得到的胞外多糖的单糖组成性质上并没有发生改变，对照组及实验组多糖都是由甘露糖、鼠李糖、葡萄糖、半乳糖及一种未知单糖组成。

（2）添加天麻提取物后，灰树花胞外多糖中单糖组成的摩尔比发生改变，且葡萄糖所占比例也发生改变。对照组单糖摩尔比为甘露糖: 未知单糖: 鼠李糖: 葡萄糖: 半乳糖 =2.4: 1.3: 1: 5.1: 1.3，葡萄糖所占比例为45.95%；实验组甘露糖: 未知单糖: 鼠李糖: 葡萄糖: 半乳糖 =3.9: 1.4: 1: 5.1: 1.2，其中葡萄糖所占比例为44.44%。

9　天麻有效成分参与发酵基质对灰树花胞外多糖组分的影响

9.1　研究背景

天麻作为贵州三宝之一，在我国具有两千多年的药用历史，具有多种药用功能。对羟基苯甲醇和对羟基苯甲醛是天麻醇提取物的主要活性成分[63,255-258]。

目前关于灰树花多糖的结构和生物活性方面的研究已经有了较多的报道，但是对中药参与发酵过程后所得的灰树花胞外多糖结构和功能变化的研究和报道相对较少。在前期研究的基础上，向灰树花深层发酵体系中分别添加天麻醇提取物、对羟基苯甲醇、对羟基苯甲醛，与传统灰树花液体发酵后对比，检测灰树花胞外多糖的组分变化，为进一步研究天麻有效成分参与灰树花发酵对多糖结构的影响奠定基础。

9.2　研究材料与方法

9.2.1　菌种与天麻

灰树花（菌种编号：5.404），购于中国农业微生物菌种保藏管理中心。

天麻，购于贵州省德江县天麻种植基地。

9.2.2 研究方法

9.2.2.1 培养方法

斜面种子培养：于母种试管中挑取黄豆粒大小的菌丝块接种于 PDA 试管斜面中部，置于 25 ℃恒温培养 9 d。

液体种子培养：先将斜面试管培养基上的菌丝用接种铲轻轻刮下，加入一定量的无菌水，以使菌丝与固体培养基脱离，然后倒入 250 mL 三角锥形瓶液体种子培养基中，25 ℃、150 r/min 摇床培养 4 ~ 7 d。三角锥形瓶中应长出大量均匀细小的菌丝球，且以菌液澄清为最佳。

发酵培养：在无菌条件下，按 10% 的接种量接种，接种于发酵培养基中。250 mL 三角锥形瓶装液量为 100 mL，25 ℃、150 r/min 摇床培养 9 d。

9.2.2.2 天麻提取物的制备

精确称取天麻粉末 50 g，加入体积分数 55% 的乙醇溶液，固液比为 1∶18，于 62 ℃下超声 37 min 后过滤，然后将滤液于 60 ℃减压蒸馏除去乙醇。将剩余提取物重溶于蒸馏水中，定容到 50 mL，即得天麻醇提取液。将 50 mL 天麻醇提取物添加到 1 L 灰树花发酵培养基中。

9.2.2.3 灰树花胞外粗多糖分离纯化

多糖的处理：醇析出的粗多糖用体积分数 3% 的三氯乙酸脱蛋白、20% 的 H_2O_2 脱色，经流水透析 2 d，再经蒸馏水透析 1 d，即可进行多糖的组分分离[259]。

9.2.2.4 DEAE - 52 离子交换层析法

DEAE - 52 预处理：称取 DEAE - 52 样品 5 g，放入量筒中，用蒸馏水浸泡过夜，观察溶胀后的 DEAE 体积。5 g DEAE - 52 溶胀后，体积大约为 8 mL，再根据所需层析柱的柱床体积计算所需 DEAE 的量，称取所需 DEAE 样品，用蒸馏水浸泡过夜，其间换几次水，每次换水后除去溶液中的细小颗粒。用 0.5 mol/L HCl 溶液浸泡 1 h 以上，用无离子水漂洗，洗至 pH 6 左右。改用 0.5 mol/L NaOH 溶液浸泡 1 h 以上，抽干（可用布氏漏斗），用无离子水漂洗，使 pH 至 8 左右（用 pH 试纸检查）。

离子交换层析：将除蛋白后的多糖配成 0.015 g/mL 的溶液，加样 2 mL，用 DEAE - 52 柱（1.6 cm × 60 cm）进行纯化，依次用超纯水及 0.2、0.5、1 mol/L 的 NaCl 溶液洗脱。洗脱流速 1 mL/min，6 min 收集一管洗脱液，隔管测定多糖含量，绘制洗脱峰谱图。

9.2.2.5 多糖含量测定方法

（1）绘制标准曲线：分别精确吸取浓度为 0.1 mg/mL 的葡萄糖标准溶液 0、0.1、0.2、0.3、0.4、0.5、0.6、0.7、0.8 mL，补蒸馏水至 2.0 mL 后，

加入1 mL 6%苯酚和5 mL浓硫酸，摇匀后，静置20 min，然后于490 nm处测定吸光度。以葡萄糖量（mg）为横坐标、吸光度为纵坐标绘制葡萄糖标准曲线。

（2）多糖含量测定：收集洗脱液，采用苯酚－硫酸法隔管检测，取5 mL洗脱液，加入4倍体积的95%乙醇，于4 ℃冰箱中静置24 h。然后离心（4 000 r/min，15 min），去除上清液，再用95%乙醇清洗沉淀3次，最后将沉淀在60 ℃下烘干，再加蒸馏水溶解，用苯酚－硫酸法测定多糖含量。

9.3　研究结果与分析

9.3.1　灰树花胞外多糖组分分析

常规培养基液态深层发酵9 d，获得灰树花胞外多糖GFP－1，经三氯乙酸脱蛋白、过氧化氢脱色、透析袋除去小分子盐类、冷冻干燥后获得纯品GFP－1。纯化后的GFP－1多糖经DEAE－52柱层析。依次用超纯水及0.2、0.5、1 mol/L的NaCl溶液洗脱后，采用苯酚－硫酸法检测，得到的结果如图5－9－1所示。

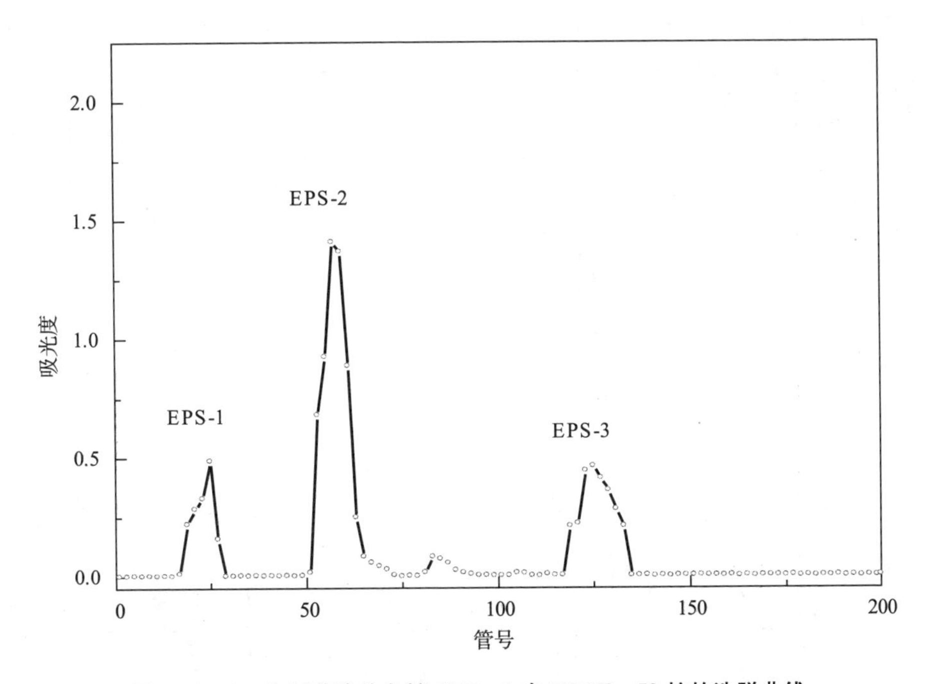

图5－9－1　灰树花胞外多糖GFP－1在DEAE－52柱的洗脱曲线

由图5－9－1可知，常规培养基发酵所得灰树花胞外多糖可洗脱出3种多糖组分，其中由超纯水洗脱所得 EPS－1 占总糖百分比为 12. 84%；EPS－2 由 0. 2 mol/L NaCl 洗脱所得，占总糖百分比为 54. 95%；EPS－3 由 0. 5 mol/L NaCl 洗脱所得，占总糖百分比为 20. 21%。EPS－2 为灰树花胞外多糖的主要成分，而 EPS－1 和 EPS－3 含量相对较少。王琼等人[206]在对灵芝菌丝体培养中多糖组分的变化与相关酶活力分析研究中发现，如果以单一碳源作为发酵培养基，则发酵后所得多糖产物的组分种类较少，并且此多糖中的主要单糖由该单一碳源组成。而在灰树花发酵的常规培养基中，葡萄糖是灰树花菌丝体生长利用的唯一碳源，经过组分分离后，EPS－2 组分在其胞外多糖的组分种类中含量最高，所以，可以推测 EPS－2 可能是大多数文献报道中所说的葡聚糖，但这需要进一步的单糖成分分析实验去验证。

9. 3. 2　天麻醇提取物参与灰树花发酵胞外多糖组分分析

天麻醇提取物按 5% 的体积分数加入灰树花培养基中进行深层发酵，摇床培养 9 d 获得灰树花胞外多糖 GFP－2，经三氯乙酸脱蛋白、过氧化氢脱色、透析袋除去小分子盐类、冷冻干燥后得到纯品 GFP－2。纯化后，GFP－2 的多糖经 DEAE－52 柱层析。依次用超纯水及 0. 2、0. 5、1 mol/L 的 NaCl 溶液洗脱后，采用苯酚－硫酸法检测，得到的结果如图 5－9－2 所示。

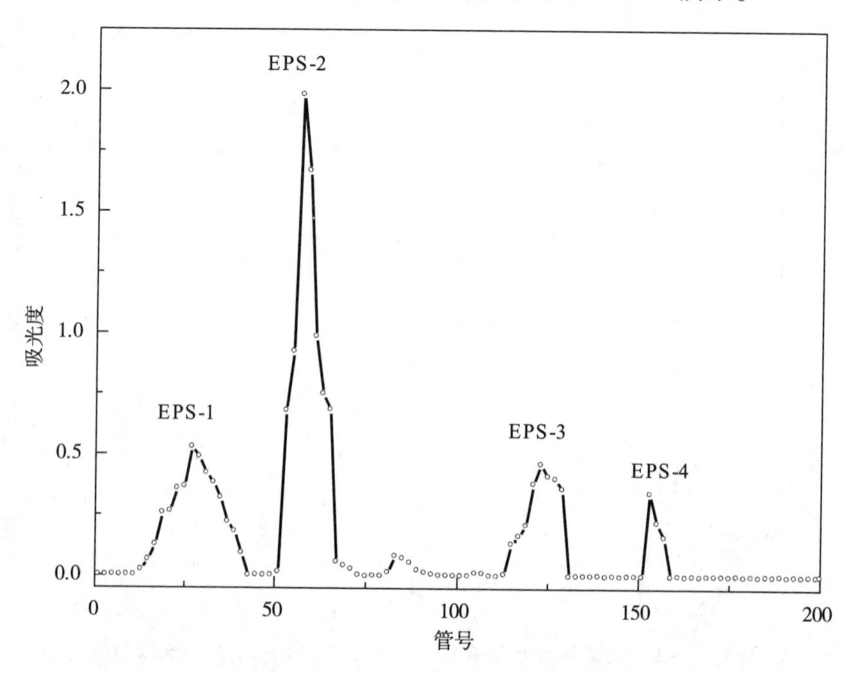

图 5－9－2　灰树花胞外多糖 GFP－2 在 DEAE－52 柱的洗脱曲线

由图5－9－2可知，天麻醇提取物参与培养基发酵所得灰树花胞外多糖可洗脱出4种多糖。其中EPS－1由超纯水洗脱所得，占总糖百分比为21.25%；EPS－2由0.2 mol/L NaCl洗脱所得，占总糖百分比为51.62%；EPS－3由0.5 mol/L NaCl洗脱所得，占总糖百分比为13.85%；EPS－4由1 mol/L NaCl洗脱所得，占总糖百分比为3.2%。EPS－2为灰树花胞外多糖的主要成分，EPS－1和EPS－3相对较少，EPS－4含量最少。天麻醇提取物的主要成分包括天麻素、对羟基苯甲醇、对羟基苯甲醛，当其加入灰树花深层发酵系统中后，灰树花菌丝体生长利用的碳源除了培养基中的葡萄糖外，还包括天麻素、对羟基苯甲醇、对羟基苯甲醛等天麻提取物中的碳源成分，所以其多糖组分种类与常规培养基相比有所增加，且本实验课题组前期实验结果也表明，加天麻醇提取物后，灰树花胞外多糖的单糖组成的摩尔比发生改变，并且葡萄糖所占比例也发生改变。

9.3.3　对羟基苯甲醇参与灰树花发酵所得胞外多糖组分分析

将一定量的对羟基苯甲醇加入灰树花培养基，经液态深层发酵获得灰树花胞外多糖GFP－3，经三氯乙酸脱蛋白、过氧化氢脱色、透析袋除去小分子盐类、冷冻干燥后获得纯化多糖GFP－3。纯化后的GFP－3多糖经DEAE－52柱层析。依次用超纯水及0.2、0.5、1 mol/L的NaCl溶液洗脱后，采用苯酚－硫酸法检测，得到的结果如图5－9－3所示。

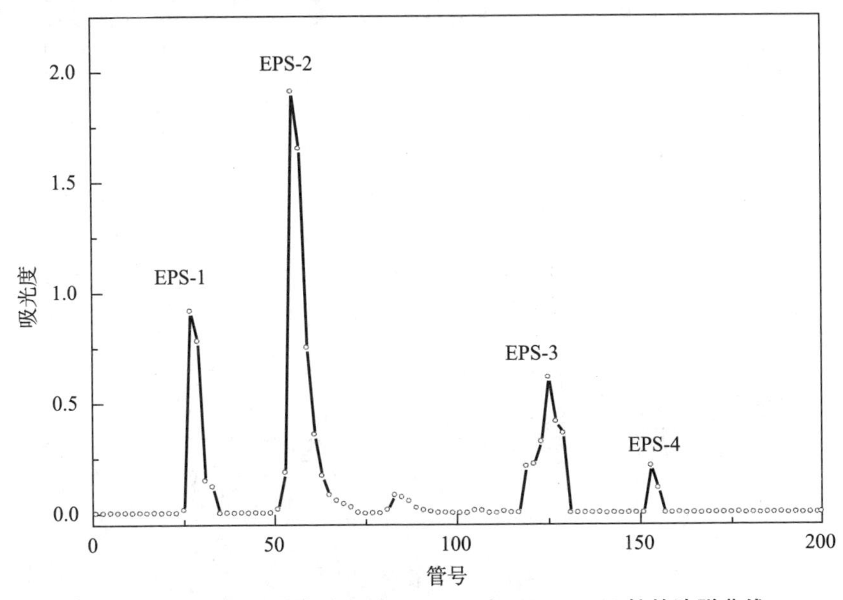

图5－9－3　灰树花胞外多糖GFP－3在DEAE－52柱的洗脱曲线

由图 5 – 9 – 3 可知，天麻主要成分对羟基苯甲醇参与培养基发酵所得灰树花胞外多糖可洗脱出 4 种多糖，其中 EPS – 1 由超纯水洗脱所得，占总糖百分含量为 20.3%；EPS – 2 由 0.2 mol/L NaCl 洗脱所得，占总糖百分含量为 52.78%；EPS – 3 由 0.5 mol/L NaCl 洗脱所得，占总糖百分含量为 17.34%，EPS – 4 由 1 mol/L NaCl 洗脱所得，占总糖百分含量为 1.58%。EPS – 2 仍为灰树花胞外多糖的主要成分，EPS – 1 和 EPS – 3 相对较少，EPS – 4 含量极少。对羟基苯甲醇作为天麻醇提取物的主要成分之一，其参与灰树花发酵过程，因此增加了菌丝体生长利用的碳源。相对于灰树花发酵过程中葡萄糖作为单一碳源的常规培养基，多糖 GFP – 3 的 EPS – 1 多糖组分种类有所增加，但变化并不明显。而当 GFP – 3 组分与天麻醇提取物参与培养基发酵后，所得 GFP – 2 组分相比 EPS – 4 组分的增加量要少，这可能是由于获得 GFP – 2 发酵培养基的碳源比获得 GFP – 3 的发酵培养基碳源丰富。

9.3.4 对羟基苯甲醛参与灰树花发酵胞外多糖组分分析

将一定量的对羟基苯甲醛加入灰树花培养基，经液态深层发酵获得灰树花胞外多糖 GFP – 4，经三氯乙酸脱蛋白、过氧化氢脱色、透析袋除去小分子盐类、冷冻干燥后获得纯化多糖 GFP – 4。纯化后的 GFP – 4 多糖经 DEAE – 52 柱层析。依次用超纯水及 0.2、0.5、1 mol/L 的 NaCl 溶液洗脱后，采用苯酚 – 硫酸法检测，得到的结果如图 5 – 9 – 4 所示。

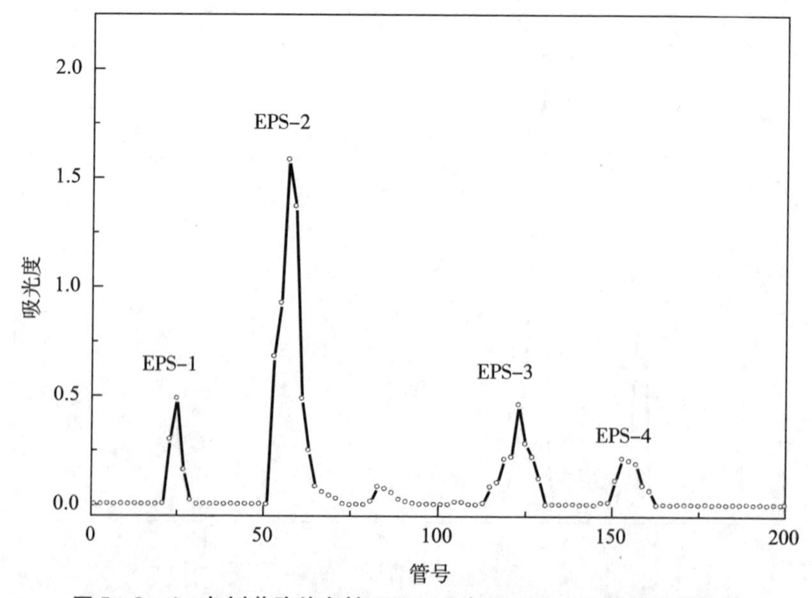

图 5 – 9 – 4 灰树花胞外多糖 GFP – 4 在 DEAE – 52 柱的洗脱曲线

由图5－9－4可知，天麻主要成分对羟基苯甲醛参与培养基发酵所得灰树花胞外多糖可洗脱出4种多糖。其中EPS－1由超纯水洗脱所得，占总糖百分比为11.52%；EPS－2由0.2 mol/L NaCl洗脱所得，占总糖百分比为51.1%；EPS－3由0.5 mol/L NaCl洗脱所得，占总糖百分比为23.59%；EPS－4由1 mol/L NaCl洗脱所得，占总糖百分比为4%。EPS－2仍为灰树花胞外多糖的主要成分，EPS－1、EPS－3、EPS－4含量相对较少。与GFP－1相比，GFP－4中EPS－4的含量增加了4%，与GFP－2和GFP－3相比，GFP－4中EPS－4的含量增加量最大。对羟基苯甲醛作为天麻醇提取物的主要成分之一，其参与灰树花发酵过程，因此增加了菌丝体生长利用的碳源。相对于灰树花发酵过程中葡萄糖作为单一碳源的常规培养基，多糖GFP－4的EFP－1多糖组分种类有所增加。虽然GFP－2和GFP－3的多糖组分都有所增加，但是相对GFP－4的多糖组分的量增加较少，这说明对羟基苯甲醛对多糖的组分影响更明显，作用更强。这与吴彩云[127]等人的研究结果一致，他们通过向灰树花深层发酵体系中添加不同的天麻醇提取物成分，实验结果发现，一定量的对羟基苯甲醛、对羟基苯甲醇和天麻素均能显著促进灰树花胞外多糖的生物合成，而其中对羟基苯甲醛对灰树花胞外多糖的生物合成促进作用最明显，是天麻成分中增效贡献力最大的物质。

9.3.5　不同灰树花胞外多糖各组分多糖含量比较

四种不同培养基参与灰树花深层发酵培养9 d后，获得四种不同的胞外粗多糖，经过分离纯化，收集不同的洗脱峰。用苯酚－硫酸法测定每种洗脱峰的多糖含量，对比四种多糖GFP－1、GFP－2、GFP－3、GFP－4各组分多糖含量。多糖含量比较结果见表5－9－1。

表5－9－1　四组灰树花胞外多糖各组分多糖含量比较

mg · mL^{-1}

EPS组分	GFP－1	GFP－2	GFP－3	GFP－4
EPS－1	1.71	2.87	2.8	1.56
EPS－2	7.25	6.96	7.28	6.92
EPS－3	2.67	1.87	2.39	3.19
EPS－4	—	0.43	0.22	0.54

四种灰树花胞外多糖均可由超纯水洗脱出EPS－1中性多糖，用0.2 mol/L NaCl洗脱出EPS－2酸性多糖，0.5 mol/L NaCl洗脱出EPS－3酸性多糖。但

GFP－2、GFP－3、GFP－4 均可由 0.5 mol/L NaCl 洗脱出 EPS－4 酸性多糖。EPS－2 为 GFP－1、GFP－2、GFP－3、GFP－4 四种多糖中含量最高的多糖组分。而四种多糖中，EPS－4 组分的含量最少。并且四种多糖中，EPS－1、EPS－2、EPS－3 和 EPS－4 组分多糖含量随着发酵培养基的碳源变化而变化。据 Looijesteijn 等[260]在 1999 年报道，葡糖磷酸异构酶（PGI）与乳酸的代谢有关，而 α－葡糖磷酸变位酶（α－PGM）则参与了胞外多糖（exopolysaccharides，EPS）的合成，这两种酶是 EPS 合成和糖酵解途径（EMP）的重要分支点。而葡萄糖－6－磷酸（G－6－P）是这两种酶的共同前体。α－PGM 的活力能够决定 G－6－P 是更多地走向 EPS 的合成路径还是 EMP 途径。而在糖酵解途径中，PGI 的活力决定了 G－6－P 能否更多地转化为果糖－6－磷酸（F－6－P）。贺宗毅等[174]对灰树花代谢途径中多糖合成的两个重要酶的酶活力进行测定。实验结果说明天麻醇提取物参与灰树花发酵后，磷酸葡萄糖异构酶的酶活力有一定的降低，而磷酸葡萄糖变位酶的酶活力则无明显变化，所以 G－6－P 更多地走向 EPS 的合成路径。聂文强等[261]采用 Illumina 高通量测序技术对灰树花转录组进行测序，在 KEGG 数据库注释到 115 条 Unigene 与灰树花多糖合成有关，所以我们推测天麻有效成分参与灰树花深层发酵可能会影响灰树花基因序列表达，从而改变灰树花多糖合成过程中关键酶酶活力，但这需要在后续的研究中进一步验证。

9.4 研究结论

本实验探究天麻醇提取物中几种有效的单一成分对灰树花发酵代谢过程中胞外多糖组分的影响，为进一步探究天麻醇提取物有效成分参与灰树花深层发酵促进灰树花多糖合成的机理提供理论支撑，得到如下结论：天麻有效成分参与灰树花深层发酵获得 GFP－1、GFP－2、GFP－3、GFP－4 四种灰树花胞外多糖，均可由超纯水洗脱出 EPS－1 中性多糖，用 0.2 mol/L NaCl 洗脱出 EPS－2 酸性多糖、0.5 mol/L NaCl 洗脱出 EPS－3 酸性多糖。但天麻醇提取物、对羟基苯甲醛和对羟基苯甲醇加入培养基发酵后，所获得灰树花胞外多糖 GFP－2、GFP－3、GFP－4 均可由 0.5 mol/L NaCl 洗脱出 EPS－4 酸性多糖，且 GFP－4 中 EPS－4 增加得最多。结果提示：天麻有效成分能够影响灰树花胞外多糖的量在各组分间的重新分布，且对羟基苯甲醛对灰树花代谢过程中胞外多糖组分的影响最大。所以我们可以推测天麻有效成分的添加可改变灰树花胞外多糖的结构，进而改变其多糖的某些生物活性，但这需要在接下来的研究中进一步探究。

10　对羟基苯甲醛和天麻醇提取物对灰树花胞外多糖合成酶类的影响

10.1　研究背景

灰树花真菌分泌的胞外多糖，由于其具有很多临床应用和实验验证的生物活性，成为近年来的研究热点。但是胞外多糖产量偏低，限制了其工业化应用。目前，提高灰树花胞外多糖产量的研究主要是通过调节培养基、培养条件、外源添加促进剂等外部因素来实现，而对胞外多糖生物合成途径中关键酶的控制的研究较少。灰树花胞外多糖生物合成过程中涉及大量关键酶和特异性糖基转移酶，可通过提高酶浓度和活性水平提高胞外多糖产量。

前期研究结果表明，对羟基苯甲醛与天麻醇提取物促进灰树花胞外多糖生物合成的效果相差不大，但是二者具体提高哪种或者哪几种胞外多糖合成酶活力尚不清楚。因此，本研究从灰树花胞外多糖主要合成路径入手，在灰树花发酵体系中添加0.15 g/L对羟基苯甲醛和7 g/L天麻醇提取物，动态测定发酵过程中α－磷酸葡萄糖变位酶、UDP－葡萄糖焦磷酸化酶、UDP－葡萄糖脱氢酶、dTDP－葡萄糖焦磷酸化酶和dTDP－鼠李糖合成酶系五种胞外多糖合成关键酶活力变化，探明各酶活力与胞外多糖产量关系，为后期研究胞外多糖关键酶基因表达奠定基础，为实现胞外多糖工业化生产提供一定的理论基础。

10.2　研究材料与方法

10.2.1　天麻

天麻，购于贵州省德江县天麻种植基地。

10.2.2　菌种

灰树花（菌种编号：5.404），购于中国普通微生物菌种保藏管理中心。

10.2.3　研究方法

10.2.3.1　天麻提取物的制备

准确称取50 g天麻，加入500 mL 75%的乙醇溶液常温浸提48 h，然后过滤，减压蒸去乙醇，再加入50 mL的蒸馏水重溶后过滤，即得1 mL/g的天麻醇提取液。将此醇提取液添加到灰树花液体发酵体系中用于灰树花培养。

10.2.3.2　分析方法

10.2.3.2.1　生物量的测定

灰树花生长以其菌丝体生物量为指标。将发酵培养后的培养基进行过滤，使固液分离，得到菌丝体。菌丝体再用蒸馏水冲洗3次，于数显鼓风干燥箱中60 ℃烘干至恒重，称重即得菌丝体生物量（干重）。

10.2.3.2.2　胞外多糖产量测定

（1）绘制标准曲线：分别精确吸取浓度为0.1 mg/mL的葡萄糖标准溶液0、0.1、0.2、0.3、0.4、0.5、0.6、0.7、0.8 mL，补蒸馏水至2.0 mL后，加入1 mL 6% 苯酚和5 mL浓硫酸，摇匀后，静置20 min，然后于490 nm处测定吸光度。以葡萄糖量（mg）为横坐标、吸光度为纵坐标绘制葡萄糖标准曲线。

（2）胞外多糖测定：取过滤后的发酵液，加入4倍体积95%乙醇，于4 ℃冰箱中静置24 h。然后离心（4 000 r/min，15 min），去除上清液，再用95%乙醇清洗沉淀3次，最后将沉淀在60 ℃下烘干，再加蒸馏水溶解，用苯酚－硫酸法测定胞外多糖含量。

10.2.3.2.3　菌丝体细胞提取物制备

细胞提取缓冲溶液制备：含20 mmol/L的磷酸钾、50 mmol/L NaCl、10 mmol/L $MgCl_2$，调pH为6.5。

灰树花发酵液经滤纸过滤，菌丝体用预冷的细胞提取缓冲溶液（冰箱中4 ℃）洗涤2次后置于预冷的研钵中，加10 mL缓冲液研磨至溶液呈浆状，再将溶液置于高速冷冻离心机中，于4 ℃、12 000 r/min下离心15 min。上清液即为菌丝体细胞提取液，保存于4 ℃冰箱中备用。

10.2.3.2.4　蛋白质浓度测定

采用考马斯亮蓝G－250法[262]测定菌丝体细胞提取物中的蛋白质浓度。

牛血清白蛋白标准溶液的配制：准确称取100 mg牛血清白蛋白，加蒸馏水定容至50 mL，即为2 mg/mL的牛血清白蛋白标准溶液。

蛋白染色试剂G－250的配制：准确称取100 mg考马斯亮蓝G－250，加50 mL无水乙醇和100 mL 85%（*W/V*）的磷酸溶解后，用蒸馏水定容至200 mL即可。此蛋白染色试剂于4 ℃下避光保存可使用6个月。

蛋白质标准曲线的制作：分别精确吸取浓度为2 mg/mL的牛血清白蛋白标准溶液0、5、10、20、30、40、50 μL，补水至2 mL后添加200 μL考马斯亮蓝染色液。用旋涡振荡仪充分混匀，室温下避光反应5 min后，立即取200 μL于酶标仪中测定吸光度，检测波长为595 nm。以蛋白质浓度为横坐标、吸光度值为纵坐标制作蛋白质标准曲线。蛋白质标准曲线线性回归方程为：$y=0.008x-0.0005$，$R^2=0.9995$。

10.2.3.2.5　酶活力测定

按照各胞外多糖相关酶活力测定的反应体系，准确添加各反应物于25 mL具塞试管中，再取0.5 mL菌丝体细胞提取液，混匀后立即取0.2 mL反应液于酶标仪检中测定340 nm处NADH或NADPH的变化，反应温度为30 ℃[206]。将每分钟增加或减少1 μmol的NAD(P)H定义为1个酶活力单位（U）。酶活力计算公式为：

$$1\ \text{U}=\frac{\Delta A}{\Delta t}\times\frac{10^6\times V_T}{V_S\times\varepsilon\times d}$$

其中，$\Delta A/\Delta t$为每分钟吸光度的变化率；V_T为反应总体积，mL；V_S为加酶液体积，mL；ε为NAD(P)H的摩尔消光系数，6.22×10^3 L/(mol·cm)；d为吸收光径，cm。

各胞外多糖相关酶活力测定的反应体系如下：

（1）α-磷酸葡萄糖变位酶：50 mmol/L三乙醇胺缓冲液（pH 7.2），5 mol/L氯化镁，0.4 mol/L NADP+，4 U葡萄糖-6-磷酸脱氢酶，1.4 mol/L α-葡萄糖-1-磷酸[206]。

（2）UDP-葡萄糖焦磷酸化酶：50 mmol/L Tris-HCl（pH 7.8）缓冲液，14 mol/L氯化镁，0.3 mol/L NADP+，0.1 mol/L UDP-葡萄糖，2.1 U α-磷酸葡萄糖变位酶，4 U葡萄糖-6-磷酸脱氢酶，4 mol/L无机焦磷酸钾[206]。

（3）dTDP-鼠李糖合成酶系：50 mol/L Tris-HCl（pH 8.0）缓冲液，0.5 mol/L NADH，细胞提取物，反应开始加0.3 mol/L TDP-葡萄糖[206]。

（4）磷酸葡萄糖异构酶：50 mmol/L磷酸钾缓冲（pH 6.8），5 mmol/L氯化镁，0.4 mol/L烟酰胺腺嘌呤二核苷磷酸（$NADP^+$），4 U葡萄糖-6-磷酸脱氢酶，5 mmol/L果糖-6-磷酸[206]。

（5）TDP-葡萄糖焦磷酸化酶：50 mmol/L Tris-HCl（pH 7.8）缓冲液，8 mol/L氯化镁，0.3 mol/L $NADP^+$，0.1 mol/L TDP-葡萄糖，2.1 U α-磷酸葡萄糖变位酶，4 U葡萄糖-6-磷酸脱氢酶，细胞提取物，反应开始加4.7 mol/L无机焦磷酸钾[206]。

（6）UDP-葡萄糖脱氢酶：100 mol/L Tris-HCl（pH 7.5）缓冲液，1 mol/L氯化镁，1 mol/L $NADP^+$，5 mmol/L UDP-葡萄糖，1 mol/L二硫苏糖醇[206]。

10.2.3.3　统计方法

实验过程中的所有数据利用SPSS 17.0软件统计分析，并采用OriginLab OriginPro 8.5和Excel 2003软件作图。

10.3　研究结果与分析

10.3.1　生物量和胞外多糖动态变化

以 0.15 g/L 对羟基苯甲醛、7 g/L 天麻醇提取物和空白对照组为三实验组，发酵培养 13 d 期间，各实验组生物量和胞外多糖产量结果如图 5 – 10 – 1 所示。

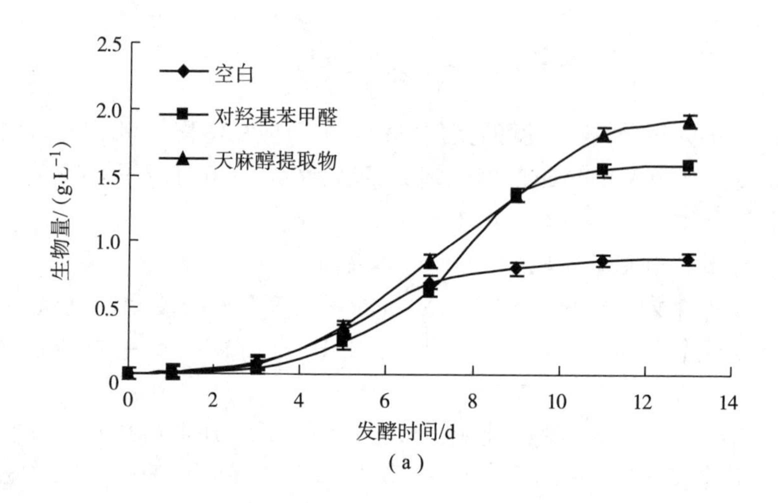

（a）

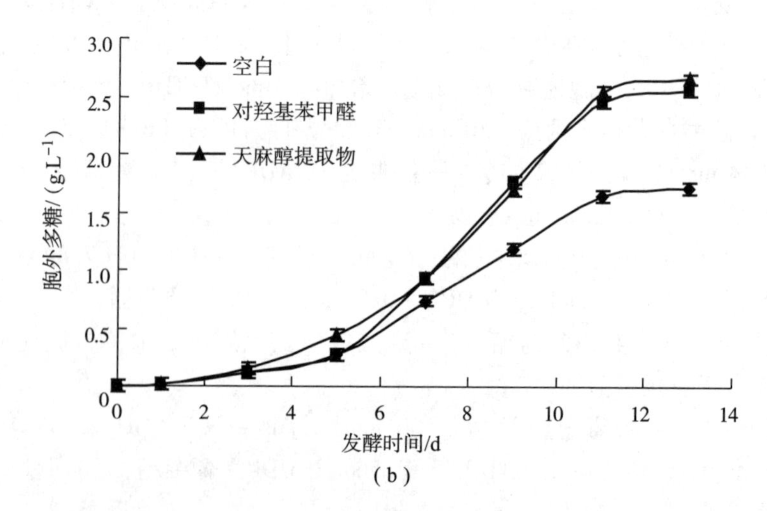

（b）

图 5 – 10 – 1　灰树花液体发酵过程中生物量和胞外多糖动态变化

（a）生物量；（b）胞外多糖

由图 5 – 10 – 1 可知，在整个发酵过程中，3 个组的 BIO 和 EPS 产量逐渐增加至最大值后趋于稳定。在发酵的0～5 d内，菌丝体生长处于调整期，3个组的BIO和EPS产量很低并且基本一样；在发酵5～13 d时，对羟基苯甲醛和天麻醇提取物的BIO和EPS产量分别快速增加，至发酵第9 d（对数期）和第11 d后（稳定期）趋于稳定，并且两实验组的BIO和EPS基本一样，空白组BIO和EPS产量分别在发酵至第7 d和第9 d后基本不再增加。这说明发酵第5 d开始，灰树花大量吸收营养物质和天麻成分来促进自身菌丝体生长和EPS的生物合成。此外，发酵第7 d后，对羟基苯甲醛和天麻醇提取物的BIO和EPS产量均显著高于空白组（$P<0.05$）。再一次说明对羟基苯甲醛和天麻醇提取物可显著促进灰树花菌丝体生长和EPS的生物合成。

灰树花发酵培养，正常情况下其菌丝体成透明球状。值得注意的是，在空白组发酵的第9 d，灰树花菌丝体部分被摇散，出现细丝状，发酵液开始出现浑浊。发酵培养至第13 d，菌丝体全部呈细丝状，发酵液浑浊。空白组出现这种情况的原因可能是在所处的发酵条件下，从发酵第9 d后，菌丝体生长处于衰退期，菌丝体不再生长，反而逐渐凋亡。

10.3.2　pH和还原糖含量动态变化

灰树花液体发酵培养13 d期间，三个实验组pH和还原糖含量的动态变化如图5－10－2所示。

由图5－10－2可知，三实验组发酵初始pH大小和还原糖含量基本一样，随着发酵进程的不断推进，三实验组pH和还原糖含量逐渐减小至发酵培养的第9 d后趋于稳定。在发酵培养的1～5 d，对羟基苯甲醛和空白组的pH下降趋势和还原糖减少基本一致，并且明显低于天麻醇提取物实验组，这说明灰树花先利用葡萄糖等营养物质和天麻有效成分来促进自身生长。此阶段灰树花主要通过糖酵解途径发酵产酸（主要是乳酸），使发酵液中酸度增大，pH变小。在发酵的5～9 d，三实验组的pH和还原糖含量快速减少，天麻醇提取物实验组和空白组减少速度均大于对羟基苯甲醛实验组，这说明在此阶段灰树花快速增长的同时，通过多糖合成途径大量产EPS，并且对葡萄糖的消耗量，天麻醇提取物实验组和空白组相当，均大于对羟基苯甲醛实验组。在发酵的9～13 d，灰树花菌丝体生长达到饱和状态，基本不再利用葡萄糖等营养物质，其产EPS能力也大大减弱，发酵液中EPS含量基本保持不变。因此，发酵液中还原糖含量不再减少，pH也不再减小。

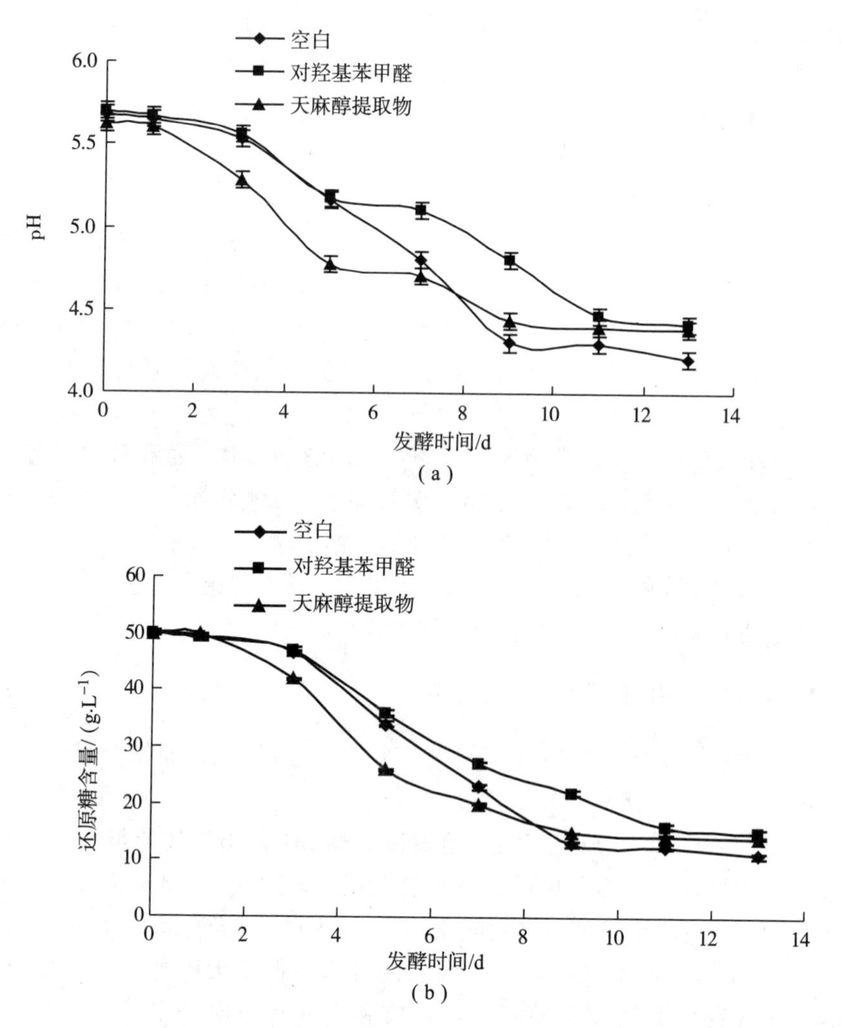

图 5-10-2　灰树花液体发酵过程中 pH 和还原糖含量动态变化

(a) pH；(b) 还原糖含量

10.3.3　对羟基苯甲醛吸收利用情况与生物量和胞外多糖产量间的关系

当对羟基苯甲醛添加量为 0.15 g/L 时，灰树花发酵液中对羟基苯甲醛、BIO 和 EPS 产量随发酵时间的动态变化情况如图 5-10-3 所示。

由图 5-10-3 可知，对羟基苯甲醛含量从发酵第 3 d 开始大幅度减少，至发酵第 7 d 基本为零。而从发酵第 5 d 开始，灰树花 BIO 和 EPS 产量开始大量积累。这再次说明发酵第 5 d 后，对羟基苯甲醛被灰树花大量吸收，用以促进菌丝体生长和 EPS 生物合成。

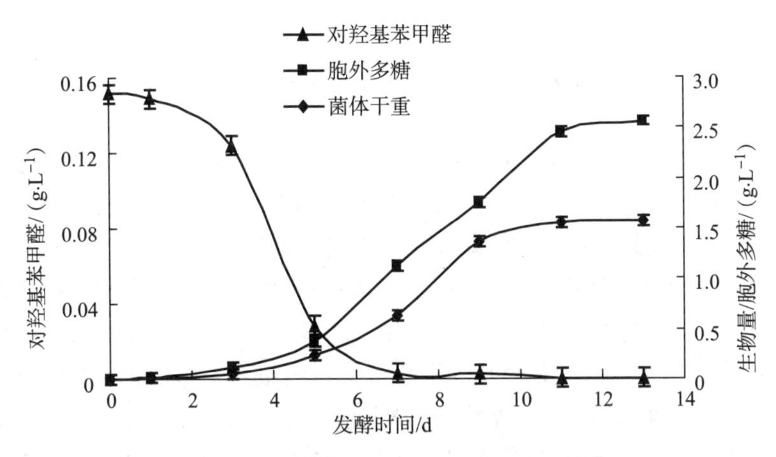

图5－10－3　灰树花发酵过程中对羟基苯甲醛吸收利用情况与生物量和胞外多糖产量间的关系

10.3.4　天麻醇提取物发酵过程中对羟基苯甲醛含量动态变化

当天麻醇提取物添加量为7 g/L时，灰树花发酵期间对羟基苯甲醛被灰树花利用的动态曲线如图5－10－4所示。

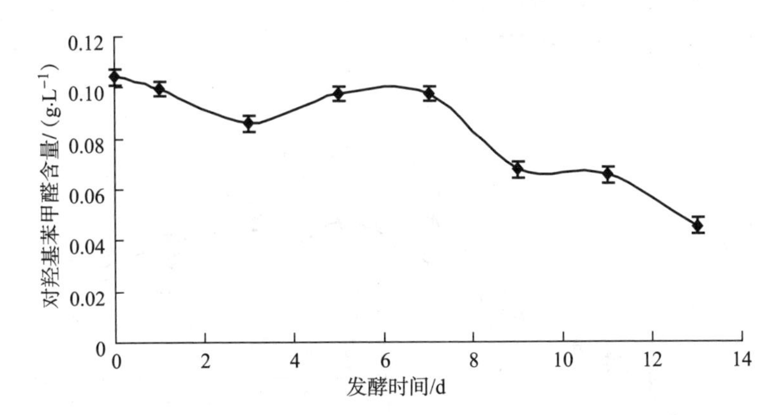

图5－10－4　天麻醇提取物发酵过程中对羟基苯甲醛含量动态变化

由图5－10－4可知，在发酵的第5～7 d，对羟基苯甲醛含量有所增加，这很可能是因为灰树花发酵转化天麻醇提取物中的对羟基苯甲醇，形成对羟基苯甲醛。从发酵初期至发酵结束，对羟基苯甲醛含量整体上是减少的，这再次证明灰树花可利用天麻醇提取物中的对羟基苯甲醛。然而，发酵第

13 d，对羟基苯甲醛还有剩余，说明灰树花还利用了天麻醇提取物中的其他成分。

10.3.5　α－磷酸葡萄糖变位酶活力动态变化

以0.15 g/L对羟基苯甲醛、7 g/L天麻醇提取物和空白组为三个实验组，发酵培养13 d期间各实验组α－磷酸葡萄糖变位酶活力动态变化如图5－10－5所示。在发酵的第7 d，三实验组α－磷酸葡萄糖变位酶活力均达最大值，对羟基苯甲醛组和天麻组分别为（0.284 8 ± 0.032 3）U和（0.205 7 ± 0.025 9）U，与空白组相比，分别增加了96.77% 和42.11%。α－磷酸葡萄糖变位酶活力：天麻组 > 对羟基苯甲醛组 > 空白组。发酵的第5～13 d，对羟基苯甲醛组和天麻组的α－磷酸葡萄糖变位酶活力均显著高于空白对照组（$P < 0.05$）。灰树花EPS合成途径中，α－磷酸葡萄糖变位酶是葡萄糖－6－磷酸转化形成葡萄糖－1－磷酸的关键酶，其酶浓度及活力水平决定了葡萄糖－6－磷酸的走向和葡萄糖－1－磷酸浓度的高低。本研究中，α－磷酸葡萄糖变位酶表现出高度酶活力，说明大量葡萄糖－6－磷酸转化成葡萄糖－1－磷酸，灰树花菌丝体细胞中葡萄糖－1－磷酸大量积累，这为后期EPS前体单元的合成提供了充足糖源。

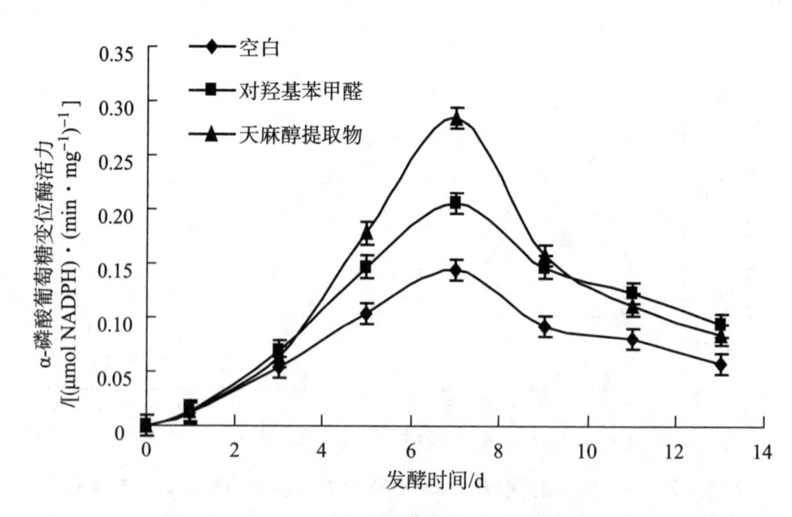

图5－10－5　α－磷酸葡萄糖变位酶活力动态变化

10.3.6　磷酸葡萄糖异构酶活力动态变化

灰树花多糖代谢途径中，磷酸葡萄糖异构酶是葡萄糖－6磷酸转化形成果糖－6磷酸进入糖酵解途径的关键酶。磷酸葡萄糖异构酶活力大小与发酵过程中乳酸积累量呈高度正相关[118]。图5－10－6所示为灰树花液体发酵培养13 d间三个实验组磷酸葡萄糖异构酶活力的动态变化。在发酵的第3～7 d，天麻组的磷酸葡萄糖异构酶活力均显著高于对羟基苯甲醛组和空白组（$P<0.05$）。在整个发酵期间，对羟基苯甲醛组和空白组的磷酸葡萄糖异构酶活力相差不大。这说明天麻组中大量葡萄糖－6－磷酸进入糖酵解途径生成乳酸。

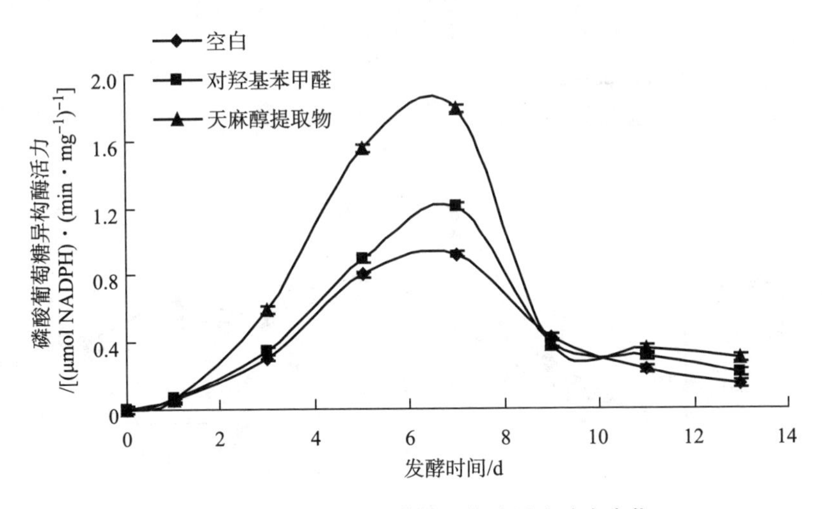

图5－10－6　磷酸葡萄糖异构酶活力动态变化

10.3.7　UDP－葡萄糖焦磷酸化酶和UDP－葡萄糖脱氢酶活力动态变化

UDP－葡萄糖焦磷酸化酶和UDP－葡萄糖脱氢酶是灰树花EPS生物合成途径（葡萄糖－6－磷酸→葡萄糖－1－磷酸→UDP－葡萄糖→…→EPS重复单元）的关键酶，二者酶活力大小与EPS产量呈正相关性。灰树花液体发酵期间UDP－葡萄糖焦磷酸化酶和UDP－葡萄糖脱氢酶活力变化如图5－10－7所示。

由图5－10－7可知，在灰树花发酵的第5～13 d，天麻组的UDP－葡萄糖焦磷酸化酶活力显著高于对羟基苯甲醛组和空白组（$P<0.05$），其最大酶活力高达0.246 6 U，是对羟基苯甲醛组的2.05倍，是空白组的2.24倍；羟基苯甲醛组和空白组的UDP－葡萄糖焦磷酸化酶最大酶活力相差不大。在整

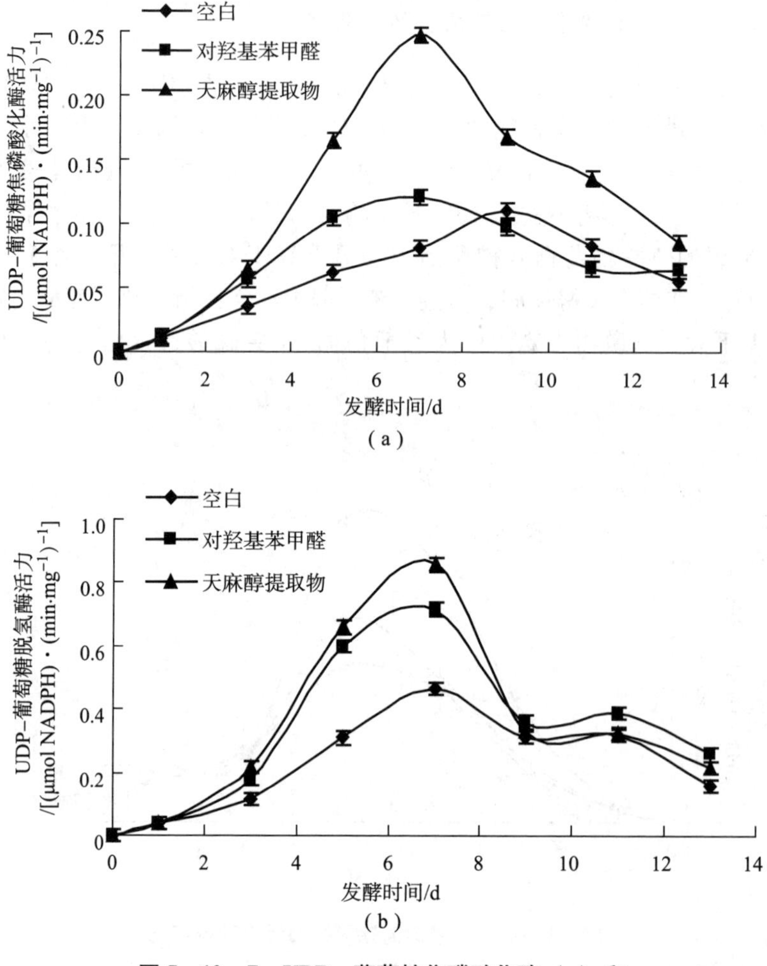

图 5-10-7　UDP-葡萄糖焦磷酸化酶（a）和 UDP-葡萄糖脱氢酶（b）活力动态变化

个发酵的 13 d 期间，天麻组和对羟基苯甲醛组的 UDP-葡萄糖脱氢酶基本相同。在发酵的第 3～7 d，天麻组略高于对羟基苯甲醛组；在发酵的第 9～13 d，对羟基苯甲醛组略高于天麻组，但不显著（$P>0.05$）；在发酵的第 5～7 d，天麻组和对羟基苯甲醛组的 UDP-葡萄糖脱氢酶显著高于空白组（$P<0.05$）；天麻组和对羟基苯甲醛 UDP-葡萄糖脱氢酶最大酶活力分别是空白组的 1.85 倍和 1.54 倍。

本研究中，天麻组的 UDP-葡萄糖焦磷酸化酶和 UDP-葡萄糖脱氢酶表现出持续性的高酶活，这说明天麻组灰树花菌丝体细胞中大量积累的葡萄糖-1-磷酸在高酶活力的 UDP-葡萄糖焦磷酸化酶和 UDP-葡萄糖脱氢酶的作用下大量生成 UDP－葡萄糖、UDP－半乳糖和 UDP－木糖等 EPS 前体单元。这是天麻组 EPS 生物合成的主要途径之一。

10. 3. 8　dTDP－葡萄糖焦磷酸化酶活力和 dTDP－鼠李糖合成酶系动态变化

dTDP－葡萄糖焦磷酸化酶和 dTDP－鼠李糖合成酶系是灰树花 EPS 生物合成途径（葡萄糖－6－磷酸→葡萄糖－1－磷酸 →dTDP－葡萄糖→dTDP－鼠李糖→…→EPS 重复单元）的关键酶，如图 5－10－8 所示。

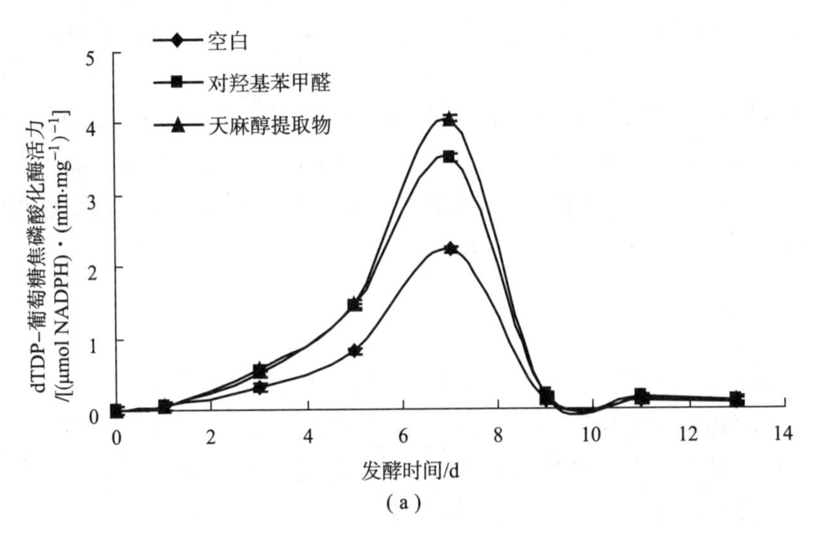

（a）

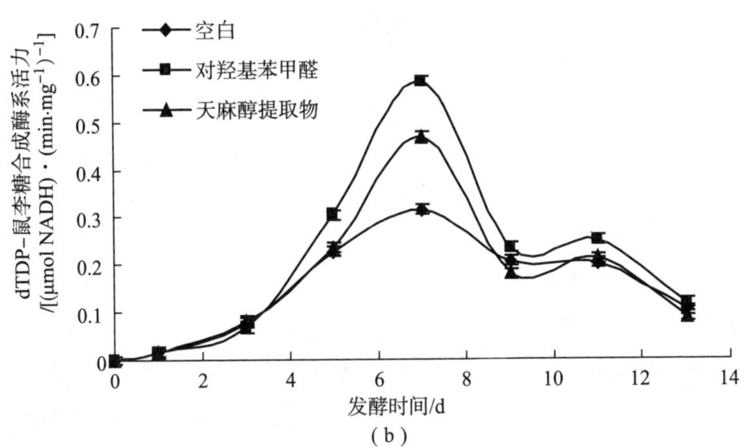

（b）

图 5－10－8　dTDP－葡萄糖焦磷酸化酶和 dTDP－鼠李糖合成酶系活力动态变化

（a）dTDP－葡萄糖焦磷酸化酶；（b）dTDP－鼠李糖合成酶系

由图 5 – 10 – 8 可知，三实验组的 dTDP – 葡萄糖焦磷酸化酶和 dTDP – 鼠李糖合成酶系活力均在发酵的第 7 d 达最大值，并且各实验组两种酶活力仅在第 5 ~ 9 d 内完成快速增加和急剧减少的整个变化。dTDP – 葡萄糖焦磷酸化酶表现出高度酶活力，在整个发酵期间，天麻组和对羟基苯甲醛组基本相同，并且在发酵第 5 ~ 7 d 显著高于空白组（$P<0.05$）；天麻组和对羟基苯甲醛组最大酶活力分别高达 4. 053 6 U 和 3. 507 7 U，分别是空白组（2. 220 7 U）的 1. 83 倍和 1. 58 倍。对于 dTDP – 鼠李糖合成酶系活力，在发酵第 5 ~ 11 d，对羟基苯甲醛组均高于天麻组和空白组，其最大酶活力分别是天麻组和空白组的 1. 25 倍和 1. 86 倍。dTDP – 鼠李糖合成酶系活力：对羟基苯甲醛组 > 天麻组 > 空白组。

本研究中对羟基苯甲醛组和天麻组的 dTDP – 葡萄糖焦磷酸化酶与 dTDP – 鼠李糖合成酶系均表现出高度酶活力，两实验组灰树花菌丝体将细胞中大量积累的葡萄糖 – 1 – 磷酸转化生成 dTDP – 鼠李糖。这说明对羟基苯甲醛组和天麻组主要通过此途径合成胞外多糖。

10. 4　研究结论

为阐明对羟基苯甲醛和天麻醇提取物促进灰树花 EPS 生物合成机理，在灰树花发酵体系中添加 0. 15 g/L 对羟基苯甲醛和 7 g/L 天麻醇提取物，动态测定发酵过程中菌丝体 BIO 与 EPS 产量、pH、还原糖、对羟基苯甲醛含量及 EPS 合成关键酶酶活力变化，主要结果如下：

（1）动态测定灰树花发酵过程中菌丝体 BIO 和 EPS 产量发现，在发酵的 0 ~ 5 d，菌丝体处于缓慢生长阶段，而在发酵的 7 ~ 13 d，菌丝体快速生长并大量合成 EPS，并且添加对羟基苯甲醛和天麻醇提取物的 BIO 和 EPS 产量均显著高于空白组。因此，对羟基苯甲醛和天麻醇提取物的添加均能显著促进灰树花菌丝体生长和提高 EPS 生物合成。

（2）为分析灰树花对营养物质利用情况与 BIO 和 EPS 产量间的关系，动态测定 pH、还原糖含量和对羟基苯甲醛含量变化。研究发现，灰树花可充分利用营养物质和天麻活性成分（对羟基苯甲醛）来促进自身生长和 EPS 产量生物合成。在发酵培养的 1 ~ 5 d，灰树花率先利用葡萄糖等营养物质和天麻活性成分（对羟基苯甲醛）来促进自身生长；在发酵的 5 ~ 9 d，灰树花快速增长的同时，通过多糖合成途径大量产 EPS；在发酵的 9 ~ 13 d，灰树花菌丝体生长达到饱和状态，基本不再产 EPS。

（3）在灰树花发酵体系中添加 0. 15 g/L 对羟基苯甲醛和 7 g/L 天麻醇提取物均能显著提高灰树花 EPS 合成关键酶活力。所测五种关键酶均在发酵的第7 d表现出最大酶活力，并且除dTDP－鼠李糖合成酶系活力是对羟基苯甲醛实验组高于天麻醇提取物实验组外，其余酶活力（包括α－磷酸葡萄糖变位酶、UDP－葡萄糖焦磷酸化酶、UDP－葡萄糖脱氢酶、dTDP－葡萄糖焦磷酸化酶）均是天麻醇提取物实验组最高。对羟基苯甲醛和天麻醇提取物主要是通过提高这五种关键酶活力来促进灰树花菌丝体生长和提高EPS产量。

（4）对羟基苯甲醛实验组的EPS合成主要途径：葡萄糖－6－磷酸→葡萄糖－1－磷酸→dTDP－葡萄糖→dTDP－鼠李糖→…→EPS重复单元。天麻醇提取物实验组EPS合成途径：葡萄糖－6－磷酸→葡萄糖－1－磷酸→UDP－葡萄糖和dTDP－葡萄糖→…→EPS重复单元。

11　灰树花发酵过程中葡萄糖基转移酶调控机制的研究

11.1　研究背景

利用微生物整体细胞进行生物转化往往受到微生物生长状态、培养基、培养环境（包括pH、温度等因素）的影响，不利于对反应进行控制。而利用单个的酶进行催化，有利于调控且专一性更强，并且有利于弄清楚转化的机理，因此研究转化过程中的酶非常重要。

糖基转移酶（GTs）主要负责将活性糖供体（如UDP－葡萄糖）上的糖分子（如葡萄糖）转运到其他广谱受体分子（如对羟基苯甲醇）上，完成其他分子的糖基化。而糖基化通常是微生物或植物中天然产物（如天麻素）生物合成的最后一步。有很多研究报道过，对羟基苯甲醇的转糖基反应有糖基转移酶的参与[194,263－272]。

糖基转移酶是通过产生糖苷键将供体糖分子或相关基团转移到特异的受体上的一种酶类。这类酶存在于大多数生物组织中，在本课题中，灰树花的主要活性物质是灰树花菌丝体多糖，在由UDP－葡萄糖、UDP－半乳糖、dTDP－鼠李糖进行重复单元合成多糖时，起到关键作用的也是葡萄糖基转移酶，所以很有必要对灰树花发酵过程中的葡萄糖基转移酶进行研究。

本节内容初步研究灰树花转化体系中葡萄糖基转移酶的酶活力测定和酶学性质，为后续深入研究转化体系中糖基转移酶奠定依据。同时，对在灰树花发酵过程中添加对羟基苯甲醇所引起的葡萄糖基转移酶酶活力的变化进行跟踪检测。

11.2　研究材料与方法

11.2.1　菌种

灰树花（菌种编号：51616），购于中国农业微生物菌种保藏管理中心。

11.2.2　研究方法

11.2.2.1　培养基

斜面种子培养基（PDA 培养基，g/L）：马铃薯（去皮）200，葡萄糖 20，蛋白胨 2，KH_2PO_4 2，$MgSO_4 \cdot 7H_2O$ 1，琼脂 20。pH 自然。

液体种子培养基（g/L）：葡萄糖 30，蛋白胨 2，酵母膏 6，KH_2PO_4 0.5，$MgSO_4 \cdot 7H_2O$ 0.5。pH 自然。

摇瓶发酵培养基（g/L）：葡萄糖 50，蛋白胨 5，酵母膏 10，KH_2PO_4 2，$MgSO_4 \cdot 7H_2O$ 2。pH 自然。

11.2.2.2　培养方法

斜面种子培养：于母种试管中挑取黄豆粒大小的菌丝块接种于 PDA 试管斜面中部，置于 25 ℃恒温培养 9 d。

液体种子培养：先将斜面试管培养基上的菌丝用接种铲轻轻刮下，加入一定量的无菌水，以使菌丝与固体培养基脱离，然后倒入 250 mL 三角锥形瓶液体种子培养基中，25 ℃、150 r/min 摇床培养 4 ~ 7 d。三角锥形瓶中应长出大量均匀细小的菌丝球，且以菌液澄清为最佳。

发酵培养：在无菌条件下，按 10% 的接种量接种，接种于发酵培养基中。250 mL 三角锥形瓶装液量为 100 mL，25 ℃、150 r/min 摇床培养 7 d。

11.2.2.3　转化培养

称取适量灰树花菌丝体加入转化培养基中，并加入一定浓度的底物对羟基苯甲醇，并于 25 ℃、150 r/min 摇床培养。

11.2.2.4　粗酶液的制备

取达到转化时间的灰树花转化液，离心除去灰树花菌丝体，取得的上清液即为粗酶液。

11.2.2.5　溶液配制

（1）硝基酚 - α - D - 葡萄糖苷（ρNP - α - Glu）：用分析天平精确称取 0.301 3 g ρNP - α - Glu，再用 0.2 mol/L 乙酸 - 乙酸钠缓冲液定容至 100 mL，得到 10 mmol ρNP - α - Glu 底物溶液，并于 4 ℃条件下保存。

（2）乙酸－乙酸钠缓冲溶液：先配制0.3 mol/L乙酸溶液和0.2 mol/L乙酸钠溶液，再以这两种母液按不同比例调配得到不同pH的缓冲溶液。

（3）甘氨酸－氢氧化钠缓冲溶液：先配制0.8 mol/L的氢氧化钠溶液和0.8 mol/L的甘氨酸溶液，再以1∶1的比例混合两种母液得到0.4 mol/L、pH 11的甘氨酸－氢氧化钠缓冲溶液。

（4）对硝基苯酚（ρ－NP）标准溶液：准确称取0.139 1 g对硝基苯酚，定容于1 000 mL的容量瓶中，配制成1 mmol/L的对硝基苯酚标准溶液。

（5）Na_2CO_3溶液：准确称取10.6 g Na_2CO_3并溶于蒸馏水中，定容至100 mL，配成1 mol/L的Na_2CO_3溶液待用。

11.2.2.6　对硝基苯酚标准曲线的绘制

分别精确吸取浓度为1 mmol/L的葡萄糖标准溶液0、40、80、120、160、200 μL，补蒸馏水至9.0 mL后，加入1 mol/L Na_2CO_3 1 mL，于405 nm处测定吸光度。以对硝基苯酚含量（μmol）为横坐标、吸光度为纵坐标绘制标准曲线。

11.2.2.7　酶活测定方法

采用硝基酚比色法[273]测定酶活。在一定条件下，底物硝基酚－α－D－葡萄糖苷（ρNP－α－Glu）和酶液反应一段时间，反应结束后，在405 nm下测定分光光度值。

取适当稀释后的酶液0.1 mL，加入10 mmol/L ρNP－α－Glu底物溶液0.5 mL于50 ℃水浴10 min，然后加入0.5 mL的1 mol/L碳酸钠溶液终止反应，在405 nm下测定吸光度值。在pH 6，温度为50 ℃条件下，1 mL酶液1 min水解产生1 nmol/L的对硝基苯酚（ρ－NP）的酶活力定义为一个酶活单位。

11.2.3　酶学性质研究

11.2.3.1　葡萄糖基转移酶的最适反应温度测定

先将底物溶液即前面配制的pH 6的ρNP－α－Glu溶液分别置于30 ℃、40 ℃、50 ℃、60 ℃、70 ℃、80 ℃水浴锅中10 min，然后加入0.5 mL适当稀释的酶液，振荡摇匀，在不同温度下反应10 min，最后在405 nm下测定吸光度值。以不同温度为横坐标、酶活力为纵坐标作图。

11.2.3.2　葡萄糖基转移酶的热稳定性分析

先将待测酶液分别置于30 ℃、40 ℃、50 ℃、60 ℃、70 ℃、80 ℃水浴锅中10 min，然后立即进行冰浴。恢复至室温时，测定各待测液的酶活力。以不同温度为横坐标、酶活力为纵坐标作图。

11.2.3.3　葡萄糖基转移酶的最适pH测定

在配制底物溶液时，用乙酸－乙酸钠缓冲液分别配制pH为3、4、5、6、

7、8、9的底物溶液，然后在50 ℃下水浴10 min，按常规方法测定酶活力。以不同pH为横坐标、酶活力为纵坐标作图。

11.2.3.4　葡萄糖基转移酶的pH稳定性分析

将不同pH缓冲液稀释粗酶液，在4 ℃条件下放置24 h，然后在50 ℃下水浴10 min，再按常规方法测定酶活力，以不同pH为横坐标、酶活力为纵坐标作图。

11.2.3.5　对羟基苯甲醇对灰树花的葡萄糖基转移酶的影响

在灰树花发酵液中添加对羟基苯甲醇，使浓度达到200 mg/L。隔天取样测定发酵液里的葡萄糖基转移酶的酶活力，并与空白组（未添加对羟基苯甲醇）作对比。每组实验三个平行。

11.2.3.6　实验数据处理及绘图

实验过程中的所有数据利用SPSS 17.0软件统计分析，并采用OriginPro 9.0和Excel 2010软件作图。

11.3　研究结果与分析

11.3.1　葡萄糖基转移酶的最适反应温度

按照11.3.7.1节方法测定灰树花糖基转移酶的最适反应温度，结果如图5－11－1所示。糖基转移酶的酶活力在30～50 ℃逐渐上升，在50 ℃时，酶活力达到最高。当测定温度大于50 ℃时，酶活力开始下降。所以葡萄糖基转移酶的最适反应温度为50 ℃。

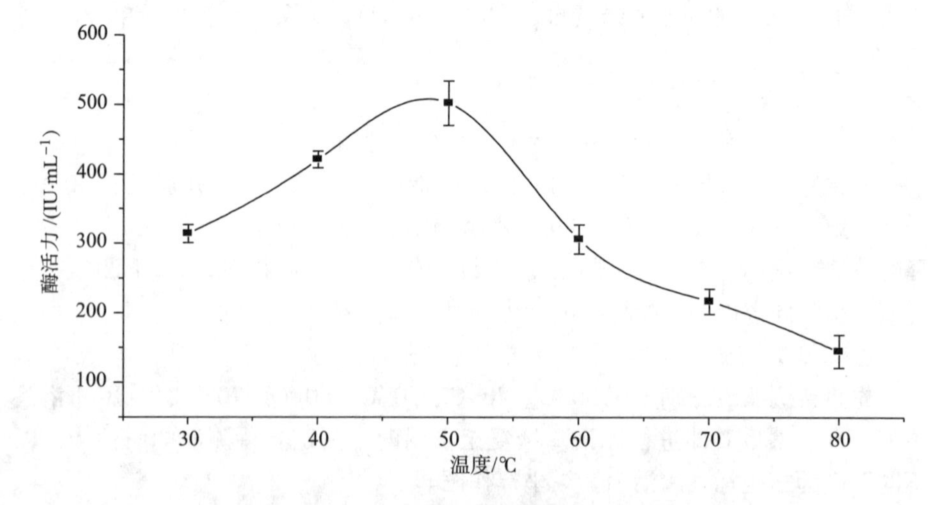

图5－11－1　糖基转移酶的最适反应温度

11.3.2　葡萄糖基转移酶的热稳定性

按照11.3.7.2节方法分析糖基转移酶的热稳定性，结果如图5－11－2所示。糖基转移酶的酶活力随着温度的升高而降低，在30～60 ℃时，糖基转移酶的酶活力较为接近，但在60 ℃以后，糖基转移酶的残余酶活力迅速下降。这符合一般酶的规律，酶尽量在低温下保存。

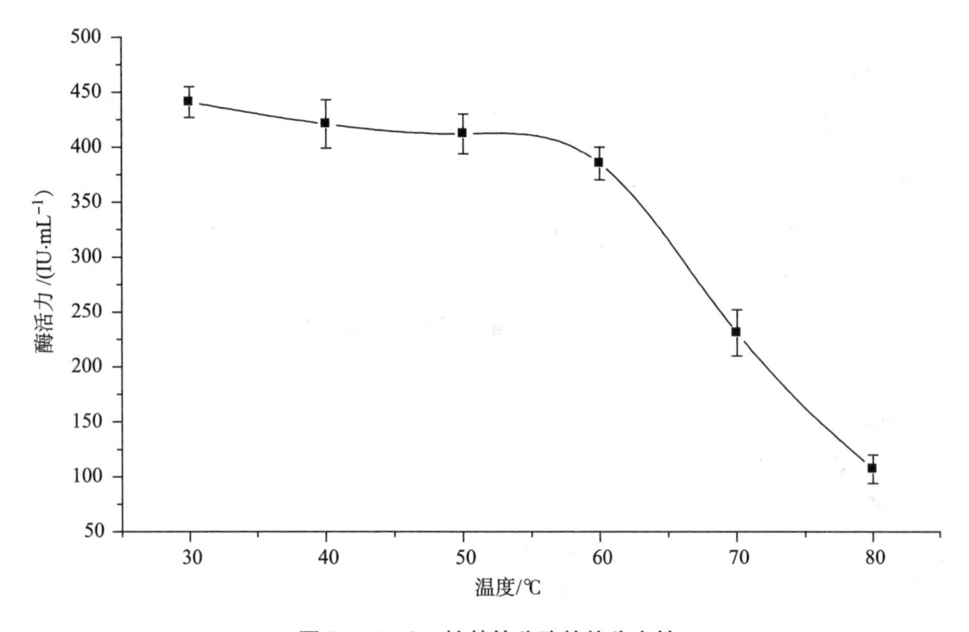

图5－11－2　糖基转移酶的热稳定性

11.3.3　葡萄糖基转移酶的最适pH

按照11.3.7.3节方法测定糖基转移酶的最适pH，结果如图5－11－3所示。在pH为3～6时，糖基转移酶的酶活力迅速上升；在pH 6时，糖基转移酶的酶活力最高；在pH大于6以后，糖基转移酶的酶活力也随之下降。所以葡萄糖基转移酶的最适pH 6。

11.3.4　葡萄糖基转移酶的pH稳定性

按照11.3.7.4节方法分析糖基转移酶的pH稳定性，结果如图5－11－4所示。在pH为3～6时，糖基转移酶的酶活力迅速上升；在pH为6时，糖基转移酶的酶活力达到最大；在pH大于6以后，糖基转移酶的酶活力迅速下降。pH偏低和偏高都会使糖基转移酶失活。

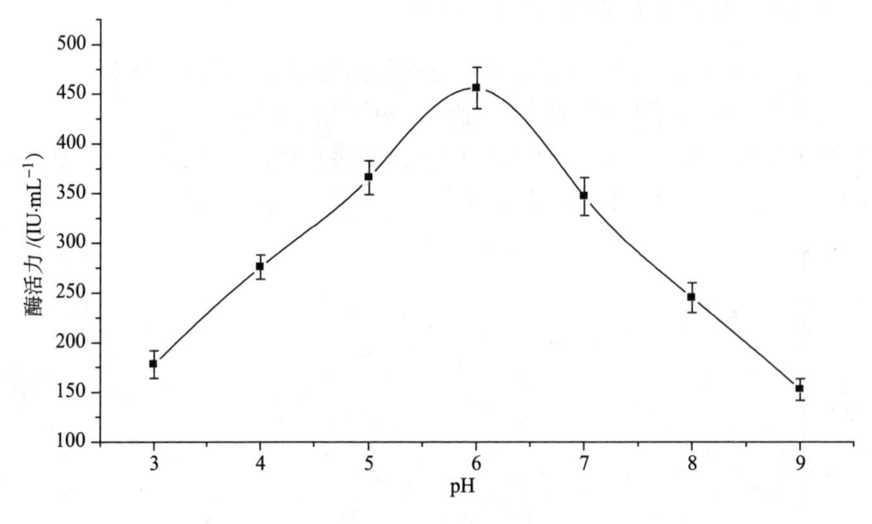

图 5 - 11 - 3　糖基转移酶的最适 pH

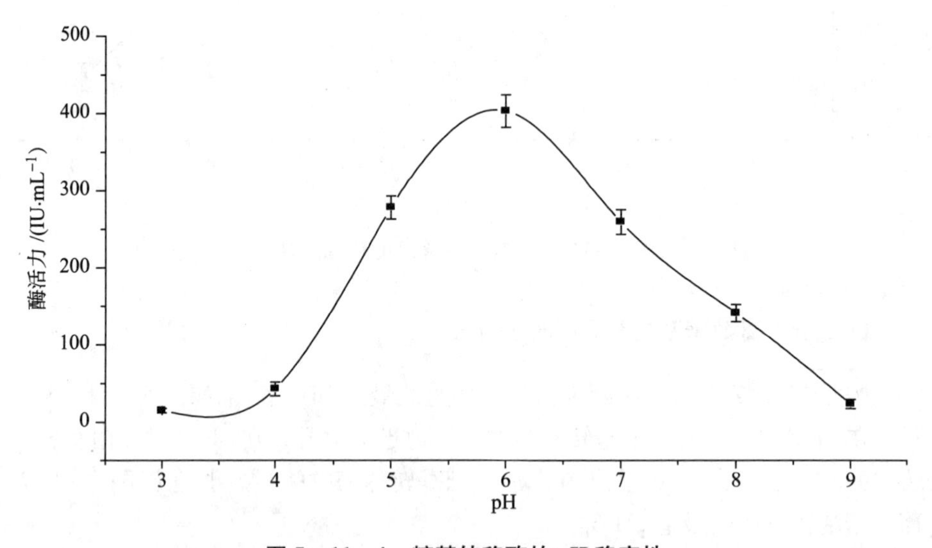

图 5 - 11 - 4　糖基转移酶的 pH 稳定性

11.3.5　对羟基苯甲醇对灰树花的葡萄糖基转移酶的影响

按照 11.3.8 节方法分析对羟基苯甲醇对灰树花的葡萄糖基转移酶的影响，结果如图 5 - 11 - 5 所示。实验组（添加对羟基苯甲醇）和空白组（未添加对羟基苯甲醇）灰树花的葡萄糖基转移酶活力都是刚开始基本没有，到了第 4 d，酶活力逐渐升高，到了发酵末期，也就是第 10 d 后，酶活力又开始下降。但是我们比较发现，在第 4 d 之后，实验组的酶活力都稍微高于空白组。原因可能是对羟基苯甲醇的添加诱导了葡萄糖基转移酶的表达。

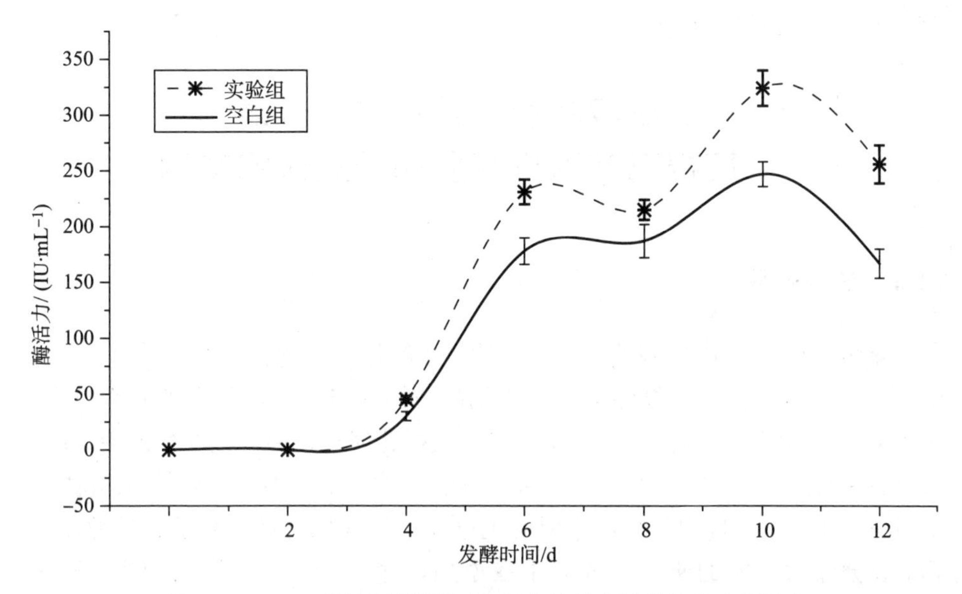

图 5 -11 -5　对羟基苯甲醇对灰树花的葡萄糖基转移酶的影响

11.4　研究结论

本节建立了灰树花转化体系中葡萄糖基转移酶酶活力测定方法，并对葡萄糖基转移酶的最适反应温度、热稳定性、最适 pH 和酸碱稳定性酶学性质进行了初步研究，对添加和未添加对羟基苯甲醇的灰树花发酵液葡萄糖基转移酶的酶活力做了对比分析，得出以下主要结论：

（1）采用硝基酚比色法测定葡萄糖基转移酶活力，建立了标准曲线，回归方程为 $y = 1.0707x - 0.0012$（$R^2 = 0.9998$），线性关系良好。可用于葡萄糖基转移酶酶活力的测定。

（2）葡萄糖基转移酶最适反应温度为 50 ℃，而其热稳定性随着温度的升高而降低，符合一般酶的特性，高温易失活。葡萄糖基转移酶最适 pH 为 6，并且其既不耐酸，也不耐碱，偏酸和偏碱的环境下，酶也容易失活。

（3）在灰树花发酵液中添加对羟基苯甲醇后，和空白组相比，葡萄糖基转移酶活力变化趋势相同：实验组和空白组的葡萄糖基转移酶活力都是刚开始基本没有，到了第 4 d，酶活力逐渐升高，到了发酵末期，也就是第 10 d 后，酶活力又开始下降。不同的是，添加了对羟基苯甲醇的发酵液酶活力稍微高于同期空白组发酵液。

12 天麻提取物及 3 种主要成分对灰树花产胞外漆酶和菌丝体的影响

12.1 研究背景

漆酶是微生物中广泛存在的一种含铜多酚氧化酶，在食品[273,274]、环境[275]、生物漂白[276,277]等领域具有广阔的应用前景，是近年来的研究热点。担子菌中的白腐菌是漆酶重要的生产者。灰树花属于白腐菌，在生产栽培时，分泌漆酶来降解底物秸秆皮壳中的木质素供自身生长。Thitinard[278]研究指出灰树花漆酶能有效应用于合成染料的脱色及双酚 A 的降解。目前，外源添加物对真菌漆酶影响的研究主要集中在添加金属离子、芳香族化合物、有机酸[186,279-281]，对于添加中药成分的研究鲜有报道。齐艳兵等[282]的研究表明，酚类底物中的基团，如—NH_2、—OH、—OCH_3 及—$CHCHCH_3$ 等，能够明显增强漆酶反应活性。同时，文献［283 - 285］指出，一些中药药渣和中药提取物可显著促进真菌生长及漆酶的产生。

天麻作为贵州三宝之一，是一种名贵的中药材，其活性成分主要是以天麻素、对羟基苯甲醇、对羟基苯甲醛为主的酚类、有机酸、甾醇、苷类等[127,286]，这些物质的存在是研究天麻对漆酶活力的影响的基础。Z. T. Xing 等[186]研究指出，对羟基苯甲醛能促进灰树花产漆酶。

本节以灰树花菌株为研究对象，研究天麻提取物对灰树花产胞外漆酶和菌丝体生长的影响，并在此基础上分析天麻主要成分天麻素、对羟基苯甲醇、对羟基苯甲醛[256]对灰树花生长和产漆酶的影响，来探明对其增效贡献最大的成分，并阐明作用机理，旨在为天麻提取物及主要成分诱导产漆酶提供理论依据。GA、HA、HBA 的结构式如图 5 - 12 - 1 所示。

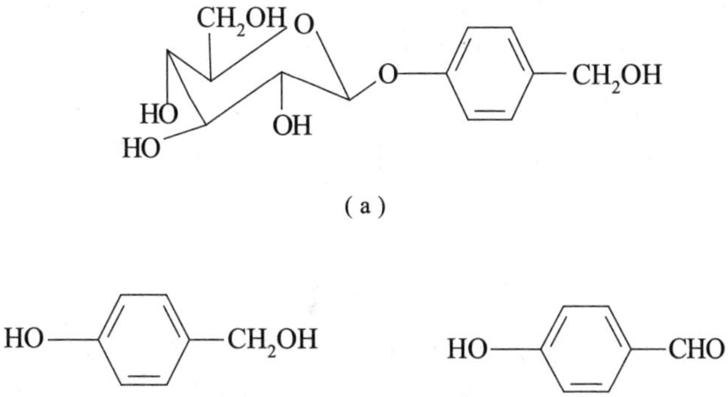

(a)

(b)　　(c)

图5-12-1　天麻素（a）、对羟基苯甲醇（b）、对羟基苯甲醛（c）的结构式

12.2　研究材料与方法

12.2.1　菌种与天麻

灰树花（菌种编号：5.404），购于中国农业微生物菌种保藏管理中心。

天麻，购于贵州省德江县天麻种植基地。

12.2.2　研究方法

12.2.2.1　培养基

斜面种子培养基（PDA培养基，g/L）：马铃薯（去皮）200，葡萄糖20，蛋白胨2，KH_2PO_4 2，$MgSO_4 \cdot 7H_2O$ 1，琼脂20。pH自然。

液体种子培养基（g/L）：葡萄糖30；蛋白胨2；酵母膏6；KH_2PO_4 0.5；$MgSO_4 \cdot 7H_2O$ 0.5。pH自然。

发酵培养基（每1 L含有如下物质）[186]：葡萄糖10 g、L-天冬酰胺5 g、Na_2HPO_4 0.475 g、KH_2PO_4 0.453 g、$MgSO_4 \cdot 7H_2O$ 0.5 g、$CaCl_2 \cdot 2H_2O$ 0.013 g、酵母膏提取物1 g、VB_1 25 mg、痕量溶液1 mL。痕量溶液组成，每升中含有柠檬酸铁4.8 g、$ZnSO_4 \cdot 7H_2O$ 2.64 g、$MnCl_2 \cdot 4H_2O$ 2.0 g、$COCl_2 \cdot 6H_2O$ 0.4 g、$CuSO_4 \cdot 5H_2O$ 0.4 g，最后用蒸馏水定容至1 000 mL。

12.2.2.2　培养方法

斜面种子培养：从母种试管中挑取黄豆粒大小菌丝块接种于PDA斜面中

部，25 ℃恒温培养，至菌丝长满整个斜面，置于4 ℃保存。

液体种子培养：用接种勺在斜面菌种管中取一勺细小菌丝体，接种于液体种子培养基中，500 mL 三角瓶装液量为200 mL，加入少许细小玻璃珠，25 ℃、150 r/min 摇床培养6 d。

发酵培养：无菌条件下，按10%的接种量，用移液枪移取5 mL 种子液于发酵培养基中，250 mL 三角锥形瓶装液量为50 mL，25 ℃、150 r/min 摇床中培养。

12.2.2.3 天麻提取物和粗酶液的制备

天麻粉制备：天麻洗净，55 ℃烘干，粉碎后过80目备用。

天麻醇提取物制备：准确称取上述10 g 天麻粉末，加入100 mL 75%的乙醇。于25 ℃浸提48 h 后过滤，于60 ℃减压除去乙醇。加25 mL 蒸馏水重溶后过滤，即得到2.5 mL/g 的天麻醇提取物。

天麻水提取物制备：将上述10 g 天麻粉末加入100 mL 的蒸馏水中。于25 ℃浸提48 h 后过滤得到滤液，于60 ℃减压浓缩，定容至25 mL，即得到2.5 mL/g 的天麻水提取物。

粗酶液制备：将发酵液经8层纱布过滤，滤液在4 ℃、6 000 r/min 条件下低温离心10 min。

12.2.2.4 外源诱导实验

分别向液体培养基中加入不同体积分数的天麻提取物、GA、HBA、HA 及不同质量的天麻粉末，使其达到设定的最终浓度，并以此为实验组，以未额外加入任何外源物的液体培养基为对照组。两者均经过高压灭菌，再移入种子液。发酵一定时间后，进行指标测定，以考察所添加的外源诱导物对灰树花菌丝体生长和诱导产胞外漆酶的影响。

12.2.2.5 指标测定

12.2.2.5.1 菌丝体生物量的测定

菌丝体生物量用来评价灰树花的生长情况。液体培养基过滤后得到菌丝体，将其用蒸馏水冲洗3次，于数显鼓风干燥箱中60 ℃烘干至恒量，其质量即为菌丝体干质量。

12.2.2.5.2 漆酶活力测定[190]

以 ABTS 为底物。2.5 mL 反应体系中含有1 mL 0.03% (*m/V*) ABTS、1 mL pH 2.2 磷酸二氢钠－柠檬酸缓冲溶液和0.5 mL 粗酶液。在宽度为1 cm 的比色皿中，将缓冲液和底物混匀后再加入酶液，在25 ℃下反应3 min 后，在420 nm 处测吸光度的增加值。煮沸15 min 灭活的粗酶液经相同处理后，作为对照组。

酶活定义为每分钟使1 μmol ABTS 转化所需的酶量为1个活力单位（U），

其计算式为：

$$漆酶活力(U/L) = \frac{10^6}{\varepsilon L} \times \frac{V_{总}}{V_{酶}} \times \frac{\Delta OD}{\Delta t}$$

式中，ΔOD 为吸光度的差值；$V_{总}$为反应体系总体积，mL；$V_{酶}$为酶液体积，mL；$\varepsilon = 3.6 \times 10^4$ $(\mathrm{mol} \cdot \mathrm{L}^{-1})^{-1} \cdot \mathrm{cm}^{-1}$；$L$ 为比色皿直径，mm；Δt 为反应时间差，s。

12.2.2.5.3　高效液相色谱（HPLC）分析

1 mL 发酵液经膜过滤（0.22 μm）后，用 HPLC 检测。条件如下：色谱柱：Agilent TC－C18（4.6 mm×250 mm，5 μm）；流动相：0.1% 磷酸水（流动相 A）和乙腈（流动相 C）。洗脱梯度：0～35 min，3%～30% C；35～45 min，30%～70% C。流速 1 mL/min，柱温 30 ℃，进样量 20 μL，检测波长 221 nm。

12.3　研究结果与分析

12.3.1　灰树花菌丝体生长曲线及产漆酶情况

在无外源添加物的灰树花液体发酵培养基中，每隔 1 d 随机取 3 瓶发酵液，测量其胞外漆酶活力和菌丝体生物量。由图 5－12－2 可知，摇床培养至 12 d 时，灰树花漆酶活力和菌丝体生物量达到峰值，分别为 19.63 U/L、3.06 g/L。

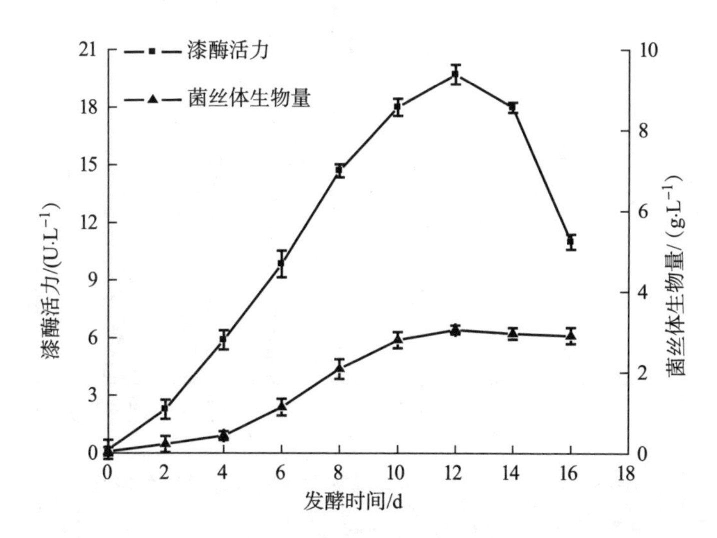

图 5－12－2　培养时间对灰树花菌丝体生长及产酶活力的影响

此外，第 1 ~4 d，灰树花处于调整期，产漆酶活力较低，发酵液中菌丝球极少；第 4 ~10 d，灰树花进入指数生长期，漆酶活力迅速升高，发酵液呈微黄透明，菌丝球体积逐步变大，新长出来的细小菌丝球较多；第 10 ~12 d，灰树花菌丝体生长进入稳定期，其所产漆酶活力达到峰值，发酵液颜色逐步加深，菌丝球边缘齐整；第 12 d 以后，随着菌丝体进入衰亡期，漆酶活力逐渐降低，发酵液颜色渐深，并且黏度增加，菌丝体出现自溶现象。因此，培养最佳周期为 12 d。纵观整个培养阶段可知，灰树花所产漆酶活力较低，与尹立伟[287]的研究结果一致。王宜磊等[283]研究出枸杞子水提取物能提高真菌胞外漆酶活力。后期实验将以天麻提取物为诱导物来研究其对漆酶活力的影响，以期提高漆酶活力。

12.3.2　不同浓度天麻粉末及提取物对灰树漆酶和菌丝体生物量的影响

在装有灰树花液体培养基的三角瓶中，分别添加浓度为 1 ~7 g/L 的天麻粉末和天麻提取物（天麻粉末经过水提或乙醇提取后得到的物质）。发酵培养 12 d 后，研究外源诱导物对灰树花菌丝体生长和产胞外漆酶活力的影响，如图 5 -12 -3 和图 5 -12 -4 所示。

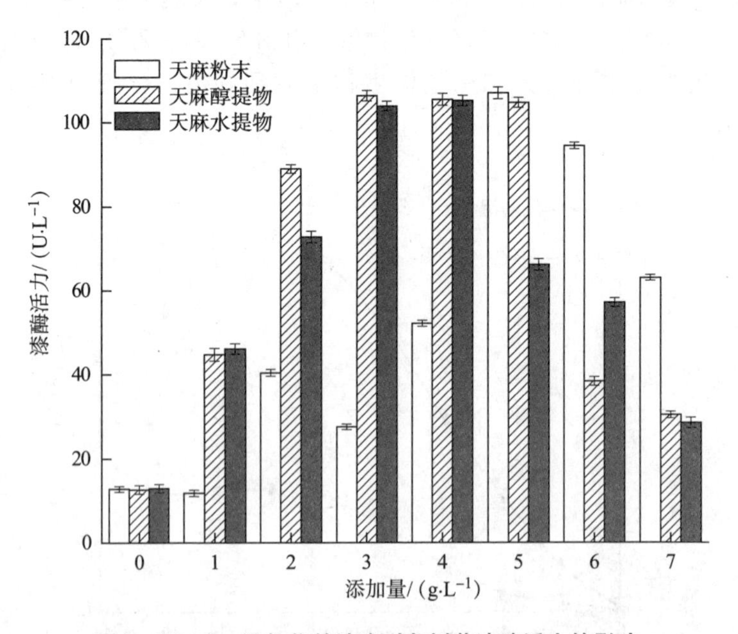

图 5 -12 -3　添加物的浓度对灰树花漆酶活力的影响

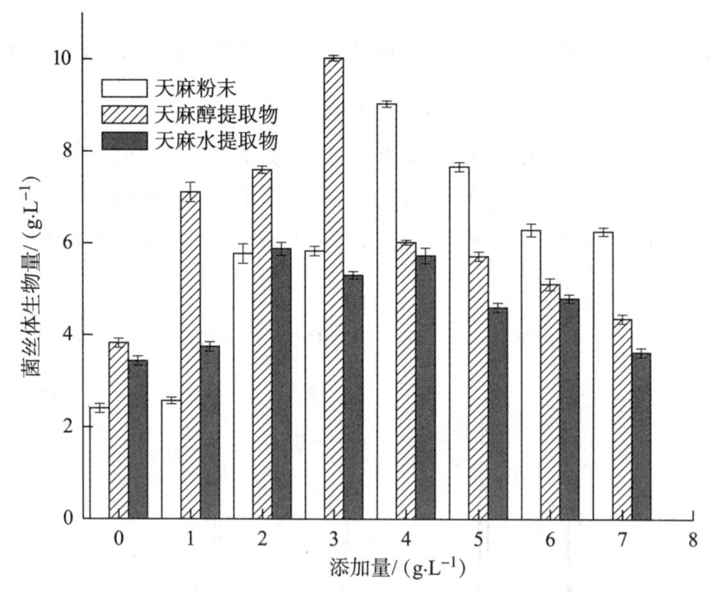

图5-12-4 添加物浓度对灰树花菌丝体生长的影响

由图5-12-3和图5-12-4可知，外源物对灰树花菌丝体和胞外漆酶活力均有显著的促进作用。从整体看，随着外源物浓度提高，灰树花生物量和漆酶活力均呈现先增加至峰值后再降低的趋势，出现这种趋势的原因可能是天麻中除了含有诱导漆酶分泌的芳香族化合物和糖苷类物质外，还含有一定量的抑制真菌活性的有机酸（酯）类挥发油性成分和生物碱[191]。当添加量不断增大时，糖苷类物质和芳香族化合物的诱导作用逐步达到最大值，继续增加外源物的添加量，其中挥发油性成分和生物碱抑菌活性的作用逐渐显现，漆酶活力和菌丝体产量又逐渐下降。

由图5-12-3可得出，天麻提取物的提取方式不同，对诱导漆酶活力的影响不明显。在3 g/L天麻醇提取物、4 g/L天麻水提取物、5 g/L天麻粉末的诱导下，漆酶活力均达到峰值，分别为（106.46±1.25）U/L、（105.25±1.24）U/L和（107.07±1.4）U/L。图5-12-4中，在3 g/L天麻醇提取物、2 g/L天麻水提取物、4 g/L天麻粉末诱导下，菌丝体生物量达到各自的峰值，分别为（10.03±0.06）g/L、（5.88±0.14）g/L、（9.03±0.07）g/L，且差距显著。

因此，选择3 g/L的天麻醇提取物作为诱导物添加到灰树花深层发酵中时，对菌丝体生长和漆酶的促进作用最大，分别为（10.03±0.06）g/L、（106.46±1.25）U/L，相较于空白组，分别提高了1.62倍和7.41倍（$P<0.05$）。我们有理由推测天麻醇提取物中存在某些对灰树花菌丝体生长和产漆酶增效的成分。

12. 3. 3 利用 HPLC 对天麻醇提取物中 3 种主要成分含量进行分析

因含外源添加物的灰树花液体培养基需经高压灭菌，且基于课题组前期研究，表明天麻提取物灭菌操作后组分含量发生变化，活性成分 GA、HBA、HA 的含量会上升[205]。故利用灭菌后的天麻提取物进行 HPLC 分析，来探明天麻醇提取物中的哪种主要成分对灰树花漆酶活力具有最显著的促进作用，结果如图 5 – 12 – 5 所示。

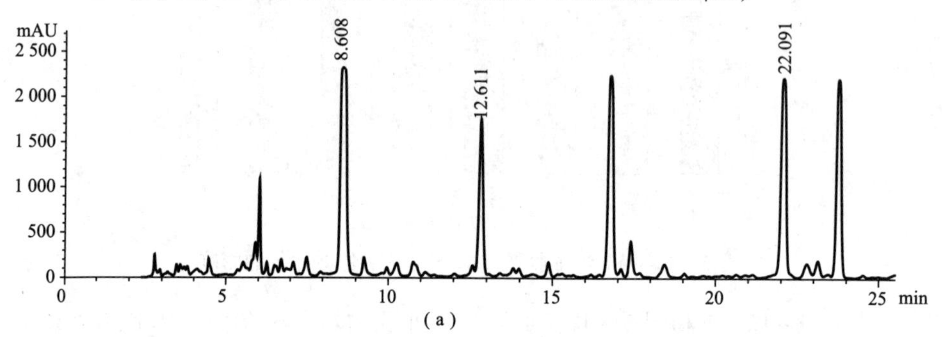

(a)

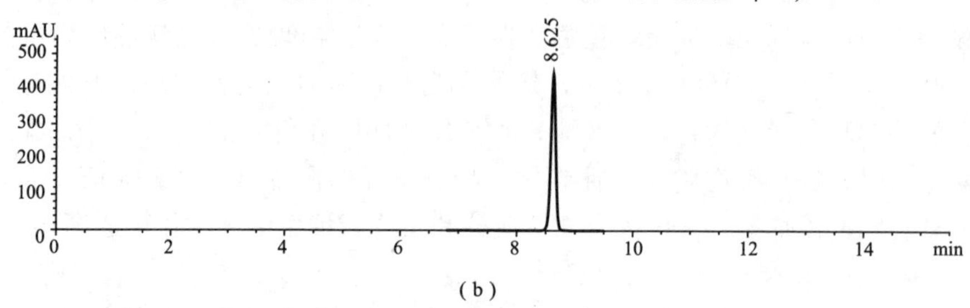

(b)

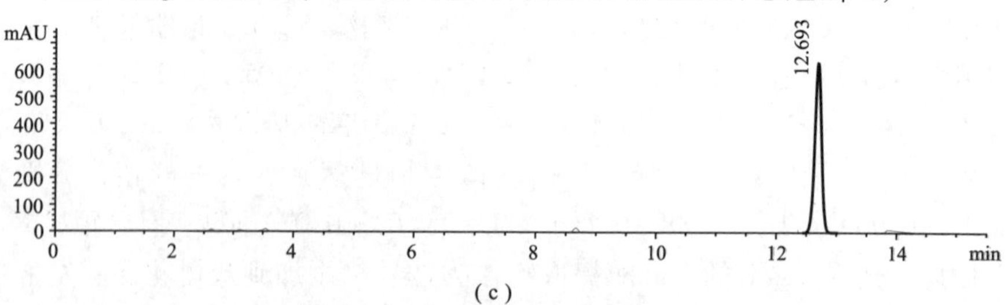

(c)

图 5 – 12 – 5 标准品的 HPLC 色谱图

(a) 天麻醇提取物；(b) GA；(c) HA

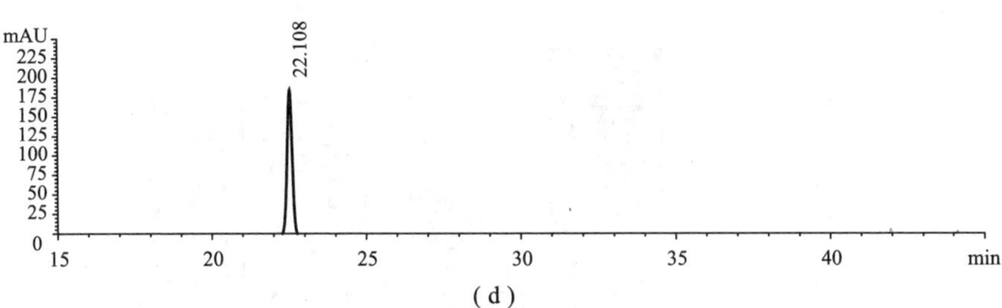

(d)

图5-12-5 标准品的HPLC色谱图（续）

(d) HBA

由图5-12-5（a）得出，灭菌后的3 g/L的天麻醇提取物主要成分有GA、HA、HBA等，计算出各成分的含量分别为5.556、1.265、1.417 mg/g。

12.3.4 天麻主要成分对灰树花漆酶活力和菌丝体生长的影响

将3 g/L天麻醇提取物和相应含量的三种主要成分添加到灰树花液体培养中作为实验组，对照组中不含任何外源添加物，考察对灰树花生长和产漆酶起关键作用的主要成分是哪种或哪几种，结果如图5-12-6和图5-12-7所示。

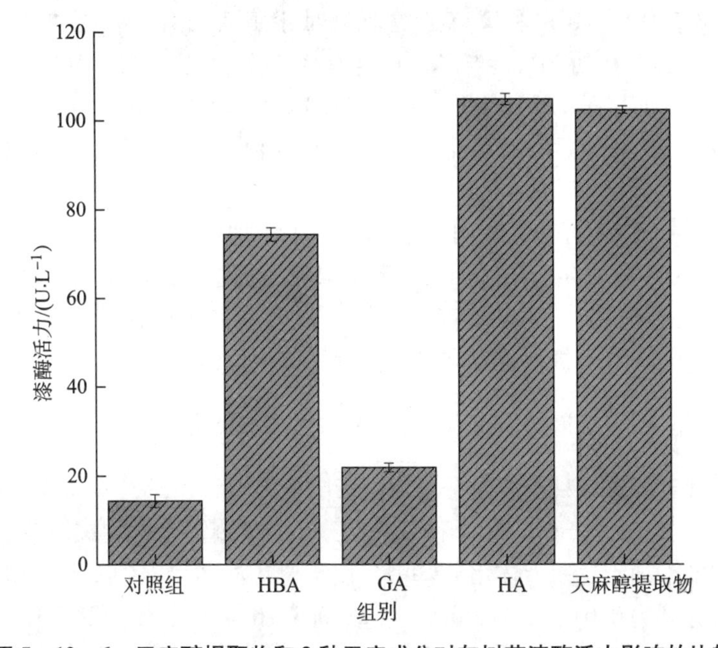

图5-12-6 天麻醇提取物和3种天麻成分对灰树花漆酶活力影响的比较

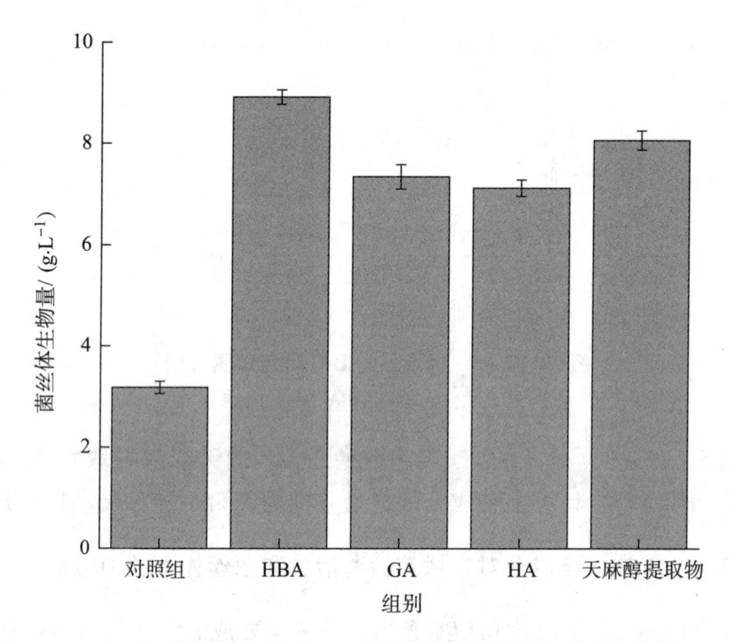

图 5－12－7　天麻醇提取物和 3 种天麻成分对菌丝体生物量影响的比较

由图 5－12－6 和图 5－12－7 可知，相较于对照组，实验组中添加的外源物均能有效促进灰树花菌丝体生长和其分泌的胞外漆酶的活力。由图 5－12－6 可知，HA、HBA 和天麻醇提取物对漆酶活力有明显促进作用。HA、HBA 促进漆酶活力可知可能与苯环中含有羟基有关[282]。添加 HA 时，酶活力最大，为（104. 14 ±1. 28）U/L，相比添加 3 g/L 天麻醇提取物的实验组，其酶活力提高 10. 25%，说明相较于添加天麻醇提取物，HA 对漆酶活力的促进作用更强。

由图 5－12－7 可知，灰树花液体培养中添加 HBA 时，菌丝体的生物量为（8. 92 ±0. 12）g/L，与添加天麻醇提取物的实验组菌丝体生物量（8. 07 ±0. 19）g/L 相比，菌丝体量提高 9. 17%。说明前者更能促进菌丝体的生长，其原因可能是天麻醇提取物存在某些抑制真菌生长的物质。

12. 3. 5　不同浓度的 HA、HBA、GA 对漆酶活力的影响

为了确定天麻 3 种主要成分对漆酶影响的最佳添加量，分别称取 7. 4 mg、7. 3 mg、17. 2 mg 的 HA、HBA 和 GA 溶于 10 mL 蒸馏水中配成溶液。按一定的体积梯度添加到每瓶液体培养基中，使灰树花液体培养中 HA、HBA 和 GA 最终含量分别为 0. 01、0. 05、0. 1、0. 2、0. 3、0. 4 mmol/L。发酵 12 d 后，根据每瓶中测得的漆酶酶活力来考察 3 种成分对漆酶的影响，结果如图 5－12－8 所示。

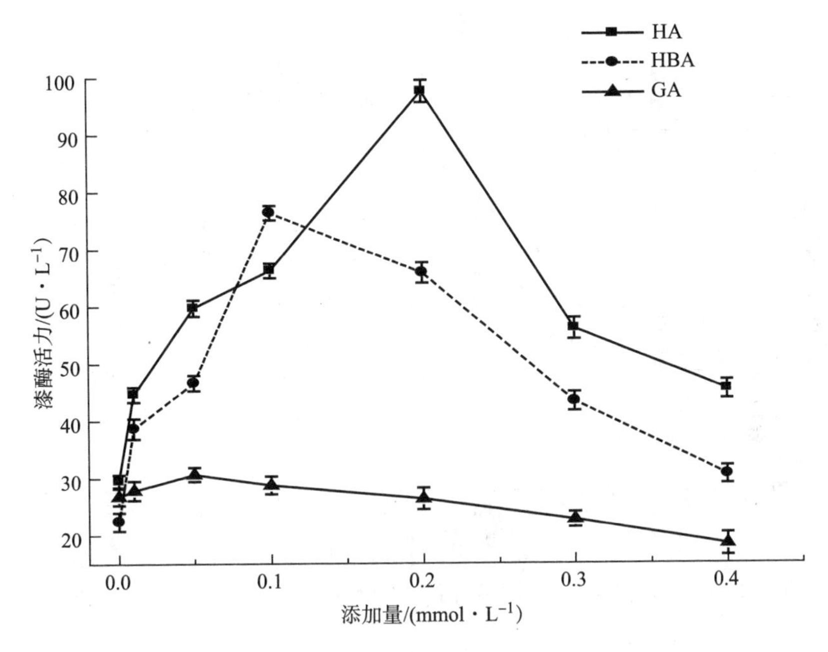

图 5 -12 -8　HA、HBA、GA 的不同添加量对灰树花漆酶活力影响的比较

由图 5 -12 -8 可知，漆酶活力随着 HA、HBA 的添加量的增加呈现先上升后下降的趋势，然而漆酶活力并没有随 GA 添加量增加而明显上升，甚至较早出现稳步下降的趋势。与对照组相比，HA 添加量在 0. 05 ~ 0. 3 mmol/L、HBA 添加量在 0. 05 ~ 0. 2 mmol/L 时，均能显著促进漆酶活力（$P < 0.05$）。其中，HA 添加量在 0. 2 mmol/L 时，灰树花胞外漆酶活力促进作用最佳，此时漆酶活力值为（97. 53 ± 1. 96） U/L，相较于对照组提高了 3. 65 倍。因此，在所添加的三种天麻主要成分中，0. 2 mmol/L HA 对促进漆酶活力的贡献最大。

12. 3. 6　不同浓度的 HA、HBA、GA 对菌丝体量的影响

按照一定的体积梯度向装有 50 mL 灰树花液体培养基中添加少量 HBA、HA 及 GA，使这些成分最终浓度分别为 0. 2 ~ 1. 4 mmol/L，发酵 12 d 后测菌丝体生物量，结果如图 5 -12 -9 所示。

由图 5 -12 -9 可知，菌丝体生物量均随着添加物浓度先上升后下降。其中 HBA 添加量在 1 mmol/L 时，对菌丝体生物量的促进作用达到最大值，为（6. 17 ± 0. 16） g/L，相较于对照组提高了 2. 13 倍。因此，三种添加物中，HBA 对菌丝体生物量的促进作用最大。

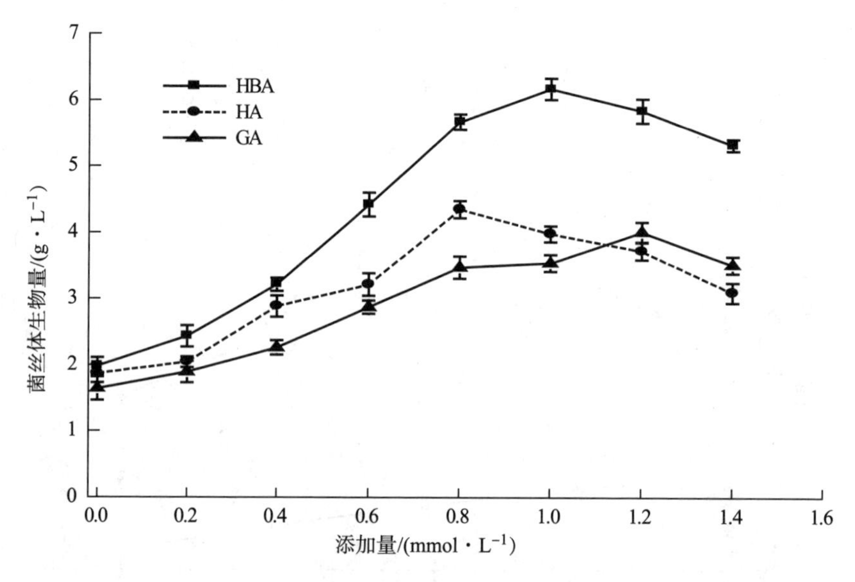

图 5-12-9　HA、HBA、GA 的不同添加量对灰树花菌丝体生物量影响的比较

12.4　研究结论

实验开展了关于天麻提取物对灰树花深层培养中的产胞外漆酶和菌丝体生长影响的研究。通过比较培养时间对漆酶和菌丝体干重的影响，得出了灰树花液体培养的最佳培养周期是 12 d；添加不同浓度的天麻提取物于灰树花液体培养基中，测定出当加入 3 g/L 的天麻醇提取物时，菌丝体生物量和漆酶活力均为峰值，分别为（10.03 ± 0.06）g/L、（106.46 ± 1.25）U/L，相较于对照组，分别提高了 1.62 倍和 7.41 倍。其诱导漆酶机理可能是这些外源添加物中的某些结构中含有芳基和羟基化合物，而芳基和羟基是漆酶作用底物的特征官能团，所以它们能够诱导菌丝体分泌更多的漆酶[288]。

利用高效液相色谱对 3 g/L 的天麻醇提取物的成分进行分析，得到天麻素、对羟基苯甲醇、对羟基苯甲醛的含量分别为 5.556 mg/g、1.265 mg/g、1.417 mg/g，将其与 3 g/L 的天麻醇提取分别添加到培养基中作为实验组。相较于空白组，这些外源添加物均能有效促进灰树花菌丝体生长和漆酶活力。

第6章　天麻提取物对灰树花蛋白合成的影响

1　灰树花胞外多糖脱蛋白工艺研究

1.1　研究背景

目前，国内外脱蛋白的方法主要有酶法、Sevage 法、三氯乙酸（trichloro-acetic acid，TCA）法等[289]。

Sevage 法是最为常用的方法，但此种方法需要经过多次的重复处理，操作步骤烦琐，且此法使用的氯仿属于有毒有害物质，容易造成多糖的生物活性下降和部分溶剂残留。Sevage 法和酶法联用的脱蛋白方法可有效降低多糖的损耗，减少操作次数，此项处理方法效果优于单一的 Sevage 法。酶法在粗多糖的脱蛋白工艺中也应用广泛，但酶具有专一性且存在酶残留及酶降解产物的去除问题，所以酶法的针对性强，不适用于大多数粗多糖。而运用三氯乙酸脱蛋白的方法使用相对较少，三氯乙酸法较之 Sevage 法和酶法不仅可以脱去蛋白，而且可以同时除掉部分色素。本研究中采用 Sevage 法、酶法、三氯乙酸法 3 种方法脱除灰树花胞外多糖，筛选出灰树花胞外多糖去蛋白最佳工艺，为进一步分析灰树花胞外多糖种类和单糖组成及研究多糖的功能活性奠定基础。

1.2　研究材料与方法

1.2.1　菌种

灰树花（菌种编号：5.404），购于中国微生物菌种保藏管理中心。

1.2.2　研究方法

1.2.2.1　斜面种子培养

制作 PDA 斜面，在无菌操作台中将母种试管中的灰树花菌丝体切取黄豆粒大小接于PDA斜面中部，并将接种的培养管置于25 ℃恒温培养箱中，培养至菌丝长满整个斜面即可。

1.2.2.2 液体种子培养

配制好灰树花发酵液体培养基，将培养好的斜面菌种在无菌操作台中用接种扒切取蚕豆大小的颗粒，接种于液体种子培养基中。接种量为一支PDA斜面接种一瓶。250 mL三角瓶中装100 mL发酵液。于25 ℃、150 r/min摇床内培养4～7 d。

1.2.2.3 发酵培养基

按10%的接种量接种。用移液管量取液体种子，接种于发酵培养基中。2 L锥形瓶装液量为1 L，25 ℃、150 r/min摇床培养9 d。

1.2.2.4 灰树花胞外多糖提取方法

将灰树花发酵培养液过滤，去除菌丝体，获得灰树花发酵液，用4倍体积的体积分数95%的乙醇4 ℃醇沉24 h，再经过4 000 r/min离心15 min。用体积分数95%的乙醇清洗2次后，用真空冷冻干燥获得灰树花胞外粗多糖。

1.2.2.5 灰树花胞外粗多糖脱蛋白方法

1.2.2.5.1 Sevage法

用蒸馏水将灰树花粗多糖溶液配制成的体积分数1%的溶液。多糖溶液与Sevage试剂（氯仿∶正丁醇＝4∶1，*V/V*）按照4∶1的体积比混合，摇床振荡30 min，离心除去沉淀。取5份10 mL样品，根据上述步骤分别重复处理1～5次，再用苯酚－硫酸法和考马斯亮蓝法分别测定每组样品上清液中多糖含量和蛋白含量，计算多糖损失率和脱蛋白效率。

1.2.2.5.2 木瓜蛋白酶法

用蒸馏水将灰树花粗多糖溶液配制成体积分数1%的溶液。分别添加木瓜蛋白酶，木瓜蛋白酶的添加量为0.1%、0.2%、0.3%、0.4%、0.5%，pH为4、5、6、7、8，酶解温度为40、45、50、55、60 ℃，酶解时间为1.0、1.5、2.0、2.5、3.0 h，沸水浴灭酶5 min，冷却至室温，4 000 r/min离心20 min，弃沉淀，取上清液。在上清液中加入4倍体积的体积分数95%的乙醇醇沉24 h，然后用高速离心机4 000 r/min离心15 min，用体积分数95%的乙醇清洗2次后，用真空冷冻干燥获得粗多糖，加入10 mL蒸馏水复溶，测定每组样品多糖含量和蛋白含量。以多糖溶液中多糖含量和蛋白含量为考察指标来确定最佳酶用量、酶解时间、酶解温度、酶解pH。

1.2.2.5.3 三氯乙酸法

配制1%的粗多糖溶液，取5份10 mL样品，分别加入TCA，使其体积分数为1%、2%、2.5%、3%、3.5%，摇床振摇30 min，于冰箱中4 ℃静置过夜，取上清液，用考马斯亮蓝法和苯酚－硫酸法分别测定上清液蛋白质含量和多糖含量。

1.2.2.6 检测分析

1.2.2.6.1 蛋白质含量测定

考马斯亮蓝 G－250 溶液配制：称取考马斯亮蓝 G－250 样品 100 mg，溶于 50 mL 95%（*m/V*）乙醇，加入 85%（*m/V*）磷酸 100 mL。再加入蒸馏水将溶液稀释到 1 000 mL。试剂的最终含量为 0.01% 考马斯亮蓝 G－250、4.7%（*m/V*）乙醇和 8.5%（*m/V*）磷酸。

标准蛋白质溶液配制：可用牛血清蛋白，根据其纯度配成 0.1 mg/mL 的溶液。

采用考马斯亮蓝 G－250 法[290]，分别精确吸取浓度为 0.1 mg/mL 的牛血清蛋白标准溶液 0、0.1、0.2、0.3、0.4、0.5、0.6、0.7 mL，补蒸馏水至 1 mL，然后加入 5 mL 考马斯亮蓝溶液，混匀，于 595 nm 下测定吸光度。以牛血清蛋白含量为横坐标、吸光度为纵坐标，绘制蛋白质标准曲线。

1.2.2.6.2 多糖含量测定

苯酚－硫酸法：取 80 g 苯酚（分析纯重蒸馏），加 20 g 蒸馏水使之溶解，置于冰箱中避光长期保存。用配好的 80% 苯酚配成 6% 苯酚用于后续实验测定，6% 苯酚储存于棕色瓶中。

葡萄糖标准液（0.1 mg/mL）：将分析纯葡萄糖在 100 ℃下烘干至恒重，然后称取 10 mg，加少量蒸馏水溶解，定量移入 100 mL 的容量瓶中，用蒸馏水定容至刻度线，摇匀，即得 0.1 mg/mL 葡萄糖标准液。

绘制标准曲线：分别精确吸取浓度为 0.1 mg/mL 的葡萄糖标准溶液 0、0.1、0.2、0.3、0.4、0.5、0.6、0.7、0.8 mL，补蒸馏水至 2.0 mL 后，加入 1 mL 6% 苯酚和 5 mL 浓硫酸，摇匀后，静置 20 min，然后于 490 nm 处测定吸光度。以葡萄糖量（mg）为横坐标、吸光度为纵坐标绘制葡萄糖标准曲线。

胞外粗多糖测定的前处理：取 2 mL 的去菌丝体发酵液，加入 38 mL 的无水乙醇，于 4 ℃冰箱中醇析 24 h，取出后 4 000 r/min 离心 20 min。取沉淀物，用一定体积的 95% 乙醇洗涤数次后，于 60 ℃数显鼓风干燥中烘干，再加入 10 倍体积发酵液的蒸馏水溶解，于 4 000 r/min 离心 20 min 后取上清液 2 mL，利用苯酚－硫酸法测定胞外粗多糖含量。

1.2.2.6.3 紫外光谱扫描

取脱蛋白前后的多糖水溶液在 200～600 nm 波长范围进行紫外光谱扫描。

1.2.2.7　脱蛋白效率和多糖损失率计算

$$X = \frac{c_{前} - c_{后}}{c_{前}} \times 100\%$$

式中，X 为脱蛋白效率,%；$c_{前}$、$c_{后}$ 为脱蛋白前后蛋白质量浓度，μg/mL。

$$Y = \frac{c_{前} - c_{后}}{c_{前}} \times 100\%$$

式中，Y 为多糖损失率,%；$c_{前}$、$c_{后}$为脱蛋白前后多糖质量浓度，mg/L。

1.3　研究结果与分析

1.3.1　Sevage 法脱蛋白效果

对灰树花胞外粗多糖溶液进行 5 次脱蛋白处理，每次处理后的脱蛋白效率和多糖损失率如图 6-1-1 所示。

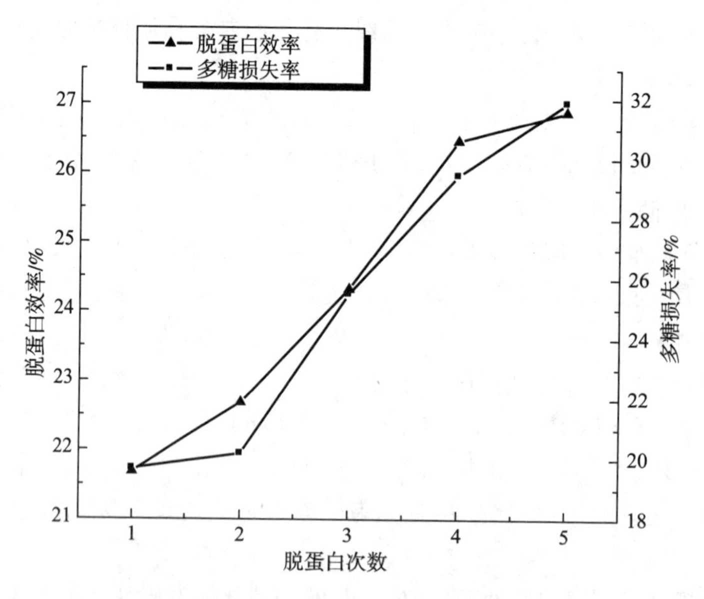

图 6-1-1　Sevage 法脱蛋白效果

由图 6-1-1 可知，脱蛋白次数和脱蛋白效率成正相关性，随着灰树花胞外多糖的脱蛋白次数增加，其脱蛋白效率也随之逐渐升高。当处理 4 次后，脱蛋白效率仍继续增加，但变化不明显。在脱蛋白处理达到 2 次时，多糖损失率曲线斜率较第一次有所增加，多糖损失明显。当脱蛋白处理 5 次后，多糖损失达到最大。考虑到 Sevage 试剂中氯仿属于有机有毒试剂，为了减少毒副作用，应尽可能避免多次使用。综合考虑后选择 Sevage 法脱蛋白 4 次为最佳，此条件下灰树花胞外多糖的脱蛋白效率为26.46%，多糖损失率为29.45%。结果表明，Sevage法的脱蛋白效率偏低，这与大多数文献报道中指出的Sevage法脱蛋白温和、大部分蛋白仍与多糖结合未能去除、脱蛋白效果不明显的结论一致[291-293]。

1.3.2 木瓜蛋白酶脱蛋白效果

1.3.2.1 不同酶用量对脱蛋白效果的影响

在反应温度50 ℃，pH 6.0的反应体系中，分别选用加酶量([E]/[S])为0.1%、0.2%、0.3%、0.4%、0.5%，水解2 h后，结果如图6-1-2所示。

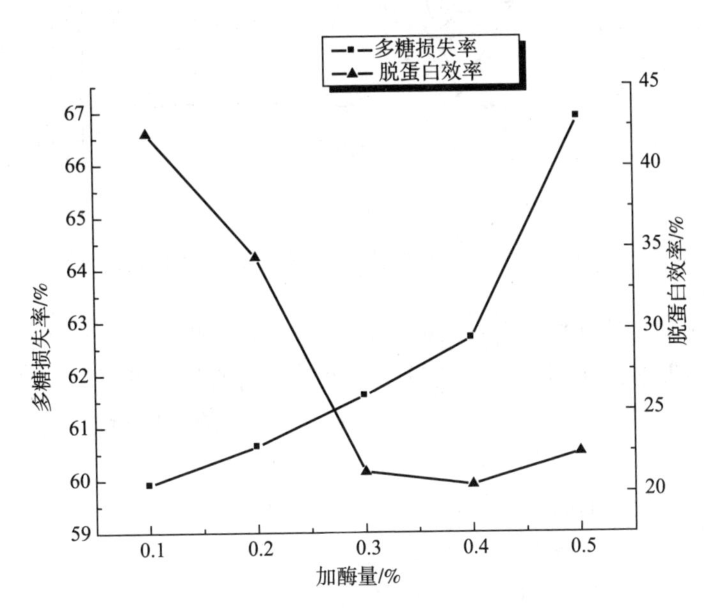

图6-1-2　不同加酶量对脱蛋白效果的影响

由图6-1-2可知，灰树花胞外粗多糖经过酶法脱蛋白处理后，其多糖损失率随酶用量的增加随之增大；与之相反的是，随着酶用量的增加，脱蛋白效率反而随之降低。当加酶量为0.1%时，脱蛋白效率达到最高，而此时的多糖损失率也达到最小，这可能是因为超过0.1%的加酶量，木瓜蛋白酶不能继续酶解底物，剩余的木瓜蛋白酶残留在溶液中导致溶液中过多的蛋白酶抑制了蛋白酶的活性，故选择加酶量为0.1%。

1.3.2.2 不同酶解pH对脱蛋白效果的影响

在反应温度50 ℃，加酶量为0.1%的条件下，分别选pH为4、5、6、7、

8 的反应体系，水解 2 h 后，结果如图 6 - 1 - 3 所示。

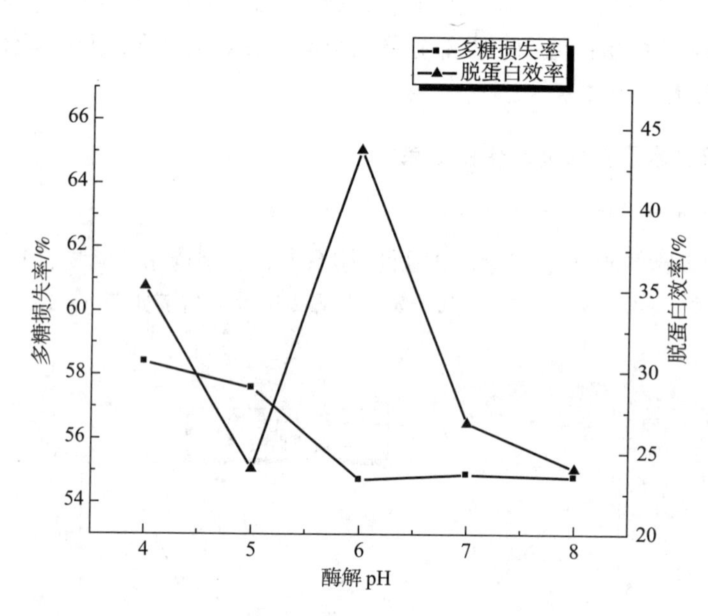

图 6 - 1 - 3　不同酶解 pH 对脱蛋白效果的影响

由图 6 - 1 - 3 可知，当木瓜蛋白酶的溶液 pH 6 时，酶法的脱蛋白效率最高，多糖损失率也达到最小。说明此时木瓜蛋白酶的活性最高，与底物作用的效果最好。在酶的催化过程中，酶的反应体系中的 pH 环境可直接影响酶的反应活性，过酸或过碱都会使酶的活性有所降低，甚至可能会失去活性，故此反应中木瓜蛋白酶的反应体系 pH 6 为最适宜。

1. 3. 2. 3　不同酶解时间对脱蛋白效果的影响

在反应温度 50 ℃、加酶量为 0. 1%、pH 6 的反应体系，酶解时间为 1. 0、1. 5、2. 0、2. 5、3. 0 h 的条件下处理，结果如图 6 - 1 - 4 所示。

由图 6 - 1 - 4 可知，在使用灰树花胞外粗多糖酶法处理时，木瓜蛋白酶的酶解时间在 1. 5 h 时，脱蛋白效率达到最高，虽然此时的多糖损失率也偏高，这可能是由于酶与多糖中糖蛋白反应导致多糖损失，但综合考虑，此时的脱蛋白效果最好，因为此时酶的活性最高。并且当反应时间 >1. 5 h 后，随着酶解时间增加，多糖继续损失，脱蛋白效率也明显降低。故选择 1. 5 h 为木瓜蛋白酶与灰树花蛋白作用的最佳酶解时间。

1. 3. 2. 4　不同酶解温度对脱蛋白效果的影响

在加酶量为 0. 1%、pH 6 的反应体系，酶解时间 1. 5 h，酶解温度分别为 40、45、50、55、60 ℃条件下处理，结果如图 6 - 1 - 5 所示。

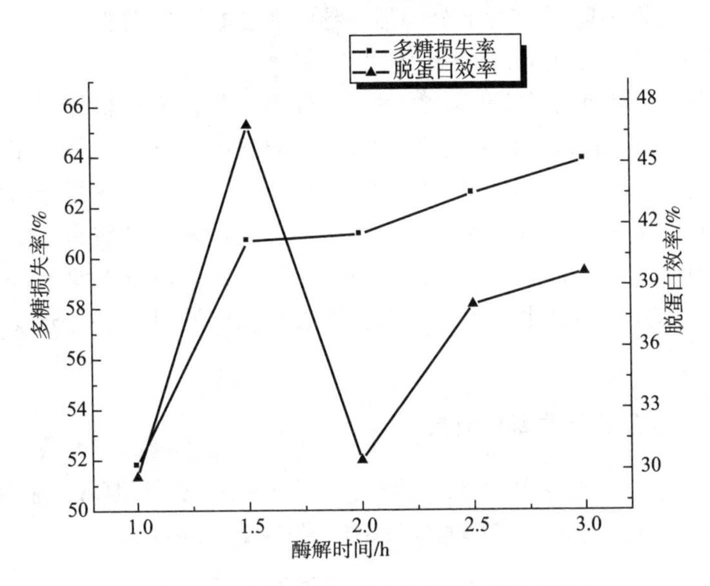

图6-1-4　不同酶解时间对脱蛋白效果的影响

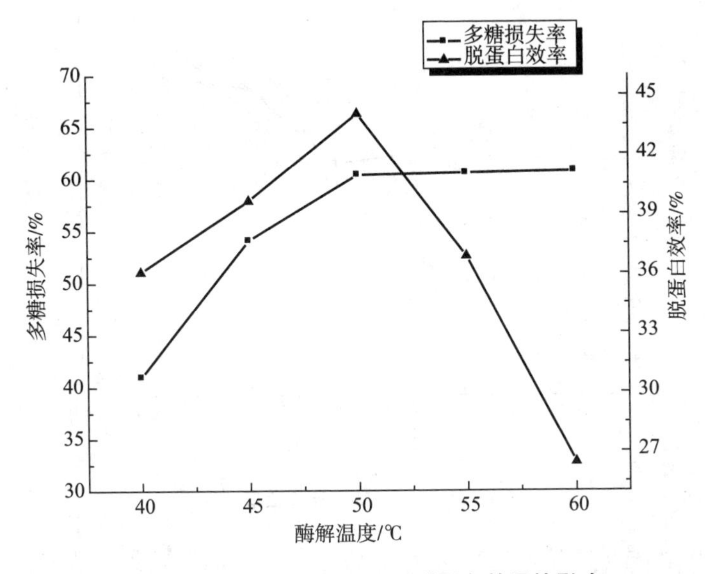

图6-1-5　不同酶解温度对脱蛋白效果的影响

由图6-1-5可知，在使用灰树花胞外粗多糖酶法处理时，木瓜蛋白酶的酶活力随着温度的升高而增大，当酶解温度为50 ℃时，脱蛋白效率最高，脱蛋白效果最好。尽管在酶解过程中，温度高于50 ℃以后，多糖损失率的变化并不明显，但继续升高酶解温度后，脱蛋白效率大大降低，这可能是由于温度升高，酶活力降低或者部分失活，导致脱蛋白效率降低。故选择木瓜蛋白酶与灰树花蛋白作用的最佳酶解温度为 50 ℃。

综上所述，木瓜蛋白酶脱去灰树花胞外多糖蛋白质的最佳工艺为：酶用量为0.1%、酶解 pH 6、酶解时间1.5 h、酶解温度50 ℃。此条件下，木瓜蛋白酶的脱蛋白效率为46.86%，多糖损失率为59.91%。酶法脱蛋白效果并不理想，这可能是因为酶具有专一性，对酶解蛋白的选择性较高。此外，酶法脱蛋白多糖损失率也相对较高，这与粗多糖中的杂蛋白会以糖蛋白的形式存在于灰树花胞外粗多糖中有关，所以酶法去蛋白的同时，也会导致部分糖蛋白损失。

1.3.3　三氯乙酸脱蛋白效果

向灰树花胞外粗多糖溶液中加入不同体积分数的 TCA，脱蛋白处理 30 min 后，脱蛋白效率和多糖的损失率如图 6-1-6 所示。

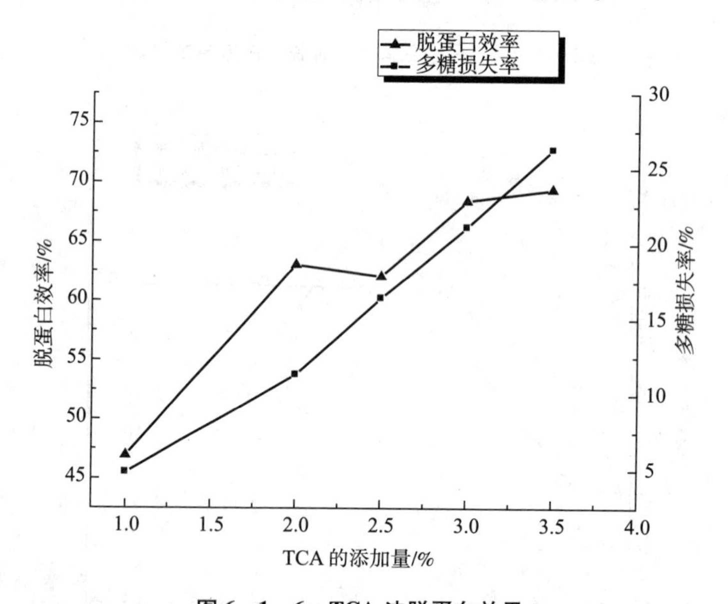

图 6-1-6　TCA 法脱蛋白效果

由图 6-1-6 可知，随着 TCA 添加量逐渐增加，脱蛋白效率和多糖的损失率均呈上升趋势。当 TCA 添加量在 3% 时，其脱蛋白效率达到最大，继续增加 TCA 的添加量，脱蛋白效率变化并不明显，但多糖损失率升高。为尽可能降低多糖损失，故选择 TCA 最佳添加量 3%，此条件下脱蛋白效率为 68.40%，多糖损失率为 21.11%。溶液中残留的三氯乙酸可在多糖的进一步纯化过程中通过凝胶柱层析法洗脱。此项研究结果在其他文献报道中得到证实，王金玲等[294]在桦褐孔菌胞外多糖脱蛋白工艺比较研究中通过对比Sevage法、酶法、三氯乙酸法三种脱蛋白方法也得出三氯乙酸法脱蛋白效果相对较好，蛋白质脱除率为68.15%，多糖损失率为21.45%。江南大学朱美静等[295]在猴头多糖脱蛋白方法的研究中对比了三氯乙酸法和Sevage法，实验结果表明，三氯乙酸法效果最好。通过三氯乙酸处理后，一次即可使灰树花胞外多糖的蛋白脱除率达到80%，且多糖的损失率也小于Sevage法脱蛋白时的损失率。

1.3.4　三种脱蛋白方法的效果对比

由图6-1-7可知，对比三种不同的脱蛋白方法，从脱蛋白效率方面可以看出，脱蛋白效率最高的是三氯乙酸法，可达到68.40%；其次是酶法，可达到46.86%；脱蛋白效率最低的Sevage法，其脱除率为26.46%。从多糖损失率方面可以看出，多糖损失率最低的是三氯乙酸法，损失率为21.11%；其次是Sevage法，损失率为29.45%。综合考虑，认为三氯乙酸法为最佳脱蛋白方法。

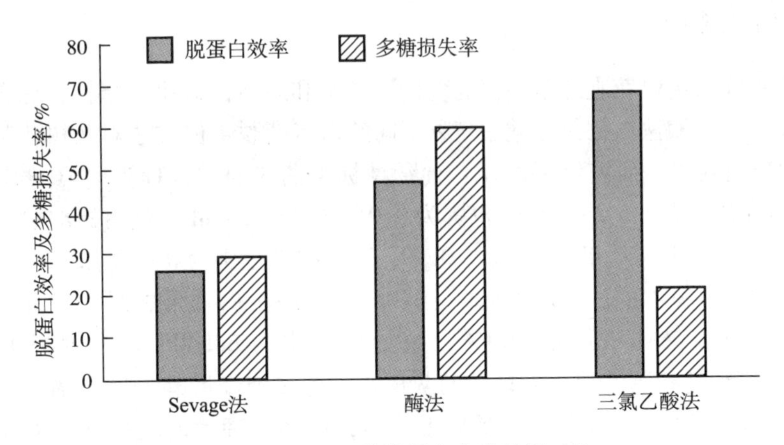

图6-1-7　三种脱蛋白方法效果对比

1.3.5　紫外扫描的定性分析

灰树花胞外粗多糖经TCA法脱蛋白处理后，取其前后的灰树花胞外粗多糖水溶液配制成浓度为1 mg/mL的溶液。在200~600 nm波长范围进行紫外光谱扫描，结果如图6-1-8所示。

由图6-1-8可知，在200~600 nm范围内，灰树花胞外多糖溶液脱蛋白前的溶液扫描有明显吸收峰，而经TCA法处理后的灰树花胞外多糖溶液扫描

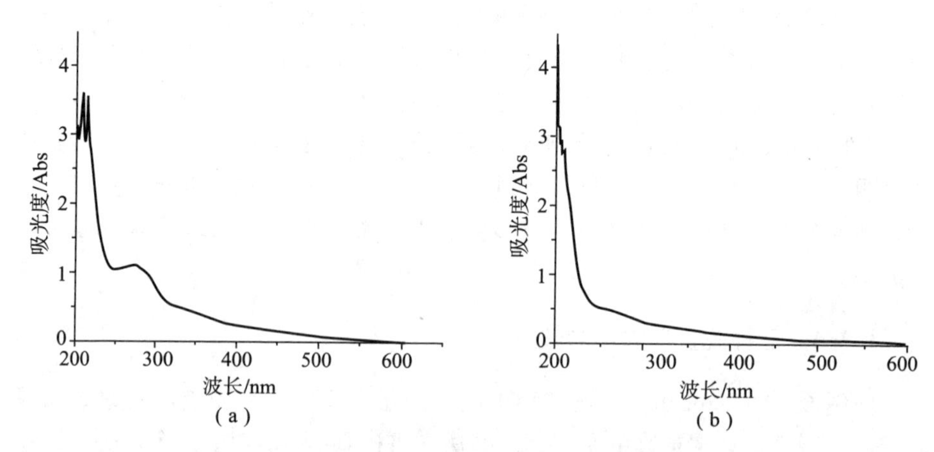

图 6-1-8　灰树花胞外多糖脱蛋白前、后紫外光谱吸收图

（a）脱蛋白前；（b）脱蛋白后

检测，在 200 ~ 600 nm 范围内无明显吸收峰，说明处理后的粗多糖溶液几乎不含蛋白质和核酸。TCA 法是灰树花胞外多糖脱蛋白的有效方法。

1.4　研究结论

本实验以灰树花胞外粗多糖的多糖损失率和脱蛋白效率为指标，综合对比了 Sevage 法、酶法、三氯乙酸法三种不同的粗多糖脱蛋白方法对灰树花胞外多糖的脱蛋白效果，研究结果显示：葡萄糖标准曲线回归方程为 $y = 0.3415x + 0.0018$（$R_2 = 0.9962$），线性范围为 0.01 ~ 0.08 mg/mL。蛋白标准曲线回归方程 $y = 0.0051x - 0.0017$（$R_2 = 0.9956$），线性范围为 0 ~ 70 μg。三种脱蛋白方法中，三氯乙酸法相对 Sevage 法和酶法的脱蛋白效果更好。三氯乙酸法脱蛋白时，其最佳添加量为 3%，脱蛋白效率为 68.40%，多糖损失率为 21.11%。经过三氯乙酸法处理后的灰树花胞外多糖经紫外光谱扫描，结果显示，在 200 ~ 600 nm 范围内无明显吸收峰，说明处理后的粗多糖溶液几乎不含蛋白质和核酸，表明 TCA 法脱蛋白效果明显。此方法操作简单、切实可行，清除蛋白效果好，适用于灰树花胞外多糖中蛋白质的去除，为灰树花胞外多糖的进一步纯化打下了基础。

2　超声波提取灰树花菌丝体蛋白工艺优化

2.1　研究背景

除灰树花多糖外，灰树花中另一种高含量的功能性成分是蛋白质，灰树花蛋白中含量较高的几种氨基酸有异亮氨酸、谷氨酸和天冬氨酸，其中异亮氨酸有助于蛋白质的合成；谷氨酸和天冬氨酸具有抗疲劳及保护脑神经的作用[296,297]。

研究显示，真菌蛋白具有显著降低血清中的胆固醇含量[298]、抗病毒[299]、抗肿瘤作用[300]、调节免疫力[301]、降血压[302]、抑制烟草花叶病毒[303]等功效。Nanba H 等[304]最早发现了灰树花中含有抗肿瘤功效的多糖，其组分中含有1%～20%的蛋白；X－组分表现出了较好的抗糖尿病作用，其中蛋白质质量分数为35%[26]。Zhuang 等还研制出了对糖尿病有作用的新组分[305]，即SX－组分[306]，该组分实质上是糖蛋白，其中蛋白质的质量分数可达高90%，比X－组分中的蛋白含量高很多，并且其抗糖尿病的效果并不比X－组分的差。这些研究结果都表明灰树花中蛋白质可能具有独特作用。

目前国内对灰树花菌丝体蛋白提取工艺的研究鲜有报道，真菌蛋白的提取方法一般采用水浸提法或碱提法，但耗时长，并且效率较低[307-310]。为提高提取效率和缩短提取时间，本研究采用了超声波法提取灰树花菌丝体蛋白质，通过单因素实验及正交实验对提取条件进行优化，以期为灰树花菌丝体蛋白的进一步深入研究提供基础。

2.2　研究材料与方法

2.2.1　菌种

灰树花（菌种编号：51616），中国农业微生物菌种保藏管理中心。

2.2.2　研究方法

2.2.2.1　培养基

马铃薯葡萄糖琼脂（potato dextrose agar，PDA）斜面培养基（g/L）：马铃薯（去皮）200，KH_2PO_4 2，$MgSO_4 \cdot 7H_2O$ 1，琼脂20，葡萄糖20，蛋白胨2。pH自然。

液体种子培养基（g/L）：酵母膏6，$MgSO_4 \cdot 7H_2O$ 0.5，KH_2PO_4 0.5，葡萄糖30，蛋白胨2。pH自然。

发酵培养基（g/L）：酵母膏10，$MgSO_4 \cdot 7H_2O$ 2，KH_2PO_4 2，葡萄糖50，蛋白胨5。pH自然。

2.2.2.2　灰树花菌丝体的培养方法

斜面种子培养方法：用接种铲在母种试管斜面的中央部位小心切取黄豆

大小的菌丝块，接种于已灭菌的种子管斜面的中部，放置于培养箱中，25 ℃恒温培养至白色菌丝铺满大部分斜面。

液体种子培养方法：用接种扒小心刮取铺满大部分斜面的菌种，接种到装液量为 100 mL 的液体种子培养基中，一支种子管只接种到一瓶中。于 150 r/min、25 ℃的恒温摇床中培养 7 ~ 9 d，待液体种子培养基中长出大量均匀、细小的菌丝球，且以发酵液清亮为佳。

发酵培养方法：用移液枪吸取种子液 10 mL，接种于装液量为 100 mL 的发酵培养基（250 mL）中。于 150 r/min、25 ℃的恒温摇床中培养 7 ~ 9 d。

2.2.2.3 牛血清蛋白标准曲线的绘制

参照文献 [311]，采用考马斯亮蓝染料比色法，分别精确吸取浓度为 0.1 mg/mL 的牛血清蛋白 0、0.1、0.2、0.3、0.4、0.5、0.6、0.7 mL 于 10 mL 具塞试管中，补蒸馏水至 1 mL，再分别向试管中加入配制好的考马斯亮蓝 G－250 溶液 5 mL，摇匀，避光反应 5 ~ 10 min 后，于波长 595 nm 处测定其吸光度，绘制牛血清蛋白标准曲线。

2.2.2.4 样品制备及其蛋白的提取

将灰树花发酵菌丝体用纱布过滤，然后用蒸馏水反复清洗 5 次，将得到的灰树花湿菌丝体置于 60 ℃干燥箱中干燥约 12 h 至恒质量，接着用研钵研磨成粉末，放入干燥器中备用；称取一定质量的灰树花菌丝体粉末于离心管中，加入适当比例的蒸馏水后，用 0.1 mol/L HCl 和 NaOH 溶液调至所需 pH 后，放入超声波清洗器中，在一定温度和时间下提取，提取液经 4 000 r/min 离心 20 min，上清液即为样品溶液。取 0.1 mL 上清液于具塞试管中，按照绘制标准曲线的方法测定蛋白质的吸光度，根据标准曲线回归方程计算蛋白含量。菌丝体蛋白提取率计算公式如下：

$$Y = \frac{m_1}{m_2} \times 100\%$$

式中，Y 为蛋白提取率,%；m_1为上清液中蛋白质量，mg；m_2为灰树花菌丝体干粉质量，mg。

2.2.2.5 单因素实验

经过前期多次的预实验，发现在超声波清洗机功率的变化范围内，提高超声功率可以增大灰树花蛋白的提取率，缩短提取时间，因此，选择在仪器最大可控的超声功率（600 W）条件下，考察超声温度（30、40、50、60、70 ℃）、超声时间（1、5、15、30、60 min）、pH（7、8、9、10、11）、液料比 [60:1、70:1、80:1、90:1、100:1（mL:g）] 对灰树花菌丝体蛋白提取率的影响。

2.2.2.6　正交实验设计

在单因素实验基础上，为了得到灰树花菌丝体蛋白提取的最佳工艺条件，以超声温度、超声时间、液料比、pH为考察因素，以灰树花菌丝体蛋白提取率（Y）为评价指标，采用$L_9(3^4)$正交设计对灰树花菌丝体蛋白提取条件进行优化。正交实验因素与水平见表6-2-1。

表6-2-1　菌丝体蛋白提取工艺优化正交实验因素与水平

水平	A 超声时间/min	B 超声温度/℃	C pH	D 液料比（mL: g）
1	3	35	9.5	85: 1
2	5	40	10.0	90: 1
3	7	45	10.5	95: 1

2.3　研究结果与分析

2.3.1　单因素实验结果

2.3.1.1　超声温度对灰树花蛋白提取率的影响

在超声时间为5 min、液料比为80: 1（mL: g）、pH 9.0的条件下，考察超声温度对灰树花菌丝体蛋白提取率的影响，结果如图6-2-1所示。

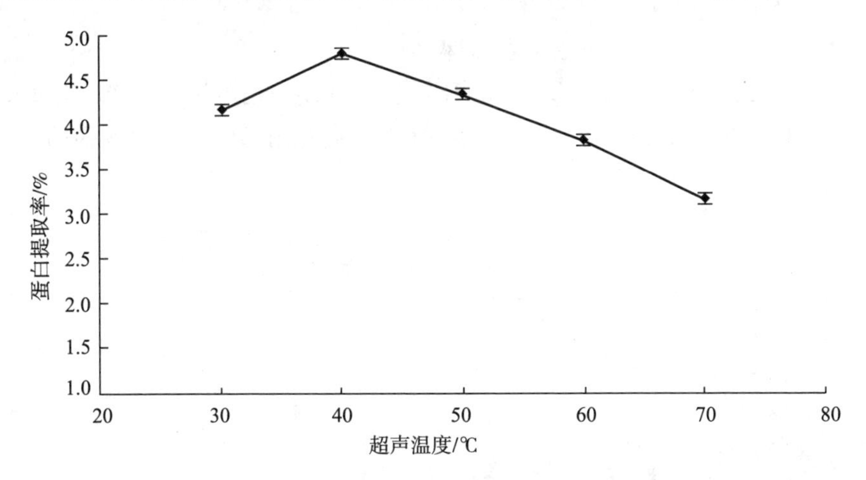

图6-2-1　超声温度对蛋白提取率的影响

由图6-2-1可知，在超声温度为30~70 ℃时，随着超声温度的增加，蛋白提取率呈先增加后降低的趋势。在超声温度为40 ℃时，蛋白提取率达到最大值，为4.77%。这可能是由于温度过高，导致部分蛋白质变性失活而降解，因此，超声温度选择40 ℃为宜。

2.3.1.2　超声时间对灰树花蛋白提取率的影响

在超声温度为40 ℃、液料比为80∶1（mL∶g）、pH 9.0的条件下，考察超声时间对菌丝体蛋白提取率的影响，结果如图6－2－2所示。

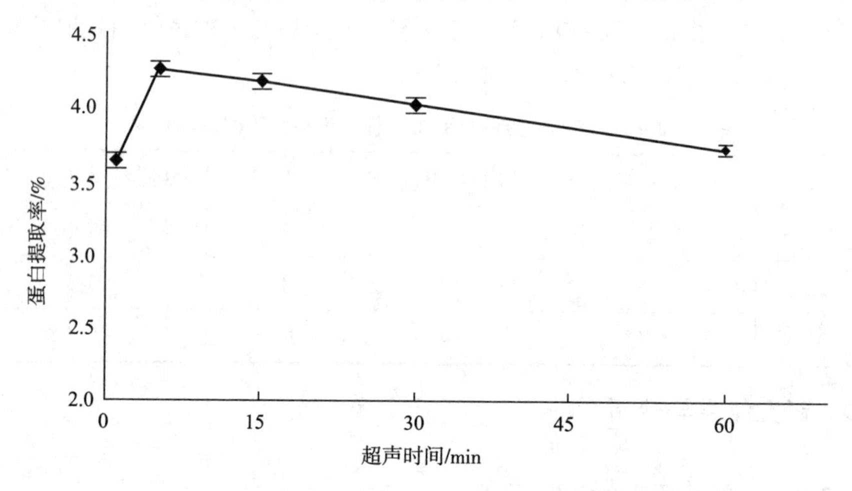

图6－2－2　超声时间对蛋白提取率的影响

由图6－2－2可知，在超声时间为5 min时，蛋白提取率达到最大值，为4.24%；继续增加超声时间，蛋白提取率开始缓慢降低。因此，选择超声时间5 min为宜。

2.3.1.3　pH对灰树花蛋白提取率的影响

在液料比为80∶1（mL∶g）、超声时间为5 min、超声温度为40 ℃的条件下，调pH至7、8、9、10、11，考察pH对灰树花菌丝体蛋白提取率的影响，结果如图6－2－3所示。

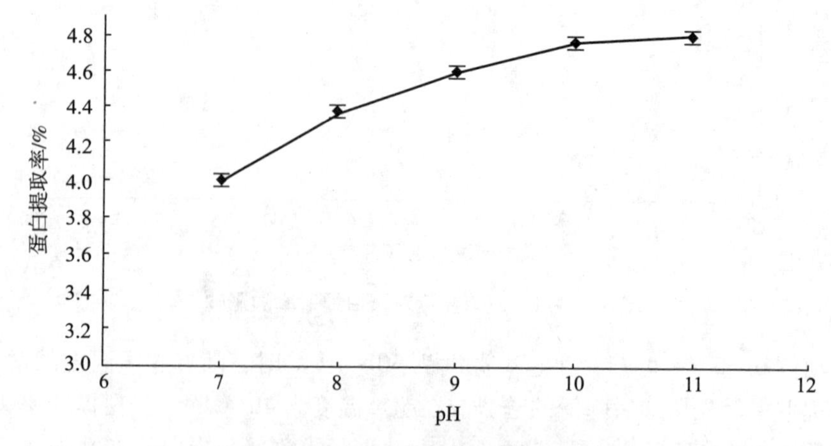

图6－2－3　pH对蛋白提取率的影响

由图6－2－3可知，pH在7～11时，随着pH的增加，蛋白提取率也逐渐增加；当pH 10时，蛋白提取率为4.77%，继续增加pH，蛋白提取率基本保持稳定。由于碱性太强，会使氨基酸转变为有毒化合物，从而影响提取出的蛋白质量。因此，选择pH 10为宜。

2.3.1.4　液料比对灰树花蛋白提取率的影响

在超声温度为40 ℃、超声时间为5 min、pH 10.0的条件下，考察液料比对灰树花蛋白提取率的影响，结果如图6－2－4所示。

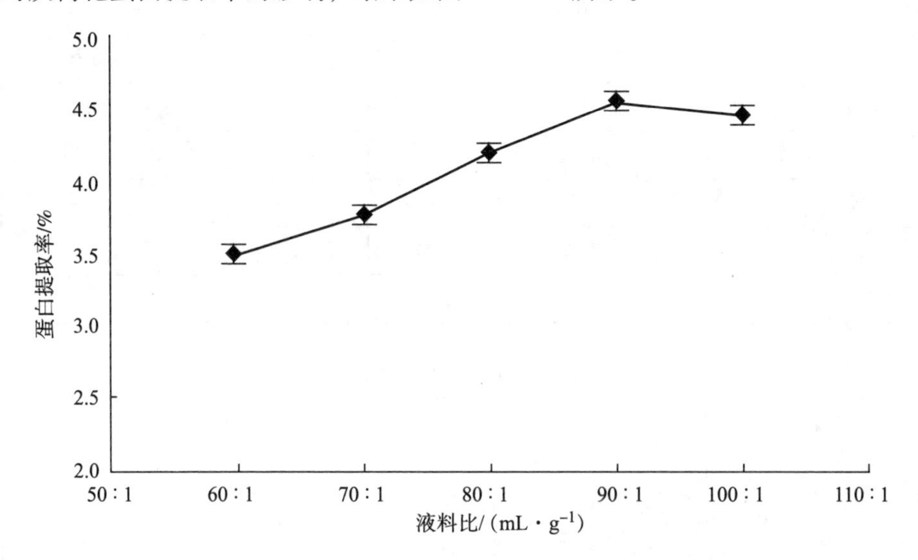

图6－2－4　液料比对蛋白提取率的影响

由图6－2－4可知，增加液料比会促进蛋白质的溶解，当液料比为90∶1（mL∶g）时，蛋白提取率达到最大值，为4.54%；继续增加液料比，蛋白提取率开始缓慢下降，因此，选择液料比90∶1（mL∶g）为宜。

2.3.2　正交实验结果分析

根据单因素的实验结果，设计正交实验因素水平表，采用$L_9(3^4)$的正交实验设计，进行3次平行实验，正交实验结果与分析见表6－2－2，方差分析见表6－2－3。

表6－2－2　菌丝体蛋白提取工艺优化正交实验结果与分析

实验号	A	B	C	D	蛋白提取率/%
1	1	1	1	1	3.79±0.03
2	1	2	2	2	3.63±0.03

续表

实验号	A	B	C	D	蛋白提取率/%
3	1	3	3	3	4.88 ±0.02
4	2	1	2	3	4.43 ±0.05
5	2	2	3	1	3.88 ±0.04
6	2	3	1	2	3.42 ±0.03
7	3	1	3	2	5.05 ±0.03
8	3	2	1	3	4.04 ±0.02
9	3	3	2	1	3.03 ±0.05
K_1	4.10	4.42	3.75	3.57	
K_2	3.91	3.85	3.70	4.03	
K_3	4.04	3.78	4.60	4.45	
R	0.19	0.64	0.90	0.88	

表 6-2-3　正交实验结果方差分析

因素	偏差平方和	自由度	F	$F_{0.05}$	显著性
A	0.057	2	1	18.51	
B	0.752	2	13.291	18.51	
C	1.553	2	27.439	18.51	*
D	1.172	2	20.701	18.51	*
误差	0.057	2			
* 表示对结果影响显著（$P<0.05$）。					

由表 6-2-3 可知，用超声波法提取灰树花菌丝体蛋白质时，蛋白提取率影响程度大小依次为 pH（C）> 液料比（D）> 超声温度（B）> 超声时间（A）。最优水平组合为 $A_1B_1C_3D_3$，即超声温度 35 ℃，超声时间 3 min，液料比 95∶1（mL∶g），pH 10.5。由表 6-2-3 可知，pH 和液料比对蛋白提取率有显著性影响（$P<0.05$），超声时间和超声温度对蛋白提取率影响不显著。在最优工艺参数条件下，进行 3 次平行实验，测得灰树花蛋白提取率为 (5.10 ±0.04)%。正交实验结果可靠。该提取工艺提取时间短、提取温度低，减少了能源消耗。

2.4　工艺研究结论

本实验采用超声波提取灰树花菌丝体蛋白，在单因素实验的基础上，采用正交实验得到提取灰树花菌丝体蛋白的最佳工艺条件，即超声温度35 ℃，超声时间3 min，液料比95∶1（mL∶g），pH 10.5，工艺参数影响程度大小依次为pH > 液料比 > 超声温度 > 超声时间，在此条件下，灰树花菌丝体蛋白平均提取率可达（5.10 ± 0.04）%。该方法操作简便，提取效果好，可应用于工业化生产，为深入研究灰树花蛋白的生理活性及其理化性质提供理论基础。

3　天麻醇提取物对灰树花深层发酵胞外蛋白合成的影响

3.1　研究背景

研究真菌分泌蛋白质不仅有助于探明其致病机制和代谢途径[312,313]，而且在重组蛋白生产中也有重要的指导意义[314]。Medina 等[315]初步建立了制备真菌分泌蛋白样品的方法，成功鉴定出了在芦丁诱导下黄曲霉分泌参与降解的蛋白质。Oda 等[316]发现了在液体和固体培养状态下，米曲霉分泌蛋白质的差异表达。Suá rez M B 等[317]比较了以其他真菌（灰葡萄孢霉和丝核菌等）细胞壁或几丁质为唯一的碳源时，哈茨木霉的分泌蛋白表达差异显著。表达量最高的是天冬氨酸蛋白酶（P6281），揭示 P6281 在其腐生生活中起主要作用。真菌分泌蛋白质的量较少，获取低丰度蛋白质较为困难，因此对真菌分泌蛋白全面的研究偏少，但研究真菌分泌蛋白具有其独特优点：真菌的生长环境便于实时监控，获取分泌蛋白质过程直接，其他来源（如细胞内、质膜等）的蛋白干扰较少等。

前期研究表明，天麻醇提取物有效成分可以促进灰树花菌丝体生长和胞外多糖的合成，但并未对天麻醇提取物对灰树花的另一重要活性物质——灰树花蛋白进行研究，这是因为对灰树花菌丝体蛋白（胞内蛋白）进行实时监测的难度大，主要表现在胞内蛋白的量小，并且提取难度大。对于广泛用于监测胞内蛋白的凯氏定氮法，也只能测出总氮量，进而估算出粗蛋白的量，与实际值有一定误差，而分泌蛋白（胞外蛋白的合成量）便于准确地进行实时测定，所以，本实验转而采取研究胞外蛋白的合成量（代谢产物）作为有效指标，通过研究天麻醇提取物对灰树花胞外蛋白合成的影响，以及研究对灰树花胞外蛋白合成起关键作用的物质，以期为后期将蛋白质组学与代谢组学及基因组学的结合分析提供一定的依据。

3.2 研究材料与方法

3.2.1 菌种与天麻

灰树花（菌种编号：51616），购于中国农业微生物菌种保藏管理中心。

天麻，购于贵州省德江县天麻种植基地。

3.2.2 研究方法

3.2.2.1 天麻预处理及制备天麻醇提取物流程

将天麻用清水洗净，在 55 ℃条件下烘干，经粉碎机粉碎后，过 80 目筛后得到天麻粉末备用。精确称取天麻粉末 10 g，加入体积分数 75% 的乙醇溶液 100 mL，常温（25 ℃左右）浸泡 48 h 后过滤得滤液，然后将滤液在60 ℃下减压蒸馏，除去乙醇，使滤液至浸膏状，将浓缩物重溶于蒸馏水中，定容到 100 mL，即得天麻提取液。

3.2.2.2 培养基制备及培养方法

（1）斜面种子培养基（PDA 培养基，g/L）：马铃薯（去皮）200，葡萄糖 20，蛋白胨 2，KH_2PO_4 2，$MgSO_4 \cdot 7H_2O$ 1，琼脂 20。pH 自然。

（2）液体种子培养基（g/L）：葡萄糖 30，蛋白胨 2，酵母膏 6，KH_2PO_4 0.5，$MgSO_4 \cdot 7H_2O$ 0.5。pH 自然。

（3）摇瓶发酵培养基（g/L）：葡萄糖 50，蛋白胨 5，酵母膏 10，KH_2PO_4 2，$MgSO_4 \cdot 7H_2O$ 2。pH 自然。

（4）斜面种子培养方法：用接种铲在母种试管斜面的中央部位小心切取黄豆大小的菌丝块，接种于已灭菌的种子管斜面的中部，放置于培养箱中 25 ℃ 恒温培养至白色菌丝铺满大部分斜面。

（5）种子液培养方法：用接种扒在培养好的菌种斜面上尽可能多地刮取绿豆大小颗粒，接种于灭菌后的液体种子培养基中，每支种子管接种 1 瓶种子液。三角锥形瓶（250 mL）装液量为 100 mL，并放置一个转子，150 r/min、25 ℃摇床培养 7 d，每天将种子液置于旋转仪上均匀 3 ~ 5 min，待三角锥形瓶中长出大量均匀细小的菌丝球且培养液清亮即可。

（6）发酵培养基培养方法：每瓶发酵液按照 10%（100 mL 的发酵液接种 10 mL 的种子液）的接种量接种。用移液枪吸取种子液 10 mL，接种于发酵培养基中。250 mL 三角锥形瓶装液量为 100 mL，并置于 150 r/min、25 ℃的恒温摇床中培养，培养时间按实验设计设定。

3.2.2.3　标准曲线的绘制

采用考马斯亮蓝法。精确称取 10 mg 牛血清蛋白标准品，加入 100 mL 容量瓶中，用蒸馏水定容后摇匀，即得 0.1 mg/mL 的标准液，分别取 0、0.1、0.2、0.3、0.4、0.5、0.6、0.7 mL 于 10 mL 具塞试管中，加蒸馏水至 1 mL，再分别向具塞试管中加入配制好的考马斯亮蓝 G-250 溶液 5 mL，摇匀后，避光反应 5~10 min，在最大吸收波长 595 nm 处测定其吸光度值，绘制出标准曲线。

3.2.2.4　胞外蛋白的测定及计算方法

将待测发酵液用移液管移入离心管中，置于离心机中，在 4 000 r/min 离心 10 min，待结束后，取一定量上清液并加蒸馏水至 1 mL，加入配制好的考马斯亮蓝 G-250 溶液 5 mL，摇匀，避光反应 5~10 min 后，在 595 nm 处测定其吸光度，并通过标准曲线计算出所取上清液中所含胞外蛋白质量。胞外蛋白计算公式：

$$M = \frac{m_1}{n} \tag{1}$$

式中，M 为胞外蛋白总量，mg；m_1 为所取上清液中蛋白质量，mg；n 为所取上清液占发酵液的体积分数。

3.2.2.5　生物量测定

灰树花发酵培养（摇床转速 150 r/min、温度 25 ℃）一定时间以后，将灰树花发酵液用纱布过滤后，用蒸馏水反复清洗并尽量挤干菌丝体，得到的湿菌丝体置于 60 ℃鼓风干燥箱中干燥至恒重后称量。

3.2.2.6　HPLC 检测条件

色谱柱：Agilent TC-C18（4.6 mm×250 mm，5 μm）；流动相：0.1%磷酸水（A）和乙腈（C），以梯度洗脱：0~35 min，C：3%~30%（V/V）；35~40 min，C：30%~100%（V/V）；40~45 min，C：100%~3%（体积分数）。柱温 30 ℃，流速 1.0 mL/min；进样量 20 μL；检测波长 221 nm。

3.2.2.7　实验数据处理及绘图

实验所有数据均利用 SPSS 17.0 软件进行统计学分析，并采用 Origin 9.0 和 Excel 2010 软件作图。

3.3 研究结果与分析

3.3.1 天麻醇提取物浓度对灰树花生物量和胞外蛋白的影响

在灰树花深层发酵体系中添加不同浓度的天麻醇提取物，发酵 12 d 后生物量和胞外蛋白如图 6－3－1 所示。

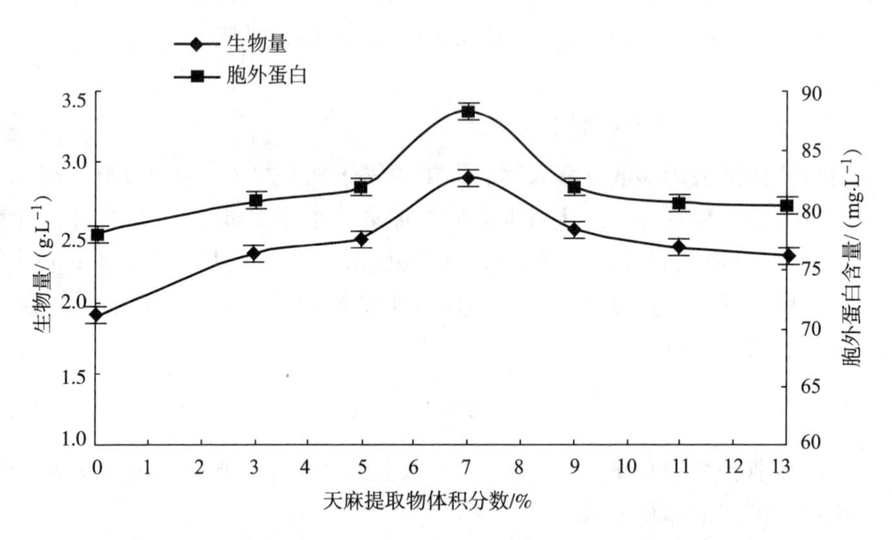

图 6－3－1 天麻醇提取物体积分数对灰树花生物量和胞外蛋白的影响

由图 6－3－1 可知，随着天麻醇提取物体积分数的增加，灰树花菌丝体和胞外蛋白的产量也逐渐增高，在体积分数达到 7% 时，灰树花菌丝体和胞外蛋白的产量达到最大，与对照组（不添加天麻醇提取物）相比，分别增加了 50.65% 和 13.21%。真核生物细胞中内质网的重要功能是促进蛋白质进行正确的折叠和修饰，此过程需要分子伴侣及折叠酶的协助，包括钙连蛋白与钙网蛋白、重链结合蛋白（binding protein，BiP）和蛋白二硫键异构酶（protein disulfide isomerase，PDI）等，这可能是天麻醇提取物能促进或增强这些蛋白和酶在内质网中的功能[318－320]，也可能是天麻醇提取物在增加基因拷贝数、降低蛋白水解活力及与内源基因融合等促进胞外蛋白分泌的方式中发挥着重要作用[321]。而天麻醇提取物的体积分数进一步提高时，灰树花菌丝体和胞外蛋白的产量开始下降。因此，初步研究表明，天麻提取液的体积分数 7%（相当于天麻量约 7 g/L）能够最大限度地促进灰树花菌丝体的生长和胞外蛋白的合成。

3.3.2　灰树花深层发酵过程中生物量和胞外蛋白的动态变化

图6－3－2和图6－3－3为对照组（不添加天麻醇提取物）和体积分数7%的天麻醇提取物两个实验组在灰树花深层发酵（13 d）期间，生物量和胞外蛋白随发酵天数的动态变化曲线。

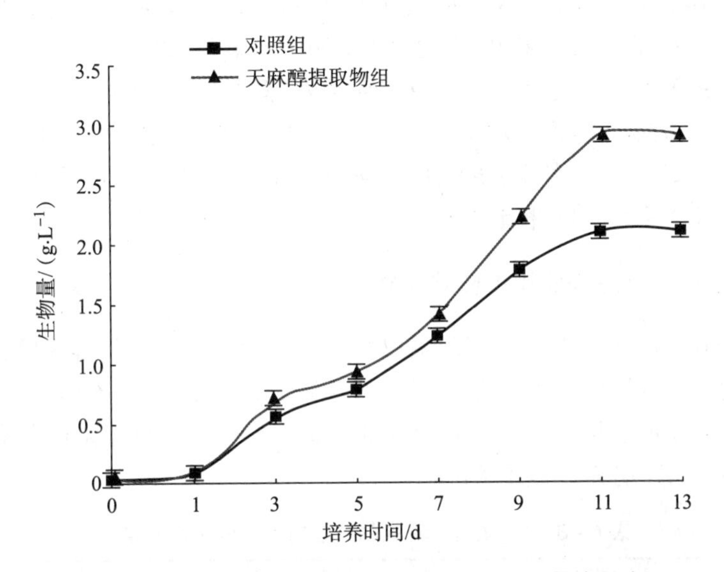

图6－3－2　动态分析发酵时间对灰树花生物量的影响

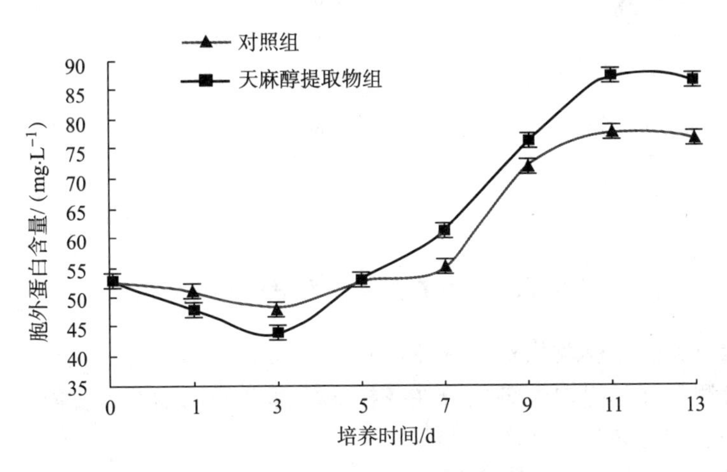

图6－3－3　动态分析发酵时间对灰树花胞外蛋白的影响

由图6－3－2和图6－3－3可知，在此发酵过程中，两组的生物量逐渐增加到最大值后趋于平衡，胞外蛋白量先减少后增加至最大值后趋于平衡。在发酵0～5 d时，两组的生物量较低且相差不大；第5～11 d时，生物量开始快速增加；第11 d后趋于稳定。这表明从发酵的第5 d开始，菌丝体开始大量利用发酵液中的营养物质来促进菌丝体的生长；并且，在深层发酵7 d后，天麻醇提取物组的生物量显著高于对照组（$P<0.05$）。

在发酵第0～3 d时，两组的胞外蛋白逐渐降低，表明菌丝体在吸收利用胞外蛋白，并且实验组的吸收速率大于对照组；第3～11 d时，胞外蛋白开始快速增加；第11 d后趋于稳定。这表明从发酵的第3 d开始，菌丝体开始大量分泌胞外蛋白，在深层发酵9 d后，天麻醇提取物组的胞外蛋白量显著高于对照组（$P<0.05$）。实验结果表明，灰树花在深层发酵11 d后进入稳定期，此时灰树花生物量及胞外蛋白含量最高。

3.3.3 天麻醇提取物主要成分分析

由表6－3－1可知，天麻醇提取物成分的含量在灭菌前后发生了很大的变化。对羟基苯甲醛和对羟基苯甲醇的含量分别增加了24.69%和47.09%。天麻素的含量明显增加，而巴利森甙的含量明显降低，可能是巴利森甙在高温高压的条件下分解产生了天麻素[145]。

表6－3－1 天麻醇提取物灭菌前后成分含量的变化 $mg \cdot g^{-1}$

主要成分	灭菌前	灭菌后
天麻素	4.788 4	14.695 5
对羟基苯甲醛	2.622 9	1.975 3
对羟基苯甲醇	0.738 1	1.085 7
巴利森甙	10.565 1	2.057 1

3.3.4 天麻醇提取物各成分在灰树花发酵前后的变化

在探究天麻醇提取物对灰树花菌丝体生长和产胞外蛋白的影响的同时，跟踪和检测天麻醇提取物各成分在灰树花发酵期间的变化。发酵第0 d、第14 d及空白组的色谱图如图6－3－4所示。

通过峰面积的比对计算，得到相应成分的含量值，见表6－3－2。

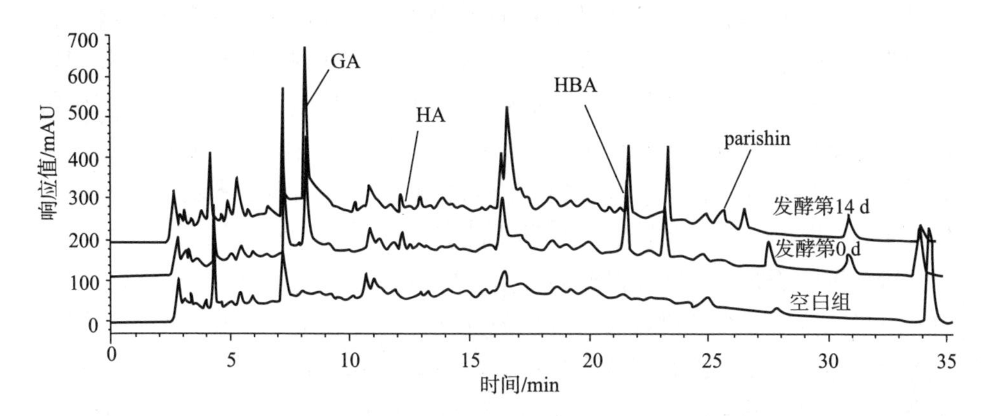

图 6－3－4　天麻醇提取物在灰树花发酵前后的变化

GA—天麻素；HA—对羟基苯甲醇；HBA—对羟基苯甲醛；parishin—巴利森甙

表 6－3－2　天麻醇提取物在灰树花发酵过程中的变化

mg·(100 mL)$^{-1}$

主要成分	发酵第 0 d	发酵第 14 d	空白组
天麻素	10.28	5.36	—
对羟基苯甲醛	1.38	0.35	—
对羟基苯甲醇	0.76	0.67	—
巴利森甙	1.44	3.76	—
—：未检出。			

由表 6－3－2 可知，空白组（未添加天麻成分）没有检测到天麻的任何成分，而实验组在发酵第 14 d 与第 0 d 相比，天麻素含量降低了 47.86%，对羟基苯甲醛含量下降了 74.64%，对羟基苯甲醇含量下降了 11.84%，只有巴利森甙含量提高了 161.11%。综合 4 种主要成分的变化情况可以发现，天麻素可能在灰树花生长过程中重新合成了巴利森甙，因为巴利森甙化学结构是由 3 个天麻素分子和 1 个柠檬酸分子连接而成[145]；对羟基苯甲醇、对羟基苯甲醛等物质可能作为含碳有机物被灰树花吸收利用，因为微生物生长需要的碳源大多来自含碳有机物，也可能被灰树花自身酶系转化，合成为一种新物质。

3.4　研究结论

通过添加适宜体积分数的天麻醇提取物到灰树花发酵体系中，可以显著促进灰树花菌丝体的生长及胞外蛋白的生物合成，确定了天麻醇提取物体积分数为7%；动态分析了体积分数为7%天麻醇提取物对灰树花生物量和胞外蛋白合成量的影响，灰树花在深层发酵11 d后进入稳定期，此时灰树花生物量及胞外蛋白含量最高，分别达到2.898 g/L和87.152 mg/L。目前，可以从真菌蛋白表达和分泌相关的基因组学及功能基因组学上进行研究，以阐明与蛋白产量相关的分泌和翻译后修饰等机制[322]。利用HPLC对天麻醇提取物成分进行分析，研究了天麻醇提取物灭菌前后主要成分（天麻素、对羟基苯甲醇、对羟基苯甲醛及巴利森甙）含量的变化，对羟基苯甲醇和对羟基苯甲醛的含量增加量较低，巴利森甙含量明显减少，天麻素含量明显增加；并研究促进灰树花生物量和胞外蛋白合成的关键成分在灰树花发酵体系中的含量变化，天麻素、对羟基苯甲醛、对羟基苯甲醇含量均降低，但巴利森甙含量增加了161.11%，这种变化的原因可能是这些关键成分作为含碳有机物被灰树花吸收利用了，或者是在灰树花菌丝体中进行了生物转化，微生物体内往往含有大量的酶类，能够将一些底物转化，合成为另一种新物质，接下来仍需要对灰树花生物转化天麻成分进行研究，并且中药的转化也是近来研究比较多的一个领域。

4 天麻醇提取物对灰树花菌丝体蛋白差异性表达的研究

4.1 研究背景

目前，蛋白质组学研究大部分需要利用高灵敏度、高通量和规模化的质谱技术。对蛋白差异性表达研究常用的技术为双向凝胶电泳－质谱（2DE－MS）技术。蛋白质组学技术对于生命科学的突破与生物技术的创新起到了重要的推动作用。运用蛋白质组学技术分析生物体代谢调控机制，是阐明生物体代谢调控机制十分重要的技术手段。通过将蛋白质组学与代谢组学及基因组学结合起来分析，将更加完整地展现出生物体代谢调控机制，在今后生命科学和技术方面将发挥越来越重要的作用。

真菌胞内蛋白质组研究内容主要包括翻译过程、转运过程、代谢调控及应激表达等。国内外关于丝状真菌胞内蛋白质的研究大多采用双向凝胶电泳与质谱技术相结合的方式。Herna'ndez－Macedo 等[323]率先进行了胞内蛋白质的科研实验，采用双向凝胶电泳技术，在铁存在和缺失的状态下，对比木质素降解菌黄孢原毛平革菌胞内蛋白差异表达的情况，成功发现与铁吸收有关的21种蛋白质。Grinyer 等[324]首次将质谱测定法用在鉴定丝状真菌蛋白质，他们选取了哈茨木霉蛋白质双向凝胶电泳图谱中的96个蛋白点并采用质谱技术进行检测，得到了肽质量指纹图谱，再通过检索数据库成功鉴定出了25个蛋白点，如甘油醛-3-磷酸脱氢酶、磷酸甘油酸酯激酶、热休克蛋白、6-磷酸葡萄糖脱氢酶等。随着蛋白质组学技术的不断发展，运用蛋白质组学技术研究丝状真菌的代谢途径及致病机制等也越来越普遍。用蛋白质组学方法可以得到烟曲霉在外界压力条件下菌株的蛋白表达变化，如对氧化应激的反应等[325]。另外，蛋白质组学方法也能对菌株代谢途径的调节进行研究，Kniemeyer O等[326]比较了不同碳源存在时对烟曲霉胞内蛋白表达的情况，对其碳代谢的抑制因素进行了科学的阐述。Carberry S[312]和Martin V等成功鉴定的蛋白质，如鸟嘌呤核苷酸结合蛋白亚单位、乌头酸水合酶和丙氨酸转氨酶等，这些蛋白质都是菌株蛋白质、脂类、糖类代谢过程中的关键酶，功能涉及蛋白质的合成与转运、细胞代谢等。这部分科研结论为深入研究烟曲霉的生长代谢的过程及致病机制提供了依据。

通过在灰树花深层发酵体系中添加天麻醇提取物，运用双向凝胶电泳技术对灰树花实验组及对照组的胞内蛋白进行分离，再利用质谱技术及生物信息学分析鉴定所选定的差异表达蛋白质，用成功鉴定的差异蛋白在蛋白质组学水平上解释可能造成发酵过程中各种生理生化指标明显变化的原因，以期阐明部分与灰树花生长相关的代谢机制，并在后期提供与基因组学对接的可能性。

4.2　主要溶液的配制

样品裂解液：4% CHAPS、9 mol/L 尿素、1% DTT 及 1% IPG buffer；样品水化液：4% CHAPS、9 mol/L 尿素、痕量溴酚蓝、1% IPG buffer（GE Healthcare）及 1% DTT；平衡缓冲液1：50 mmol/L Tris-HCl（pH 8.8）、6 mol/L 尿素、2% SDS、1% DTT、30% 甘油及痕量溴酚蓝；平衡缓冲液2：50 mmol/L Tris-HCl（pH 8.8）、6 mol/L 尿素、2% SDS、2.5% 碘乙酰胺、30% 甘油及痕量溴酚蓝；12% SDS-PAGE 凝胶溶液：0.05% 过硫酸铵、12% 丙烯酰胺、0.375 mol/L Tris-HCl（pH 8.8）、0.32% 双丙烯酰胺、0.05% TEMED 及 0.1% SDS；电泳缓冲液：192 mmol/L 甘氨酸、0.1% SDS 及 25 mmol/L Tris；封胶液：0.1% SDS、192 mmol/L 甘氨酸、0.5% 琼脂糖及 25 mmol/L Tris；考染固定液：10% 三氯乙酸；考染染色液：10% 硫酸铵、10% 磷酸、0.12% G250 及 20% 甲醇；考染脱色液：5% 乙醇、10% 醋酸。

质谱酶解相关试剂，酶解脱色液：25 mmol/L NH_4HCO_3、50% 乙腈的水溶液；脱水液1：50% 的乙腈溶液；脱水液2：100% 的乙腈；酶解覆盖液：

含 25 mmol/L 的 NH_4HCO_3、10% 乙腈的水溶液；酶解工作液：含 0.02 μg/μL 胰蛋白酶的酶解覆盖液；蛋白萃取液：含 5% TFA、67% 乙腈的水溶液；10 mL 酚抽提取液：0.7 mmol/L 蔗糖、0.1 mmol/L NaCl、0.5 mmol/L Tris – HCl（pH 7.5）、50 mmol/L EDTA – 2Na，0.2% DTT。

4.3 研究方法

4.3.1 样品制备

（1）将已去除发酵液的菌丝体样品直接从 – 80 ℃冷藏中取出，室温解冻，直接加入适量裂解液，加入蛋白酶抑制剂（PMSF），使其终浓度为 1 mmol/L，用移液器吹打至分散状态。

（2）在冰上进行超声破碎，超声功率 80 W，超声时间 0.8 s，超声结束后关闭 0.8 s，再超声 0.8 s，此过程依次重复 3 min。加入 5 倍体积的预冷丙酮并均匀混合，– 20 ℃沉淀过夜。

（3）置于低温高速离心机中离心 10 min（4 ℃，12 000*g*），收集沉淀。

（4）加入适量体积的预冷丙酮均匀混合，置于低温高速离心机中离心 15 min（4 ℃，12 000*g*），收集沉淀，再重复该步骤一次。在常温下干燥后，使蛋白充分溶解于样品裂解液中。

（5）将溶液在室温条件下 12 000*g* 离心 15 min，得上清液，再重复离心一次，以充分去除杂质。

（6）最终得到的上清液即为样品的总蛋白溶液，分装后储存于 – 80 ℃冷藏箱备用或双向电泳分析。

4.3.2 样品蛋白浓度定量

本样品浓度测定参考 Bradford[327] 的方法，采用 Bradford 蛋白浓度测定试剂盒测定。

4.3.3 双向凝胶电泳（2 – DE）操作流程

双向凝胶电泳（2 – DE）操作流程包括 SDS – PAGE 电泳样品检测预实验、等电聚焦、胶条平衡、SDS – PAGE、凝胶染色及图像分析。

4.3.3.1　SDS – PAGE 电泳样品检测预实验

（1）每个样品取 10 μg，采用 12% SDS – PAGE 进行分离。

（2）分离后的凝胶采用考马斯亮蓝染色法进行染色，参照 Candiano 等[328]的步骤。具体操作如下：

①固定2 h；

②染色12 h；

③水洗至背景清晰。

完成染色后的凝胶用ImageScanner扫描仪进行扫描，扫描模式为灰度模式，光密度值为300 dpi。

4.3.3.2　第一向等电聚焦（IEF）

蛋白质属于两性物质，每个蛋白质均有一个pH使得此时蛋白质的净电荷为零，这个pH就是蛋白的等电点，又因为大多数蛋白质的等电点均为4～7，所以本实验采用的pH胶条范围为4～7。第一向等电聚焦步骤如下：

（1）取1 500 μg蛋白样品，与一定量的样品水化液充分混合，使总体积为450 μL。

（2）从冰箱中取出低温保存的IPG胶条（24 cm，pH为4～7），在室温条件下放置10 min。

（3）在聚焦槽中小心缓慢地加入蛋白样品。

（4）去除IPG胶条的保护膜，区分胶条的正极与负极，将胶条的胶面朝下，并缓慢放置在聚焦槽中。

（5）在每根胶条的支持膜面缓慢加上2 mL覆盖油，防止等电聚焦过程中蛋白溶液的蒸发。

（6）准备完毕后，按如下参数设置等电聚焦程序。

等电聚焦参数：温度20 ℃、最大电流为50 μA/胶条。

等电聚焦程序：50 V×8 h（步骤）、100 V×1 h（步骤），200 V×1 h（步骤），500 V×1 h（步骤）、1 000 V×1 h（步骤）、1 000～10 000 V（梯度）×1 h、10 000 V×13 h（步骤）、500 V×12 h（步骤）。

4.3.3.3　胶条平衡及第二向SDS－PAGE凝胶电泳

胶条平衡的主要作用使蛋白质与SDS完整结合，有利于IPG胶条内的蛋白质更好地向SDS－PAGE转移，而使用SDS－PAGE的目的就是将蛋白质按相对分子质量大小进行分离。胶条平衡及SDS－PAGE步骤如下：

（1）将聚焦好的IPG胶条取下，用半湿滤纸充分吸去胶条表面的覆盖油及多余的样品蛋白溶液。

（2）将胶条放入含10 mL平衡缓冲液1的平衡管中，室温缓慢水平摇晃15 min，然后再将胶条转移至含10 mL平衡缓冲液2的平衡管中缓慢水平摇晃15 min。

（3）将封胶液加热溶解。

（4）将平衡好的胶条在SDS－PAGE电泳缓冲液中浸泡10 s，以利于胶条上的蛋白充分进入第二向凝胶。

（5）在 SDS－PAGE 凝胶的上表面加入封胶液。

（6）将胶条放到第二向 SDS－PAGE 凝胶的上表面，使胶条与 SDS－PAGE 凝胶的胶面充分接触。

（7）待琼脂糖完全凝固后，将凝胶转移至电泳槽中按如下参数进行电泳。

采用 Ettan－DALT－Six 系统；水浴循环仪设定温度为 15 ℃；电泳设置为 100 V × 45 min、300 V 电泳至溴酚蓝前沿刚好跑出凝胶，停止电脉。

（8）电泳结束后，小心移开两层玻璃，再将凝胶取出并染色。

4.3.3.4　凝胶染色

目前双向凝胶电泳凝胶染色的方法有考马斯亮蓝染色、荧光染色及银染色法等，因考马斯亮蓝染色法灵敏度及线性范围均较好，并且价格低廉，故本实验采用考马斯亮蓝染色法进行染色。具体操作如下：

①固定 2 h；

②染色 12 h；

③水洗至背景清晰。

4.3.3.5　图像分析

图像分析是基于凝胶扫描获取图像并使用软件处理图像和检测分析，获得蛋白点的基本信息。具体包括通过蛋白点在 IPG 胶上的迁移率来鉴定蛋白质的等电点，通过与标准相对分子质量蛋白标记的共电泳分析获得的蛋白质分子质量，以及对不同样品的蛋白质组图谱的比较分析获得蛋白质组在各种因素的变化情况，找出有兴趣的差异蛋白进行下一步分析。

用扫描仪对染色后的凝胶进行扫描，使用 PDquest 8.0 软件对图像进行分析，主要操作包括凝胶蛋白点检测（包括各自独有的蛋白点和蛋白表达量差异在 2 倍以上及 1/2 以下的蛋白点）、图像背景扣除、蛋白点灰度值标准化及不同凝胶间蛋白点匹配等。

4.3.4　质谱鉴定差异蛋白点操作流程

质谱鉴定差异蛋白点操作流程包括胶内酶解、抽提酶解肽段、ZipTip 脱盐及 MALDI－TOF－TOF 质谱分析。

4.3.4.1　胶内酶解及 ZipTip 脱盐

（1）每个胶粒切碎后放入 Eppendorf 管中，每管加入 200 ~ 400 μL 100 mmol/L NH_4HCO_3/30% ACN 脱色。

（2）冻干后，加入 5 μL 2.5 ~ 10 ng/μL 测序级 Trypsin（Promega）溶液[酶与被分析蛋白质质量比一般为（1:20）~（1:100）]，37 ℃反应过夜，反应

20 h 左右。

（3）吸出酶解液，转移至新 EP 管中，原管加入 100 μL 60% ACN/0.1% TFA，超声 15 min，合并前次溶液，冻干。

（4）若有盐，则需要用 ZipTip 进行脱盐处理。

4.3.4.2　MALDI－TOF－TOF 质谱分析

（1）取冻干后的酶解样品 2 μL，加 20% 乙腈复溶。

（2）取 1 μL 样品，点于样品靶上，让溶剂自然干燥。

（3）取 0.5 μL 过饱和 CHCA 基质溶液（溶剂为 50% ACN、0.1% TFA）点至对应靶位上并自然干燥。

（4）样品靶经过氮气吹净后，放入仪器进靶槽。

（5）进行质谱分析，激光源为 355 nm 波长的 Nd:YAG 激光器，加速电压为 2 kV，采用正离子模式和自动获取数据的模式采集数据，PMF 质量扫描范围为 800～4 000 Da，选择信噪比大于 50 的母离子进行二级质谱（MS/MS）分析，每个样品点上选择 8 个母离子，二级 MS/MS 激光激发 2 500 次，碰撞能量 2 kV，CID 关闭。

4.3.5　数据库选择

本次实验检索的是 Mascot 数据库。Mascot 是一款强大的数据库检索软件，可以实现从质谱数据到蛋白质的鉴定，是目前世界上使用最广泛的蛋白质鉴定搜索软件。根据 MALDI－TOF－MS 肽质量指纹图谱数据，通过 Mascot 搜索引擎搜索，同时设置好检索参数及范围，进入 NCBInr 搜索框就能够得到相关蛋白的生物信息学信息。

4.4　研究结果与分析

4.4.1　蛋白样品定量

以标准蛋白浓度为横坐标、OD_{595}为纵坐标制作标准曲线图，求出回归方程，结果见表 6－4－1。

表 6－4－1　标准蛋白浓度及吸光度

编号	1	2	3	4	5	6	7
蛋白浓度/($mg \cdot mL^{-1}$)	0	0.1	0.2	0.4	0.6	0.8	1.0
吸光度	0	0.091	0.183	0.330	0.445	0.548	0.673

OD_{595}－BSA 浓度的标准曲线如图 6－4－1 所示。

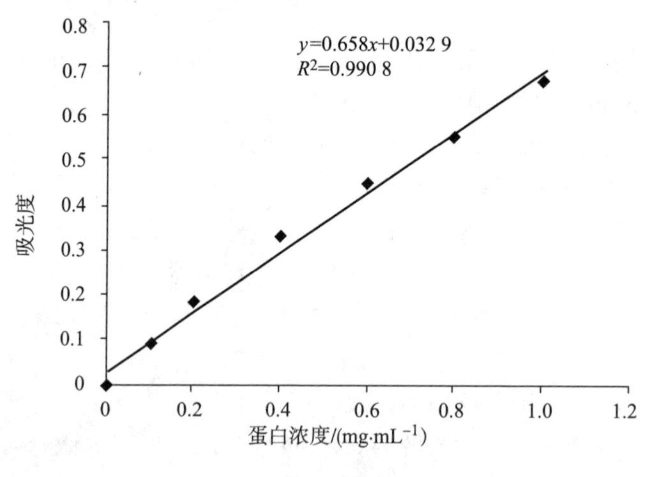

图 6－4－1　标准曲线

取适量体积的待测样品稀释 10 倍，检测样品吸光度，计算其平均 OD_{595}，代入回归方程，最后计算出待测样品的测得浓度，测得浓度乘以 10 后即为样品的真实浓度：实验组蛋白浓度 3. 62 mg/mL，对照组蛋白浓度 3. 76 mg/mL。

4. 4. 2　样品 SDS－PAGE 电泳预实验结果

通过将实验组与对照组的蛋白液直接进行 SDS－PAGE 电泳预实验，得到了清晰的电泳图，如图 6－4－2 所示，蛋白条带多且分离度高，为后续双向凝胶电泳提供了基础。

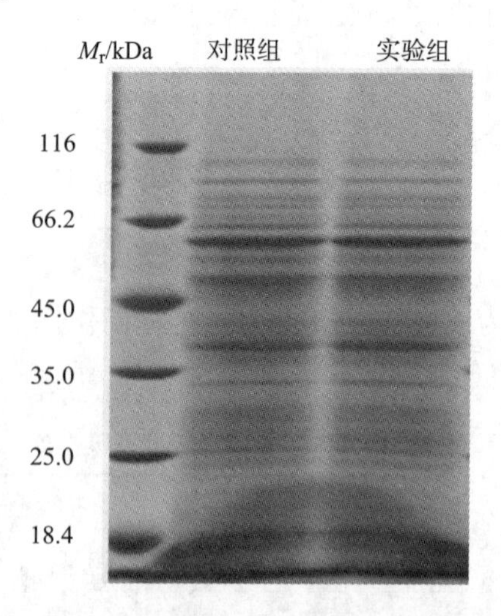

图 6－4－2　样品 SDS－PAGE 电泳图

4.4.3　双向凝胶电泳（2－DE）差异蛋白标注及筛选

4.4.3.1　双向凝胶电泳图

对三组实验组及对照组样品分别进行双向凝胶电泳，如图6－4－3所示，双向电泳图清晰，并且蛋白点分离情况较好，便于扫描仪进行扫描和使用检测软件对图像进行分析。

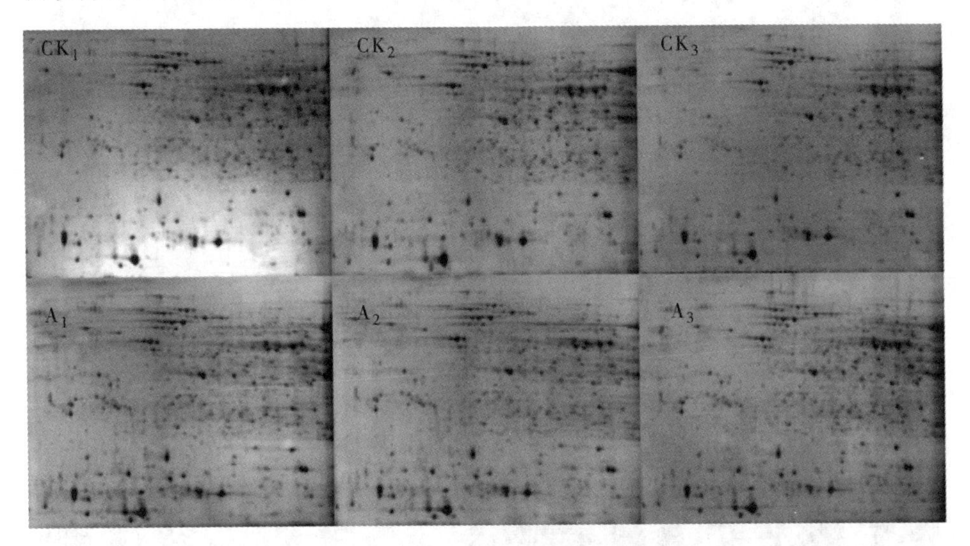

图6－4－3　双向凝胶电泳图

4.4.3.2　差异表达蛋白标注

分别将实验组和对照组的双向电泳图片做比较，进行差异蛋白筛选。差异蛋白筛选标准：倍数变化大于2或小于0.5，$P<0.05$；对三次重复数据进行t－test检验，$P<0.05$的蛋白认为是差异蛋白，根据差异表达蛋白筛选的结果，选取三次重复实验结果中具有代表性的图谱进行标注，将不同比较组中表达量差异显著的蛋白斑点用数字标注到对应的2－DE图谱上，如图6－4－4所示。

通过仪器筛选和分析到的差异表达蛋白数目见表6－4－2。实验组与对照组三块平行胶一起上机分析，将实验结果进行比较，有68个差异蛋白，其中表达上调的蛋白28个（对/实数值小于0.5），表达下调的蛋白40个（对/实数值大于2）。

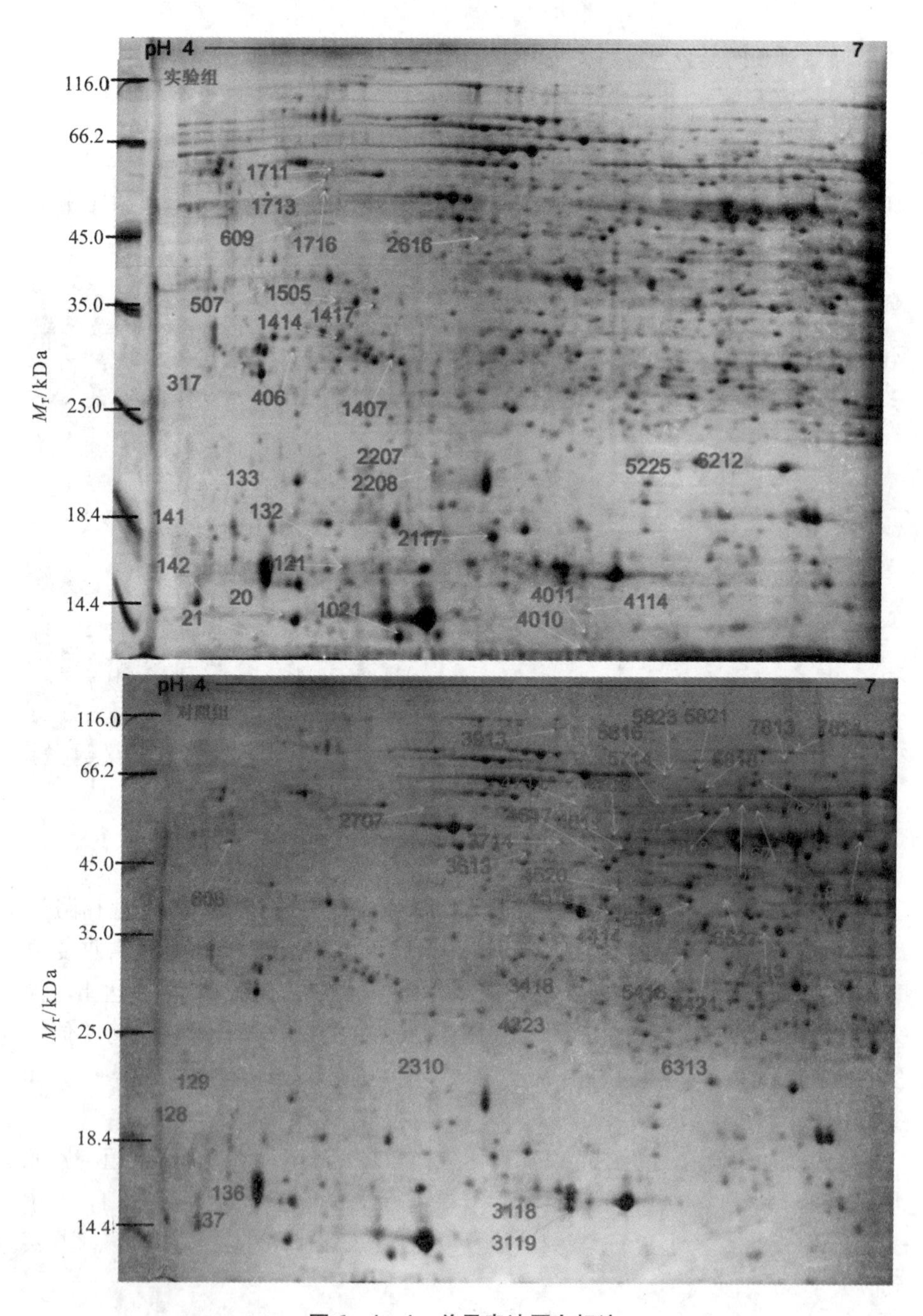

图 6－4－4　差异表达蛋白标注

表6-4-2　差异表达蛋白数目

序号	编号	对照组	实验组	对/实	P值
1	20	2 815.563	8 368.060	0.336	0.004
2	21	1 336.347	4 606.720	0.290	0.006
3	128	5 670.407	2 566.570	2.209	0.011
4	129	3 284.743	1 146.207	2.866	0.009
5	132	956.217	5 455.330	0.175	0.049
6	133	1 642.437	6 369.357	0.258	0.017
7	136	12 487.807	6 144.967	2.032	0.000
8	137	6 150.507	2 194.810	2.802	0.050
9	141	3 054.157	9 175.907	0.333	0.019
10	142	169.730	4 533.210	0.037	0.013
11	317	781.490	6 694.370	0.117	0.001
12	406	2 836.933	6 259.497	0.453	0.014
13	507	3 464.437	8 567.707	0.404	0.027
14	608	13 888.963	5 890.880	2.358	0.011
15	609	858.507	2 825.283	0.304	0.003
16	1021	79 175.460	168 185.210	0.471	0.001
17	1121	3 635.363	17 244.937	0.211	0.001
18	1407	6 994.567	15 777.073	0.443	0.006
19	1414	2 299.143	6 928.367	0.332	0.017
20	1417	4 407.280	9 955.267	0.443	0.002
21	1505	1 303.310	6 582.607	0.198	0.008
22	1711	1 534.007	3 376.497	0.454	0.028
23	1713	1 975.937	4 016.880	0.492	0.044
24	1716	1 774.593	5 578.673	0.318	0.010
25	2117	33 233.980	71 664.293	0.464	0.013
26	2207	1 427.143	7 946.227	0.180	0.012
27	2208	1 162.790	5 932.070	0.196	0.022
28	2310	9 219.917	4 349.947	2.120	0.025

续表

序号	编号	对照组	实验组	对/实	P 值
29	2616	1 870. 933	4 110. 557	0. 455	0. 018
30	2707	2 195. 007	1 051. 070	2. 088	0. 013
31	3118	184 628. 757	72 147. 357	2. 559	0. 010
32	3119	66 469. 990	33 218. 970	2. 001	0. 005
33	3418	3 464. 480	1 501. 723	2. 307	0. 006
34	3613	10 172. 537	5 004. 450	2. 033	0. 000
35	3714	4 474. 777	2 141. 963	2. 089	0. 013
36	3913	5 456. 633	2 396. 940	2. 276	0. 004
37	4010	4 034. 503	27 840. 147	0. 145	0. 024
38	4011	1 161. 917	5 368. 630	0. 216	0. 029
39	4114	200. 340	1 680. 650	0. 119	0. 034
40	4323	2 193. 347	388. 800	5. 641	0. 024
41	4414	7 225. 637	2 635. 530	2. 742	0. 007
42	4518	23 574. 720	10 279. 943	2. 293	0. 005
43	4520	10 975. 077	5 362. 193	2. 047	0. 003
44	4614	12 624. 487	5 523. 617	2. 286	0. 014
45	4617	8 829. 677	4 404. 500	2. 005	0. 001
46	4709	13 375. 853	5 776. 230	2. 316	0. 027
47	4711	5 190. 657	2 240. 463	2. 317	0. 023
48	5225	1 244. 150	7 832. 153	0. 159	0. 000
49	5416	18 348. 390	5 527. 210	3. 320	0. 028
50	5421	3 963. 603	1 540. 170	2. 573	0. 006
51	5514	30 816. 753	15 058. 123	2. 047	0. 002
52	5712	29 087. 580	13 019. 953	2. 234	0. 033
53	5714	6 868. 797	2 289. 767	3. 000	0. 010
54	5816	3 176. 783	835. 663	3. 802	0. 007
55	5818	19 283. 863	8 970. 757	2. 150	0. 013
56	5821	16 895. 850	6 618. 630	2. 553	0. 001

续表

序号	编号	对照组	实验组	对/实	P 值
57	5823	3 187. 330	1 243. 537	2. 563	0. 017
58	6212	11 178. 993	25 443. 543	0. 439	0. 000
59	6313	15 846. 917	5 223. 867	3. 034	0. 011
60	6527	4 724. 920	1 015. 313	4. 654	0. 012
61	6708	17 805. 710	8 596. 880	2. 071	0. 003
62	6709	8 996. 153	3 752. 530	2. 397	0. 003
63	6711	13 546. 357	6 536. 170	2. 073	0. 045
64	7413	18 873. 733	8 038. 247	2. 348	0. 012
65	7813	4 201. 900	1 462. 453	2. 873	0. 015
66	7814	11 839. 093	5 313. 217	2. 228	0. 045
67	7820	9 058. 747	4 080. 730	2. 220	0. 002
68	8617	34 287. 683	15 969. 583	2. 147	0. 001

根据软件分析确定的差异蛋白点，并结合肉眼对这些差异蛋白进行比对，选择 2 – DE 图谱中分辨率高、重复性好、蛋白质组分斑点均清晰的差异蛋白质点，用基质辅助激光解析电离飞行时间质谱分析（MALDI – TOF – MS），实验中挑取表达量上调和下调较大的 18 个差异蛋白点，其中表达上调的差异蛋白点 12 个，表达下调的差异蛋白点 6 个，见表 6 – 4 – 3。最终得到成功鉴定的差异蛋白点 13 个，其中表达上调的差异蛋白点 9 个，表达下调的差异蛋白点 4 个。

表 6 – 4 – 3　选取的差异表达蛋白点

点样编号	样品编号	表达情况	是否成功
H1	20	↑	N
H2	21	↑	Y
H3	136	↓	N
H4	317	↑	N
H5	609	↑	Y
H6	1021	↑	Y
H7	1121	↑	Y

续表

点样编号	样品编号	表达情况	是否成功
H8	1407	↑	Y
H9	1417	↑	Y
H10	1505	↑	Y
H11	2117	↑	N
H12	3118	↓	N
H13	4518	↓	Y
H14	5225	↑	Y
H15	5514	↓	Y
H16	5712	↓	Y
H17	6212	↑	Y
H18	8617	↓	Y

4.4.4 实验鉴定结果

进行基质辅助激光解析电离飞行时间质谱（MALDI – TOF – MS）分析、校正，将获得每个蛋白质的肽质量指纹（PMF）图谱。用 Mascot Distiller 软件识别单同位素信号峰。将获得的肽片段质荷比（m/z）数值导入 Mascot 查询系统，在 NCBInr 数据库中搜索，与数据库中已知蛋白质肽段质量数据进行比对，如果比对的结果有显著相关性（$P<0.05$），则蛋白质鉴定成功，结果见表6 – 4 – 4。

表6 – 4 – 4　选定蛋白点鉴定结果

序号	蛋白编号	蛋白名称	等电点	物种名称	NCBI 编号	分数	表达情况
1	21	Myosin regulatory light chain cdc4	4.7	*Grifola frondosa*	OBZ77692.1	195	↑
2	609	Glucose – regulated protein	5.1	*Grifola frondosa*	OBZ74374.1	389	↑
3	1021	ATP synthase subunit delta, mitochondrial	9.72	*Grifola frondosa*	OBZ70804.1	373	↑
4	1121	Cytochrome b5	5.98	*Grifola frondosa*	OBZ70508.1	69	↑

续表

序号	蛋白编号	蛋白名称	等电点	物种名称	NCBI 编号	分数	表达情况
5	1407	Heat shock protein HSS1	8.62	Grifola frondosa	OBZ69073.1	668	↑
6	1417	Heat shock protein, partial	7	Grifola frondosa	OBZ69999.1	512	↑
7	1505	Heat shock protein, partial	7	Grifola frondosa	OBZ69999.1	266	↑
8	5225	Hypothetical protein A0H81_ 11392	5.66	Grifola frondosa	OBZ68894.1	481	↑
9	6212	Putative peroxiredoxin	5.8	Grifola frondosa	OBZ78328.1	321	↑
10	4518	Arginase	5.59	Grifola frondosa	OBZ69110.1	442	↓
11	5514	Phosphomutase - like protein 3	5.65	Grifola frondosa	OBZ68663.1	374	↓
12	5712	Aldehyde dehydrogenase	8.22	Grifola frondosa	OBZ71778.1	640	↓
13	8617	Enolase	5.99	Grifola frondosa	OBZ68487.1	400	↓

蛋白编号为21的差异蛋白鉴定成功，鉴定结果为肌球蛋白调节性轻链cdc4（Myosin regulatory light chain cdc4），实验组较对照组差异蛋白表达量上调。此蛋白的功能是与细胞中的钙离子（Ca^{2+}）进行选择性和非共价相互作用，通过影响胞内钙离子的浓度，进而造成相应的生理活动[329]。

蛋白编号为609的差异蛋白鉴定成功，鉴定结果为葡萄糖调节蛋白（Glucose - regulated protein），实验组较对照组差异蛋白表达量上调。此蛋白是细胞内质网中的一种蛋白质，是一种普遍且重要的辅酶和酶调节剂，能够选择性和非共价性地与5′-三磷酸腺苷（ATP）相互作用。它包括几个不同的相对分子质量，分别是：葡萄糖调节蛋白78（Glucose Regulated protein 78, GRP78）（78 kDa）、葡萄糖调节蛋白94（Glucose Regulated protein 94, GRP94）（94 kDa）和葡萄糖调节蛋白170（Glucose Regulated protein 170, GRP170）（170 kDa）。GRP78又称免疫球蛋白重链结合蛋白（Bip），是处于内质网上的重要分子伴侣，属于热休克蛋白70家族，GRP78在内质网中的作用是参加调节内质网钙稳态、防止内质网新生肽聚集、启动未折叠蛋白反应及抗内质网相关性细胞凋亡等[330]。在细胞处于低钙、低糖、缺氧等应激状态时，可以提升细胞的生存适应能力[331]。GRP94的功能与GRP78的相近，并且内质网中未折叠或折叠错误的蛋白质积聚可诱导它们的表达量上调[332-334]。GRP170也是内质网中主要的分子伴侣或应激蛋白，虽然大多数分子伴侣或应激蛋白是细胞内蛋白质，但它们可以被修饰成分泌蛋白[335]。Wang X Y等[336]的研究发现，从肿瘤细胞的内质网中分离出的 GRP170 分子可在机体内激发抗肿瘤免疫效应，表明 GRP170 分子中可能携带有特异性的肿瘤抗原。而实验组较对照组葡萄糖调节蛋白表达量上调，说明实验组灰树花内质网修饰加工蛋白质能力增强，也在一定程度上验证第 3 章的实验结论，即实验组的胞外蛋白显著高于对照组，也说明实验组灰树花蛋白的抗肿瘤效应可能得到了一定增强。

蛋白编号为 1021 的差异蛋白鉴定成功，实验组较对照组差异蛋白表达量上调，鉴定结果为 ATP 合酶 δ 亚基（ATP synthase subunit delta，mitochondrial）。该酶存在于线粒体中，能够利用线粒体内膜两侧的质子梯度差形成势能，既可以结合改变机理，旋转合成 ATP，也可以逆水解 ATP 形成梯度差，实现了很高的能量效率转化。ATP 合酶可以催化 ATP 的合成，其主要由两部分组成：一部分是疏水部分 F0，另一部分是水溶性的蛋白复合体 F1，两部分均是转动的马达。ATP 合酶 δ 亚基的主要功能是作为 F1 和 F0 之间的连接者，负责连接定子部分，增强 ATP 合酶的生理生化功能[337]。此酶的表达量上调，说明实验组较对照组可能能源转化效率更高、生理生化活动更强。

蛋白编号为 1121 的差异蛋白鉴定成功，实验组较对照组差异蛋白表达量上调，鉴定结果为细胞色素 b5（Cytochrome b5，Cyt b5）。Cyt b5 是一种两亲性的膜蛋白，它具有很多的生物功能，可以定向将物质从内质网用囊泡转运到高尔基体，可以通过辅基 heme 实现铁离子价态（还原态 Fe^{2+} 和氧化态 Fe^{3+}）的可逆变化。Cyt b5 作为电子传递蛋白，不仅可以传递线粒体内外膜之间的电子，还可以参与机体一系列重要的氧化还原反应，如类固醇和脂质的合成代谢等[338]。此蛋白的表达量上调说明了实验组较对照组在代谢产物的转运及合成上功能可能更强。

蛋白编号为 1407 的差异蛋白鉴定成功，实验组较对照组差异蛋白表达上调，鉴定结果为热休克蛋白 HSS1（Heat shock protein HSS1）。蛋白编号 1417 及 1505 的差异蛋白鉴定成功，实验组较对照组差异蛋白表达上调，鉴定结果为热休克蛋白（Heat shock protein，partic）。热休克蛋白（HSP）是生物体在不利环境刺激因素下，热休克基因被激活和表达，进而合成的特殊蛋白质。它作为分子伴侣，能够参与蛋白质的折叠、转运及组装等，当 HSP 在机体内因刺激而产生时，可稳定细胞结构，维持细胞正常生理功能，使机体相应适应能力如耐热、耐低温、抗感染、抗毒素等能力增加[339,340]。这类蛋白表达量上调说明实验组对发酵液中的生化指标（pH、含氧量及还原糖等）的变化可能具有更好的适应性，并且对灰树花菌丝分泌胞外蛋白具有一定的促进作用，进一步支撑了第 3 章中实验组分泌胞外蛋白量高于对照组的结论。

蛋白编号为 5525 的差异蛋白鉴定成功，实验组较对照组差异蛋白表达上调，鉴定结果为假设蛋白 A0H81_11392（Hypothetical protein A0H81_11392）。此蛋白具有抗氧化活性，能够抑制分子氧（O_2）或过氧化物。因为它本身可以比其他物质更容易氧化，所以其做抗氧化剂是有效的。它也可以催化机体内正常的氧化还原反应，保持细胞环境的稳态。实验组中此蛋白表达量增加，说明实验组抗氧化活性得到了一定提高，为第3章实验组抗氧化活性高于对照组提供了深入依据。

蛋白编号为6212的差异蛋白鉴定成功，实验组较对照组差异蛋白表达上调，鉴定结果为过氧化物还原酶（Putative peroxiredoxin）。它可以催化机体内正常的氧化还原反应，保持细胞环境的稳态。

蛋白编号为4518的差异蛋白鉴定成功，实验组较对照组差异蛋白表达下调，鉴定结果为精氨酸酶（Arginase）。它具有水解酶的活性，在线粒体中可以催化水解碳氮键［R—C(=NH)—NH_2］，但不作用于肽。

蛋白编号为5514的差异蛋白鉴定成功，实验组较对照组差异蛋白表达下调，鉴定结果为似磷酸变位酶蛋白3（Phosphomutase - like protein 3）。此蛋白功能尚不明确。

蛋白编号为5712的差异蛋白鉴定成功，实验组较对照组差异蛋白表达下调，鉴定结果为乙醛脱氢酶（Aldehyde dehydrogenase），是一系列氧化各式各样脂肪族醛、芳香族醛为相应酸的酶，主要是将乙醛氧化成乙酸。

蛋白编号为8617的差异蛋白鉴定成功，实验组较对照组差异蛋白表达下调，鉴定结果为烯醇化酶（Enolase）。烯醇化酶可以与镁离子选择性和非共价性地相互作用，并且催化糖酵解途径中磷酸甘油酸（2 - phospho - D - glycerate）分解为磷酸烯醇丙酮酸和水，并伴有少量的ATP生成。

4.5　研究结论

（1）实验组蛋白浓度3.62 mg/mL，对照组蛋白浓度3.76 mg/mL。

（2）实验组与对照组相比，有68个差异蛋白，其中表达上调的蛋白28个，表达下调的蛋白40个。

（3）成功鉴定的差异蛋白点13个，其中表达上调的差异蛋白点9个（成功鉴定为8种蛋白质），表达下调的差异蛋白点4个（成功鉴定为4种蛋白质）。表达上调的蛋白质有肌球蛋白调节性轻链cdc4、葡萄糖调节蛋白、ATP合酶δ亚基、细胞色素b5、热休克蛋白HSS1、热休克蛋白、假设蛋白A0H81_11392及过氧化物还原酶；表达下调的蛋白质有精氨酸酶、磷酸变位酶蛋白3、乙醛脱氢酶及烯醇化酶。

第7章 灰树花发酵液的生物活性

1 灰树花胞外多糖抑瘤增效实验

1.1 研究背景

灰树花胞外多糖的抗肿瘤和免疫活性早在1987年就有报道[304]，灰树花胞外多糖的免疫调节作用，通常是由其结构中含有的β－葡聚糖通过与巨噬细胞、中性粒细胞等免疫细胞上的受体结合，从而发出增强或抑制的信号，增强的信号有吞噬作用、脱颗粒作用、刺激细胞因子的合成与释放作用等，从而达到免疫调节的作用[341]。Kodama等在有关灰树花多糖中含有的D－组分的研究中发现，现D－组分极大地增强NK细胞上CD223的表达及对淋巴瘤细胞的细胞毒性。同时还发现巨噬细胞上CD86的表达增强，血清IL－12的浓度增加[342]。灰树花的免疫活性被一些学者认为能降低癌症病人放疗或化疗后发生感染的危险[343]。

相关的研究表明，微生物特别是药用真菌在发酵转化中药成分时，中药成分不仅能刺激微生物的生长，还能参与到微生物的代谢过程中，增加微生物次级代谢产物的生物活性。刘高强等将药用昆虫蜣螂成分加入灵芝中发酵后，其发酵产物的抑癌率高达57.21%，与灵芝对照发酵物的抑癌率相比，提高了37.49%[107]。Li等在灵芝发酵过程中添加苦参的提取物，能影响灵芝发酵产物的活性，灵芝与苦参共发酵后，其发酵产物有抗乙肝和保护肝脏的作用，药理作用大于两者的简单混合物[106]。前面重点研究了天麻醇提取液中各种成分是如何参与到灰树花生长代谢过程的，本章以灰树花胞外合成代谢的产物——胞外多糖的生物活性在加入了天麻成分后的变化来进一步阐明，天麻成分对于灰树花代谢的增效的影响。

设计以加入常规药店加工生产销售的天麻组醇提成分进入灰树花发酵系统作为实验天麻Ⅰ组，而加入新鲜未经硫黄熏蒸处理的天麻醇提成分作为实验天麻Ⅱ组，另取对照组胞外多糖，通过初步提取、分离纯化了各组灰树花胞外多糖，对其生物活性进行检测。抗肿瘤活性物质筛选模型的检测方法采用磺酰罗丹蛋白染色法（SRB法）；小鼠脾淋巴细胞增殖模型的检测方法采用四氮唑盐还原法（MTT 法）。

1.2 研究材料与方法

1.2.1 菌种

灰树花（菌种编号：51616），购于中国农业微生物菌种保藏管理中心。

1.2.2 研究方法

1.2.2.1 培养基

斜面培养基（g/L）：马铃薯（去皮）200，葡萄糖 20，琼脂 20，$MgSO_4 \cdot 7H_2O$ 1，KH_2PO_4 2，蛋白胨 2。pH 自然。

液体种子培养基（g/L）：葡萄糖 30，蛋白胨 2，$MgSO_4 \cdot 7H_2O$ 0.5，KH_2PO_4 0.5，酵母膏 6。pH 自然。

发酵培养基（g/L）：葡萄糖 50，蛋白胨 5，$MgSO_4 \cdot 7H_2O$ 2，KH_2PO_4 2，酵母膏 10。pH 自然。

1.2.2.2 培养方法

斜面种子培养：于母种试管中切取黄豆粒大小的菌丝块接于 PDA 斜面中部，置于 25 ℃恒温培养箱中，培养至菌丝长满整个斜面。

液体种子培养：将培养好的斜面菌种用接种扒切取蚕豆大小颗粒，接种于液体种子培养基中，一支 PDA 斜面接种一瓶。250 mL 三角锥形瓶装液量 100 mL，25 ℃、150 r/min 摇床培养 7 d，三角锥形瓶中应长出大量细小、均匀的菌丝球，且以菌液清亮为佳。

发酵培养：按 10% 的接种量接种。用移液管量取液体种子，接种于发酵培养基中。250 mL 三角锥形瓶装液量为 100 mL，25 ℃、150 r/min 摇床培养 9 d。实验组添加天麻提取物（添加量为每 100 mL 中添加从 5 g 天麻中提取的提取物）。

1.2.2.3 灰树花胞外多糖的分离纯化

（1）醇析：取分离了菌丝体细胞后的一定量灰树花发酵液，加入无水乙醇至乙醇体积分数 95%。混匀后在 4 ℃下静置 8 h。离心后去除上清液，得到的沉淀即为粗灰树花胞外多糖。

（2）纯化：醇析出的粗多糖用 Sevage（氯仿∶正丁醇 = 4.5∶1）法 3 次脱蛋白，20% 的 H_2O_2 脱色，其后放入透析袋，经流水透析 2 d，再经蒸馏水透析 1 d，之后得到纯化后的灰树花胞外多糖。

1.2.2.4　红外光谱分析

取样品 1 ~ 1.5 mg 与 KBr 200 ~ 300 mg（样品与 KBr 的比约为 1∶200）于玛瑙研钵中研磨成混合均匀的粉末，用小药匙转入制片模具中于油压机 10 吨压力下保持 2 min，撤去压力后取出制成的供试片，目视检测，片子应呈透明状，然后取出样品片装入样品架上检测。

1.2.2.5　紫外光谱分析

取 2 mg 样品溶于 3 mL 水中，送入 HP8453E 紫外可见分光光度计紫外区扫描。另取 2 mg 样品溶于 0.2 mol/L NaOH 溶液中，室温下反应 1.5 h 后进行紫外光谱扫描。

1.2.2.6　HPLC 检测

1.2.2.6.1　HPLC 检测条件

色谱柱：Agilent TC－C18（4.6 mm × 250 mm，5 μm）；流动相为 A：0.1% 磷酸水和 B：乙腈，以梯度洗脱：0 ~ 35 min，B：3% ~ 30%（*V/V*）；35 ~ 45 min，B：30% ~ 70%（*V/V*）。流速 1 mL/min，柱温 30 ℃，检测波长 221 nm。

1.2.2.6.2　HPLC 测定方法

分别取标准品或者各供试品溶液高速离心（13 000 r/min，10 min）后，过 0.45 μm 膜后送入高效液相色谱仪检测。

1.2.2.7　灰树花胞外多糖生物活性检测*

抗肿瘤活性物质筛选模型的检测方法采用磺酰罗丹蛋白染色法（SRB 法）；小鼠脾淋巴细胞增殖模型的检测方法采用四氮唑盐还原法（MTT 法）。

1.3　研究结果与分析

1.3.1　抗肿瘤活性物质筛选模型（人肺癌细胞株 A549）实验

模型原理：Sulforhodamine B（SRB）是一种蛋白结合染料，可与生物大分子中的碱性氨基酸结合，其在特定波长范围内的 OD 值与细胞数量呈良好的线性关系。本模型根据 SRB 结合物的 OD 值，来检测样品对人肺癌细胞 A549 的作用情况。

计算公式：

抑制率 =（对照组 OD 值 − 样品组 OD 值）/对照组 OD 值 × 100%

本实验样品每个浓度平行 3 次，重复 2 次，结果以 *M* ± SD 表示，得出检测样品对人肺癌细胞株 A549 的抑制率，结果见表 7－1－1。本实验委托贵州

注：灰树花胞外多糖生物活性检测实验由贵州省中国科学院天然产物生物活性物质筛选实验室完成。

省中国科学院天然产物化学重点实验室检测完成。

表7-1-1　灰树花胞外多糖对人肺癌细胞A549的作用

组别	终浓度	抑制率/%
对照组	200 μg/mL	0
	20 μg/mL	0
	2 μg/mL	0
实验组天麻Ⅰ	200 μg/mL	0
	20 μg/mL	1.66 ±0.94
	2 μg/mL	0
实验组天麻Ⅱ	200 μg/mL	0
	20 μg/mL	10.54 ±0.13
	2 μg/mL	9.68 ±9.14
阿霉素	1.00×10^{-6} mol/L	73.00 ±7.18
	5.00×10^{-7} mol/L	58.34 ±7.33
	2.50×10^{-7} mol/L	46.70 ±7.98
	1.25×10^{-7} mol/L	38.34 ±10.57
	3.13×10^{-8} mol/L	27.77 ±16.11
1. 阿霉素为阳性对照，相对分子质量为579.99；2. 样品按标称质量配制，用生理盐水溶解。		

由表7-1-1可知，对照组和实验组天麻Ⅰ样品对A549细胞无明确的抑制作用，而实验组天麻Ⅱ样品对A549细胞有弱的抑制作用，并且其在浓度为20 μg/mL时效果比较显著。

灰树花胞外多糖的抑瘤活性，通常表现为在体内通过宿主的免疫系统间接杀伤癌细胞或者是诱导癌细胞凋亡。在体外实验中，则需要与其他物质协同后，共同发挥作用。Konno等采用体外给药的方式，通过单用灰树花D-组分和联用维生素C的方式进行实验，结果显示维生素C与灰树花D-组分联合应用会产生显著的抑癌或诱导凋亡的效果[344]。

本组研究结果表明，对照组多糖无明确的抑瘤活性，一般来说，活性多糖的来源、产地、提取方法不同，体外抑瘤的效果会有差异，同一种多糖的不同级分或亚级分也会有不同的抑瘤效果[345]。实验组天麻Ⅱ的胞外多糖具有抑瘤活性，说明天麻Ⅱ的醇提取物混合成分，对于灰树花胞外多糖的代谢有一定影响，天麻成分可能直接参与到了胞外多糖的合成，使其具有了一定的体外抑瘤活性。

而实验天麻Ⅰ无明确体外抑瘤活性，则可能是两种天麻产地来源不同和各自的加工工艺的不同，而造成了其具体成分不同，或者不同成分之间比例有所差异，从而使两者在灰树花胞外多糖合成代谢的影响机制有所不同。

1.3.2　小鼠脾淋巴细胞增殖模型（B淋巴细胞）实验

模型原理：淋巴细胞受到有丝分裂原或特异性抗原刺激后可发生转化和增殖，通过MTT法测定方法可以反映细胞的增殖情况。本模型采用脂多糖（Lipopolysaccharide，LPS）刺激B淋巴细胞，并同时加入待测药物，培养一定时间后，通过MTT法测定细胞增殖情况，通过计算，判断样品有无免疫促进作用。

计算公式：刺激指数 =（样品 + LPS）组OD值/LPS组OD值

本实验样品每个浓度平行3次，重复2次，结果以 $M \pm SD$ 表示，得出检测样品对小鼠脾淋巴细胞增殖模型（B细胞）的刺激指数，结果见表7－1－2。本实验委托贵州省中国科学院天然产物化学重点实验室检测完成。

表7－1－2　灰树花胞外多糖对小鼠脾淋巴细胞增殖模型（B细胞）的作用

组别	终浓度/($\mu g \cdot mL^{-1}$)	刺激指数
对照组	200	0.899 ± 0.103
	20	1.047 ± 0.078
	2	1.018 ± 0.079
实验组天麻Ⅰ	200	0.099 ± 0.116
	20	1.119 ± 0.092
	2	1.119 ± 0.081
实验组天麻Ⅱ	200	0.903 ± 0.043
	20	1.039 ± 0.091
	2	1.015 ± 0.020
样品准确称量，用PBS溶解。		

由表7－1－2中可以看出，实验组天麻Ⅰ能较为微弱地促进B细胞增殖，而对照组与实验组天麻Ⅱ却无明显的促进效果。活性多糖的免疫功能作用的

强弱，与多糖的相对分子质量、溶解度、黏度、剂量、给药时间有关，也受机体本身的免疫功能状态和抗原等因素的影响[345]，是一个相对复杂的过程。本组实验结果与1.3.1节的结果相反，实验组天麻Ⅰ能促进B细胞增殖，而实验组天麻Ⅱ却没有这样的效果，但其却有一定的体外抑瘤活性，这仍然可能是两种天麻产地来源不同和加工方式不同带来两者参与影响灰树花代谢的过程有所不同，最终导致了两个实验组的灰树花胞外多糖合成代谢终产物生物活性的差异。

1.3.3　小鼠脾淋巴细胞增殖模型（T细胞）实验

模型原理：淋巴细胞受到有丝分裂原或特异性抗原刺激后，可发生转化和增殖，通过MTT法可以反映细胞的增殖情况。本模型采用刀豆素（Concanavalin A，ConA）刺激T细胞，并同时加入待测药物，培养一定时间后，通过MTT法测定细胞增殖情况，通过计算，判断样品有无免疫促进作用。

计算公式：刺激指数=(样品+ConA)组OD值/ConA组OD值。

本实验样品每个浓度平行3次，重复2次，结果以$M\pm SD$表示，得出检测样品对小鼠脾淋巴细胞增殖模型（T细胞）的刺激指数，结果见表7-1-3。本实验委托贵州省中国科学院天然产物化学重点实验室检测完成。

表7-1-3　灰树花胞外多糖对小鼠脾淋巴细胞增殖模型（T细胞）的作用

组别	终浓度/($\mu g\cdot mL^{-1}$)	刺激指数
对照组	200	1.014±0.126
	20	1.116±0.19
	2	1.091±0.174
实验组天麻Ⅰ	200	1.062±0.134
	20	1.075±0.069
	2	1.060±0.062
实验组天麻Ⅱ	200	0.981±0.084
	20	1.118±0.079
	2	1.104±0.108
样品准确称量，用PBS溶解。		

由表7-1-3可知，对照组样品对小鼠脾淋巴细胞增殖模型（T细胞）没有明确的促进淋巴细胞增殖的活性，而实验组天麻Ⅰ和实验组天麻Ⅱ样品对小鼠脾淋巴细胞增殖模型（T细胞）均有微弱促进淋巴细胞增殖的活性，

并且两个实验组的胞外多糖浓度在 20 μg/mL 效果较好。刘红梅等在研究灰树花子实体多糖免疫活性实验中发现，不同组分的灰树花多糖对 ConA 诱导的 T 细胞的增殖促进作用比对 LPS 诱导的 B 细胞的增殖促进作用更强，其结果表示，灰树花多糖可能以对 T 细胞增殖的促进作用为主[346]。这与本实验的结果相似。

综合以上三组灰树花胞外多糖生物活性的实验结果，对照组均未表现活性，这可能是由于灰树花来源、产地的不同，使其多糖的组成和结构不同，本实验选取的灰树花菌株，所产的胞外多糖很可能就不具有抑瘤或免疫活性。而在加入了不同的天麻成分后，提取分离后的灰树花胞外多糖都表现出了生物活性，然而这种生物活性各有不同，这可能是不同来源的天麻的提取物成分参与到灰树花代谢中的方式各有不同带来的差异。而如何阐明这样的差异和其产生的结果，则需要进一步的实验。

1.3.4　两组天麻的 HPLC 检测结果

在前面的结果中，两种天麻（天麻Ⅰ、天麻Ⅱ）在生物活性的实验中表现出了不同的活性，为了探索是何原因带来的这样的差异，我们对同浓度下两种天麻醇提取液的成分进行了 HPLC 检测，以比较其成分或是成分含量比例的差异。结果如图 7 - 1 - 1 所示。从图中可以看出，同浓度下比较，天麻

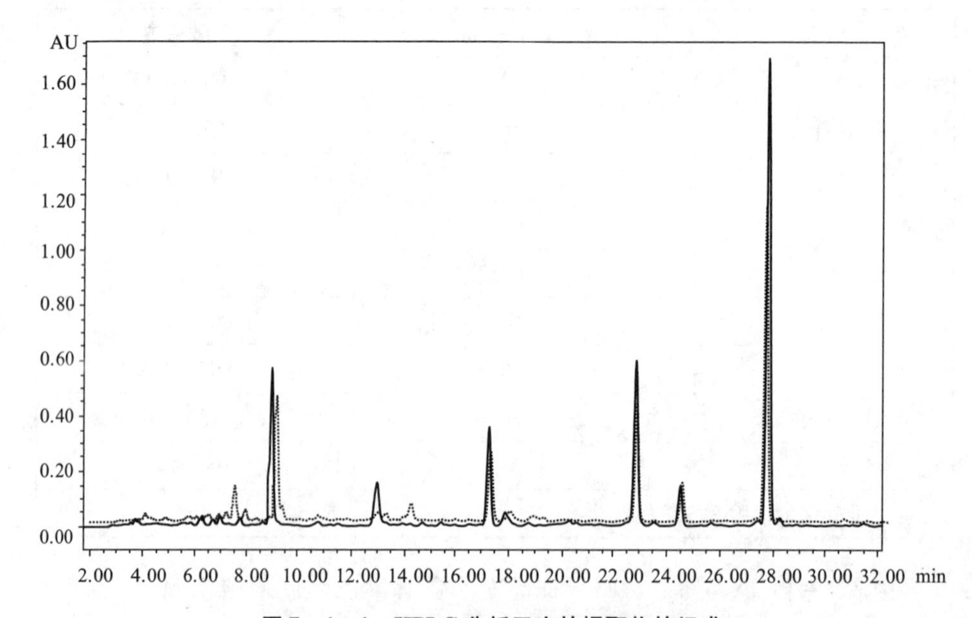

图 7 - 1 - 1　HPLC 分析天麻的提取物的组成

（注：实验组天麻Ⅰ为虚线；实验组天麻Ⅱ为实线）

Ⅰ、Ⅱ含量较高的主要成分基本相同，但是天麻Ⅱ各物质的含量相对较高，这可能是天麻Ⅱ没有经过中药加工，其成分流失较少，而天麻Ⅰ的 HPLC 色谱图中则出现了更多相对较小的吸收峰，这说明天麻Ⅰ可能有更多的微量物质。总体来说，天麻Ⅰ、Ⅱ的主要成分没有太大差异，两种天麻对于灰树花代谢作用的差异还需要进一步实验来阐明。

1.3.5 灰树花胞外多糖的紫外光谱分析

不同实验组与对照组在不同溶剂下的灰树花胞外多糖紫外光谱图均未表现出差异，下面以实验组天麻Ⅰ紫外光谱图谱来分析说明。图7-1-2所示为实验组天麻Ⅰ灰树花胞外多糖水溶液的紫外光谱图。可以看出，在200 nm左右有强吸收，这是典型的多糖吸收曲线[347]，同时可以看出，其在280 nm和260 nm处无蛋白质和核酸的特征吸收峰，这说明，灰树花多糖无蛋白质，或者蛋白质含量较少，并且没有核酸杂质。

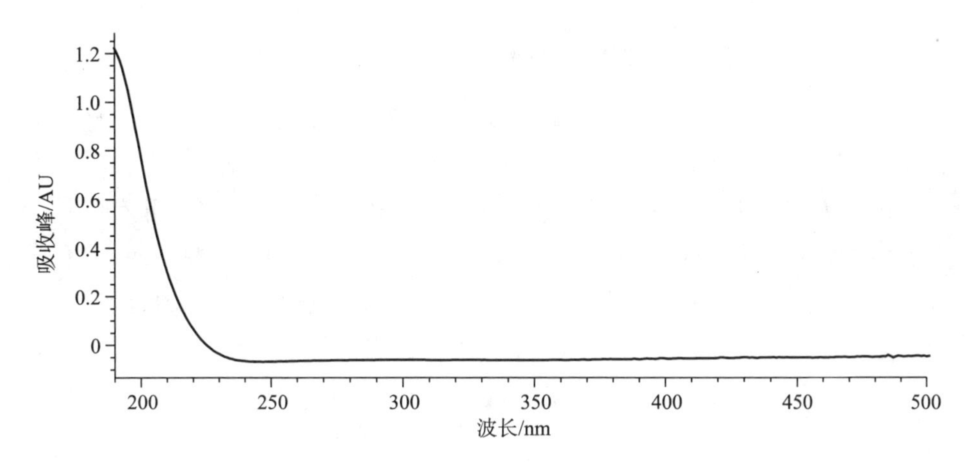

图7-1-2 实验组天麻Ⅰ灰树花胞外多糖水溶液紫外光谱图

图7-1-3是经过0.2 mol/L NaOH 处理1.5 h 后的三种灰树花多糖的紫外光谱图。与灰树花胞外多糖水溶液的紫外光谱图相比较，其最大吸收峰有一定的红移，在208 nm 处出现了最大吸收峰，这可能是由于经过 NaOH 处理后，产生了二键、三键或氮、硫等杂原子的化合物（申明月，2007）。而240 nm 的吸收有所增加，这可能是由于多糖中存在 O-糖苷键，经 NaOH 处理后生成α-氨基丙烯酸和α-氨基丁烯酸，从而导致240 nm 处吸收值的增加[348]。

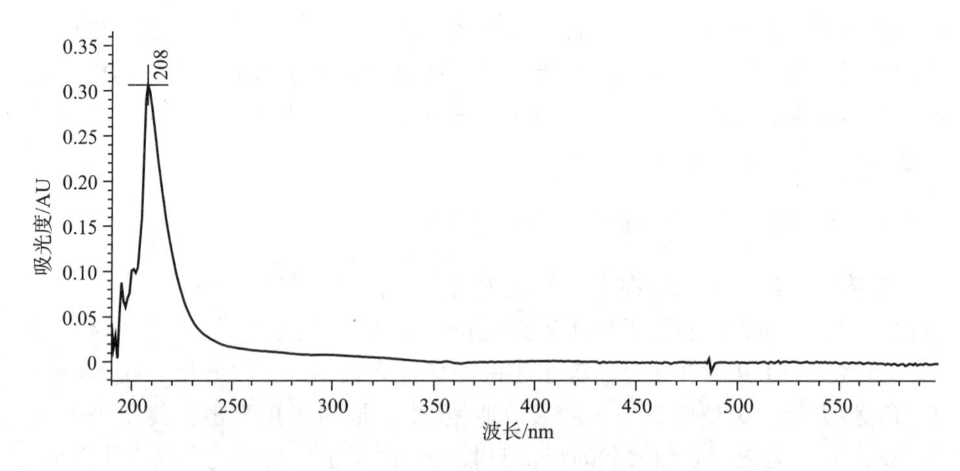

图 7－1－3　实验组天麻Ⅰ灰树花胞外多糖 NaOH 溶液紫外光谱图

1.3.6　灰树花胞外多糖的红外光谱分析

不同实验组与对照组灰树花胞外多糖的红外光谱图如图 7－1－4～图 7－1－6 所示。

由图 7－1－4、图 7－1－5、图 7－1－6 可知，对照组、实验组天麻Ⅰ和实验组天麻Ⅱ，均在 3 400～3 600 cm^{-1}（O—H）、2 800～3 000 cm^{-1}（C—H）、1 647 cm^{-1}（C═O）及 1 400～1 440 cm^{-1}（C—O）等有吸收，而这些吸收是多糖特征吸收，其中 3 200～3 600 cm^{-1} 出现一种宽峰，是 O—H 的伸缩振动，表明多糖存在分子内和分子间的氢键。1 020～1 180 cm^{-1} 处的吸收

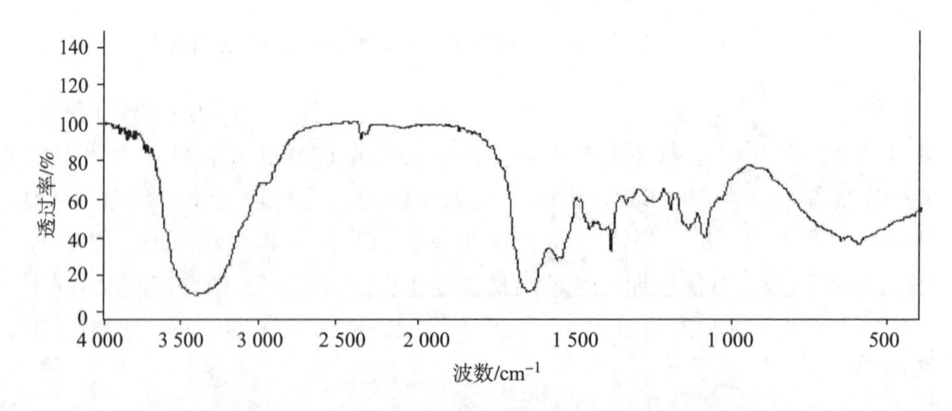

图 7－1－4　对照组灰树花胞外多糖红外光谱图

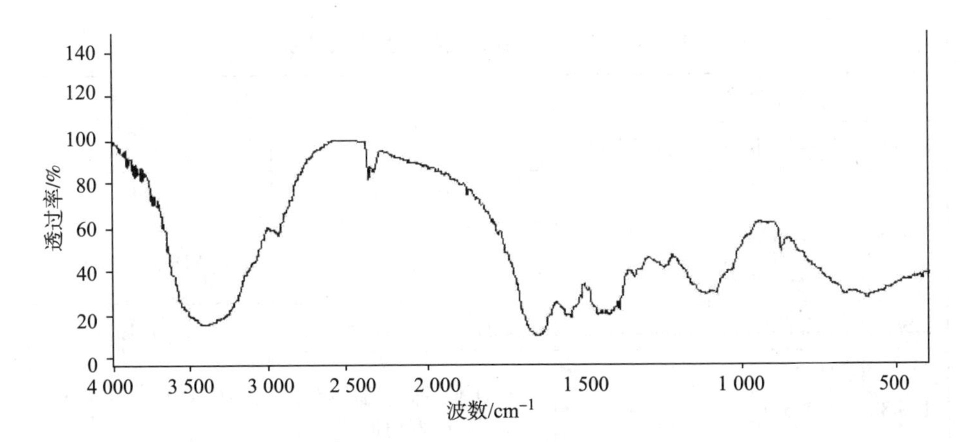

图 7-1-5　实验组天麻 I 灰树花胞外多糖红外光谱图

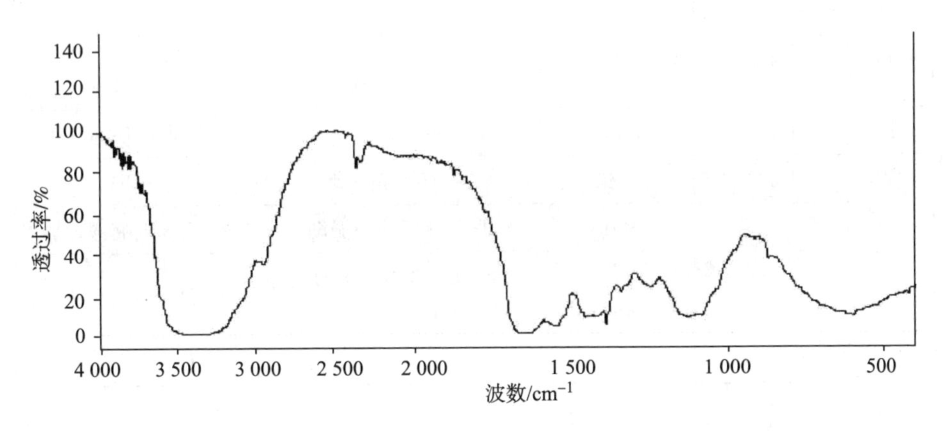

图 7-1-6　实验组天麻 II 灰树花胞外多糖红外光谱图

峰表示对照组多糖中的糖环构型为吡喃型[348]。900 cm^{-1}左右有微弱的吸收峰，可能是吡喃糖 β-型 C—H 变角振动的特征吸收峰，表明三种多糖可能都具有 β-糖苷键[345,347]。

而两个实验组均在 875 cm^{-1}处有特征吸收，这说明实验组胞外多糖中含有 α 构型，可能含有甘露糖和半乳糖[345]。但是对照组则在 875 cm^{-1}处无吸收，说明天麻成分参与到灰树花胞外多糖合成代谢后，可能带来了胞外多糖中含有 α 构型的这种变化。这进一步说明了天麻成分能够参与到灰树花的代谢中，也在一定程度上解释了为何对照组胞外多糖没有明显的生物活性，而实验组则有抑瘤和免疫活性。其中特征吸收峰、结构特征、糖残基及其构型可以参见表 7－1－4。

表 7－1－4　灰树花多糖的红外光谱分析

特征吸收峰/cm^{-1}			振动方式	官能团
对照组	实验组天麻Ⅰ	实验组天麻Ⅱ		
3 405	3 397	3 421	O—H 伸缩振动	—OH
			N—H 伸缩振动	$—NH_2$，>NH
2 944	2 931	2 933	C—H 伸缩振动	$—CH_2$
1 648	1 647	1 647	C ═O 非对称伸缩振动，N—H 变角振动	—COOH，>C ═O，—CONH
1 542	1 542	1 541	N—H 面内弯曲振动	$—NH_2$（酰胺Ⅱ）
			C—N 伸缩振动	C—N
1 436	1 418	1 445	C—O 伸缩振动	—COOH
			C—H 变角振动	$—CH_2$
1 139	1 142	1 144	C—O—C 伸缩振动	环与非环 C—O—C
1 091	1 092	1 091	O—H 变角振动	—OH
911	902	901	非对称环伸缩振动	β－D－吡喃葡萄糖
—	874	874	C2、C4 赤道键构型的 C—H 变角振动	α－D－半乳吡喃糖
			C—H 变角振动	α－D－甘露吡喃糖

1.4　研究结论

（1）对三个组别（实验组天麻Ⅰ、实验组天麻Ⅱ和对照组）的胞外多糖进行了分离和纯化，并委托贵州省中国科学院天然产物化学重点实验室、生物活性物质筛选实验室分别检测了生物活性，结果表明，实验组天麻Ⅱ能起到抑制 A549 细胞活性的作用，实验组天麻Ⅰ能促进小鼠脾淋巴细胞（B 细胞）增殖，其有免疫活性作用，实验组天麻Ⅰ和实验组天麻Ⅱ均能促进小鼠脾淋巴细胞（T 细胞）增殖，有一定的免疫活性作用，而对照组无明显生物活性。

（2）对天麻Ⅰ和天麻Ⅱ的天麻醇提取液成分进行检测，结果提示，天麻Ⅰ、Ⅱ主要成分没有太大差异，含量有一定差别。两种天麻对于灰树花代谢作用的差异还需要进一步实验来阐明。

(3) 对三个组别的胞外多糖进行了紫外光谱分析，三个组别的紫外光谱无明显差异。其中胞外多糖水溶液的紫外光谱图显示灰树花多糖无蛋白质，或者蛋白质含量较少，并且没有核酸杂质。而经过 NaOH 处理后，在 208 nm 均出现了吸收峰，这可能是产生了二键、三键或氮、硫等杂原子的化合物。240 nm 的吸收有所增加，这可能是由于多糖中存在 O－糖苷键，经 NaOH 处理后生成 α－氨基丙烯酸和 α－氨基丁烯酸。

(4) 对三个组别的胞外多糖进行了红外光谱分析，结果表示，三组 EPS 均在 3 400～3 600 cm^{-1} (O—H)、2 800～3 000 cm^{-1} (C—H)、1 647 cm^{-1} (C═O) 及 1 400～1 440 cm^{-1} (C—O) 等处有多糖特征吸收，两个实验组均在 875 cm^{-1}处有特征吸收，对照组则没有，这说明实验组胞外多糖中含有 α 构型，可能含有甘露糖和半乳糖，说明天麻成分能够参与到灰树花的代谢中，也在一定程度上解释了为何对照组胞外多糖没有明显的生物活性，而实验组则有抑瘤和免疫活性。

2　灰树花发酵液抗氧化活性实验

2.1　研究背景

据报道，灰树花子实体和液体培养的菌丝体中存在多种生物活性成分，使其具有多种生物活性，如抗氧化作用[349]，抗肿瘤、免疫活性作用[350,351]，抑制血压升高[352]，抑制糖尿病及抗艾滋病毒[353]等作用。

多酚也称多元酚，是指相对分子质量从数百到 1 000 左右，含有多个酚羟基的植物成分。其中包括原儿茶酚类，桔酸类，羟基桂皮酸及其醋甙类衍生物，苯丙素（木质素等）和类黄酮（双黄酮、黄烷酮、黄烷醇及其衍生物或低聚物）。此外，低聚的小分子鞣质也在此范围内[353]。多酚的独特结构赋予了它一系列独特的化学性质，使其具有抗肿瘤、抗氧化、抗动脉硬化、防治冠心病与中风等心脑血管疾病，以及抗菌等多种生理功能[354]。

N Joy Dubost 等[355]对灰树花干燥子实体总多酚量及其总抗氧化能力进行分析，研究结果发现，灰树花干燥子实体的总多酚量为 4. 17 mg/g，且其氧自由基吸收能力为 39. 33 μmol/g、羟基自由基清除能力为 2. 67 μmol/g、过氧亚硝基阴离子自由基清除能力为 2 μmol/g、超氧阴离子自由基清除能力为 0. 37 μmol/g；Huynh ND Bao 等[356]研究了两种不同种类灰树花新鲜子实体的总多酚量及其清除自由基 DPPH 的能力，一种为深色灰树花子实体，另一种为白色灰树花子实体，结果发现，深色灰树花总多酚量为 4.26 mg/mL，且其清除 DPPH 的 EC_{50} 为 1.41 mg/g，白色灰树花总多酚量为 3.61 mg/mL，且其清除 DPPH 的 EC_{50} 为 1.41 mg/g；Song We 等[357]通过实验发现不同产地的灰树花子实体的多酚含量不一样，产自国内的灰树花多酚含量为 69.8 μg/mL，而产自英国的灰树花多酚含量为 1 784.6 μg/mL；Jeng – Leun Mau 等[358]通过实验发现新鲜灰树花子实体总多酚量为 12.31 mg/g，且发现在其浓度为 40 mg/mL 时，灰树花多酚清除自由基 DPPH 的能力为 47.4%；Jan – Ying Yeh 等[359]对两种不同灰树花的不同溶剂提取物的抗氧化活性进行研究，研究结果说明，种类不同，其抗氧化活性不一样，同时，提取溶剂不一样，其抗氧化活性也不一样；Jeng – leun Mau 等[360]以灰树花菌丝体甲醇提取物为研究对象，发现甲醇提取物中含有 1.59 mg/g 的多酚量，并且其具有较高的抗氧化活性；陈向东等[361]发现从灰树花菌丝体中提取的多酚具有抗氧化、抗菌及抑制 α – 淀粉酶等活性作用；柴丽等[362]通过实验得出结论，灰树花多酚类物质对细菌和酵母菌都有较强的抑制作用。

BHA 是 2 – BHA 和 3 – BHA 两种异构体的混合物，对油脂和含油脂的食品起到良好的抗氧化作用，广泛应用于食品和油脂工业，对热比较稳定，除了抗氧化作用外，BHA 还具有相当的抗菌作用[363,364]。抗坏血酸具有强还原性，化学性质活泼，是一种常用且很好的抗氧化剂，联合国粮农组织、世界卫生组织及世界许多国家的食品添加剂法规都将它列入抗氧化剂[365]。

2.2　研究材料与方法

2.2.1　实验菌种及天麻

灰树花（菌种编号：51616），购于中国农业微生物菌种保藏管理中心。

天麻，购于贵州省德江县天麻种植基地。

2.2.2　培养基

斜面种子培养基（PDA 培养基，g/L）：马铃薯（去皮）200，葡萄糖 20，蛋白胨 2，KH_2PO_4 2，$MgSO_4 \cdot 7H_2O$ 1，琼脂 20。pH 自然。

液体种子培养基（g/L）：葡萄糖 30，蛋白胨 2，酵母膏 6，KH_2PO_4 0.5，$MgSO_4 \cdot 7H_2O$ 0.5。pH 自然。

摇瓶发酵培养基（g/L）：葡萄糖 50，蛋白胨 5，酵母膏 10，KH_2PO_4 2，$MgSO_4 \cdot 7H_2O$ 2。pH 自然。

2.2.3　培养方法

斜面种子培养：于母种试管中挑取黄豆粒大小的菌丝块接种于 PDA 试管斜面中部，置于 25 ℃恒温培养 9 d。

液体种子培养：先将斜面试管培养基上的菌丝用接种铲轻轻刮下，加入一定量的无菌水，以使菌丝与固体培养基脱离，然后倒入 250 mL 三角锥形瓶液体种子培养基中，置于 25 ℃、150 r/min 摇床培养 4～7 d。三角锥形瓶中应长出大量均匀、细小的菌丝球，且以菌液澄清为最佳。

发酵培养：在无菌条件下，按 10% 的接种量接种，接种于发酵培养基中。250 mL 三角锥形瓶装液量为 100 mL，25 ℃、150 r/min 摇床培养 7 d。

2.2.4　研究方法

2.2.4.1　天麻提取物的制备

精确称取天麻粉末 50 g，加入体积分数 55% 的乙醇溶液，固液比为 1∶18，62 ℃超声 37 min 后过滤，取滤液，然后将滤液于 60 ℃减压蒸馏除去乙醇。将剩余提取物重溶于蒸馏水中，定容到 50 mL，即得天麻醇提取液。将 50 mL 天麻醇提取物添加到 1 L 灰树花发酵培养基中去。

2.2.4.2　灰树花发酵液提取物提取流程

灰树花发酵罐培养（培养温度 25 ℃，转速 150 r/min，培养时间 7 d）→灰树花发酵培养液→离心沉淀除菌丝体（4 000 r/min，10 min）→灰树花发酵液→浓缩至浸膏→乙醇或乙酸乙酯提取→浓缩至浸膏→甲醇溶解→保存于 −20 ℃条件。

2.2.4.3　灰树花发酵液提取物提取方法

使用旋转蒸发仪、循环水真空泵和 50 ℃的配套水浴锅将对照组及实验组灰树花发酵液浓缩至浸膏。称取对照组及实验组发酵液浓缩浸膏各 50 g，分别加入蒸馏水 100 mL 将膏溶解，加入乙酸乙酯或乙醇 100 mL 于磁力搅拌器中混合 20 min，然后于超声波中超声 30 min，收集乙酸乙酯或乙醇液体，重复 4 次。将收集的乙酸乙酯或乙醇液体旋转蒸发后，加入无水甲醇 20 mL 溶解样品，离心后于 −20 ℃条件下保存。

2.2.4.4　多酚测定标准曲线制作

总多酚的量以没食子酸计，分别配制浓度为 0.05、0.1、0.15、0.2、0.25、0.3 mg/mL 的没食子酸，分别取 0.5 mL 与 2.5 mL 福林酚试剂（0.2 mol/L）混合，振荡，常温条件下反应 5 min 后，加入 2 mL 的 Na_2CO_3（75 g/L），常温条件下暗处反应 2 h。使用紫外分光光度计于 760 nm 处检测吸光度，以没食子酸含量（mg）为横坐标，吸光度为纵坐标绘制多酚标准曲线。

2.2.4.5　黄酮测定标准曲线制作

总黄酮以槲皮素计，分别配制浓度为0.02、0.1、0.15、0.2、0.25、0.5 mg/mL的槲皮素，分别取1 mL与0.7 mL 5% $NaNO_2$及1 mL 30%乙醇混合，振荡，常温条件反应5 min后加入0.7 mL 10% $AlCl_3$，反应6 min，然后再加入5 mL 4% NaOH，10 min后于430 nm处测定吸光度，以槲皮素含量（mg）为横坐标，吸光度为纵坐标绘制黄酮标准曲线。

2.2.4.6　灰树花发酵液提取物多酚测定方法[366]

提取物溶解于甲醇中，取0.5 mL样品与2.5 mL福林酚试剂（0.2 mol/L）混合，振荡，常温条件下反应5 min后，加入2 mL的Na_2CO_3（75 g/L），常温条件下暗处反应2 h。使用紫外分光光度计于760 nm处检测吸光度，不加样品的甲醇液作为空白对照。

2.2.4.7　灰树花发酵液提取物黄酮测定方法[367]

将1 mL样品与0.7 mL 5% $NaNO_2$及1 mL 30%乙醇混合，振荡，常温条件反应5 min后，加入0.7 mL 10% $AlCl_3$，反应6 min，然后再加入5 mL 4% NaOH，10 min后用紫外分光光度计于430 nm处检测其吸光度，不加样品的甲醇液作为空白对照。

2.2.4.8　灰树花提取物清除1,1-二苯基-三硝基苯肼（DPPH）检测方法[368]

配制浓度分别为0.01、0.05、1.00、3.00、5.00、10.00、15.00、25.00 mg/mL的灰树花提取物甲醇样品液及BHA阳性对照品，取不同浓度样品甲醇液及阳性对照品各50 μL，加入3 mL的DPPH甲醇液（5 μmol/L），室温条件下暗处反应30 min，而后于517 nm处的紫外分光光度计上检测样品吸光度。甲醇作为空白对照，丁基羟基茴香醚（BHA）作为阳性对照品。

清除率=(空白对照组吸光度-样品组吸光度)/空白对照组吸光度×100%

2.2.4.9　灰树花提取物还原力的测定方法[369]

配制浓度分别为5、10、15、20、25 mg/mL的灰树花提取物甲醇样品液及BHA阳性对照品，取不同浓度样品甲醇液及阳性对照品各50 μL，加入2.5 mL磷酸缓冲液（0.2 mol/L，pH 6.6）及2.5 mL的铁氰化钾混合（1 g/100 mL），且混合液在50 ℃水浴条件下反应20 min，加入2.5 mL三氯乙酸（10 g/100 mL）混合，混合后于3 000 r/min条件下离心10 min，取2.5 mL上清液，加入500 μL三氯化铁（1 g/100 mL），反应10 min后用紫外分光光度计于700 nm处测定样品吸光度。吸光度越高，则还原能力越强。甲醇作为空白对照，BHA作为阳性对照。

2.2.4.10　灰树花提取物螯合亚铁离子的测定方法[368,370]

配制浓度分别为1.00、3.00、5.00、10.00、15.00、20.00、25.00 mg/mL的灰树花提取物甲醇样品液及抗坏血酸阳性对照品，将20 μL氯化亚铁（2 mmol/L）加入300 μL不同浓度的样品中，再加入40 μL菲洛嗪（5 mmol/L），用无水乙醇将混合液定容至3 mL，室温条件下反应10 min，使用紫外可见光分光光度计于562 nm处检测样品吸光度。甲醇作为空白对照，抗坏血酸作为阳性对照。

$$螯合率=(空白对照组吸光度-样品组吸光度)/空白对照组吸光度\times 100\%$$

2.2.4.11　实验数据处理及绘图

实验过程中的所有数据利用SPSS 17.0软件统计分析，并采用Origin软件（Versio Origin Pro 8.5.0 SR1；The Origin Lab，EA）制图。

2.3　研究结果与分析

2.3.1　灰树花发酵液提取物及添加天麻提取物的灰树花发酵液提取物的总多酚及总黄酮量

由表7-2-1可知，对照组乙醇提取物中的多酚量为（5.31 ± 0.08^{b}）mg/g，实验组乙醇提取物中的多酚量为（5.53 ± 0.02^{a}）mg/g；对照组乙酸乙酯提取物中的多酚量为（81.82 ± 0.45^{b}）mg/g，实验组乙酸乙酯提取物中的多酚量为（92.17 ± 1.76^{a}）mg/g；对照组乙醇提取物中的黄酮量为（1.09 ± 0.46^{a}）mg/g，实验组中乙醇提取物中的黄酮量为（1.22 ± 0.71^{a}）mg/g；对照组乙酸乙酯提取物中黄酮量为（40.17 ± 0.55^{b}）mg/g，实验组乙酸乙酯提取物中黄酮量为（44.2 ± 1.15^{a}）mg/g。

表7-2-1　灰树花发酵液提取物总多酚及总黄酮的含量　$mg\cdot g^{-1}$

样品	总多酚以没食子酸计		总黄酮以槲皮素计	
	乙醇	乙酸乙酯	乙醇	乙酸乙酯
对照组	5.31 ± 0.08^{b}	81.82 ± 0.45^{b}	1.09 ± 0.46^{a}	40.17 ± 0.55^{b}
实验组	5.53 ± 0.02^{a}	92.17 ± 1.76^{a}	1.22 ± 0.71^{a}	44.20 ± 1.15^{a}

对照组为灰树花发酵液提取物，实验组为添加天麻提取物的灰树花发酵液提取物。

实验组与对照组比较，实验组乙醇提取物中多酚量比对照组的增加了4.14%（$P<0.05$），实验组乙酸乙酯提取物中的多酚量比对照组的增加了

12.65%(P< 0.05)。同时，无论是实验组还是对照组，乙酸乙酯提取物中多酚量明显比乙醇高（P< 0.05)。实验组与对照组提取物中黄酮量出现了相同现象，实验组中乙醇提取物中黄酮量高于对照组，但未呈现显著性增加（P> 0.05)，同时，对于乙酸乙酯提取物中的黄酮量，实验组比对照组增加10.03%(P<0.05)，出现显著性增加。

分析实验结果表明，灰树花发酵液中存在多酚及黄酮类物质，并且添加天麻提取物可以促进灰树花的生长代谢，使其代谢出更多的多酚及黄酮类物质，且与乙醇比较，乙酸乙酯更适合用于作为提取灰树花发酵液中的多酚及黄酮类物质的提取溶剂。

2.3.2 灰树花提取物清除1,1－二苯基－三硝基苯肼DPPH

如图7－2－1和图7－2－2所示，对照组、实验组灰树花乙醇提取物、乙酸乙酯提取物及阳性对照物BHA随样品浓度改变，其清除DPPH效果发生改变，表7－2－2则是由图7－2－1及图7－2－2进行非线性曲线回归而得出的结果。由表7－2－2可知，对照组灰树花发酵液乙醇提取物清除

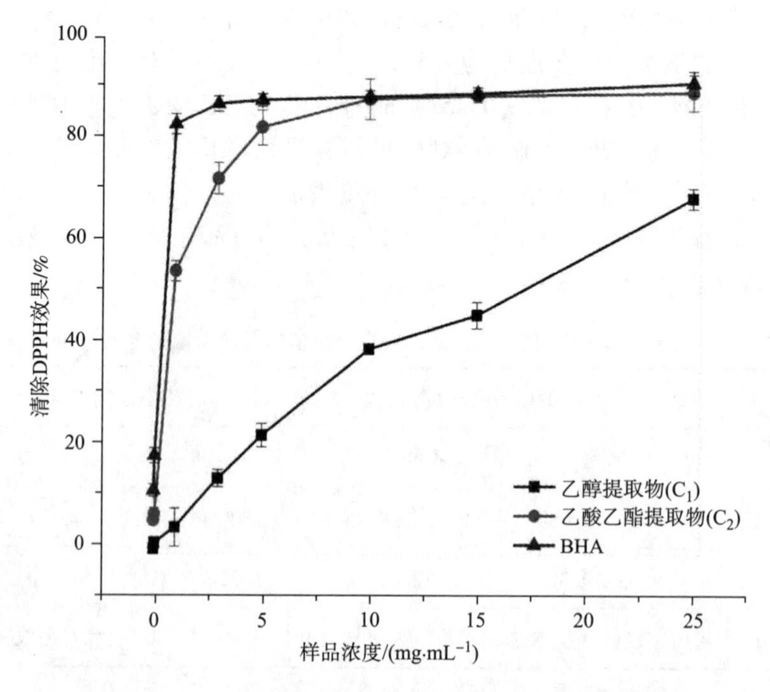

图7－2－1 C_1、C_2及BHA清除DPPH效果（C_1、C_2分别是对照组乙醇、乙酸乙酯提取物；BHA为丁基羟基茴香醚）

DPPH 的 EC_{50} 为（15.04 ±0.25[a]）mg/mL，实验组灰树花发酵液乙醇提取物清除 DPPH 的 EC_{50} 为（12.19 ±0.13[b]）mg/mL；对照组灰树花发酵液乙酸乙酯提取物清除 DPPH 的 EC_{50} 为（1.01 ±0.33[a]）mg/mL，实验组灰树花发酵液乙酸乙酯提取物清除 DPPH 的 EC_{50} 为（0.71 ±0.091[a]）mg/mL。同样，通过对阳性对照 BHA 的数据进行非线性曲线回归，得出其清除 DPPH 效果的 EC_{50} 为（0.29 ±0.03）mg/mL。

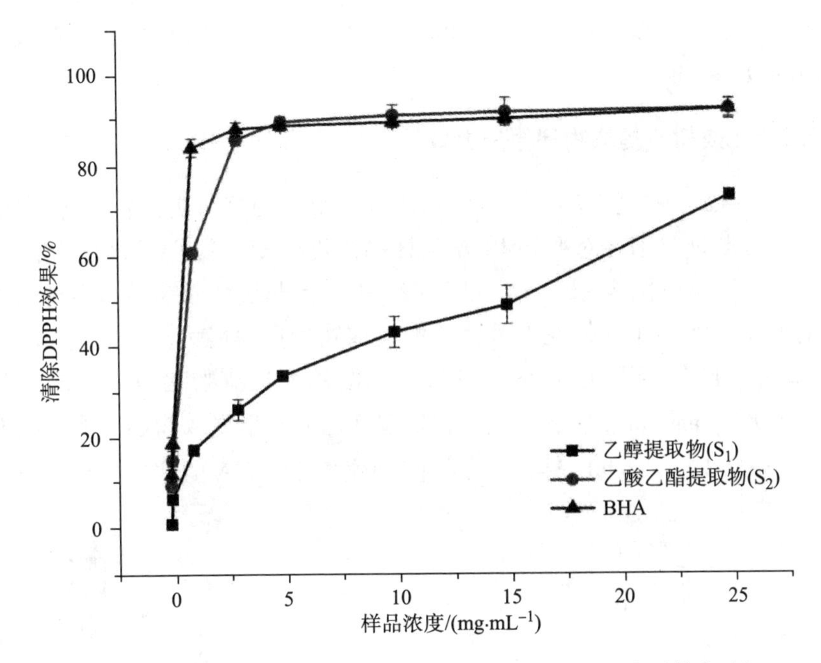

图 7-2-2　S_1、S_2 及 BHA 清除 DPPH 效果（S_1、S_2 分别是实验组乙醇提取物、乙酸乙酯提取物；BHA 为丁基羟基茴香醚）

表 7-2-2　灰树花提取物清除 DPPH 效果的 EC_{50}　$mg \cdot mL^{-1}$

样品	清除 DPPH 效果	
	对照组 EC_{50}	实验组 EC_{50}
乙醇	15.04 ±0.25[a]	12.19 ±0.13[b]
乙酸乙酯	1.01 ±0.33[a]	0.71 ±0.091[a]

使用测定及计算得出的数据进行非线性曲线回归得出灰树花提取物清除 DPPH 效果的 EC_{50}（EC_{50} 为提取物清除 50% DPPH 时所对应的样品浓度）。

对照组灰树花发酵液乙醇提取物清除 DPPH 的 EC_{50} 比实验组高 2. 85 mg/mL（$P<0.05$）。对照组灰树花发酵液乙酸乙酯提取物清除 DPPH 的 EC_{50} 比实验组高 0. 3 mg/mL（$P>0.05$）。并且实验组灰树花发酵液乙酸乙酯提取物清除 DPPH 的 EC_{50} 比阳性对照组 BHA 高 0. 42 mg/mL。

由以上的实验数据结果可以确定灰树花发酵液乙醇提取物、乙酸乙酯提取物具有清除 DPPH 的效果，乙酸乙酯提取物比乙醇提取物清除 DPPH 的效果好，实验组乙酸乙酯提取物清除 DPPH 能力略低于阳性对照物 BHA，且添加天麻提取物后，可以增强灰树花发酵液提取物清除 DPPH 的能力，使其清除 DPPH 的效果得到提升。

2. 3. 3　灰树花提取物还原能力效果

如图 7－2－3 和图 7－2－4 所示，对照组、实验组灰树花乙醇提取物、乙酸乙酯提取物及阳性对照物 BHA 随样品浓度改变，其还原能力发生改变，表 7－2－3 则是由图 7－2－3 及图 7－2－4 进行非线性曲线回归而得出的结果。对照组及实验组灰树花发酵液乙醇提取物的还原能力均未达到 0. 5，由表 7－2－3 可知，对照组灰树花发酵液乙酸乙酯提取物还原能力的 EC_{50} 为（9.4 ± 0.06^{a}）mg/mL，实验组灰树花发酵液乙酸乙酯提取物还原能力的 EC_{50} 为（8.76 ± 0.1^{b}）mg/mL。同样，通过对阳性对照 BHA 的数据进行非线性曲

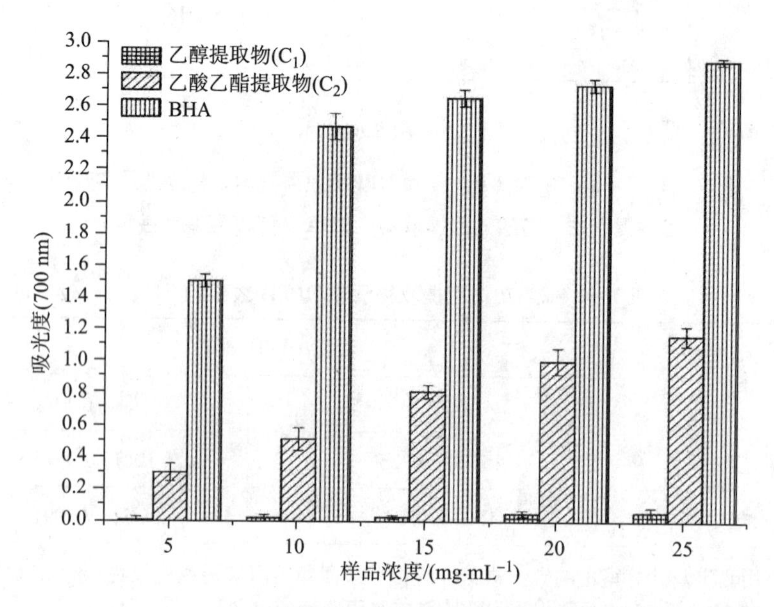

图 7－2－3　C_1、C_2 及 BHA 还原能力（C_1、C_2 分别是对照组乙醇提取物、乙酸乙酯提取物；BHA 为丁基羟基茴香醚）

线回归，得出其还原能力的 EC_{50} 为（5.56 ±0.09）mg/mL。

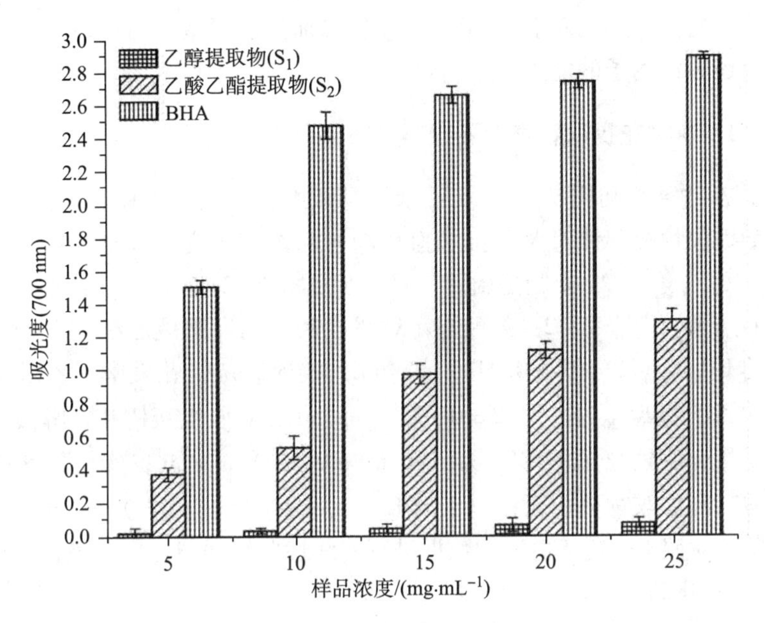

图 7-2-4　S_1、S_2 及 BHA 还原能力（S_1、S_2 分别是实验组乙醇提取物、乙酸乙酯提取物；BHA 为丁基羟基茴香醚）

表 7-2-3　灰树花提取物还原能力的 EC_{50}　　mg · mL^{-1}

样品	还原能力	
	对照组 EC_{50}	实验组 EC_{50}
乙酸乙酯	9.4 ±0.06^{a}	8.76 ±0.1^{b}
使用测定及计算得出的数据进行非线性曲线回归，得出灰树花提取物还原能力的 EC_{50}（EC_{50} 为提取物吸光度在 0.5 时所对应的样品浓度）。样品吸光度越高，则说明样品的还原能力越强。		

对照组及实验组灰树花发酵液乙醇提取物还原能力的吸光度都未达到 0.5，但是相较于对照组，实验组灰树花发酵液乙醇提取物的还原能力略有提高。对照组乙酸乙酯提取物还原能力的 EC_{50} 比实验组高 0.64 mg/mL($P < 0.05$)。且实验组灰树花发酵液乙酸乙酯提取物还原能力的 EC_{50} 比 BHA 高 3.2 mg/mL。

结果表明，灰树花发酵液乙醇提取物、乙酸乙酯提取物可以还原三价铁离子，乙酸乙酯提取物比乙醇提取物的还原能力强，实验组乙酸乙酯提取物的还原能力略低于阳性对照物 BHA，并且添加天麻提取物可以增强灰树花深层发酵液还原铁离子的能力。

2.3.4 灰树花提取物螯合亚铁离子效果

如图 7-2-5 和图 7-2-6 所示，对照组、实验组灰树花乙醇提取物、乙酸乙酯提取物及阳性对照品抗坏血酸随样品浓度改变，其螯合亚铁离子能力发生改变，表 7-2-4 则是由图 7-2-5 及图 7-2-6 进行非线性曲线回归而得出的结果。由表 7-2-4 可知，对照组灰树花发酵液乙醇提取物螯合亚铁离子的 EC_{20} 为（23.92 ± 0.41[a]）mg/mL，实验组灰树花发酵液乙醇提取物螯合亚铁离子的 EC_{20} 为（24.2 ± 0.07[a]）mg/mL；对照组灰树花发酵液乙酸乙酯提取物螯合亚铁离子的 EC_{20} 为（16.69 ± 0.16[b]）mg/mL，实验组灰树花发酵液乙酸乙酯提取物螯合亚铁离子的 EC_{20} 为（12.36 ± 0.27[b]）mg/mL。同样，通过对阳性对照 L-抗坏血酸的数据进行非线性曲线回归得出其螯合亚铁离子的 EC_{20} 为（20.72 ± 0.03）mg/mL。

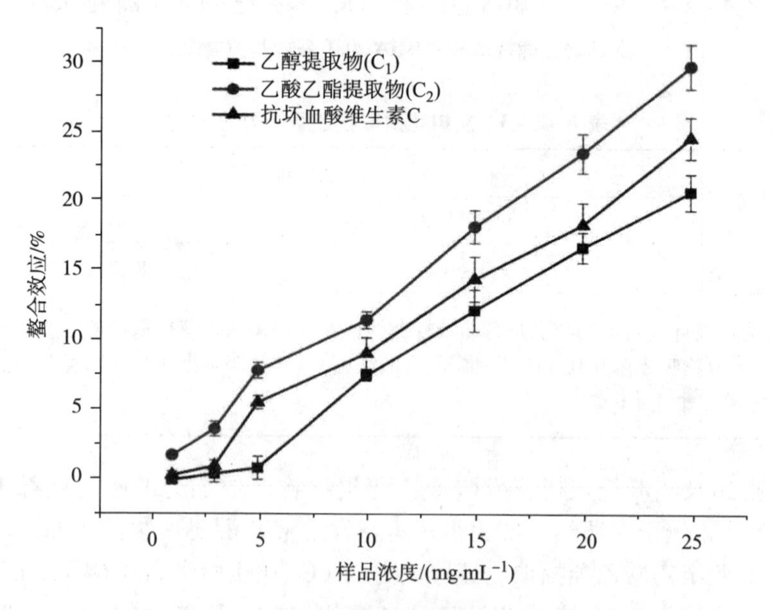

图 7-2-5 C_1、C_2及抗坏血酸螯合亚铁离子效果（C_1、C_2分别为对照组乙醇提取物、乙酸乙酯提取物）

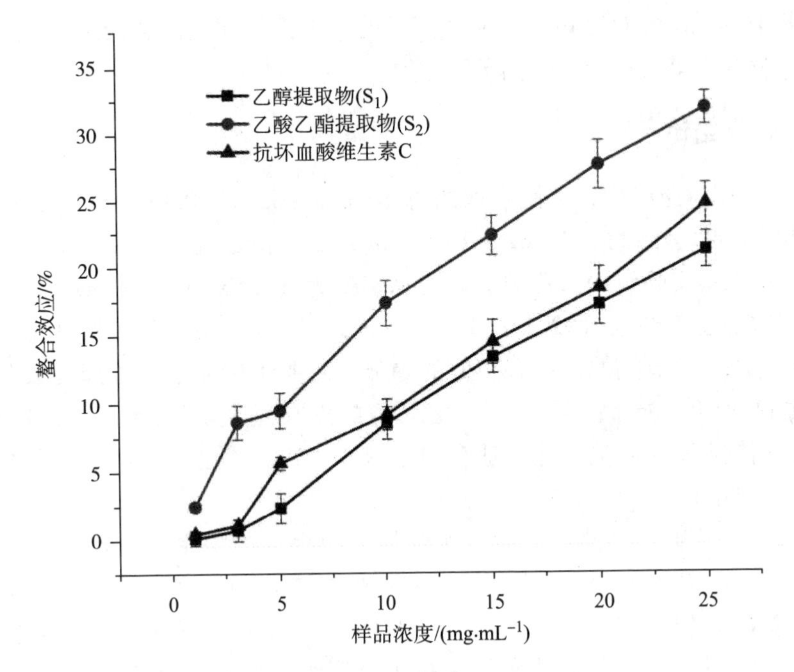

图7-2-6　S_1、S_2及抗坏血酸螯合亚铁离子效果（S_1、S_2分别为实验组乙醇提取物、乙酸乙酯提取物）

表7-2-4　灰树花提取物螯合亚铁离子的EC_{20}　$mg \cdot mL^{-1}$

样品	螯合亚铁离子	
	对照组 EC_{20}	实验组 EC_{20}
乙醇	23.92 ± 0.41^a	24.2 ± 0.07^a
乙酸乙酯	16.69 ± 0.16^b	12.36 ± 0.27^b
使用测定及计算得出的数据进行非线性曲线回归，得出灰树花提取物螯合亚铁离子EC_{20}（EC_{20}为提取物螯合20%亚铁离子时所对应的样品浓度）。		

对照组乙醇提取物螯合亚铁离子能力的EC_{20}比实验组高0.28 mg/mL（$P>0.05$）。对照组乙酸乙酯提取物螯合亚铁离子能力的EC_{20}比实验组高4.33 mg/mL（$P<0.05$）。对照组及实验组灰树花发酵液乙酸乙酯提取物螯合亚铁离子的EC_{20}都比阳性对照物抗坏血酸维生素C低，对照组比阳性对照物低4.03 mg/mL，实验组比阳性对照物低8.12 mg/mL。

结果表明，灰树花发酵乙醇提取物、乙酸乙酯提取物具有螯合亚铁离子能力，乙酸乙酯提取物螯合亚铁离子能力比乙醇提取物的强，且实验组乙酸乙酯提取物比阳性对照物螯合亚铁离子的能力强，并且添加天麻提取物可以增加灰树花发酵液螯合亚铁离子的能力。

2.4 研究结论

（1）在对照组中，乙醇提取的总多酚为（5.31 ±0.08）mg/g，而乙酸乙酯提取的总多酚为（81.82 ±0.45）mg/g，乙酸乙酯提取多酚量比乙醇高76.51 mg/g；实验组中，乙醇提取的总多酚为（5.53 ±0.02）mg/g，而乙酸乙酯提取的总多酚为（92.17 ±1.76）mg/g，乙酸乙酯提取多酚量比乙醇高86.64 mg/g。总黄酮的量也有相似的趋势，对照组中，乙酸乙酯提取黄酮量比乙醇高39.08 mg/g；实验组中，乙酸乙酯提取黄酮量比乙醇高42.98 mg/g。因此，相较乙醇，乙酸乙酯更适合用于提取灰树花发酵液中的多酚及黄酮类物质。

（2）实验组与对照组比较，实验组乙醇提取物中多酚量比对照组的增加了4.14%（$P<0.05$），实验组乙酸乙酯提取物中的多酚量比对照组的增加了12.65%（$P<0.05$）。实验组与对照组提取物中黄酮量出现了相同现象，实验组中乙醇提取物中黄酮量高于对照组，但未呈现显著性增加（$P>0.05$），同时，对于乙酸乙酯提取物中的黄酮量，实验组比对照组增加10.03%（$P<0.05$），出现显著性增加。因此，添加天麻提取物促进灰树花的生长代谢，使其产生更多的胞外多酚及黄酮类物质，其多酚、黄酮量得到提升。

（3）对照组灰树花发酵液乙醇提取物清除DPPH的EC_{50}比实验组高2.85 mg/mL（$P<0.05$）。对照组灰树花发酵液乙酸乙酯提取物清除DPPH的EC_{50}比实验组高0.3 mg/mL（$P>0.05$）；但是相较于对照组，实验组灰树花发酵液乙醇提取物的还原能力略有提高。对照组乙酸乙酯提取物还原能力的EC_{50}比实验组高0.64 mg/mL（$P<0.05$）；对照组乙醇提取物螯合亚铁离子能力的EC_{20}比实验组高0.28 mg/mL（$P>0.05$）。对照组乙酸乙酯提取物螯合亚铁离子能力的EC_{20}比实验组高4.33 mg/mL（$P<0.05$）。添加天麻提取物后，灰树花发酵液提取物清除DPPH能力提升，且灰树花发酵液提取物还原铁离子能力增强，同时，其螯合亚铁离子的作用也明显增强。总之，添加天麻提取物可以增强灰树花发酵液提取物抗氧化能力。

3　灰树花胞内蛋白抗氧化活性实验

3.1　研究背景

目前有关真菌蛋白的研究表明，真菌蛋白具有一定的抗氧化性。冯尚坤等利用中性蛋白酶水解灰树花菌丝体得到的灰树花多肽具有很强的清除超氧自由基和羟基自由基的活性[371]。杨开等[372]将灰树花多糖提取副产物中的蛋白分离后，经木瓜蛋白酶水解，得到的酶解多肽对 DPPH、ABTS + 及羟基自由基的最高清除率分别达到 65.78%、98.95%、66.14%。在灵芝肽[373]和姬松茸肽[374,375]的研究中，灵芝和姬松茸中小分子肽类化合物具有较好的抗氧化性。杜明等[376]采用四种提取方式提取了富硒灵芝中的粗蛋白并测定了相应的抗氧化活性，结果表明，四种粗蛋白都具有一定的羟基自由基和超氧阴离子自由基清除活性，并且以水溶性粗蛋白的抗氧化活性最高。陈建旭等[377]提取的赤灵芝水溶性蛋白具有一定的还原铁离子和清除 DPPH 自由基的能力，并且还具有较强的羟基自由基清除能力。利用微生物转化技术对中药成分进行发酵的同时，微生物的生理生化指标也会发生相应改变，本研究以天麻醇提取物作为刺激物添加到灰树花深层发酵体系中，以灰树花蛋白的 DPPH 清除率、还原能力、羟基自由基清除能力为分析指标，用维生素 C 为阳性对照，分析考察在天麻醇提取物的刺激下灰树花菌丝体蛋白抗氧化活性的变化，以期为活性物质的开发利用提供一定的理论基础。

3.2　研究材料与方法

3.2.1　菌种及天麻

灰树花（菌种编号：ACCC51616），购于中国农业微生物菌种保藏管理中心。

天麻，购于贵州省德江县天麻种植基地。

3.2.2　培养基

斜面种子培养基（PDA 培养基，g/L）：马铃薯（去皮）200，葡萄糖 20，蛋白胨 2，KH_2PO_4 2，$MgSO_4 \cdot 7H_2O$ 1，琼脂 20。pH 自然。

液体种子培养基（g/L）：葡萄糖 30，蛋白胨 2，酵母膏 6，KH_2PO_4 0.5，$MgSO_4 \cdot 7H_2O$ 0.5。pH 自然。

摇瓶发酵培养基（g/L）：葡萄糖 50，蛋白胨 5，酵母膏 10，KH_2PO_4 2，$MgSO_4 \cdot 7H_2O$ 2。pH 自然。

3.2.3 培养方法

斜面种子培养：于母种试管中挑取黄豆粒大小的菌丝块接种于 PDA 试管斜面中部，置于 25 ℃恒温培养 9 d。

液体种子培养：先将斜面试管培养基上的菌丝用接种铲轻轻刮下，加入一定量的无菌水，以使菌丝与固体培养基脱离，然后倒入 250 mL 三角锥形瓶液体种子培养基中，置于 25 ℃、150 r/min 摇床培养 4 ~ 7 d。三角锥形瓶中应长出大量均匀、细小的菌丝球且菌液澄清为最佳。

发酵培养：在无菌条件下，按 10% 的接种量接种，接种于发酵培养基中。250 mL 三角锥形瓶装液量为 100 mL，25 ℃、150 r/min 摇床培养 7 d。

3.2.4 研究方法

3.2.4.1 天麻醇提取物的制备

精确称取天麻粉末 10 g，加入体积分数 75% 的乙醇溶液 100 mL，常温（25 ℃左右）浸泡 48 h 后过滤取滤液，然后将滤液 60 ℃减压蒸馏除去乙醇，将剩余提取物重溶于蒸馏水中，定容到 100 mL，即得天麻醇提取液。按照实验需要添加到灰树花发酵培养基中去。

3.2.4.2 灰树花菌丝体粗蛋白的测定方法

采用凯氏定氮法，参照 GB/T 5009.5—2010 的操作，精确称取 0.300 g 灰树花菌丝体移入定氮管，加入 20 mL H_2SO_4、6 g K_2SO_4 和 0.4 g $CuSO_4$ 消化，待全碳化后消化液变成蓝绿色，再继续加热 0.5 h 后取下放冷，同时做空白实验。按照说明书设定参数及程序，将所得消化液用自动凯氏定氮仪蒸馏，用硼酸接收氨气，用 0.100 2 mol/L H_2SO_4 滴定。按式（1）计算样品中的蛋白含量。

$$X = \frac{0.0140(V_1 - V_2)c}{mV_3/100} \cdot F \cdot 100 \tag{1}$$

式中，X 为样品中蛋白含量（g/100 g）；V_1 为样品消耗硫酸标准滴定液的体积（mL）；V_2 为空白组消耗硫酸标准滴定液的体积（mL）；V_3 为吸取消化液的体积（mL）；c 为硫酸标准滴定液浓度（mol/L）；0.014 0 为 1.0 mL 硫酸［$c(1/2H_2SO_4) = 1.000$ mol/L］标准滴定液相当的氮的质量（g）；m 为试样的质量（g）；F 为氮换算为蛋白质的系数（6.25）。

3.2.4.3　透析袋预处理

用剪刀将透析袋沿15~20 cm处剪成小段，再置于2%（m/V）的碳酸氢钠和1 mmol/L EDTA（pH 8.0）溶液中煮沸10 min左右，取出后放入蒸馏水中漂洗，再置于1 mmol/L EDTA（pH 8.0）中煮沸10 min，待透析袋冷却后用蒸馏水将透析袋里外清洗后备用。

3.2.4.4　灰树花菌丝体蛋白的提取方法

称取一定量（2~3 g）灰树花菌丝体粉，按照第1部分优化出的提取工艺条件提取灰树花菌丝体蛋白，将粗蛋白液置于4 000 r/min的离心机中离心10 min，在得到的上清液中缓慢添加硫酸铵粉末至80%饱和度，置于4 ℃培养箱静止24 h后，置于离心机中离心（4 000 r/min、20 min），沉淀粉末用适量0.05 mol/L的磷酸盐缓冲液（pH 7.5）重新溶解，并用超纯水进行流水透析（4 ℃、24 h），透析完成后，测蛋白含量，再真空冷冻干燥至粉末，所得蛋白粉于-20 ℃保藏备用。

3.2.4.5　DPPH自由基清除率测定

实验组（添加天麻醇提取物培养至一定天数后提取得到的菌丝体蛋白）与对照组（未添加天麻醇提取物培养至一定天数后提取得到的菌丝体蛋白）分别配制成不同浓度的蛋白液，VC组（维生素C）作为阳性对照，离心后取2 mL的上清液于试管中，再加入2 mL乙醇配制的DPPH溶液（1×10^{-4} mol/L），混合摇匀后，在室温避光处静置反应30 min。用紫外分光光度计在波长为517.4 nm处测定吸光度A_i；同时，测2 mL DPPH溶液与2 mL乙醇混合后的吸光度A_0和2 mL蛋白液与2 mL乙醇混合后的吸光度A_j，实验中用VC作为阳性对照，每个浓度做三次平行实验并取平均值。则待测蛋白液的DPPH自由基清除率按下列公式计算：

$$\text{DPPH自由基清除率} = \left(1 - \frac{A_i - A_j}{A_0}\right) \times 100\%$$

3.2.4.6　羟基自由基(·OH)清除方法

实验组与对照组配制不同浓度的蛋白液，VC组（维生素C）作为阳性对照，离心取2 mL上清液于试管中，依次加入2 mL 6 mmol/L的$FeSO_4$、2 mL 6 mmol/L的H_2O_2，混匀后静置反应10 min，再加入2 mL 6 mmol/L水杨酸，混合均匀并静置30 min后，在波长为510 nm处测吸光度记为A_i，当用超纯水代替水杨酸时，测得的吸光度记为A_j。空白对照组以超纯水代替样品测得的吸光度记为A_0。则待测蛋白液的羟自由基（·OH）清除率按下列公式计算：

$$羟基自由基清除率 = \left(1 - \frac{A_i - A_j}{A_0}\right) \times 100\%$$

3.2.4.7　还原力测定方法

实验组与对照组配制不同浓度的蛋白液，VC 组（维生素 C）作为阳性对照，离心取 1 mL 上清液于试管中，再加入 2.5 mL 0.2 mol/L 的磷酸缓冲液（pH 6.6）及 2.5 mL 1% 的铁氰化钾，混合均匀，置于 50 ℃恒温水浴锅内保温 20 min。将 2.5 mL 10% 三氯乙酸加入上述反应液中，离心后取 2.5 mL 上清液移入另一试管中，再加入 2.5 mL 的蒸馏水及 0.5 mL 的氯化铁（0.1%），混合均匀后，于波长 700 nm 处读取吸光度。测得的吸光度越大，则表明还原力越强。

3.3　研究结果与分析

3.3.1　灰树花菌丝体粗蛋白含量测定结果

实验组（加入体积分数 7% 的天麻醇提取物至灰树花发酵体系中）与对照组（未加入培养天麻醇提取物至灰树花发酵体系中）培养 11 d 后，灰树花菌丝体粗蛋白含量分别是（26.76 ±0.56）g/100 g 和（27.52 ±0.76）g/100 g，即实验组菌丝体单位质量内含的粗蛋白略低于对照组。

3.3.2　DPPH 自由基清除率的比较

如图 7 -3 -1 所示，对照组、实验组及 VC 组的 DPPH 自由基清除率均随浓度的增加而变化。VC 组的 DPPH 自由基清除率在浓度为 0.1 ~0.6 mg/mL 时迅速增加，在浓度为 0.6 ~1.0 mg/mL 时趋于稳定并达到最高值 88.15% ± 1.65%；对照组的 DPPH 自由基清除率在浓度为 0.1 ~0.4 mg/mL 时迅速增加，在浓度为 0.4 ~ 1.0 mg/mL 时，整体趋于稳定，并达到（41.65 ± 1.02)%；实验组的 DPPH 自由基清除率在蛋白浓度为 0.1 ~0.4 mg/mL 时迅速增加，在浓度为 0.4 ~ 1.0 mg/mL 时，缓慢增加并达到最高值（48.11 ± 0.98)%。实验结果显示，实验组与对照组（浓度为 1.0 mg/mL）均有一定的 DPPH 自由基清除能力，且实验组比对照组高 15.51%（$P<0.05$）。

3.3.3　羟基自由基清除率的比较

如图 7 -3 -2 所示，对照组、实验组及 VC 组的羟基自由基清除率均随浓度的增加而变化，VC 组的 DPPH 自由基清除率在浓度在 0.1 ~0.4 mg/mL 时迅速增加，在浓度为 0.4 ~0.8 mg/mL 时趋于稳定并达到最高值 84.66% ± 1.73%；对照组的羟基自由基清除率在浓度为 0.1 ~0.4 mg/mL 时迅速增加，

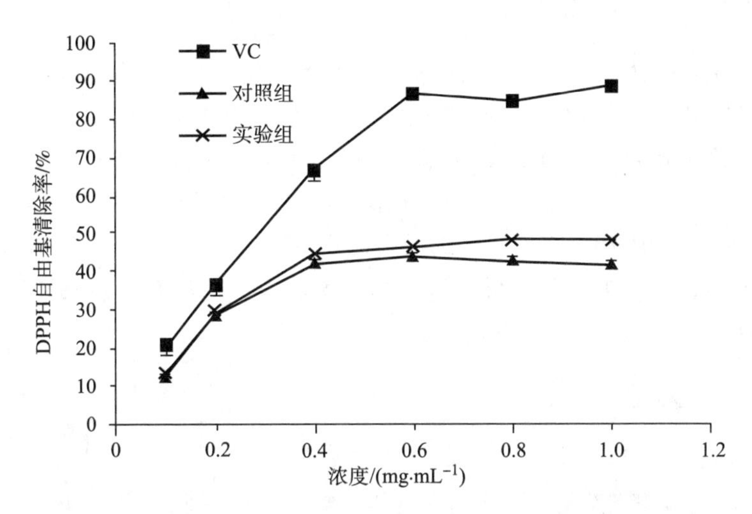

图7-3-1　对照组、实验组及VC组DPPH自由基清除率比较

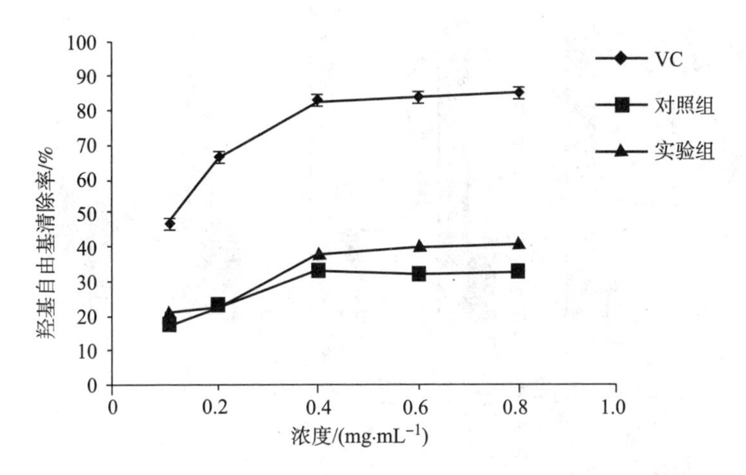

图7-3-2　对照组、实验组及VC组羟基自由基清除率比较

在浓度为0.4~0.8 mg/mL时，趋于稳定，并达到（32.60±0.76)%；实验组的羟基自由基清除率在浓度为0.1~0.4 mg/mL时迅速增加，在浓度为0.4~0.8 mg/mL时，缓慢增加并达到最高值（40.41±0.82)%。实验结果显示，实验组与对照组（浓度为0.8 mg/mL）均有一定的羟基自由基清除能力，且实验组比对照组高23.96%($P<0.05$)。

3.3.4 还原力的比较

如图 7－3－3 所示，对照组、实验组及 VC 组的还原力大小均随浓度的增加而变化。VC 组的 DPPH 自由基清除率在浓度为 0.1～0.4 mg/mL 时迅速增加，在浓度为 0.4～0.8 mg/mL 时趋于稳定，并且吸光度达到 1.07±0.04；对照组与实验组的还原力大小变化趋势基本相同，在浓度为 0.1～0.8 mg/mL 时逐渐增加，增加趋势渐缓，并达到最高值 0.243±0.005 和 0.274±0.004。实验结果显示，实验组与对照组（浓度为 0.8 mg/mL）均有一定的还原力，且实验组比对照组高 12.50%（$P<0.05$）。

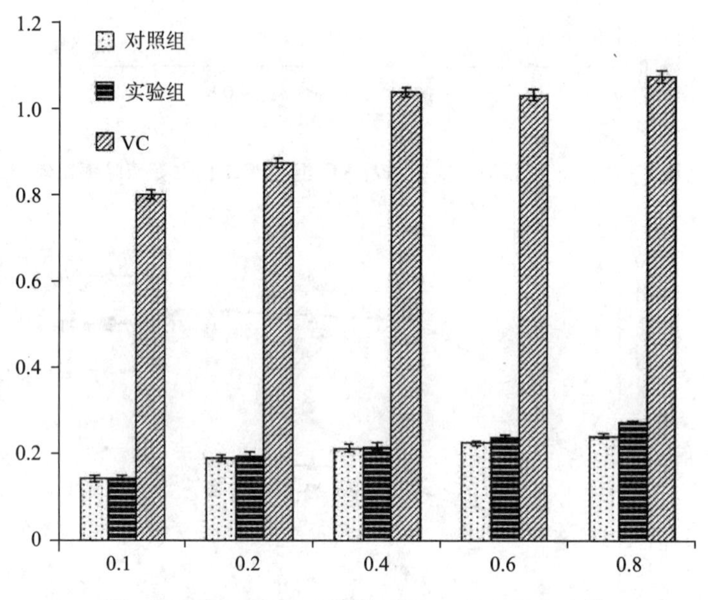

图 7－3－3　对照组、实验组及 Vc 组还原力比较

3.4 研究结论

（1）实验组（加入体积分数 7% 的天麻醇提取物至灰树花发酵体系中）与对照组（未加入培养天麻醇提取物至灰树花发酵体系中）培养 11 d 后，灰树花菌丝体粗蛋白含量分别是（26.76±0.56）g/100 g 和（27.52±0.76）g/100 g，即实验组菌丝体单位质量内含的粗蛋白略低于对照组。

（2）实验组与对照组的抗氧化能力（DPPH 自由基清除能力、羟基自由基清除能力及还原力）均低于 VC 组；实验组与对照组（浓度为 1.0 mg/mL）均有一定的 DPPH 自由基清除能力，且实验组比对照组高 15.51%（$P<0.05$）；实验组与对照组（浓度为 0.8 mg/mL）均有一定的羟基自由基清除能

力，且实验组比对照组高23.96%（$P<0.05$）；实验组与对照组（浓度为0.8 mg/mL）均有一定的还原力，且实验组比对照组高12.50%（$P<0.05$）。这表明天麻醇提取物可以增强灰树花菌丝体蛋白的抗氧化能力。

4 灰树花胞外多糖降血糖功效实验

4.1 研究背景

糖尿病越来越威胁着人类的生命，在发达国家，由于糖尿病导致死亡的人数逐渐升高，这是继心脑血管疾病和癌症之后的第3类重大疾病。现在人们经常靠胰岛素药物来降低体内血糖水平，但胰岛素药物会让病人产生依赖性或者拮抗性；另外，某些合成类药物也可用于降低血糖水平，但合成药物的药效低导致其作用比较缓慢且副作用比较大，不利于人体健康。因此，为了帮助糖尿病患者安全健康地降低血糖水平，我们需要开发出一种使用方便、作用稳定、高效持久及毒副作用比较小的新型降血糖药物。近年来，国内外的研究者通过利用天然产物的降血糖功能来治疗糖尿病[378]。天然产物的降血糖作用温和，成分毒性低，口服给药使用方便，并且天然产物的降血糖活性成分的性质非常稳定。因此，具有低毒、高效及能口服的降血糖天然产物新药可为糖尿病的预防和治疗提供新的研究方向。

目前的研究报道证实，真菌多糖对糖尿病有着明显的改善作用。真菌多糖可以达到降低血糖、增加体内肝糖原、改善糖耐量的作用[379-382]。真菌多糖的作用机理是通过调节糖代谢过程，一方面促进肝糖原的合成，另一方面减少肝糖原分解，从而降低机体内的血糖水平。并且真菌多糖对糖尿病大鼠的脑组织、心肌、膈肌都起着一定保护作用。Hwang等[383]研究了深层发酵桑黄胞外多糖对链脲佐菌素诱导糖尿病小鼠降血糖效果的影响，研究结果表明，饲喂桑黄粗胞外多糖的糖尿病小鼠的血糖水平与对照组糖尿病小鼠血糖水平相比有了显著降低，并且发现天门冬氨酸氨基转移酶（AST）和丙氨酸氨基转移酶（ALT）的酶活力明显降低。同时，实验组的糖尿病小鼠肝功能也得到了明显改善。陈三妹等[384]研究了香菇多糖对糖尿病大鼠心肌的保护作用，通过观察香菇多糖对糖尿病大鼠的心肌形态学变化，以及心肌组织内一氧化氮合酶（NOS）和超氧化物歧化酶（SOD）活性测定、一氧化氮（NO）含量和丙二醛（MDA）含量的测定，结果发现香菇多糖可能通过抗脂质过氧化作用和降低水平来对糖尿病大鼠的心肌产生保护作用。Wang等[385]研究了患有高血糖的大鼠是否受香菇多糖的作用，通过检测高血糖大鼠的血糖及耐糖量和胰岛素等方面可以看出，香菇多糖具有改善糖耐量和降低血糖的作用，但并不是通过胰岛素来达到降糖作用的。杜志强等[386]以液体发酵生产的猴头菌丝体多糖为原料，通过灌胃高、中、低三个剂量的猴头菇多糖发现，猴头菇多糖对四氧嘧啶诱发的小鼠高血糖具有有效的抑制作用。其中，高剂量的降血糖作用与格列本脲相比，差异极显著，抑制作用更好，对患有糖尿病的小鼠保护作用更明显。桑黄在我国有着丰富的资源，但目前国内外对桑黄菌丝体多糖的降血糖、肝功能的保护作用等生物活性的报道相对较少。张暴等[387]通过调节血糖实验发现，不同剂量的桑黄菌丝体多糖对糖尿病小鼠的降糖率明显不同，高剂量的桑黄菌丝体多糖的降糖效果明显要好于中、低剂量组。宗灿华等[388]对黑木耳多糖在降低小鼠血糖方面进行了研究，结果表明，黑木耳多糖在降低糖尿病小鼠血糖方面能发挥很好的作用。

近年来，人们对中草药的研究利用取得了令人瞩目的研究成果，从中发现中草药能够有效地治疗糖尿病及其并发症。但是中药的提取物往往具有作用过于缓慢，且效果并不显著的特点，因此，探明中药成分，提高中药药效已成为糖尿病治疗的重要问题。为了更进一步加大中药的开发利用，寻求新的防治糖尿病的方法，本节将探明天麻醇提取物中天麻有效成分参与灰树花深层发酵系统对多糖降血糖活性贡献力最大的活性成分，然后将此天麻活性成分直接用于灰树花多糖的生产中，从而有效避免中药天麻的大量使用；从酶学角度分析天麻活性成分参与灰树花深层发酵所得灰树花胞外多糖对 α－葡萄糖苷酶抑制作用的影响；阐明天麻活性成分对羟基苯甲醛和对羟基苯甲醇促进灰树花胞外降血糖活性的增效机理。本实验具有改善和提高中药药效的参考价值，为重要产品迈向国际市场提供理论依据，为利用灰树花等药用真菌发酵中草药创制新的活性制剂及获得新的活性化合物提供理论基础。

4.2 研究材料与方法

4.2.1 天麻和灰树花菌种

灰树花（菌种编号：5.404），购于中国普通微生物菌种保藏管理中心。

天麻，购于贵州省德江县天麻种植基地。

4.2.2 培养基

斜面种子培养基（PDA 培养基，g/L）：马铃薯（去皮）200，葡萄糖 20，蛋白胨 2，KH_2PO_4 2，$MgSO_4 \cdot 7H_2O$ 1，琼脂 20。pH 自然。

液体种子培养基（g/L）：葡萄糖30，蛋白胨2，酵母膏6，KH_2PO_4 0.5，$MgSO_4 \cdot 7H_2O$ 0.5。pH自然。

摇瓶发酵培养基（g/L）：葡萄糖50，蛋白胨5，酵母膏10，KH_2PO_4 2，$MgSO_4 \cdot 7H_2O$ 2。pH自然。

4.2.3　培养方法

斜面种子培养：于母种试管中挑取黄豆粒大小的菌丝块接种于PDA试管斜面中部，25 ℃恒温培养9 d。

液体种子培养：先将斜面试管培养基上的菌丝用接种铲轻轻刮下，加入一定量的无菌水，以使菌丝与固体培养基脱离，然后倒入250 mL三角锥形瓶液体种子培养基中，25 ℃、150 r/min摇床培养4～7 d。三角锥形瓶中应长出大量均匀、细小的菌丝球，且以菌液澄清为最佳。

发酵培养：在无菌条件下，按10%的接种量接种，接种于发酵培养基中。250 mL三角锥形瓶装液量为100 mL，25 ℃、150 r/min摇床培养9 d。

4.2.4　研究方法

4.2.4.1　天麻提取物的制备

精确称取天麻粉末10 g，加入体积分数75%的乙醇溶液100 mL，常温（25 ℃左右）浸泡48 h后过滤，然后将滤液于60 ℃减压蒸馏除去乙醇。将剩余提取物重溶于蒸馏水中，定容到100 mL，即得天麻醇提取液。按照实验需要添加到灰树花发酵培养基中去。

4.2.4.2　灰树花胞外粗多糖分离纯化

多糖的处理：醇析出的粗多糖用体积分数3%的三氯乙酸脱蛋白、20%的H_2O_2脱色，经流水透析2 d，再经蒸馏水透析1 d，即可用于多糖的组分分离[259]。

4.2.4.3　α-葡萄糖苷酶活力测定

（1）试剂配制：

pH 6.8的0.1 mol/L磷酸盐缓冲液：分别配制0.1 mol/L Na_2HPO_4和NaH_2PO_4，用这两种溶液调pH至6.8，即得0.1 mol/L磷酸盐缓冲液。

1 U/mL α-葡萄糖苷酶：用pH 6.8的0.1 mol/L磷酸盐缓冲液配制成10 U/mL母液，保存在-20 ℃冰箱中，每次用时稀释至1 U/mL。

0.5 mmoL/L底物（PNPG）：称取0.015 1 g PNPG，用pH 6.8的0.1 mol/L磷酸盐缓冲液配制成浓度为0.5 mmol/L的溶液。

反应终止液：1 mol/L Na_2CO_3，称取5.4 g Na_2CO_3于烧杯中，加入适量蒸

馏水溶解，并定容到50 mL，4 ℃下保存，备用。

阳性药的配制：精密称取阿波卡糖样品，以pH 6.8的0.1 mol/L磷酸盐缓冲液为溶剂溶解，配成10 mg/mL。

多糖溶液配制：精密称取冷冻干燥后的多糖样品，用pH 6.8的0.1 mol/L磷酸盐缓冲液分别配制成浓度为10、20、30、40、50、60、70 mg/mL的溶液。

（2）α－葡萄糖苷酶活力测定原理：以无色PNPG作为酶活力测定体系中的反应底物，经过α－葡萄糖苷酶水解α－1，4－葡萄糖苷键后，释放出对硝基苯酚（PNP），在碱性条件下，PNP呈黄色。通过检测400 nm处的吸光度判定PNP含量，从而作为α－葡萄糖苷酶活力大小判定依据。

IC_{50}：抑制酶活力达到50%时所需抑制剂的浓度。

（3）α－葡萄糖苷酶活力测定反应体系[389]。

药物反应孔：

0.2 mL药物＋0.2 mL酶液＋0.2 mL缓冲液＋0.2 mL PNPG＋0.8 mL Na_2CO_3

药物对照孔：

0.2 mL药物＋0.2 mL缓冲液＋0.2 mL缓冲液＋0.2 mL PNPG＋0.8 mL Na_2CO_3

空白反应孔：

0.2 mL缓冲液＋0.2 mL酶液＋0.2 mL缓冲液＋0.2 mL PNPG＋0.8 mL Na_2CO_3

空白对照孔：

0.2 mL缓冲液＋0.2 mL缓冲液＋0.2 mL缓冲液＋0.2 mL PNPG＋0.8 mL Na_2CO_3

抑制率计算方法：

$$\text{抑制率} = \frac{A_0 - A}{A_0} \times 100\%$$

式中，A＝药物反应孔Abs－药物对照孔Abs；A_0＝空白反应孔Abs－空白对照孔Abs。

4.2.4.4　统计方法

本实验中所有实验的数据分析均使用SPSS 17.0，用Excel 2010、Origin 8作图表。

4.3　研究结果与分析

4.3.1　GFP－1 对 α－葡萄糖苷酶的抑制效果

灰树花在常规培养基中液态深层发酵获得灰树花胞外多糖 GFP－1，经三氯乙酸脱蛋白、过氧化氢脱色、透析袋除去小分子盐类、冷冻干燥后获得纯品 GFP－1。将 GFP－1 和阳性对照组阿卡波糖加入 α－葡萄糖苷酶反应体系中，测得 GFP－1 和阿卡波糖对 α－葡萄糖苷酶活力的抑制关系，如图 7－4－1 所示。

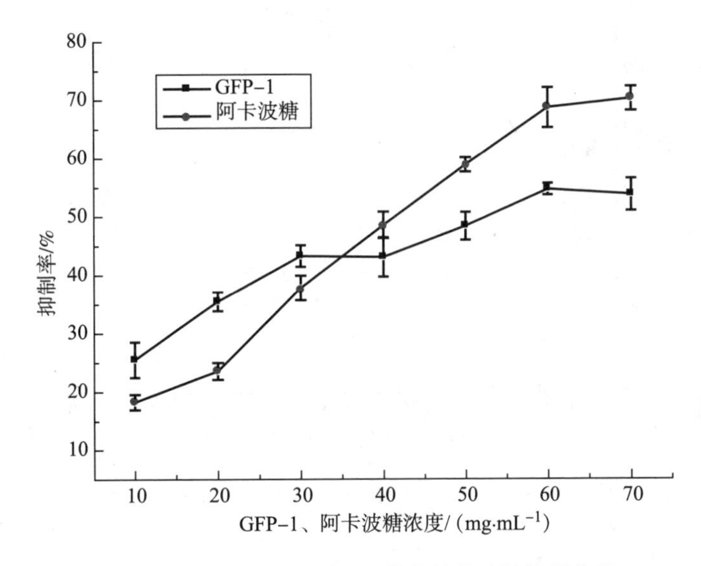

图 7－4－1　GFP－1 对 α－葡萄糖苷酶的抑制曲线

从图 7－4－1 中可以看出，在 10～30 mg/mL 的浓度范围内，GFP－1 对 α－葡萄糖苷酶活力的抑制呈较明显的浓度依赖关系，随浓度的加大，抑制率增大。当 GFP－1 浓度继续增加，GFP－1 对 α－葡萄糖苷酶活力抑制率缓慢上升；当 GFP－1 浓度大于 60 mg/mL 以后，曲线趋于平缓，GFP－1 对 α－葡萄糖苷酶活力抑制率达到 54.67%。另外，从图中可以发现，在 10～35 mg/mL 浓度范围内，GFP－1 对 α－葡萄糖苷酶活力抑制率始终高于阿卡波糖对 α－葡萄糖苷酶活力抑制率；在 35～70 mg/mL 浓度范围内，GFP－1 对 α－葡萄糖苷酶活力抑制率始终低于阿卡波糖对 α－葡萄糖苷酶活力抑制率。这说明高浓度的阿卡波糖降血糖效果优于同等浓度的 GFP－1。

4.3.2　GFP－2 对 α－葡萄糖苷酶的抑制效果

在灰树花液态深层发酵系统中添加天麻醇提取物获得灰树花胞外多糖 GFP－2，经三氯乙酸脱蛋白、过氧化氢脱色、透析袋除去小分子盐类、冷冻干燥后获得纯品 GFP－2。将 GFP－2 和阳性对照组阿卡波糖加入 α－葡萄糖苷酶反应体系中，测得 GFP－2 和阿卡波糖对 α－葡萄糖苷酶活力的抑制关系，如图 7－4－2 所示。

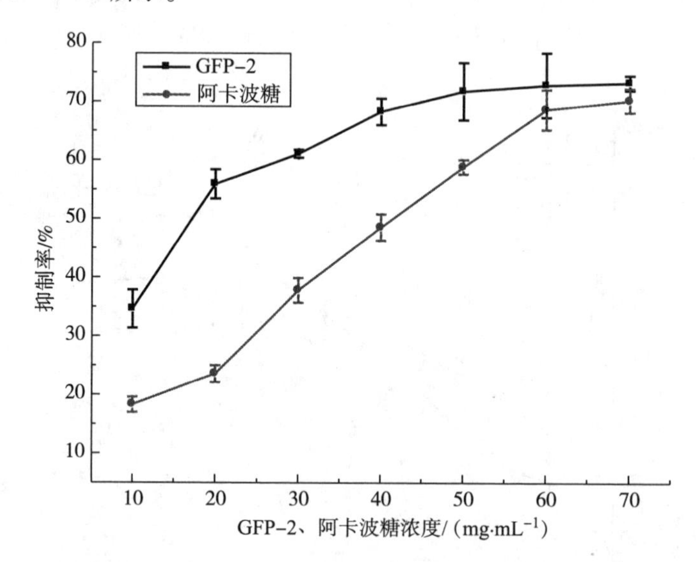

图 7－4－2　GFP－2 对 α－葡萄糖苷酶的抑制曲线

从图 7－4－2 中可以看出，在 10～50 mg/mL 的浓度范围内，GFP－2 对 α－葡萄糖苷酶活力的抑制呈较明显的浓度依赖关系，随浓度的加大，抑制率增大。当 GFP－2 浓度继续增加，GFP－2 对 α－葡萄糖苷酶活力的抑制曲线趋于平缓；当 GFP－2 浓度为 70 mg/mL 时，GFP－2 对 α－葡萄糖苷酶活力抑制率最高达到 73.26%。另外，从图中可以发现，在考察浓度范围内，GFP－2 对 α－葡萄糖苷酶活力抑制率始终高于阿卡波糖对 α－葡萄糖苷酶活力抑制率，在 GFP－2 和阿卡波糖浓度均为 20 mg/mL 时，两者的抑制率相差最大，GFP－2 对 α－葡萄糖苷酶活力抑制率是阿卡波糖对 α－葡萄糖苷酶活力抑制率的 2.37 倍。随着浓度的继续增加，二者对 α－葡萄糖苷酶活力抑制率相差逐渐减小，当浓度增加到 70 mg/mL 时，GFP－2 对 α－葡萄糖苷酶活力抑制率略微高于阿卡波糖对 α－葡萄糖苷酶活力抑制率，这说明 GFP－2 的降血糖活力始终高于阿卡波糖。

4.3.3　GFP－3对α－葡萄糖苷酶的抑制效果

在灰树花液态深层发酵系统中添加天麻单一有效成分对羟基苯甲醇获得灰树花胞外多糖GFP－3，经三氯乙酸脱蛋白、过氧化氢脱色、透析袋除小分子盐类、冷冻干燥后获得纯品GFP－3。将GFP－3和阳性对照组阿卡波糖加入α－葡萄糖苷酶反应体系中，测得GFP－3和阿卡波糖对α－葡萄糖苷酶酶活力的抑制关系，如图7－4－3所示。

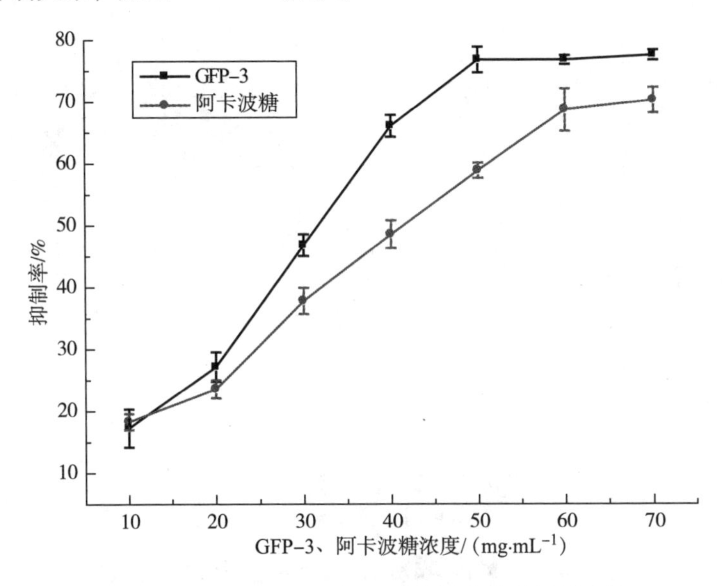

图7－4－3　GFP－3对α－葡萄糖苷酶的抑制曲线

从图7－4－3中可以看出，在10～50 mg/mL的浓度范围内，GFP－3对α－葡萄糖苷酶活力的抑制呈较明显的浓度依赖关系，随浓度的加大，抑制率增大；当GFP－3浓度继续增加，GFP－3对α－葡萄糖苷酶活力的抑制曲线趋于平缓，GFP－3对α－葡萄糖苷酶活力抑制率最高达到77.52%。另外，从图中可以发现，在15～70 mg/mL浓度范围内，GFP－3对α－葡萄糖苷酶活力抑制率始终高于阿卡波糖对α－葡萄糖苷酶活力抑制率，在GFP－3和阿卡波糖浓度均为50 mg/mL时，两者的抑制率相差最大，此时GFP－3对α－葡萄糖苷酶活力抑制率是阿卡波糖对α－葡萄糖苷酶活力抑制率的1.3倍。随着浓度的继续增加，二者对α－葡萄糖苷酶活力抑制率相差逐渐减小，当浓度增加到60 mg/mL时，GFP－3对α－葡萄糖苷酶活力抑制率和阿卡波糖对α－葡萄糖苷酶活力抑制率均保持稳定，这说明GFP－3的降血糖活性始终略微高于阿卡波糖。

4.3.4　GFP－4 对 α－葡萄糖苷酶的抑制效果

在灰树花液态深层发酵系统中添加天麻单一有效成分对羟基苯甲醛获得灰树花胞外多糖 GFP－4，经三氯乙酸脱蛋白、过氧化氢脱色、透析袋除去小分子盐类、冷冻干燥后获得纯品 GFP－4。将 GFP－4 和阳性对照组阿卡波糖加入到 α－葡萄糖苷酶反应体系中，测得 GFP－4 和阿卡波糖对 α－葡萄糖苷酶活力的抑制关系，如图 7－4－4 所示。

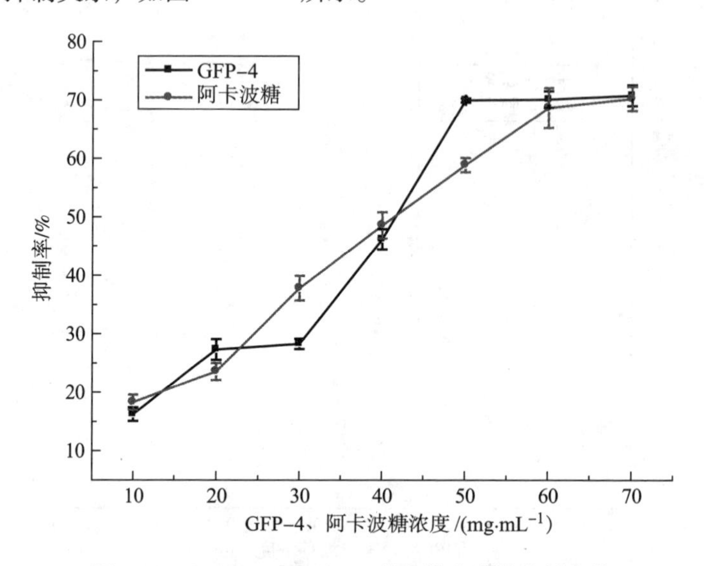

图 7－4－4　GFP－4 对 α－葡萄糖苷酶的抑制曲线

从图 7－4－4 中可以看出，在 10～30 mg/mL 的浓度范围内，GFP－4 对 α－葡萄糖苷酶活力抑制率随浓度的加大而缓慢增大。当 GFP－4 浓度继续增加，在 30～50 mg/mL 的浓度范围内，GFP－4 对 α－葡萄糖苷酶活力抑制率呈较明显的浓度依赖关系，随浓度的加大，抑制率增大。再继续增加 GFP－4 浓度，GFP－4 对 α－葡萄糖苷酶活力抑制率几乎保持不变。GFP－4 对 α－葡萄糖苷酶活力抑制率最高达到 70.79%。另外，从图中可以发现，在 10～25 mg/mL 和 60～70 mg/mL 浓度范围内，GFP－4 对 α－葡萄糖苷酶活力抑制率和阿卡波糖对 α－葡萄糖苷酶活力抑制率几乎相同。在 25～40 mg/mL 浓度范围内，GFP－4 对 α－葡萄糖苷酶活力抑制率低于阿卡波糖对 α－葡萄糖苷酶活力抑制率。在 40～70 mg/mL 浓度范围内，GFP－4 对 α－葡萄糖苷酶活性抑制率高于阿卡波糖对 α－葡萄糖苷酶活力抑制率。在 GFP－4 和阿卡波糖浓度均为 30 mg/mL 和 50 mg/mL 时，两者的抑制率相差最大。

4.3.5　四种多糖和阿卡波糖对 α－葡萄糖苷酶半抑制浓度

测定 GFP－1、GFP－2、GFP－3、GFP－4 四种多糖对 α－葡萄糖苷酶半抑制浓度，与临床上已经应用的药物 α－葡萄糖苷酶抑制剂——阿卡波糖对 α－葡萄糖苷酶半抑制浓度作比较，结果如图 7－4－5 所示。

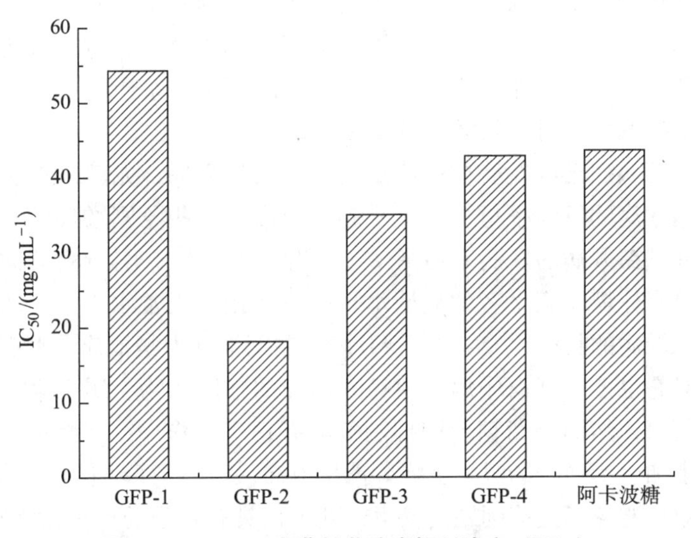

图 7－4－5　α－葡萄糖苷酶半抑制浓度（IC_{50}）

IC_{50}越小，说明抑制效果越好；相反，IC_{50}越大，则说明抑制效果越差。由图 7－4－5 可知，GFP－1、GFP－2、GFP－3、GFP－4 四种多糖及阿卡波糖对 α－葡萄糖苷酶半抑制浓度 IC_{50}从大到小顺序为：GFP－1 > 阿卡波糖 > GFP－4 > GFP－3 > GFP－2。所以 GFP－1、GFP－2、GFP－3、GFP－4 四种多糖及阿卡波糖对 α－葡萄糖苷酶的抑制效果顺序为：GFP－2 > GFP－3 > GFP－4 > 阿卡波糖 > GFP－1。由此可以推测，GFP－1、GFP－2、GFP－3、GFP－4 四种多糖及阿卡波糖的降血糖活性由高到低的顺序为：GFP－2 > GFP－3 > GFP－4 > 阿卡波糖 > GFP－1。即常规培养基发酵培养的灰树花胞外多糖降血糖活性低于临床药物阿卡波糖，当分别向培养基添加天麻醇提取物和其单一有效成分对羟基苯甲醇、对羟基苯甲醛后，所得灰树花胞外多糖降血糖活性均有所增加，并且增加后的降血糖活性高于临床药物阿卡波糖，其中天麻醇提取物的增效效果最明显。

4.4　研究结论

为探明天麻醇提取物对灰树花胞外多糖降血糖活性增效贡献力最大的成

分，在灰树花液体发酵体系中添加几种天麻主要成分（包括对羟基苯甲醇及对羟基苯甲醛），主要结果如下：GFP－1、GFP－2、GFP－3、GFP－4 四种多糖及阿卡波糖对 α－葡萄糖苷酶半抑制浓度 IC_{50}从大到小顺序为：GFP－1＞阿卡波糖＞GFP－4＞GFP－3＞GFP－2。降血糖活性由高到低的顺序为：GFP－2＞GFP－3＞GFP－4＞阿卡波糖＞GFP－1。常规培养基发酵培养的灰树花胞外多糖降血糖活性低于临床药物阿卡波糖，当分别向培养基中添加天麻醇提取物和其单一有效成分对羟基苯甲醇、对羟基苯甲醛后，所得灰树花胞外多糖降血糖活性均有所增加，并且增加后的降血糖活性高于临床药物阿卡波糖，其中天麻醇提取物是对增效贡献最大的成分。

目前，糖尿病已经发展成最严重的慢性疾病之一，尤其是在肥胖和衰老人群中，糖尿病的发病率呈持续上升趋势。而在这些急剧增加的众多糖尿病患者中，Ⅱ型糖尿病的发病率最高。2004 年，全球十余名专家共同的研究结果表明，只有让糖尿病患者的血糖水平维持在接近正常水平，才能真正达到治疗Ⅱ型糖尿病的目的[391]。葡萄糖苷酶抑制剂被认为是治疗Ⅱ型糖尿病的首选药，同时它也是Ⅰ型糖尿病的胰岛素治疗的辅助药物，属于第 4 类治疗Ⅱ糖尿病的药物，然而葡萄糖苷酶抑制剂具有很多副作用，如腹泻、腹部鼓胀感、排气增加、稀便、肠鸣、腹痛等消化道症状[392]。真菌来源的葡萄糖苷酶抑制剂有效地避免了这些问题的发生，其不仅具有较强的抑制糖吸收的活性，也没有普通葡萄糖苷酶抑制剂出现的副作用[393]。本节的研究结果为天麻及灰树花真菌的开发利用提供了一定的理论基础，而天麻参与发酵所得的灰树花胞外多糖可作为新型降血糖药物。

参考文献

[1] 潘崇环，孙萍，龚翔，等．珍稀食用菌栽培与名贵野生菌的开发利用[M]．北京：中国农业出版社，2004.

[2] 刘振祥，张胜．食用菌栽培技术[M]．北京：化学工业出版社，2007.

[3] 唐玉琴，李长田，赵义涛．食用菌生产技术[M]．北京：化学工业出版社，2008.

[4] 李育岳．食用菌栽培手册[M]．北京：金盾出版社，2007.

[5] Sutherland I W. Bacterial Exopolysaccharides [J]. Advances in Microbial Physiology，1972，8（8）：143 – 213.

[6] 汪维云，吴梧桐．灰树花液体深层培养多糖组分的分析鉴定研究[J]．药物生物技术，2002，9（1）：44.

[7] 李小定，吴谋成，曾晓波，等．灰树花多糖粗品与纯品的抗肿瘤作用和对免疫功能的影响[J]．营养学报，2003，25（1）：7 – 9.

[8] 姚晶，任婧，吴正钧，等．乳酸菌胞外多糖的生物合成及其遗传调控[J]．食品与发酵工业，2011，37（2）：11 – 16.

[9] 卞冬萍，杨振泉，方维明．灰树花胞外多糖特性研究进展[J]．现代食品科技，2005，22（3）：247 – 250.

[10] Ohno N，Suzuke I，Oikawa S，et al. Antitumor activity and structural characterization of glucans extracted from cultured fruit bodies of Grifola frondosa [J]. Chemical & pharmaceutical bulletin，1984，32（3）：1142 – 1151.

[11] Ohno N，Ohsawa M，Sato K，et al. Conformation of grifolan in the fruit body of Grifola frondosa assessed by carbon-13 cross polarization-magic angle spinning nuclear magnetic resonance spectroscopy [J]. Chemical & pharmaceutical bulletin，1987，35（6）：2585 – 2588.

[12] Nanba H. Antitumor activity of orally administered D-fraction from maitake mushroom [J]. Naturopathic Med，1993，1（4）：10 – 15.

[13] Hishida I，Nanba H，Kuroda H. Antitumor activity exhibited by orally administered extract from fruit body of Grifola frondosa（maitake）[J].

Chemical & pharmaceutical bulletin, 1988, 36 (5): 1819 – 1827.

[14] 侯晓青，程桂芝．灰树花多糖抗荷瘤小鼠 S180 肉瘤的实验研究 [J]. 中国药房，2007，18 (3)：180 – 181.

[15] 陈石良，孙震，谷文英，等．灰树花深层发酵菌丝体多糖的酶法提取及其抗肿瘤作用 [J]. 食品与生物技术学报，2000，19 (4)：336 – 353.

[16] 孙震，陈石良，谷文英，等．灰树花多糖体内抗肿瘤作用的实验研究 [J]. 药物生物技术，2001，8 (5)：279 – 283.

[17] Ohno N, Adachi Y, Suzuki I, et al. Characterization of the antitumor glucan obtained from liquid-cultured Grifola frondosa [J]. Chemical & pharmaceutical bulletin, 1986, 34 (4): 1709 – 1715.

[18] 劳华均，严惠芳．灰树花多糖的抗肿瘤作用及对巨噬细胞、自然杀伤细胞的影响 [J]. 上海农业学报，1997，13 (1)：25 – 30.

[19] Kodama N, Kakuno T, Nanb H. Stimulation of the natural immune system in normal mice by polysaccharide from maitake mushroom [J]. Mycoscience, 2003, 44 (3): 257 – 261.

[20] AdachiY, Suzuki Y, Ohno N, et al. Adjuvant effect of grifolan on antibody production in mice [J]. Biological & Pharmaceutical Bulletin, 1998, 21 (9): 974 – 977.

[21] Nanba H, Kodama N, Schar D, et al. Effects of Maitake (Grifola frondosa) glucan in HIV-infected patients [J]. Mycoscience, 2000, 41 (4): 293 – 295.

[22] 赵铭．灰树花的抗艾滋病功效——日本药学会第 113 次年会报告 [J]. 中国食用菌，1994，13 (6)：40.

[23] Kubo K, Nanba H. Modification of cellular immune responses in experimental autoimmune hepatitis in mice by maitake (Grifola frondosa) [J]. Mycoscience, 1998, 39 (4): 351 – 360.

[24] Ooi vec. Hepatoprotective Effect of Some Edible Mushrooms [J]. Phytotherapy Research, 1996, 10 (6): 536 – 538.

[25] Lin E S. Production of exopolysaccharides by submerged mycelial culture of Grifola frondosa TFRI1073 and their antioxidant and antiproliferative activities [J]. World Journal of Microbiology & Biotechnology, 2011, 27 (3): 555 – 561.

[26] Kubo K, Aoki H, Nanba H. Anti-diabetic activity present in the fruit body of Grifola frondosa (Maitake) [J]. Biological & Pharmaceutical Bulletin, 1994,

17 (8): 1106.

[27] Adachi K, Nanba H, Kuroda H. Potentiation of host-mediated antitumor activity in mice by beta-glucan obtained from Grifola frondosa (maitake)[J]. Chemical & Pharmaceutical Bulletin, 1987, 35 (1): 262 – 270.

[28] 杨生兵. 灰树花子实体和发酵菌丝体成分及多糖比较研究 [D]. 无锡: 江南大学, 2012.

[29] 林章余, 何锦星, 林文忠. 灰树花研究综述 [J]. 福建农业科技, 1994, (6): 29 – 30.

[30] 乔彦茹. 灰树花子实体多糖的分离纯化及免疫活性研究 [D]. 重庆: 西南大学, 2011.

[31] 叶五银, 杨晓培. 灰树花高产栽培技术 [J]. 现代农业科技, 2008 (10): 31.

[32] 崔凤杰. 灰树花深层发酵条件优化及其菌丝体抗肿瘤糖肽的研究 [D]. 无锡: 江南大学, 2006.

[33] 杨国良, 陈惠. 灰树花与杨树菇生产全书 [M]. 北京: 农业出版社, 2004.

[34] Shen Q, Royse D J. Effects of genotypes of maitake (Grifola frondosa) on biological efficiency, quality and crop cycle time [J]. Applied Microbiology & Biotechnology, 2002, 58 (2): 178 – 182.

[35] 李震泉, 车晓晨, 王岩, 等. 灰树花优良菌株筛选研究初报 [J]. 中国食用菌, 1996, 23 (1): 9 – 11.

[36] 曾宪森, 徐洁. 灰树花品系的初步研究 [J]. 福建农业学报, 1998, (3): 50 – 54.

[37] 林兴生, 林衍铨, 陈体强, 等. 灰树花菌株品比栽培研究 [J]. 基因组学与应用生物学, 2002, 21 (3): 173 – 175.

[38] 刘振伟, 史秀娟. 灰树花杂交良种的选育 [J]. 山东农业科学, 2005, (1): 27 – 32.

[39] Tabata T, Yamasaki Y, Ogura T. Comparison of chemical composition of maitake (Grifola frondosa (Fr.) S. F. Gray) cultivated on logs and sawdust substrate [J]. Food Science & Technology Research, 2004, 10 (1): 21 – 24.

[40] 沈霞, 余胜光. 不同配方培养料栽培灰树花的对比实验 [J]. 食用菌, 2008, 30 (4): 29 – 30.

[41] 刘淑新. 稻草麦秸栽培灰树花高产技术 [J]. 中国食用菌, 2000, 19

(2)：32 - 33.

[42] 马凤，鲁明洲，张跃新，等. 东北地区灰树花优良菌株及高产配方筛选实验的研究 [J]. 中国林副特产，2006，(6)：28 - 30.

[43] 卜庆梅，王淑芳，梁建光，等. 灰树花不同配方栽培研究 [J]. 中国食用菌，2003，22 (6)：23 - 24.

[44] 王卫国，侯启昌，赵永亮. 灰树花固态栽培培养基的优化 [J]. 食用菌，2006，增刊：39 - 40.

[45] 潘永明，赵佰莉，关石. 灰树花栽培模式比较研究 [J]. 牡丹江师范学院学报（自然科学版），2010，(4)：37 - 38.

[46] 孙保卫，王凤，李海燕，等. 灰树花林间仿野生栽培技术 [J]. 蔬菜，2006，(2)：14 - 16.

[47] 车晓晨. 袋栽灰树花不同封口方式实验 [J]. 食用菌，2001，23 (2)：35.

[48] 李振刚. 灰树花反季栽培出菇实验 [J]. 食用菌，2007，(5)：61.

[49] 沈霞，余胜光. 灰树花液体种与固体种的使用效果对比 [J]. 安徽农业科学，2008，36 (13)：5400 - 5401.

[50] 潘辉，李正鹏，王瑞娟，等. 灰树花子实体发育过程研究 [J]. 食用菌，2010，32 (5)：9 - 11.

[51] Jin M, Zhao K, Huang Q, et al. Isolation, structure and bioactivities of the polysaccharides from Angelica sinensis (Oliv.) Diels: a review [J]. Carbohydrate Polymers, 2012, 89 (3): 713 - 722.

[52] JI X, Peng Q, Yuan Y, et al. Isolation, structures and bioactivities of the polysaccharides from jujube fruit (Ziziphus jujuba Mill.): A review [J]. Food Chemistry, 2017, 227: 349 - 357.

[53] Tsubaki S, Oono K, Hiraoka M, et al. Microwave-assisted hydrothermal extraction of sulfated polysaccharides from Ulva spp. and Monostroma latissimum [J]. Food Chemistry, 2016, 210: 311 - 316.

[54] Zhu C P, Zhai X C, Li L Q, et al. Response surface optimization of ultrasound-assisted polysaccharides extraction from pomegranate peel [J]. Food Chemistry, 2015, 177: 139 - 146.

[55] Fan Y, Wu X, Zhang M, et al. Physical characteristics and antioxidant effect of polysaccharides extracted by boiling water and enzymolysis from Grifola frondosa [J]. International Journal of Biological Macromolecules, 2011, 48 (5): 798 - 803.

[56] 陈辉，李永辉，姚曲峋．离子交换技术在多糖分离纯化中的应用［J］．河北农业科学，2008，12（7）：168－169，172.

[57] Zhao T, Fan Y, Mao G, et al. Purification, Characterization and Antioxidant Activities of Enzymolysis Polysaccharide from Grifola frondosa [J]. Iranian Journal of Pharmaceutical Research, 2017, 16 (1): 347－356.

[58] Li Q, Wang W, Zhu Y, et al. Structural elucidation and antioxidant activity a novel Se-polysaccharide from Se-enriched Grifola frondosa [J]. Carbohydrate Polymers, 2017, 161: 42－52.

[59] Meng M, Cheng D, Hanu L, et al. Isolation, purification, structural analysis and immunostimulatory activity of water-soluble polysaccharides from Grifola Frondosa fruiting body [J]. Carbohydrate Polymers, 2017, 157: 1134－1143.

[60] Ma X, Meng M, Han L, et al. Structural characterization and immunomodulatory activity of Grifola frondosa polysaccharide via toll-like receptor 4-mitogen-activated protein kinases-nuclear factor κB pathways [J]. Food & Function, 2016, 7 (6): 2763－2772.

[61] 郭尚，王慧娟．食用菌深层发酵技术及其应用［J］．山西农业科学，2013，41（8）：885－888.

[62] Ohno N, Adachi Y, Suzuki I, et al. Characterization of the antitumor glucan obtained from liquid-cultured Grifola frondosa [J]. Chemical & pharmaceutical bulletin, 1986, 34 (4): 1709－1715.

[63] Suzuki I, Hashimoto K, Oikawa S, et al. Antitumor and immunomodulating activities of a beta-glucan obtained from liquid-cultured Grifola frondosa [J]. Chemical & pharmaceutical bulletin, 1989, 37 (2): 410－413.

[64] 周昌艳，郭倩，白韵琴，等．灰树花子实体与深层发酵菌丝体营养组分分析［J］．食用菌学报，2001，8（1）：10－14.

[65] 苏跃稳，路鹏，郭群群，等．食用菌液体深层发酵的研究进展［J］．食品安全质量检测学报，2016，7（2）：645－650.

[66] 陈石良，谷文英，陶文沂．深层发酵灰树花菌株的诱变筛选［J］．食用菌，2000，（2）：7－8.

[67] 薛平海，宫正，谢鲲鹏，等．灰树花原生质体制备与再生条件的研究［J］．食用菌，2004，26（1）：13－15.

[68] 何国庆．食品发酵与酿造工艺学［M］．北京：中国农业出版社，

2001, 63.

[69] 孙希雯，朱明光．灰树花深层发酵培养基的优化及一种胞外粗多糖快速测定方法的建立［J］. 天津科技大学学报，1999，(3)：24 – 28.

[70] 陶文沂．药食用真菌生物技术［M］. 北京：化学工业出版社生物·医药出版分社，2007.

[71] 肖春玲，李晓红．Mg^{2+} 对灰树花菌丝体生长的影响［J］. 生物学杂志，2004，21 (1)：35.

[72] 李联泰．灰树花菌丝体液体培养条件研究［J］. 淮海工学院学报自然科学版，2004，13 (4)：58 – 60.

[73] 周德庆．微生物学教程［M］. 北京：高等教育出版社，2011.

[74] 张泉，郭成金．pH 及蛋白胨对灰树花菌丝体生长的影响［J］. 天津师范大学学报（自然版），2004，24 (2)：22 – 24.

[75] 宋爱荣，郭立忠，段方猛，等．pH 对灰树花液体深层发酵的影响［J］. 中国食用菌，1999，18 (3)：29 – 31.

[76] 沈萍．微生物学［M］. 北京：高等教育出版社，2005，419.

[77] Hsieh C, Liu C J, Tseng M H, et al. Effect of olive oil on the production of mycelial biomass and polysaccharides of Grifola frondosa under high oxygen concentration aeration [J]. Enzyme & Microbial Technology, 2006, 39 (3): 434 – 439.

[78] 李羿，李晨，游元元，等．以薏苡仁为基质的茯苓发酵罐补料液体发酵［J］. 药物生物技术，2011，18 (5)：407 – 410.

[79] Huang H C, Chen C I, Hung C N, et al. Experimental analysis of the oil addition effect on mycelia and polysaccharide productions in Ganoderma lucidum submerged culture [J]. Bioprocess & Biosystems Engineering, 2009, 32 (2): 217 – 224.

[80] 崔月花，杨艳彬，章克昌．几种中药对灵芝发酵影响的研究［J］. 食用菌学报，2008，15 (1)：55 – 61.

[81] Park J P, Kim S W, Hwang H J, et al. Stimulatory effect of plant oils and fatty acids on the exo-biopolymer production in Cordyceps militaris [J]. Enzyme & Microbial Technology, 2002, 31 (3): 250 – 255.

[82] Hsieh C, Wang H L, Chen C C, et al. Effect of plant oil and surfactant on the production of mycelial biomass and polysaccharides in submerged culture of Grifola frondosa [J]. Biochemical Engineering Journal, 2008, 38 (2): 198 – 205.

[83] Cui J D, Zhang Y N. Evaluation of metal ions and surfactants effect on cell growth and exopolysaccharide production in two-stage submerged culture of Cordyceps militaris [J]. Applied biochemistry and biotechnology, 2012, 168 (6): 1394 - 1404.

[84] 聂建军，李彩萍，杨玉画，等. 鸡腿菇液体菌种的制备及应用 [J]. 山西农业科学，2011，39 (8)：826 - 827.

[85] 宋宇琪，王蕾，郭素萍. 冬虫夏草菌及其菌丝体的研究进展 [J]. 图书情报导刊，2008，18 (29)：98 - 99，102.

[86] 李兴玉，王非凡，张星星，等. 姬松茸多糖抗肿瘤的实验研究 [J]. 中国食用菌，2004，23 (4)：42 - 44.

[87] 秦俊哲，陈明，陈合，等. 食药用真菌多糖的研究现状与展望 [J]. 中国食用菌，2004，23 (2)：6 - 9.

[88] 梁峙，吕文斌，张文林. 金针菇发酵培养液的富锌能力探讨 [J]. 食用菌，2001，23 (2)：7 - 9.

[89] 马慕英. 灵芝抑菌作用的实验研究 [J]. 食品科学，1993，14 (5)：57 - 60.

[90] 李蓉，丁重阳，章克昌. 液体深层发酵鸡腿蘑抑菌活性的研究 [J]. 食品研究与开发，2007，28 (9)：56 - 60.

[91] 陈旭健，刘琴，陈波. 红菇菌丝及其深层培养液的抑菌活性初步研究 [J]. 食品科学，2008，29 (7)：260 - 262.

[92] 陈颖，朱继红，雷秀云，等. 榆耳发酵液抑菌作用的探讨 [J]. 中国食用菌，1990，(4)：5 - 7.

[93] 李野，Lene M，周启星，等. 平菇类食用菌对农作物秸秆生物降解转化饲料的研究进展 [J]. 微生物学杂志，2009，29 (3)：87 - 91.

[94] 向红琼，冯志新. 粗皮侧耳对花生根结线虫群体动态的影响及防治效果 [J]. 中国农业科学，2001，34 (1)：27 - 34.

[95] 王智学，方新，冯健. 食用菌发酵液防治番茄根结线虫病的效果 [J]. 山东农业科学，2008，(9)：84 - 85.

[96] 陈琳，赵婷，侯恩太，等. 发酵中药研究概况 [J]. 安徽农业科学，2010，38 (15)：8274 - 8275.

[97] Hsu F L, Yang L M, Chang S F, et al. Biotransformation of gallic acid by Beauveria sulfurescens ATCC 7159 [J]. Applied Microbiology & Biotechnology, 2007, 74 (3): 659 - 666.

[98] Dong A, Ye M, Guo H, et al. Microbial transformation of ginsenoside Rb1

by Rhizopus stolonifer and Curvularia lunata [J]. Biotechnology Letters, 2003, 25 (4): 339 - 344.

[99] Chen G T, Yang M, Song Y, et al. Microbial transformation of ginsenoside Rb (1) by Acremonium strictum [J]. Applied Microbiology & Biotechnology, 2008, 77 (6): 1345 - 1350.

[100] 王兴红，李祺德，曹秋娥．微生物发酵中药应成为中药研究的新内容 [J]. 中草药，2001，32（3）：267 - 268.

[101] 李羿，刘忠荣，吴洽庆，等．发酵中药——拓展中药新药研究开发的新空间 [J]. 天然产物研究与开发，2004，16（2）：179 - 182.

[102] 张艳华，张大海，张洪娟．浅谈生物转化在中药活性成分研究中的应用 [J]. 黑龙江医药，2010，23（2）：222 - 234.

[103] Giri A, Dhingra V, Giri C C, et al. Biotransformations using plant cells, organ cultures and enzyme systems: current trends and future prospects [J]. Biotechnology Advances, 2001, 19 (3): 175 - 199.

[104] Urlacher V, Schmid R D. Biotransformations using prokaryotic P450 monooxygenases [J]. Current Opinion in Biotechnology, 2002, 13 (6): 557 - 564.

[105] 杨海龙，陈高洪，章克昌．利用药用真菌深层发酵加工中药 [J]. 中国中药杂志，2005，30（21）：1717 - 1720.

[106] Li Y, Yang Y, Fang L, et al. Anti-hepatitis activities in the broth of Ganoderma lucidum supplemented with a Chinese herbal medicine [J]. American Journal of Chinese Medicine, 2006, 34 (2): 341 - 349.

[107] 刘高强，丁重阳，章克昌，等．药用昆虫蜣螂对灵芝发酵和抗小鼠肝癌活性的影响 [J]. 生物工程学报，2009，25（6）：880 - 886.

[108] 杨官娥，张肇铭．光合细菌转化槲寄生制剂抗肿瘤活性初步研究 [J]. 微生物学通报，2006，33（2）：40 - 43.

[109] 徐非一，王敬，樊思睿，等．微生物发酵转化牛蒡子的研究 [J]. 天然产物研究与开发，2007，19（4）：595 - 598.

[110] 韩颖，胡筱敏，姜彬慧，等．Fusarium sacchari 对三七茎叶中有效成分生物转化条件的优化 [J]. 应用生态学报，2007，18（12）：2801 - 2806.

[111] Del T L, S Nchez S, Ortiz M A, et al. Generation of aroma compounds from Ditaxis heterantha by Saccharomyces cerevisiae [J]. Applied Microbiology & Biotechnology, 2006, 72 (1): 155 - 162.

[112] 杨海龙，吴天祥，章克昌．中药提取液对灵芝深层发酵的影响［J］．微生物学报，2003，43（4）：519－522.

[113] 李雁群，章克昌．12味中药对灵芝菌液体培养的影响［J］．食品与发酵工业，2003，29（3）：38－40.

[114] 赵亮，张大为，吴天祥．苦荞、天麻对灰树花深层发酵胞外多糖产量的影响［J］．食品与发酵工业，2008，34（4）：115－117.

[115] Liu G Q，Zhang K C. Enhancement of polysaccharides production in Ganoderma lucidum by the addition of ethyl acetate extracts from Eupolyphaga sinensis and Catharsius molossus［J］. Applied Microbiology & Biotechnology，2007，74（3）：572－577.

[116] 张勇，吴天祥，徐晓宝，等．天麻提取物的制备及其对灰树花发酵的影响［J］．食品与机械，2012，28（1）：150－153.

[117] Zhang Y，Wang N，Wu T X. Effect of the extracts from Gastrodia elata BL. on mycelial growth and polysaccharide biosynthesis by Grifola frondosa［J］. African Journal of Microbiology Research，2012，6（2）：379－384.

[118] Xu X B，Wu T X，Wang F. The effect of exopolysaccharide biosynthesis and related enzyme activities of Grifola frondosa by the addition of ethanol extracts from traditional Chinese medicine，Gastrodia tuber［J］. African Journal of Biotechnology，2012，11（15）：3656－3662.

[119] Wang N，Wu T X，Zhang Y. Experimental analysis on the effect of addition of Rhizoma gastrodiae on mycelia and exopolysaccharide productions by submerged culture of Grifola frondosa［J］. African Journal of Biotechnology，2012，11（20）：4666－4672.

[120] 王林，王玉红，章克昌．灵芝中药发酵液对慢性支气管炎疗效的研究［J］．中国食用菌，2004，23（5）：39－41.

[121] 黄达明，连宾，赵杰文，等．银杏叶提取物的猴头菌转化产物降血糖作用的研究［J］．食品科学，2006，27（12）：718－722.

[122] 尤建良，赵景芳，章克昌，等．发酵型中药生物制剂“康复灵”抑瘤实验研究［J］．实用临床医药杂志，2005，9（8）：46－47.

[123] 贺宗毅，吴天祥．天麻对灰树花液体深层发酵的影响［J］．食品工业科技，2011，（1）：184－186.

[124] Wu T X，Zhang Y. Experimental analysis on the effect of addition of Rhizoma gastrodiae on mycelia and exopolysaccharide productions by submerged culture of Grifola frondosa［J］. African Journal of Biotechnology，

2012, 11 (20): 4666 – 4672.

[125] Jinhwa K, Juntae B, Song M H, et al. Biological activities of fructus arctii fermented with the basidiomycete Grifola frondosa [J]. Archives of Pharmacal Research, 2010, 33 (12): 1943 – 1951.

[126] 朱俊杰, 吴天祥, 吴彩云, 等. 对羟基苯甲醇对灰树花产胞外多糖的影响及其发酵动力学 [J]. 食品科学, 2016, 37 (19): 123 – 127.

[127] Wu C Y, Wu T X. Effect of the main ingredients of Rhizoma gastrodiae on mycelial biomass and exopolysaccharide productions by submerged culture of Grifola frondosa [J]. International Journal of Food Science & Technology, 2015, 50 (8): 1726 – 1730.

[128] 韩省华, 吴克甸. 灰树花的菌核形成及纯培养分离技术研究 [J]. 江苏食用菌, 1993, 14 (4): 21 – 22.

[129] 李绍兰, 陈有为. 罗伦隐球酵母胞外多糖的研究: Ⅰ. 发酵条件 [J]. 菌物学报, 1995, 14 (4): 296 – 301.

[130] 肖光辉, 吴德喜. 猴头菌对碳, 氮营养的利用 [J]. 食用菌学报, 1995, 2 (2): 27 – 32.

[131] 李慧华, 黄瑞珊, 罗九甫. 灵芝对小鼠红细胞 SOD 活性及白细胞吞噬活性的影响 [J]. 上海交通大学学报, 1999, 32 (2): 200 – 202.

[132] 郑舒文. 麦汁中深层培养灵芝及其饮料的研究 [J]. 食品科学, 2000, 21 (9): 27 – 29.

[133] 郑亚凤, 谢宝贵, 徐培雄, 等. 正交法优化三种灰树花多糖提取工艺 [J]. 食用菌, 2008, 30 (5): 55 – 57.

[134] 孙金旭, 朱会霞, 高小宽, 等. 响应面法提取灰树花多糖研究 [J]. 食品与机械, 2010, 26 (5): 131 – 133.

[135] Dubois M, Gilles K A, Hamiltonet J K, et al. Colorimetric method for determination of sugars and related substances [J]. Analytical Chemistry, 1956, 28 (3): 350 – 356.

[136] 刘红梅, 李栋, 樊梦丹, 等. 灰树花多糖的复合酶 – 微波提取、超滤纯化及生物学评价 [J]. 中成药, 2011, 33 (4): 594 – 599.

[137] 张海容, 刘露琛. 超声提取青蒿多糖的工艺优化 [J]. 食品研究与开发, 2006, 27 (5): 46 – 48.

[138] 张娟. 燕麦 β – 葡聚糖提取、纯化及中试工艺的研究 [D]. 安徽农业大学, 2007.

[139] 胡君荣. 灰树花 β – 葡聚糖的高效提取及量化技术 [D]. 浙江工业大

学，2008.
[140] 张冬雪，熊婷，王晓玲，等．灵芝菌丝体中β－葡聚糖的提取［J］．菌物学报，2016，35（9）：1139－1150.
[141] 韦朝阳，徐财泉，茆广华，等．灰树花多糖的分步酶解法提取工艺研究［J］．中国林副特产，2011，（6）：1－4.
[142] 侯晓梅，陈敏青，张慧蕾，等．中药提取物对灰树花深层发酵的影响［J］．食品科技，2013，38（9）：185－188.
[143] 熊婷．灵芝发酵物中功能性β－葡聚糖的提取技术研究［D］．中南林业科技大学，2015.
[144] 朱宏莉，宋纪蓉，黄建新，等．微生物转化法合成天麻素［J］．药学学报，2006，41（11）：1074－1077.
[145] 王莉．天麻化学物质基础及质量控制方法研究［D］．中国科学院研究生院（大连化学物理研究所），2007.
[146] Yang F C, Liau C B. The influence of environmental conditions on polysaccharide formation by Ganoderma lucidum in submerged cultures [J]. Process Biochemistry, 1998, 33 (5): 547 –553.
[147] Tang Y J, Zhong J J. Fed – batch fermentation of Ganoderma lucidum for hyperproduction of polysaccharide and ganoderic acid [J]. Enzyme & Microbial Technology, 2002, 31 (1 –2): 20 –28.
[148] Tang Y J, Zhong J J. Role of oxygen supply in submerged fermentation of Ganoderma lucidum for production of Ganoderma polysaccharide and ganoderic acid [J]. Enzyme & Microbial Technology, 2003, 32 (3 –4): 478 –484.
[149] Yang H L, Wu T X, Zhang K C. Enhancement of mycelial growth and polysaccharide production in Ganoderma lucidum (the Chinese medicinal fungus, 'Lingzhi') by the addition of ethanol [J]. Biotechnology Letters, 2004, 26 (10): 841 –844.
[150] Zou X, SunM, Guo X. Quantitative response of cell growth and polysaccharide biosynthesis by the medicinal mushroom Phellinus linteus to NaCl in the medium [J]. World Journal of Microbiology & Biotechnology, 2006, 22 (11): 1129 –1133.
[151] Hung C, Zou Y, Zhao W. Effect of soybean oil on the production of mycelial biomass and pleuromutilin in the shake-flask culture of Pleurotus mutilis [J]. World Journal of Microbiology & Biotechnology, 2009, 25

(10): 1705 -1711.

[152] Chen H B, Huang H C, CHEN C I, et al. The use of additives as the stimulator on mycelial biomass and exopolysaccharide productions in submerged culture of Grifola umbellata [J]. Bioprocess & Biosystems Engineering, 2010, 33 (3): 401 -406.

[153] 阮晓东，张惠文，蔡颖慧，等．微生物在中药生物转化中的应用 [J]. 中草药，2009，40 (1): 149 -152.

[154] 王昌涛，杨丽，潘妍．生物转化提取燕麦 β-葡聚糖及其化妆品功效研究 [J]. 北京日化，2011 (3): 26 -32.

[155] 许金国，张建辉，陈建伟．斑蝥在生物转化前后斑蝥素量含量比较 [J]. 2011，34 (8): 1180 -1182.

[156] 李国红，沈月毛，王启方，等．发酵三七中的皂苷成分研究 [J]. 中草药，2005，36 (4): 499 -500.

[157] 张宇．发酵动力学研究、开发与应用新进展 [J]. 中国新技术新产品，2009 (21): 7.

[158] Aranda J S, Mart Neztrujillo A, Aguilarosorio G. Kinetic study on inducibility of polygalacturonase [154] s from Aspergillus flavipes FP -500 [J]. Electronic Journal of Biotechnology, 2009, 11 (4): 8 -9.

[159] Wang X, Xu P, Yuan Y, et al. Modeling for gellan gum production by Sphingomonas paucimobilis ATCC 31461 in a simplified medium [J]. Applied & Environmental Microbiology, 2006, 72 (5): 3367.

[160] 王晓玲，赵艳，刘高强，等．灵芝三萜酸分批发酵的非结构动力学模型 [J]. 菌物学报，2011，30 (5): 767 -773.

[161] 张玉娟．副干酪乳杆菌 HD1.7 产细菌素的发酵动力学研究 [D]. 黑龙江大学，2008.

[162] 吴燕．非线性曲线拟合的实证分析 [J]. 大众科技，2008 (9): 17 -18.

[163] 代志凯，印遇龙，阮征．微生物发酵动力学模型及其参数拟合的软件实现 [J]. 计算机与应用化学，2011，28 (4): 437 -441.

[164] 汤琳，曾光明，孙伟，等．Logistic 方程在微生物分批培养动力学中的应用 [J]. 湖南大学学报（自科版），2004，31 (3): 23 -28.

[165] 樊懿娜，赵婷，周叶，等．苯酚-硫酸法测定灰树花中多糖含量的研究 [J]. 安徽农业科学，2011，39 (25): 15256 -15257.

[166] 邵伟，仇敏，唐明．液体发酵灰树花胞外多糖动力学研究 [J]. 中国酿

造，2009，28（4）：87－89.

［167］汪维云，吴梧桐．灰树花深层培养的生长动力学与计算机模拟［J］．生物数学学报，2002，17（4）：494－498.

［168］孙金旭，朱会霞，张卿．灰树花发酵相关性研究［J］．中国酿造，2010，29（6）：111－3.

［169］李平作，章克昌．灵芝胞外多糖分批发酵非结构动力学模型［J］．生物技术，1999，9（3）：24－26.

［170］徐鹏，钱竹，董亮，等．灵芝深层发酵生产胞外多糖和灵芝酸的动力学分析［J］．应用与环境生物学报，2008，14（4）：562－565.

［171］王岁楼，李志．微生物动力学模式及其在工业发酵中的应用［J］．工业微生物，1995（1）：30－32.

［172］徐萌萌，王建芳，徐春，等．微生物转化苷类中药的机理及应用［J］．世界科学技术：中医药现代化，2006，8（2）：24－27.

［173］Dubois M，Gilles K A，Hamilton J K，et al. Colorimetric Method for Determination of Sugars and Related Substances-Analytical Chemistry（ACS Publications）［J］. Springerplus，1980，89（5）：449－454.

［174］贺宗毅，吴天祥，徐晓宝．中药天麻成分对灰树花胞外多糖合成及相关关键酶的影响［J］．食品科学，2013，34（11）：199－202.

［175］Shomori K，Yamamoto M，Arifuku I，et al. Antitumor effects of a water-soluble extract from Maitake（Grifola frondosa）on human gastric cancer cell lines［J］. Oncology Reports，2009，22（3）：615－620.

［176］Wang L，Ha C L，Cheng T L，et al. Oral administration of submerged cultivated Grifola frondosa enhances phagocytic activity in normal mice［J］. Journal of Pharmacy & Pharmacology，2008，60（2）：237.

［177］Hong L，Wang W，Qin W，et al. Antioxidant and immunomodulatory effects of a Î ±-glucan from fruit body of maitake（Grifola frondosa）［J］. Food & Agricultural Immunology，2013，24（4）：409－418.

［178］Ma X，Zhou F，Chen Y，et al. A polysaccharide from Grifola frondosa relieves insulin resistance of HepG2 cell by Akt-GSK-3 pathway［J］. Glycoconjugate Journal，2014，31（5）：355.

［179］Gu CQ，Li J，Chao FH. Inhibition of hepatitis B virus by D-fraction from Grifola frondosa：synergistic effect of combination with interferon-alpha in HepG2 2. 2. 15［J］. Antiviral Research，2006，72（2）：162－165.

［180］Kodama N，Mizuno S，Asakawa A，et al. Effect of a hot water-soluble extraction from Grifola frondosa on the viability of a human monocyte cell line exposed to mitomycin C [J]. Mycoscience, 2010, 51 (2): 134 - 138.

[181] Silva D D, Rapior S, Sudarman E, et al. Bioactive metabolites from macrofungi: ethnopharmacology, biological activities and chemistry [J]. Fungal Diversity, 2013, 62 (1): 1 - 40.

[182] Yang H, Min W, Bi P, et al. Stimulatory effects of Coix lacryma-jobi oil on the mycelial growth and metabolites biosynthesis by the submerged culture of Ganoderma lucidum [J]. Biochemical Engineering Journal, 2013, 76: 77 - 82.

[183] Lin F Y, Lai Y K, Yu H C, et al. Effects of Lycium barbarum extract on production and immunomodulatory activity of the extracellular polysaccharopeptides from submerged fermentation culture of Coriolus versicolor [J]. Food Chemistry, 2008, 110 (2): 446.

[184] Montoya S, Orrego C E, Levin L. Growth, fruiting and lignocellulolytic enzyme production by the edible mushroom Grifola frondosa (maitake) [J]. World Journal of Microbiology & Biotechnology, 2012, 28 (4): 1533 - 1541.

[185] Sunardi, Tanabe J, Ishiguri F, et al. Changes in lignocellulolytic enzyme activity during the degradation of Picea jezoensis wood by the white-rot fungus Porodaedalea pini [J]. International Biodeterioration & Biodegradation, 2016, 110: 108 - 112.

[186] Xing Z T, Cheng J H, Tan Q, et al. Effect of Nutritional Parameters on Laccase Production by the Culinary and Medicinal Mushroom, Grifola frondosa [J]. World Journal of Microbiology & Biotechnology, 2006, 22 (8): 799 - 806.

[187] Xu X B, Wu T X, Tang Q L. Changes in Gastrodia tuber ethanol extracts during Grifola frondosa fermentation [J]. Chemistry of Natural Compounds, 2016, 52 (1): 1 - 4.

[188] Miller G L. Use of Dinitrosalicylic Acid Reagent for Determination of Reducing Sugar [J]. Analytical Biochemistry, 1959, 31 (3): 426 - 428.

[189] Wariishi H, Valli K, Gold M H. Manganese (II) oxidation by manganese peroxidase from the basidiomycete Phanerochaete chrysosporium. Kinetic mechanism and role of chelators [J]. Journal of Biological Chemistry, 1992, 267 (33): 23688 - 23695.

[190] Fen L, Zhu X W, Nanyi L, et al. Screening of lignocellulose-degrading superior mushroom strains and determination of their CMCase and laccase activity [J]. The Scientific World Journal, 2014, 2014 (6): 763108.

[191] Daisy P, Mathew S, Suveena S, et al. A novel terpenoid from elephantopus scaber-antibacterial activity on Staphylococcus aureus: a substantiate computational approach [J]. International Journal of Biomedical Science Ijbs, 2008, 4 (3): 196 -203.

[192] Maas R H, Bakker R R, Eggink G, et al. Lactic acid production from xylose by the fungus Rhizopus oryzae [J]. Applied Microbiology & Biotechnology, 2006, 72 (5): 861.

[193] Hatakka A. Lignin-modifying enzymes from selected white-rot fungi: production and role from in lignin degradation [J]. FEMS Microbiology Reviews, 1994, 13 (2 -3): 125 -135.

[194] Kim H, Jeong J H, Hwang J H, et al. Enhancement of immunostimulation and anti-metastasis in submerged culture of bearded tooth mushroom (Hericium erinaceum) mycelia by addition of ginseng extract [J]. Food Science & Biotechnology, 2010, 19 (5): 1259 -1266.

[195] Marioni J C, Mason C E, Mane S M, et al. RNA-seq: an assessment of technical reproducibility and comparison with gene expression arrays [J]. Genome Research, 2008, 18 (9): 1509.

[196] Fullwood M J, Wei C L, Liu E T, et al. Next-generation DNA sequencing of paired-end tags (PET) for transcriptome and genome analyses [J]. Genome Research, 2009, 19 (4): 521 -532.

[197] Yu G J, Man W, Jie H, et al. Deep Insight into the Ganoderma lucidum by Comprehensive Analysis of Its Transcriptome [J]. Plos One, 2012, 7 (8): e44031.

[198] Hunag Y T, Wu X Q, Jian D, et al. De novo transcriptome analysis of a medicinal fungi Phellinus linteus and identification of SSR markers [J]. 2015, 29 (2): 395 -403.

[199] Yang F, Xu B, Zhao S, et al. De novo sequencing and analysis of the termite mushroom (Termitomyces albuminosus) transcriptome to discover putative genes involved in bioactive component biosynthesis [J]. Journal of Bioscience & Bioengineering, 2012, 114 (2): 228 -231.

[200] Shu S H, Chen B, Zhou M C, et al. De novo sequencing and transcriptome

analysis of Wolfiporia cocos to reveal genes related to biosynthesis of triterpenoids [J]. Plos One, 2013, 8 (8): e71350.

[201] Bao D P, Gong M, Zheng H J, et al. Sequencing and comparative analysis of the straw mushroom (Volvariella volvacea) genome [J]. Plos One, 2013, 8 (3): e58294.

[202] Lu M Y, Fan W L, Wang W F, et al. Genomic and transcriptomic analyses of the medicinal fungus Antrodia cinnamomea for its metabolite biosynthesis and sexual development [J]. Proceedings of the National Academy of Sciences of the United States of America, 2014, 111 (44): 4743 – 4752.

[203] Nagalakshmi U, Wang Z, Waern K, et al. The Transcriptional Landscape of the Yeast Genome Defined by RNA Sequencing [J]. Science, 2008, 320 (5881): 1344 – 1349.

[204] 张少平，洪建基，邱珊莲，等. 紫背天葵高通量转录组测序分析 [J]. 园艺学报，2016，43 (5)：935 – 946.

[205] Wang N, Wu T X, Zhang Y, et al. Experimental analysis on the main contents of Rhizoma gastrodiae extract and inter-transformation throughout the fermentation process of Grifola frondosa [J]. Archives of Pharmacal Research, 2013, 36 (3): 314 – 321.

[206] 王琼. 灵芝菌丝体培养中多糖组分的变化与相关酶活性分析 [D]. 江南大学，2013.

[207] 张清丽. 酪蛋白活性肽对乳酸菌生长代谢及酸乳发酵影响的研究 [D]. 华南理工大学，2011.

[208] Liu C L, Liu M C, Zhu P L. Determination of gastrodin, p-hydroxybenzyl alcohol, vanillyl alcohol, p-hydroxylbenzaldehyde and vanillin in tall gastrodia tuber by high-performance liquid chromatography [J]. Chromatographia, 2002, 55 (5 – 6): 317 – 320.

[209] 关萍. 药用植物天麻 Gastrodia elta B1 遗传多样性及化学成分的初步研究 [D]. 四川大学，2006.

[210] 中华人民共和国卫生部药典委员会. 中华人民共和国药典（一部）[M]. 北京：人民卫生出版社，1964.

[211] 小桥恭一. 中药有效成分与肠道细菌的关系 [J]. 医学与哲学，1995，16 (11)：598.

[212] 牛培勤，郭传勇. 白藜芦醇药理作用的研究进展 [J]. 现代药物与临床，1996，25 (4)：155 – 157.

[213] 薛慧玲．微生物发酵转化黄芩的研究［D］．四川大学，2006.

[214] Nose M，Fujimoto T，Takeda T，et al. Structural transformation of lignan compound sinratgastroin test inaltrac［J］. Planta Med，1992，58：520－523.

[215] 米靖宇，宋纯清．牛蒡子中木脂素类化合物的抗肿瘤及免疫活性［J］．时珍国医国药，2002，13（3）：168－169.

[216] 田天丽，沈竞，徐萌萌，等．虎杖中虎杖苷的微生物发酵转化研究［J］．四川大学学报（自然科学版），2008，45（2）：437－440.

[217] 宋欣．微生物酶转化技术［M］．北京：化学工业出版社，2004.

[218] Zhang W D，Chen W S，王永红，等. Biotransformation of Gastrodin by Mucor spinosus［J］．中国药学（英文版），2001，10（4）：187－189.

[219] Dai J G，Gong Z，Zhu D M，et al. Biotransformation of gastrodin by cell suspension cultures of Catharanthus roseus［J］. Acta Botanica Sinica，2002，44（3）：377－378.

[220] 章海锋．黄绿密环菌生物转化合成天麻素的研究［D］．浙江大学，2010.

[221] Fukushima Y，Itoh H，Fukase T，et al. Stimulation of protease production by Aspergillus oryzae with oils in continuous culture［J］. Applied Microbiology & Biotechnology，1991，34（5）：586－590.

[222] Yang F C，Ke Y F，Kuo S S. Effect of fatty acids on the mycelial growth and polysaccharide formation by Ganoderma lucidum in shake flask cultures［J］. Enzyme & Microbial Technology，2000，27（3－5）：295－301.

[223] Liu G Q，Xiao H X，Wang X L，et al. Stimulated production of triterpenoids of Ganoderma lucidum by an ether extract from the medicinal insect，Catharsius molossus，and identification of the key stimulating active components［J］. Applied Biochemistry & Biotechnology，2011，165（1）：87－97.

[224] Ren A，Qin L，Shi L，et al. Methyl jasmonate induces ganoderic acid biosynthesis in the basidiomycetous fungus Ganoderma lucidum［J］. Bioresource Technology，2010，101（17）：6785－6790.

[225] Shi L，Ren A，Mu D S，et al. Current progress in the study on biosynthesis and regulation of ganoderic acids［J］. Applied Microbiology & Biotechnology，2010，88（6）：1243－1251.

[226] Liang C X，Li Y B，Xu J W，et al. Enhanced biosynthetic gene

expressions and production of ganoderic acids in static liquid culture of Ganoderma lucidum under phenobarbital induction [J]. Applied Microbiology & Biotechnology, 2010, 86 (5): 1367 - 1374.

[227] Zheng W F, Miao K J, Zhang Y X, et al. Nitric oxide mediates the fungal-elicitor-enhanced biosynthesis of antioxidant polyphenols in submerged cultures of Inonotus obliquus [J]. Microbiology, 2009, 155 (10): 3440 - 3448.

[228] 庄毅. 药用真菌新型(双向型)固体发酵工程 [J]. 中国食用菌, 2002, 21 (4): 3 - 6.

[229] 庄毅, 池玉梅, 陈慎宝, 等. 药用真菌新型固体发酵工程与槐芪菌质的研制 [J]. 中国药学杂志, 2004, 39 (3): 175 - 178.

[230] 赵亮. 以中药为基质的灰树花发酵工艺条件的研究 [D]. 贵州大学, 2008.

[231] Zhang H F, Jing G Q. Production of gastrodin through biotransformation of p-2-hydroxybenzyl alcohol by cultured cells of Armillaria luteo-virens Sacc [J]. Enzyme & Microbial Technology, 2008, 43 (1): 25 - 30.

[232] 傅明亮, 章海锋, 刘晓杰, 等. 生物转化体系中天麻素和对羟基苯甲醇同步检测方法研究 [J]. 中国食品学报, 2011, 11 (3): 192 - 195.

[233] 戴均贵, 鲁丹丹, 崔亚君, 等. 桔梗悬浮培养对细胞天麻素的生物转化 [J]. 药学学报, 2001, 36 (12): 942 - 943.

[234] 龚加顺, 马维鹏, 普俊学, 等. 白花曼陀罗悬浮培养细胞转化对羟基苯甲醛生成天麻素 [J]. 药学学报, 2006, 41 (10): 963 - 966.

[235] 龚加顺, 马维鹏, 普俊学, 等. 紫花曼陀罗悬浮培养细胞转化对羟基苯甲醛生产天麻素 [J]. 生物工程学报, 2006, 22 (5): 801 - 804.

[236] 蔡洁, 丁家宜, 华亚男, 等. 人参毛状根生物合成天麻素转化体系的建立 [J]. 植物资源与环境学报, 2005, 14 (2): 29 - 31.

[237] 白明生. 绞股蓝皂甙酸水解产物与紫色丝膜菌化学成分及其生物活性的研究 [D]. 西北农林科技大学, 2010.

[238] 褚志义. 生物合成药物学 [M]. 北京: 化学工业出版社, 2000, 259 - 262.

[239] 占纪勋. 青篙素等五种大然活性成分的微生物转化研究 [D]. 华东理工大学, 2002.

[240] Staebler A, Cruz A, Goot W V D, et al. Optimization of androstenedione production in an organic-aqueous two-liquid phase system [J]. Journal of

Molecular Catalysis B Enzymatic, 2004, 29 (1 -6): 19 -23.

[241] Mian L, KimJ-W, Peeples T L. Amylase partitioning and extractive bioconversion of starch using thermoseparating aqueous two-phase systems [J]. Journal of Biotechnology, 2002, 93 (1): 15 -26.

[242] Bie S, Du L, Zhang L, et al. Bioconversion of methyl-testosterone in a biphasic system [J]. Process Biochemistry, 2005, 40 (10): 3309 - 3313.

[243] Cull S G, Holbrey J D, Vargas-mora V, et al. Room-temperature ionic liquids as replacements for organic solvents in multiphase bioprocess operations [J]. Biotechnology & Bioengineering, 2000, 69 (2): 227 -233.

[244] Howarth J, James P, Dai J. Immobilized baker's yeast reduction of ketones in an ionic liquid, [bmim] PF 6 and water mix [J]. Tetrahedron Letters, 2001, 42 (42): 7517 -7519.

[245] 刘幽燕，李青云，覃益民，等. 聚氨酯泡沫固定化产碱杆菌细胞生物转化氰化物 [J]. 环境科学，2006，27 (3)：188 -191.

[246] 史宝军，聂小华，许泓渝，等. 灰树花多糖硫酸酯的制备及其抗肿瘤活性 [J]. 中国医药工业杂志，2003，34 (8)：383 -385.

[247] 金国虔，叶波平，奚涛. 灰树花胞内多糖抗辐射作用的初步研究 [J]. 药物生物技术，2003，10 (1)：40 -42.

[248] 郑亚凤，王琦，黄志伟，等. 灰树花多糖延缓果蝇衰老作用 [J]. 福建农林大学学报（自然版），2010，39 (6)：625 -627.

[249] 李树卿，王玉卓. 灰树花多糖对四氯化碳致急性肝损伤的保护作用 [J]. 中国老年学，2010，30 (18)：2640 -2642.

[250] 杨阳，刘承初，贾薇，等. 灰树花多糖的超滤分离及免疫活性研究 [J]. 食品科学，2008，29 (9)：277 -280.

[251] 冯慧琴，杨庆尧，杨晓彤，等. 灰树花子实体多糖和菌丝体多糖的比较分析 [J]. 华东师范大学学报（自然科学版），2001，3：91 -96.

[252] 崔凤杰，郭文杰，许泓瑜，等. 灰树花菌丝体抗肿瘤糖肽 GFPS1b 结构的研究 [J]. 食品与生物技术学报，2006，25 (5)：66 -71.

[253] 孙永旭. 白树花菌丝体多糖的分离纯化、结构及其免疫活性研究 [D]. 东北师范大学，2007.

[254] Zhang Y, Wang N, Wu T X. Effect of the extracts from Gastrodia elata BL. on mycelial growth and polysaccharide biosynthesis by Grifola frondosa

[J]. African Journal of Microbiology Research, 2012, 6 (2): 379 - 384.

[255] Pyo M K, Jin J Y, Yun C H. Phenolic and furan type compounds isolated from Gastrodia elata and their anti-platelet effects [J]. Archives of Pharmacal Research, 2004, 27 (4): 381 - 385.

[256] 徐晓宝，吴天祥，张勇，等．灰树花发酵过程天麻成分变化的 HPLC 检测方法研究 [J]. 中国酿造，2012，31 (5)：182 - 185.

[257] 段小花，李资磊，杨大松，等．昭通产天麻化学成分研究 [J]. 中药材，2013，36 (10)：1608 - 1611.

[258] Deng G, Lin H, Seidman A, et al. A phase I/II trial of a polysaccharide extract from Grifola frondosa (Maitake mushroom) in breast cancer patients: immunological effects [J]. Journal of Cancer Research & Clinical Oncology, 2009, 135 (9): 1215 - 1221.

[259] 雷德柱．灰树花菌丝的深层发酵及其多糖的研究 [D]. 华南理工大学，2001.

[260] Looijesteijn P J, Boels I C, Kleerebezem M, et al. Regulation of Exopolysaccharide Production by Lactococcus lactis subsp. cremoris by the Sugar Source [J]. Applied and environmental microbiology, 1999, 65 (11): 5003 - 5008.

[261] 聂文强，吴天祥，钟敏，等．真菌灰树花菌丝体转录组测序及分析 [J]. 食品科学，2017，38 (20)：6 - 11.

[262] 王福荣．生物工程分析与检验 [M]. 北京：中国轻工业出版社，2005.

[263] Hirotani M, Yoshikawa T. Cloning and Expression of UDP-glucose: flavonoid 7-O-glucosyltransferase from hairy root cultures of Scutellaria baicalensis [J]. Planta, 2000, 210 (6): 1006 - 1013.

[264] Hancock S M, Vaughan M D, Withers S G. Engineering of glycosidases and glycosyltransferases [J]. Current Opinion in Chemical Biology, 2006, 10 (5): 509 - 519.

[265] Kikuchi N, Narimatsu H. Bioinformatics for comprehensive finding and analysis of glycosyltransferases [J]. Biochimica Et Biophysica Acta General Subjects, 2006, 1760 (4): 578 - 583.

[266] Isayenkova J, Wray V, Nimtz M, et al. Cloning and functional characterisation of two regioselective flavonoid glucosyltransferases from Beta vulgaris [J]. Phytochemistry, 2006, 67 (15): 1598 - 1612.

[267] Kaminaga Y, Sahin F P, Mizukami H. Molecular cloning and

characterization of a glucosyltransferase catalyzing glucosylation of curcumin in cultured Catharanthus roseus cells [J]. Febs Letters, 2004, 567 (2 - 3): 197 - 202.

[268] Taguchi G, Ubukata T, Hayashida N, et al. Cloning and characterization of a glucosyltransferase that reacts on 7-hydroxyl group of flavonol and 3-hydroxyl group of coumarin from tobacco cells [J]. Archives of Biochemistry & Biophysics, 2003, 420 (1): 95 - 102.

[269] Kita M, Hirata Y, Moriguchi T, et al. Molecular cloning and characterization of a novel gene encoding limonoid UDP - glucosyltransferase in Citrus 1 [J]. Febs Letters, 2000, 469 (2 - 3): 172 - 178.

[270] Moehs C P, Allen P V, Friedman M, et al. Cloning and expression of solanidine UDP-glucose glucosyltransferase from potato [J]. Plant Journal, 1997, 11 (2): 227.

[271] Luque T, Okano K, O'reilly d R. Characterization of a novel silkworm (Bombyx mori) phenol UDP-glucosyltransferase [J]. Febs Journal, 2002, 269 (3): 819 - 825.

[272] Stasyk O V, Nazarko T Y, Stasyk O G, et al. Sterol glucosyltransferases have different functional roles inPichia pastoris and Yarrowia lipolytica [J]. Cell Biology International, 2003, 27 (11): 947 - 952.

[273] Lee S L, Chen W C. Optimization of medium composition for the production of glucosyltransferase by Aspergillus niger with response surface methodology [J]. Enzyme and Microbial Technology, 1997, 21 (6): 436 - 440.

[274] 张充，陆兆新. 小麦面粉强筋改良酶制剂研究进展 [J]. 食品科学，2013, 34 (9): 324 - 329.

[275] Jurado M, Prieto A, Martínez-Alcalá, et al. Laccase detoxification of steam-exploded wheat straw for second generation bioethanol [J]. Bioresource Technology, 2009, 100 (24): 6378 - 6384.

[276] Lin Y, Zhang Z, Tian Y, et al. Purification and characterization of a novel laccase from Coprinus cinereus and decolorization of different chemically dyes [J]. Molecular Biology Reports, 2013, 40 (2): 1487 - 1494.

[277] Jiang M, Ten Z, Ding S. Decolorization of synthetic dyes by crude and purified laccases from Coprinus comatus grown under different cultures: the role of major isoenzyme in dyes decolorization [J]. Applied biochemistry and biotechnology, 2013, 169 (2): 660 - 672.

[278] Nitheranont T, Watanabe A, Suzuki T, et al. Decolorization of Synthetic Dyes and Biodegradation of Bisphenol A by Laccase from the Edible Mushroom, Grifola frondosa [J]. Bioscience, biotechnology, and biochemistry, 2011, 75 (9): 1845-1847.
[279] Zhuo R, Yuan P, Yang Y, et al. Induction of laccase by metal ions and aromatic compounds in Pleurotus ostreatus HAUCC 162 and decolorization of different synthetic dyes by the extracellular laccase [J]. Biochemical Engineering Journal, 2016, 117: 62-72.
[280] Saraiva J A, Tavares A P, Xavier A M. Effect of the inducers veratryl alcohol, Xylidine, and ligninosulphonates on activity and thermal stability and inactivation kinetics of laccase from Trametes versicolor [J]. Applied Biochemistry & Biotechnology, 2012, 167 (4): 685-693.
[281] 张津京，陈明杰，冯志勇，等. 芳香族化合物对斑玉蕈菌丝生物量、漆酶活性及其转录水平的影响 [J]. 菌物学报，2016，35 (9)：1130-1138.
[282] 齐艳兵，朱吉人，孙尧金，等. 漆酶与酚类模式底物的结合及反应活性的理论研究 [J]. 高等学校化学学报，2014，35 (04)：776-783.
[283] 王宜磊，周长路. 枸杞子水提取物对采绒革盖菌木质纤维素酶和木质素酶活性的影响 [J]. 食用菌学报，2000，7 (1)：23-26.
[284] 岳鹍，潘志恒，孙勇民. 中药药渣发酵生产毛云芝菌漆酶培养基的工艺研究 [J]. 食品与机械，2015，31 (5)：47-50.
[285] 杨丽红，叶选怡，凌庆枝，等. 中药渣固体发酵亮菌产漆酶研究 [J]. 安徽农业科学，2013，41 (6)：2396-2398.
[286] Seong J Y, Kim JR, CK L, et al. Gastrodia elata blume and an active component, p-hydroxybenzyl alcohol reduce focal ischemic brain injury through antioxidant related gene expressions [J]. Biological & pharmaceutical bulletin, 2005, 28 (6): 1016.
[287] 尹立伟，池玉杰，王雪童. 灰树花的系统发育分析和主要木质素降解酶的测定 [J]. 林业科学研究，2010，23 (4)：574-580.
[288] 张莉. 白腐菌 (Trametes pubescecs MB89) 漆酶酶学性质及其对酚类化合物的降解特性研究 [D]. 西北农林科技大学，2009.
[289] 伍善广，赖泰君，孙建华，等. 蚕蛹多糖脱蛋白方法研究 [J]. 食品科学，2011，32 (14)：21-24.
[290] 曾庆帅，李小定. 吴茱萸粗多糖碱法提取及脱蛋白方法研究 [J]. 食品

科学，2009，30（8）：111－114.

［291］金凌云，华正根，李晔，等．灰树花粗多糖的提取方法比较及其分离纯化［J］．菌物研究，2015，13（1）：41－46.

［292］罗莹，林勤保，赵国燕．大枣多糖脱蛋白方法的研究［J］．食品工业科技，2007，28（8）：126－128.

［293］奚光兴．苦瓜藤多糖的分离纯化及理化性质和单糖组成研究［D］．南昌大学，2013.

［294］王金玲，杜文婧，王琦．桦褐孔菌胞外多糖脱蛋白工艺比较研究［J］．吉林农业大学学报，2010，32（6）：633－638.

［295］朱美静，童群义．猴头多糖脱蛋白方法的研究［J］．河南工业大学学报：自然科学版，2005，26（4）：25－27.

［296］王增池，孔德平，田晓亮．灰树花的生态条件与药用价值［J］．中国食用菌，1998，17（6）：39－40.

［297］张彦，郭倩．灰树花菌丝体与子实体的营养功能成分分析［J］．食品科学，2002，23（1）：137－139.

［298］孔青，宣以巍，何国庆，等．食用真菌蛋白的研究概况［J］．食品科技，2002（7）：26－28.

［299］Gu C Q，Li J W，Chao F，et al. Isolation，identification and function of a novel anti-HSV-1 protein from Grifola frondosa［J］. Antiviral Research，2007，75（3）：250－257.

［300］Tsao Y W，Kuan Y C，Wang J L，et al. Characterization of a novel maitake（Grifola frondosa）protein that activates natural killer and dendritic cells and enhances antitumor immunity in mice［J］. Journal of Agricultural & Food Chemistry，2013，61（41）：9828－9838.

［301］CHANG H H，HSIEH K Y，YEH C H，et al. Oral administration of an Enoki mushroom protein FVE activates innate and adaptive immunity and induces anti-tumor activity against murine hepatocellular carcinoma［J］. International Immunopharmacology，2010，10（2）：239.

［302］张丽梅．灰树花中降压活性成分的分离纯化工艺研究［D］．北京化工大学，2005.

［303］陈宁，吴祖建，林奇英，等．灰树花中一种抗烟草花叶病毒的蛋白质的纯化及其性质［J］．生物化学与生物物理进展，2004，31（3）：283－286.

［304］Nanba H，Hamaguchi A，Kuroda H. The chemical structure of an antitumor polysaccharide in fruit bodies of Grifola frondosa (maitake)[J]. Chemical & pharmaceutical bulletin, 1987, 35 (3): 1162 – 1168.

[305] Zhuang C, Kawagishi H, Preuss H G. Glycoprotein with antidiabetic, antihypertensive, antiobesity and antihyperlipidemic effects from Grifola frondosa, and a method for preparing same [M]. US. 2007.

[306] Preuss H, Echard B, Bagchi D, et al. Enhanced insulin-hypoglycemic activity in rats consuming a specific glycoprotein extracted from maitake mushroom [J]. Molecular & Cellular Biochemistry, 2007, 306 (1 – 2): 105 – 113.

[307] 敖宏，黄生权，陈建旭，等. 赤灵芝中醇溶性蛋白提取工艺研究 [J]. 中国医药生物技术，2009，4 (5)：359 – 363.

[308] 姜沅彤，赵岩，蔡恩博，等. 灵芝水溶性蛋白提取工艺优化 [J]. 食品安全质量检测学报，2014 (5)：1340 – 1348.

[309] 陈建旭，黄生权，敖宏，等. 赤灵芝中水溶性蛋白响应面法优化提取 [J]. 现代食品科技，2009，25 (6)：661 – 664，668.

[310] 陈贵堂，王丽敏，姚舒愉，等. 灰树花子实体多糖和蛋白的同步提取工艺优化 [J]. 食品科技，2014 (7)：248 – 251，257.

[311] Bradford M M. A rapid and sensitive method for the quantitation of microgram quantities of protein utilizing the principle of protein-dye binding [J]. Analytical Biochemistry, 1976, 72 (7): 248 – 254.

[312] Carberry S, Neville C M, Kavanagh K A, et al. Analysis of major intracellular proteins of Aspergillus fumigatus by MALDI mass spectrometry: identification and characterisation of an elongation factor 1B protein with glutathione transferase activity [J]. Biochemical and biophysical research communications, 2006, 341 (4): 1096 – 1104.

[313] Yajima W, Kav N N. The proteome of the phytopathogenic fungus Sclerotinia sclerotiorum [J]. Proteomics, 2006, 6 (22): 5995 – 6007.

[314] Nevalainen, Helena K M, Te'o, et al. Heterologous protein expression in filamentous fungi [J]. Trends in Biotechnology, 2005, 23 (9): 468 – 474.

[315] Medina M L, Kiernan U A, Francisco W A. Proteomic analysis of rutin-induced secreted proteins from Aspergillus flavus [J]. Fungal genetics and biology: FG & B, 2004, 41 (3): 327 – 335.

[316] Oda K, Kakizono D, Yamada O, et al. Proteomic Analysis of Extracellular

Proteins from Aspergillus oryzae Grown under Submerged and Solid-State Culture Conditions [J]. Applied & Environmental Microbiology, 2006, 72 (5): 3448 -3457.

[317] Suá rez M B, Sanz L, Chamorro M I, et al. Proteomic analysis of secreted proteins from Trichoderma harzianum. Identification of a fungal cell wall-induced aspartic protease [J]. Fungal genetics and biology: FG & B, 2005, 42 (11): 924 -934.

[318] Saloheimo M, Pakula T M. The cargo and the transport system: secreted proteins and protein secretion in Trichoderma reesei (Hypocrea jecorina) [J]. Microbiology, 2012, 158 (Pt 1): 46 -57.

[319] 钟耀华，王晓利，汪天虹. 丝状真菌高效表达异源蛋白研究进展 [J]. 生物工程学报，2008，24 (4): 531 -540.

[320] 周娜娜，王禄山，公维丽，等. 丝状真菌胞外蛋白高效分泌机制的研究进展 [J]. 生物化学与生物物理进展，2016，43 (1): 44 -54.

[321] 汪天虹. 微生物分子育种原理与技术 [M]. 化学工业出版社，2005.

[322] Nevalainen H, Te'o V, Penttil M, et al. 9-Heterologous Gene Expression in Filamentous Fungi: A Holistic View [J]. Applied Mycology & Biotechnology, 2005, 5 (5): 211 -237.

[323] Herna' ndez-Macedo M L, Ferraz A, Rodrí guez J et al. Iron-regulated proteins in Phanerochaete chrysosporium and Lentinula edodes: differential analysis by sodium dodecyl sulfate polyacrylamide gel electrophoresis and two-dimensional polyacrylamide gel electrophoresis profiles [J]. Electrophoresis, 2002, 23 (4): 655 -661.

[324] Grinyer J, Mckay M, Nevalainen H, et al. Fungal proteomics: initial mapping of biological control strain Trichoderma harzianum [J]. Current genetics, 2004, 45 (3): 163 -169.

[325] Vodisch M, Albrecht D, Lessing F, et al. Two-dimensional proteome reference maps for the human pathogenic filamentous fungus Aspergillus fumigatus [J]. Proteomics, 2009, 9 (5): 1407 -1415.

[326] Kniemeyer O, Lessing F, Scheibner O, et al. Optimisation of a 2-D gel electrophoresis protocol for the human-pathogenic fungus Aspergillus fumigatus [J]. Current genetics, 2006, 49 (3): 178 -189.

[327] Bradford M M. A rapid and sensitive method for the quantitation of microgram quantities of protein utilizing the principle of protein-dye binding [J]. Anal

Biochem, 1976, 72 (7): 248 - 254.

[328] Candiano G, Bruschi M, Musante L, et al. Blue silver: a very sensitive colloidal Coomassie G-250 staining for proteome analysis [J]. Electrophoresis, 2004, 25 (9): 1327 - 1333.

[329] 吴钢，黄从新，江洪，等. 肌球蛋白调节性轻链在慢性心力衰竭大鼠心室肌的表达变化 [J]. 微循环学杂志，2011，21 (4): 17 - 18.

[330] 徐世文，邵成成. 葡萄糖调节蛋白 78 研究进展 [J]. 东北农业大学学报，2012，(9): 1 - 5.

[331] 牛哲禹. 葡萄糖调节蛋白 78 及其单核苷酸多态性对胰腺癌进展和预后的影响及机制研究 [D]. 北京协和医学院，2015.

[332] Kaufman R J. Stress signaling from the lumen of the endoplasmic reticulum: coordination of gene transcriptional and translational controls [J]. Genes & development, 1999, 13 (10): 1211 - 1233.

[333] Paschen W. Endoplasmic reticulum dysfunction in brain pathology: critical role of protein synthesis [J]. Current neurovascular research, 2004, 1 (2): 173 - 181.

[334] Ma Y, Hendershot L M. ER chaperone functions during normal and stress conditions [J]. Journal of chemical neuroanatomy, 2004, 28 (1 - 2): 51 - 65.

[335] 王清，王艳林. 肿瘤细胞免疫原性死亡相关分子的研究进展 [J]. 细胞与分子免疫学杂志，2013，29 (1): 109 - 111.

[336] Wang X Y, Arnouk H, Chen X, et al. Extracellular targeting of endoplasmic reticulum chaperone glucose-regulated protein 170 enhances tumor immunity to a poorly immunogenic melanoma [J]. Journal of immunology (Baltimore, Md: 1950), 2006, 177 (3): 1543 - 1551.

[337] 柳昭明，冯红. ATP 合酶的研究进展 [J]. 天津科技，2016，43 (5): 34 - 39.

[338] 林英武. 细胞色素 b_ 5 - 蛋白质相互作用研究 [J]. 化学进展，2012，24 (4): 589 - 597.

[339] 曲凌云，孙修勤，相建海，等. 热休克蛋白研究进展 [J]. 海洋科学进展，2004，22 (3): 385 - 391.

[340] 蒲力群，王逢会，霍满鹏. 热休克蛋白的研究进展 [J]. 延安大学学报：自然科学版，2008，27 (1): 72 - 75.

[341] Goodridge H S, Wolf A J, Underhill D M. Beta-glucan recognition by the

innate immune system [J]. Immunological Reviews, 2009, 230 (1): 38 - 50.

[342] Kodama n, Murata Y, Nanba H. Administration of a polysaccharide from Grifola frondosa stimulates immune function of normal mice [J]. Journal of medicinal food, 2004, 7 (2): 141 - 145.

[343] Ito K, Masuda Y, Yamasaki Y, et al. Maitake beta-glucan enhances granulopoiesis and mobilization of granulocytes by increasing G-CSF production and modulating CXCR4/SDF-1 expression [J]. Int Immunopharmacol, 2009, 9 (10): 1189 - 1196.

[344] Konno S. Synergistic potentiation of D-fraction with vitamin C as possible alternative approach for cancer therapy [J]. International journal of general medicine, 2009, 30 (2): 91 - 108.

[345] 李小定. 灰树花多糖的结构及其生物活性 [D]. 华中农业大学, 2002.

[346] 刘红梅, 李栋, 樊梦丹. 复合酶 - 微波辅助萃取结合超滤纯化的灰树花子实体多糖的免疫活性研究 [J]. 食品科学, 2011, 32 (13): 173 - 178.

[347] 史宝军, 张家骊, 杨平平, 等. 灰树花胞外多糖的分离纯化及其性质研究 [J]. 药物生物技术, 2003, 10 (5): 312 - 316.

[348] 李小定, 吴谋成, 曾晓波, 等. 灰树花多糖的分离、纯化与理化性质 [J]. 华中农业大学学报, 2002, 21 (2): 186 - 188.

[349] Zhang Y, Mills G L, Nair M G. Cyclooxygenase inhibitory and antioxidant compounds from the mycelia of the edible mushroom Grifola frondosa [J]. Journal of agricultural and food chemistry, 2002, 50 (26): 7581 - 7585.

[350] Suzuki I, Hashimoto K, Oikawa S, et al. Antitumor and immunomodulating activities of a beta-glucan obtained from liquid-cultured Grifola frondosa [J]. Chemical & pharmaceutical bulletin, 1989, 37 (2): 410 - 413.

[351] Kodama N, Komuta K, Sakai N, et al. Effects of D-Fraction, a polysaccharide from Grifola frondosa on tumor growth involve activation of NK cells [J]. Biol Pharm Bull, 2002, 25 (12): 1647 - 1650.

[352] Kabir Y, Yamaguchi M, Kimura S. Effect of shiitake (Lentinus edodes) and maitake (Grifola frondosa) mushrooms on blood pressure and plasma lipids of spontaneously hypertensive rats [J]. Journal of nutritional science and vitaminology, 1987, 33 (5): 341 - 346.

[353] Gu C Q, Li J W, Chao F, et al. Isolation, identification and function of a

novel anti-HSV-1 protein from Grifola frondosa [J]. Antiviral Res, 2007, 75 (3): 250 - 257.

[354] 耿中华. 植物多酚的研究进展 [J]. 轻工科技, 2008, 24 (5): 4 - 5.

[355] Dubost N J, Ou B, Beelman R B. Quantification of polyphenols and ergothioneine in cultivated mushrooms and correlation to total antioxidant capacity [J]. Food Chemistry, 2007, 105 (2): 727 - 735.

[356] Bao H N D, Osako K, Ohshima T. Value-added use of mushroom ergothioneine as a colour stabilizer in processed fish meats [J]. Journal of the Science of Food & Agriculture, 2010, 90 (10): 1634.

[357] Wei S, Van Griensven L J L D. Pro-and Antioxidative Properties of Medicinal Mushroom Extracts [J]. International Journal of Medicinal Mushrooms, 2008, 10 (4): 315 - 324.

[358] Mau J L, Lin H C, Chen C C. Antioxidant properties of several medicinal mushrooms [J]. Journal of Agricultural & Food Chemistry, 2002, 50 (21): 6072 - 6077.

[359] Yeh J Y, Hsieh L H, Wu K T, et al. Antioxidant properties and antioxidant compounds of various extracts from the edible basidiomycete Grifola frondosa (Maitake) [J]. Molecules, 2011, 16 (4): 3197.

[360] Mau J L, Chang C N, Huang S J, et al. Antioxidant properties of methanolic extracts from Grif frondosa, Morchella esculenta and Termitomyces albuminosus mycelia [J]. Food Chemistry, 2004, 87 (1): 111 - 118.

[361] 陈向东, 刘晓雯, 吴梧桐. 灰树花多酚的提取和活性研究 [J]. 食品与生物技术学报, 2005, 24 (4): 26 - 30.

[362] 柴丽, 张公亮, 侯红漫. 灰树花多酚类物质抑菌作用的研究 [J]. 中国酿造, 2012, 31 (3): 91 - 93.

[363] 杜荣标, 潭伟棠. 食品添加剂使用手册 [M]. 北京: 中国轻工业出版社, 2003.

[364] 陈永泉, 郝 夏. 食品添加剂 [M]. 北京: 中国农业大学出版社, 2006.

[365] 陈勉哉. 抗坏血酸在食品加工中的作用 [J]. 中国食品添加剂, 1996, 2: 27 - 30.

[366] Meda A, Lamien C E, Romito M, et al. Determination of the total phenolic, flavonoid and proline contents in Burkina Fasan honey, as well as

their radical scavenging activity [J]. Food Chemistry, 2005, 91 (3): 571 – 577.

[367] Ghasemzadeh A, Jaafar H Z, Rahmat A. Antioxidant activities, total phenolics and flavonoids content in two varieties of Malaysia young ginger (Zingiber officinale Roscoe) [J]. Molecules, 2010, 15 (6): 4324 – 4333.

[368] Juan M Y, Chou C C. Enhancement of antioxidant activity, total phenolic and flavonoid content of black soybeans by solid state fermentation with Bacillus subtilis BCRC 14715 [J]. Food microbiology, 2010, 27 (5): 586 – 591.

[369] Kaur G, Alam M S, Jabbar Z, et al. Evaluation of antioxidant activity of Cassia siamea flowers [J]. Journal of ethnopharmacology, 2006, 108 (3): 340 – 348.

[370] Gulcin I, Elmastas M, Aboul-Enein H Y. Determination of antioxidant and radical scavenging activity of Basil (Ocimum basilicum L. Family Lamiaceae) assayed by different methodologies [J]. Phytotherapy research: PTR, 2007, 21 (4): 354 – 361.

[371] 冯尚坤，徐海菊．灰树花菌丝体多肽的制备及其体外抗氧化活性研究[J]．食品研究与开发，2009，30（2）：47 – 50.

[372] 杨开，方伦，胡君荣，等．灰树花多糖提取副产物中蛋白的分离和理化性质研究[J]．现代食品科技，2015（11）：68 – 73.

[373] 何慧，谢笔钧．发酵灵芝粉中肽类化合物的分离及其生物活性研究[J]．华中农业大学学报，1997，16（5）：416 – 421.

[374] 焦迎春，郑晓东．姬松茸菌丝体中活性肽提取工艺的初步研究[J]．青海大学学报，2004，22（6）：6 – 10.

[375] 焦迎春，郑晓冬．姬松茸菌丝活性肽的分离及其组成的初步研究[J]．食用菌学报，2004，11（2）：12 – 15.

[376] 杜明，胡小松，赵广华．富硒灵芝中不同粗蛋白的抗氧化活性及其协同作用研究[J]．食品工业科技，2006，(9)：111 – 113.

[377] 陈建旭．灵芝水溶性蛋白与碱溶性多糖的提取和抗氧化性研究及灵芝浆的研制[D]．华南理工大学，2010.

[378] 李小定，荣建华，吴谋成．灰树花多糖药理研究进展[J]．天然产物研究与开发，2003，15（4）：364 – 368.

[379] 陆琪红．燕麦β – 葡聚糖对糖尿病大鼠降血糖作用的研究[D]．第二军

医大学，2006.

[380] Aslan M, Orhan N, Orhan D D, et al. Hypoglycemic activity and antioxidant potential of some medicinal plants traditionally used in Turkey for diabetes [J]. Journal of ethnopharmacology, 2010, 128 (2): 384 - 389.

[381] Chen X, Jin J, Tang J, et al. Extraction, purification, characterization and hypoglycemic activity of a polysaccharide isolated from the root of Ophiopogon japonicus [J]. Carbohydrate Polymers, 2011, 83 (2): 749 - 754.

[382] Ramachandran S, Rajasekaran A, Manisenthilkumar K T. Investigation of hypoglycemic, hypolipidemic and antioxidant activities of aqueous extract of Terminalia paniculata bark in diabetic rats [J]. 亚太热带生物医学杂志 (英文版), 2012, 2 (4): 262 - 268.

[383] Hwang H J, Kim S W, Lim J M, et al. Hypoglycemic effect of crude exopolysaccharides produced by a medicinal mushroom Phellinus baumii in streptozotocin-induced diabetic rats [J]. Life sciences, 2005, 76 (26): 306930 - 80.

[384] 陈三妹，毛孙忠，李剑敏，等. 香菇多糖对糖尿病大鼠心肌损伤影响的实验研究 [J]. 中国病理生理杂志，2003，19 (8): 1097 - 1099.

[385] Wang H, Xiang W, Pan H. Research on Mechanism of the Blood Sugar Reduction of Lentinan to Rats with High Blood Sugar [J]. Journal of Zhejiang College of Tcm, 2005, 5 (29): 68 - 70.

[386] 杜志强，任大明，葛超，等. 猴头菌丝多糖降血糖作用研究 [J]. 生物技术，2006，16 (6): 40 - 41.

[387] 张暴. 桑黄菌丝体多糖降血糖、保护肝功能生物活性研究 [D]. 东北师范大学，2007.

[388] 宗灿华，于国萍. 黑木耳多糖对糖尿病小鼠降血糖作用 [J]. 食用菌，2007，29 (4): 60 - 61.

[389] Hsu W K, Hsu T H, Lin F Y, et al. Separation, purification, and alpha-glucosidase inhibition of polysaccharides from Coriolus versicolor LH1 mycelia [J]. Carbohydr Polym, 2013, 92 (1): 297 - 306.

[390] Matsuura H, Miyazaki H, Asakawa C, et al. Isolation of α-glusosidase inhibitors from hyssop (Hyssopus officinalis) [J]. Phytochemistry, 2004, 65 (1): 91 - 97.

[391] Kim Y M, Wang M H, Rhee H I. A novel alpha-glucosidase inhibitor from pine bark [J]. Carbohydrate research, 2004, 339 (3): 715 – 717.

[392] 陈祖红. 中医治疗糖尿病近况 [J]. 广西中医药, 2005, 28 (5): 1 – 3.

[393] 曹朝晖, 何战胜, 刘四春, 等. 甲壳低聚糖对 α – 葡萄糖苷酶活性影响的实验研究 [J]. 中华实用医药杂志, 2005, (5): 23 – 24.

附录 1　抗肿瘤实验结果报告单

1. 抗肿瘤活性物质筛选模型（人肺癌细胞株 A549）筛选结果报告单

编号：S197

筛选结果报告单

送 样 人：　　　　　　　　　　　　送样日期：2011 年 12 月 27 日

送样单位：

筛选模型：抗肿瘤活性物质筛选模型（人肺癌细胞株 A549 细胞）。

检测方法：磺酰罗丹明蛋白染色法（SRB 法）

模型原理：Sulforhodamine B (SRB) 是一种蛋白结合染料，可与生物大分子中的碱性氨基酸结合，其在特定波长范围内的 OD 值与细胞数量呈良好的线形关系。本模型根据 SRB 结合物的 OD 值，来检测样品对肿瘤细胞的作用情况。

计算公式：抑制率（%）=（对照组 OD 值－样品组 OD 值）/对照组 OD 值×100

筛选结果：

样品编号	终浓度(ug/ml)	抑制率(%)
2 号	200	0
	20	0
	2	0
4 号	200	0
	20	1.66±0.94
	2	0
6 号	200	0
	20	10.54±0.13
	2	9.68±9.14
阿霉素	1.00×10^{-6} mol/L	73.00±7.18
	5.00×10^{-7} mol/L	58.34±7.33
	2.50×10^{-7} mol/L	46.70±7.98
	1.25×10^{-7} mol/L	38.34±10.57
	3.13×10^{-8} mol/L	27.77±16.11

贵州省
天然产物
生物活

说明：1. 阿霉素为阳性对照，分子量为 579.99。
2. 样品按标称重量配制，用生理盐水溶解。
3. 样品编号由送样者提供。

评价：1. 样品“6 号”对 A549 细胞有微弱的抑制作用。
2. 样品“2 号、4 号”对 A549 细胞无明确的抑制作用。

备注：1. 本实验样品每个浓度平行 3 次，重复实验 2 次，结果以 M±SD 表示。
2. 本筛选结论的有效性限定在本报告单所涉及的内容与条件范围内。
3. 本实验为活性筛选测试，非完整量效关系或药效学实验。实验结果或结论如需写入论文或引用，请规范使用。
4. 所送样品如为化合物请注明水溶性、分子量及纯度，若无注明，请恕不给出与阳性药物相比较的评价。
5. 本报告只对本次所送样品负责。

第 1 页 共 2 页

2. 小鼠脾淋巴细胞增殖模型（B细胞）筛选结果报告单

编号：L004

筛选结果报告单

送样人：　　　　送样日期：2011年12月27号

送样单位：

筛选模型：小鼠脾淋巴细胞增殖模型

测定方法：四氮唑盐还原法（MTT法）

模型原理：淋巴细胞受到有丝分裂原或特异性抗原刺激后可发生转化和增殖，通过MTT测定方法可以反映细胞的增殖情况。本模型采用脂多糖（Lipopolysaccharide, LPS）刺激B淋巴细胞，并同时加入待测药物，培养一定时间后，通过MTT法测定细胞增殖情况，通过计算，判断样品有无免疫促进作用。

计算公式：刺激指数=(样品+LPS）组OD值/LPS组OD值

筛选结果：

样品编号	终浓度（μg/ml）	刺激指数
样品2	200	0.899±0.103
	20	1.047±0.078
	2	1.018±0.079
样品4	200	0.988±0.116
	20	1.119±0.092
	2	1.119±0.081
样品6	200	0.903±0.043
	20	1.039±0.091
	2	1.015±0.020

说明：1. 样品准确称量，用PBS溶解。
2. 样品编号由送样者提供。

评价：1. 样品4有微弱的促进淋巴细胞增殖活性。
2. 样品2、6没有明确的促进淋巴细胞增殖活性。

备注：1. 本实验样品每个浓度平行3次，重复实验2次，结果以M±SD表示。
2. 本筛选结论的有效性限定在本报告单所涉及的内容与条件范围内。
3. 本实验为活性筛选测试，非完整量效关系或药效学实验。实验结果或结论如需写入论文或引用，请规范使用。
4. 所送样品如为化合物请注明水溶性、分子量及纯度，若无注明，请恕不给出与阳性药物相比较的评价。
5. 本报告只对本次所送样品负责。
6. 本报告须有实验人员、实验审核人员及负责人的签字，并盖有完整的活性筛选测试专用章和骑缝章视为有效。

贵州省
天然产物
生物活性

第1页共2页

3. 小鼠脾淋巴细胞增殖模型（T 细胞）筛选结果报告单

编号：L003

筛选结果报告单

送 样 人：　　送样日期：2011 年 12 月 27 号

送样单位：

筛选模型：小鼠脾淋巴细胞增殖模型

测定方法：四氮唑盐还原法（MTT 法）

模型原理：淋巴细胞受到有丝分裂原或特异性抗原刺激后可发生转化和增殖，通过 MTT 测定方法可以反映细胞的增殖情况。本模型采用刀豆素（Concanavalin A，ConA）刺激 T 淋巴细胞，并同时加入待测药物，培养一定时间后，通过 MTT 法测定细胞增殖情况，通过计算，判断样品有无免疫促进作用。

计算公式：刺激指数=(样品＋ConA）组 OD 值/ConA 组 OD 值

筛选结果：

样品编号	终浓度（μg/ml）	刺激指数
样品 2	200	1.014±0.126
	20	1.116±0.19
	2	1.091±0.174
样品 4	200	1.062±0.134
	20	1.075±0.069
	2	1.060±0.062
样品 6	200	0.981±0.084
	20	1.118±0.079
	2	1.104±0.108

贵州省中…天然产物化学…生物活性测…

说明：1. 样品准确称量，用 PBS 溶解。
2. 样品编号由送样者提供。

评价：1. 样品 4、6 有微弱的促进淋巴细胞增殖活性。
2. 样品 2 没有明确的促进淋巴细胞增殖活性。

备注：1. 本实验样品每个浓度平行 3 次，重复实验 2 次，结果以 M±SD 表示。
2. 本筛选结论的有效性限定在本报告单所涉及的内容与条件范围内。
3. 本实验为活性筛选测试，非完整量效关系或药效学实验。实验结果或结论如需写入论文或引用，请规范使用。
4. 所送样品如为化合物请注明水溶性、分子量及纯度，若无注明，请恕不给出与阳性药物相比较的评价。
5. 本报告只对本次所送样品负责。
6. 本报告须有实验人员、实验审核人员及负责人的签字，并盖有完整的活性筛选测试专用章和骑缝章视为有效。
7. 复制报告未完整，且未重新加盖活性筛选测试专用章视为无效。

附录2　灰树花深层发酵实验图

1. 天麻醇提取物的制备

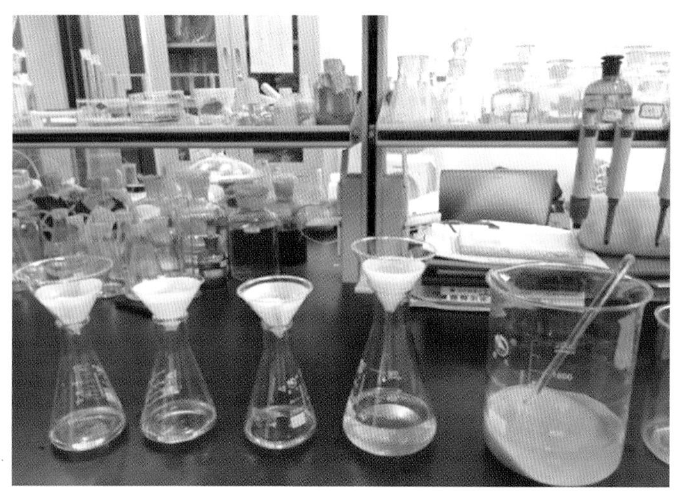

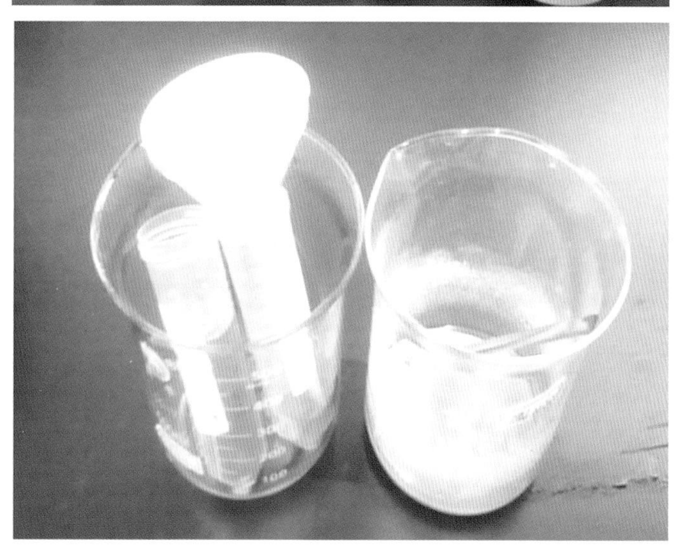

制备天麻醇提取物

2. 灰树花 PDA 斜面种子培养

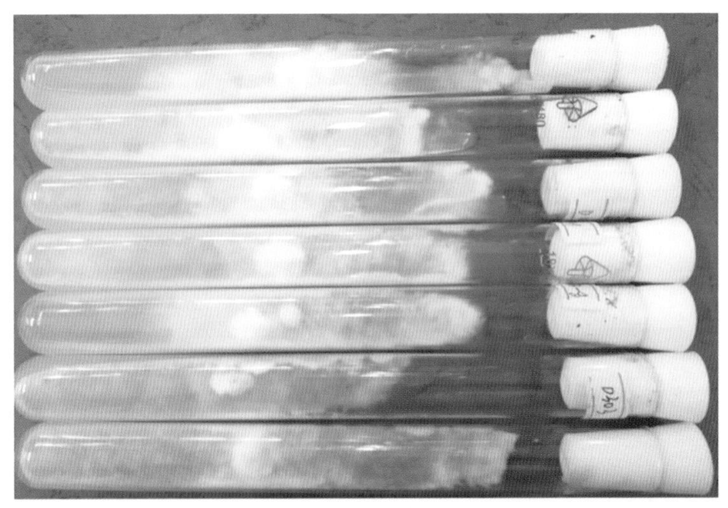

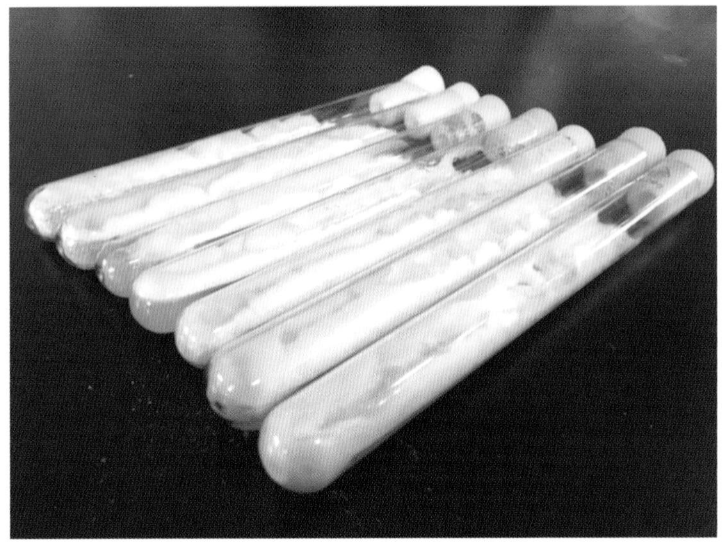

灰树花在 **PDA** 上生长

3. 灰树花液体种子培养

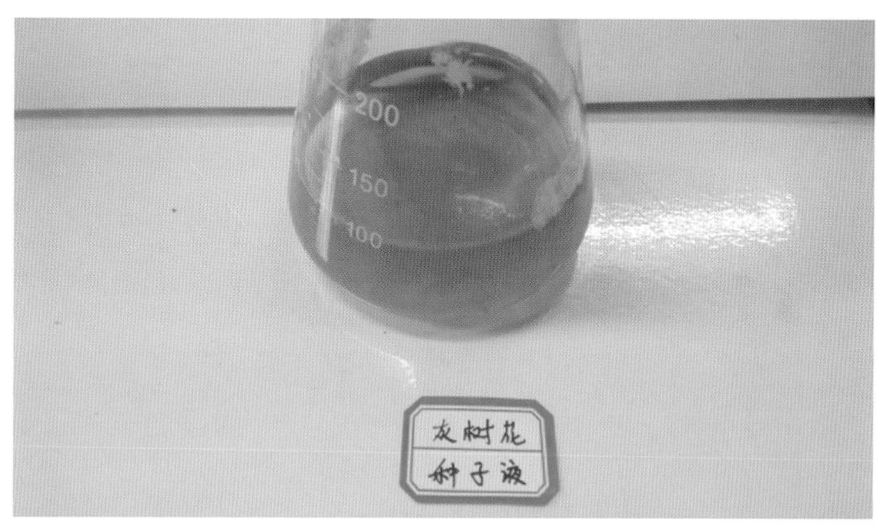

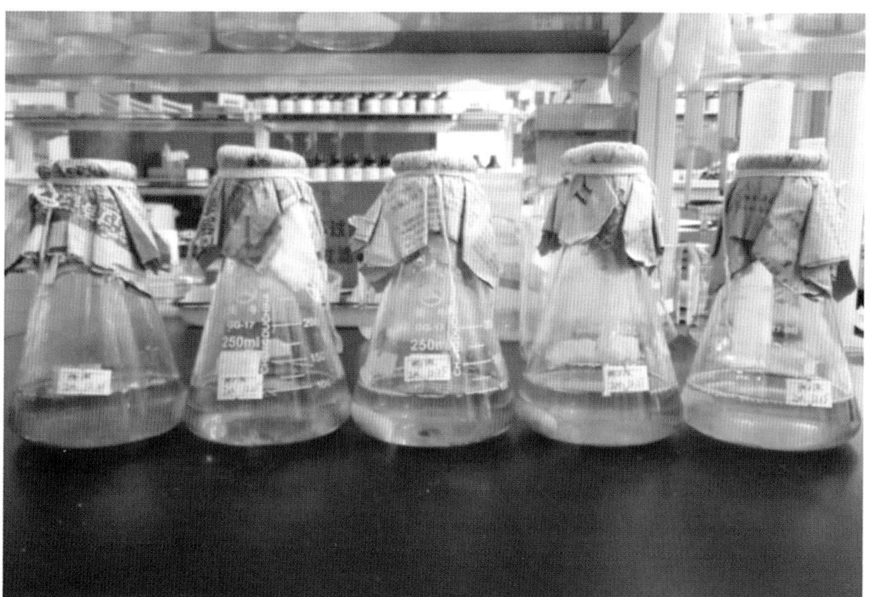

接种后培养 **7 d** 的种子液

4. 灰树花接种预准备

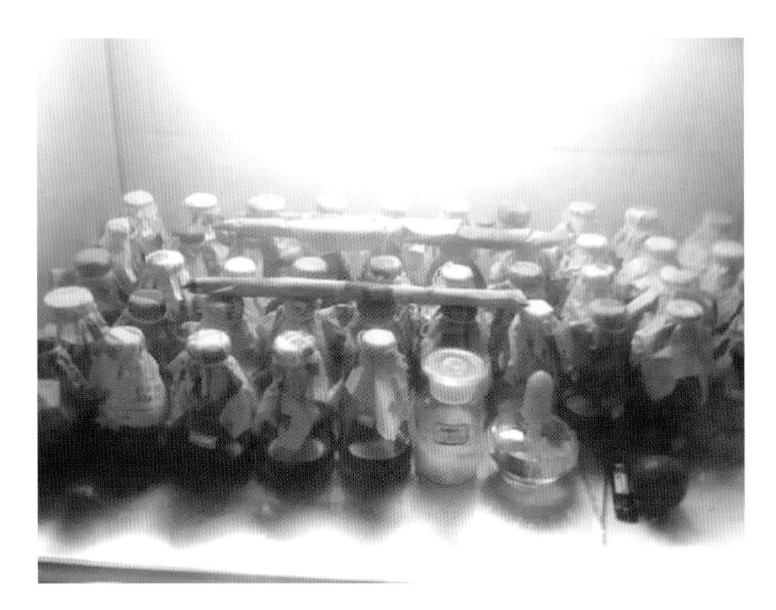

灰树花发酵接种前预准备

5. 灰树花发酵培养

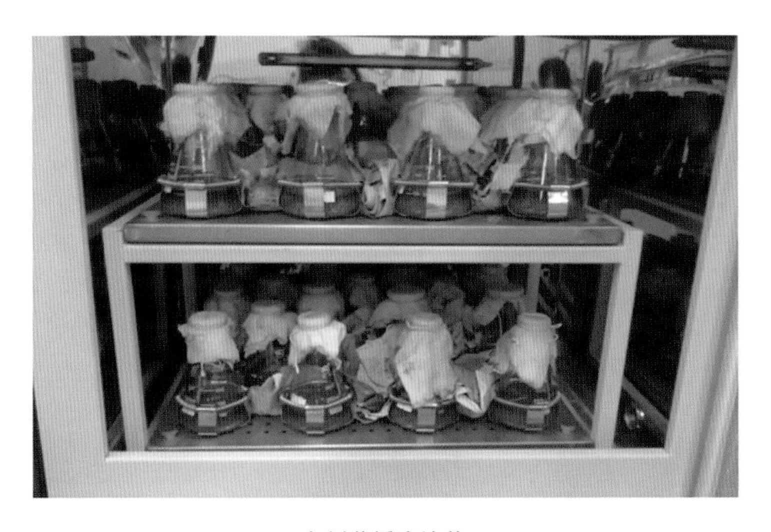

灰树花摇床培养

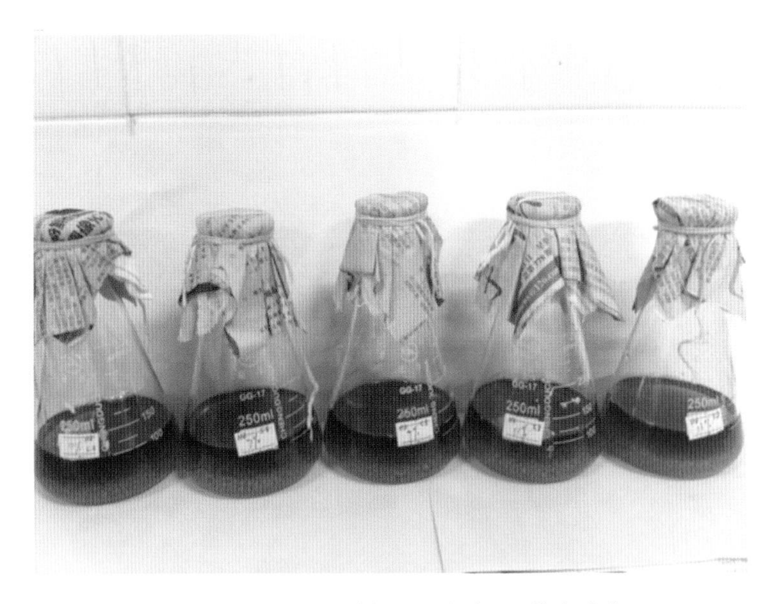

添加不同浓度天麻醇提取物发酵 **7 d** 的发酵液

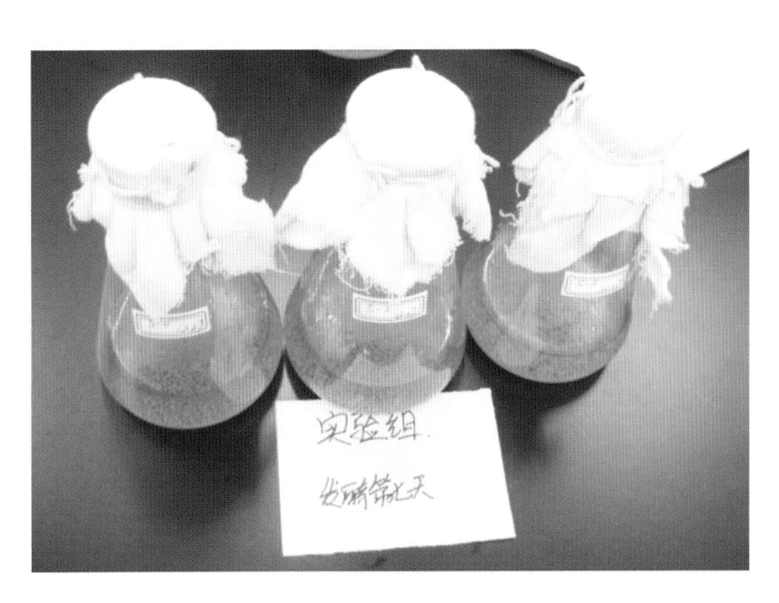

空白组发酵培养 **7 d** 的发酵液

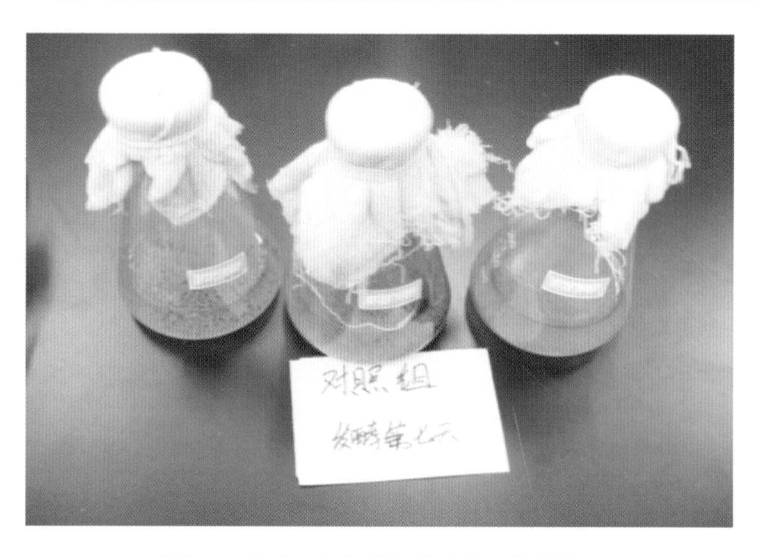

添加 **7 g/L** 天麻醇提取物发酵 **7 d** 的发酵液

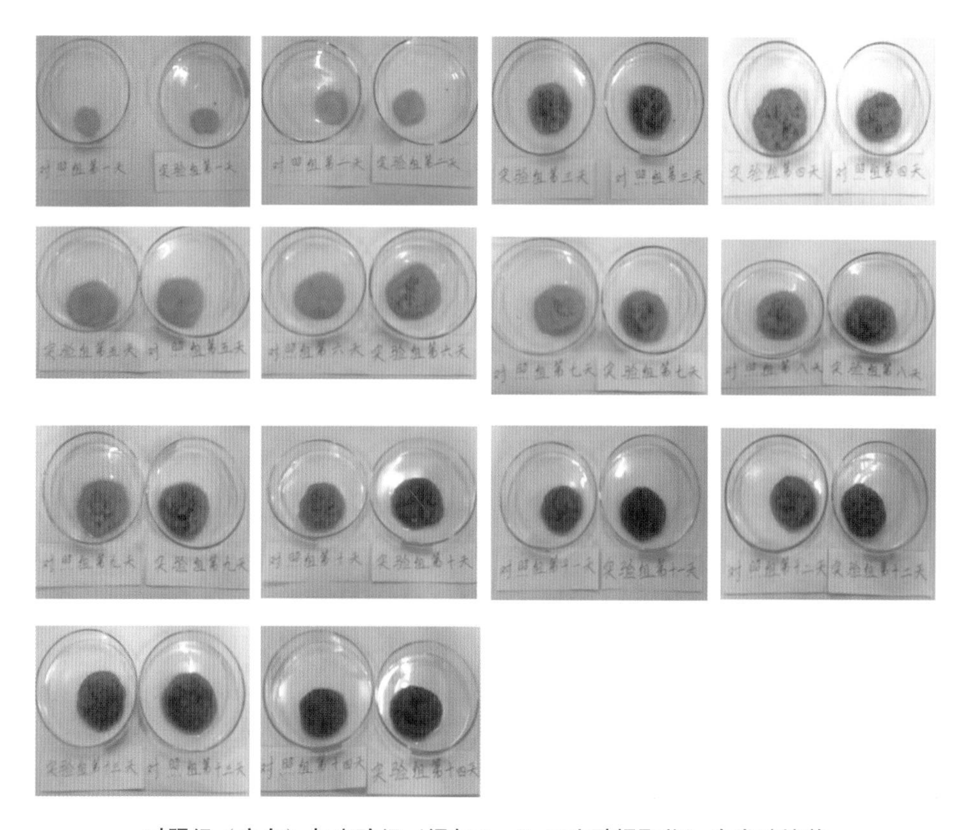

对照组（空白）与实验组（添加 **7 g/L** 天麻醇提取物）在发酵培养 **14 d** 过程中灰树花菌丝体形态的比较

6. 纯化前灰树花胞外多糖

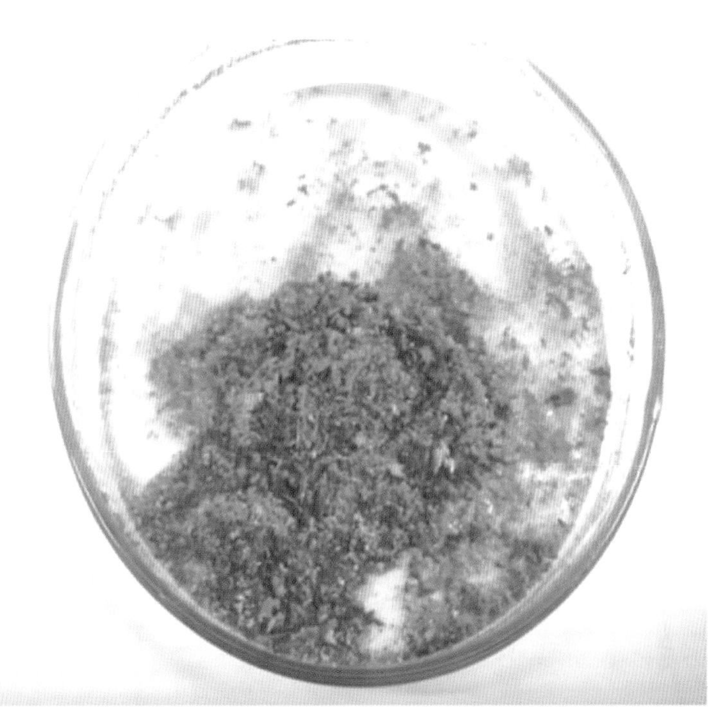

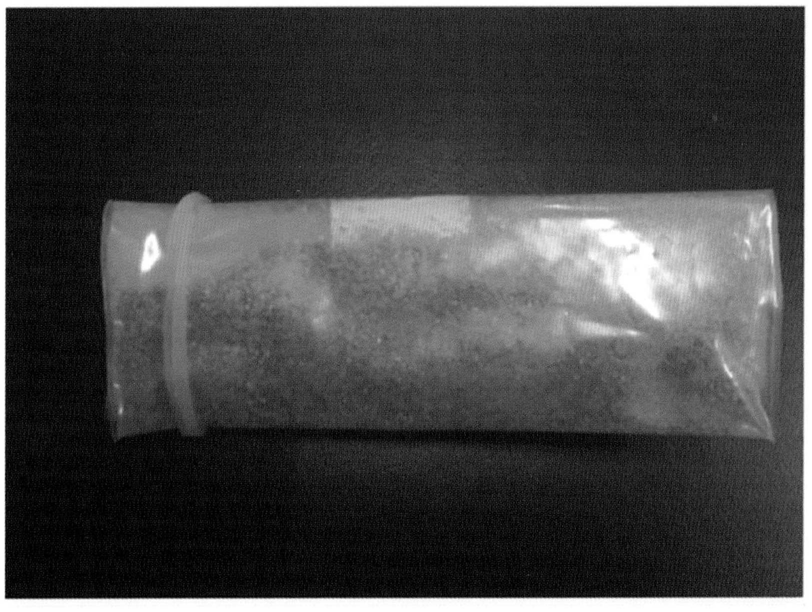

7. 纯化后灰树花胞外多糖

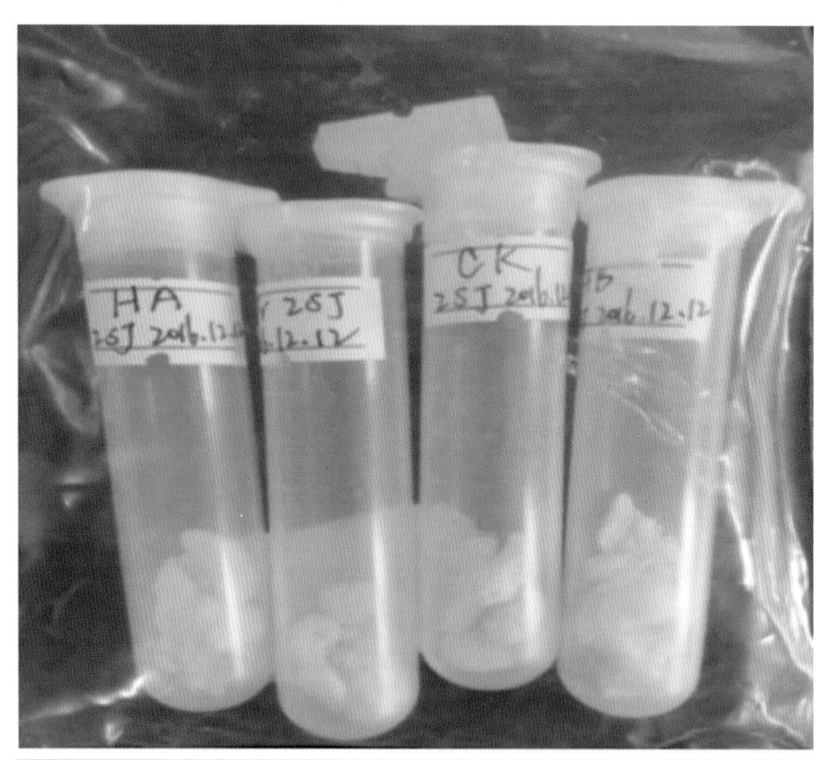

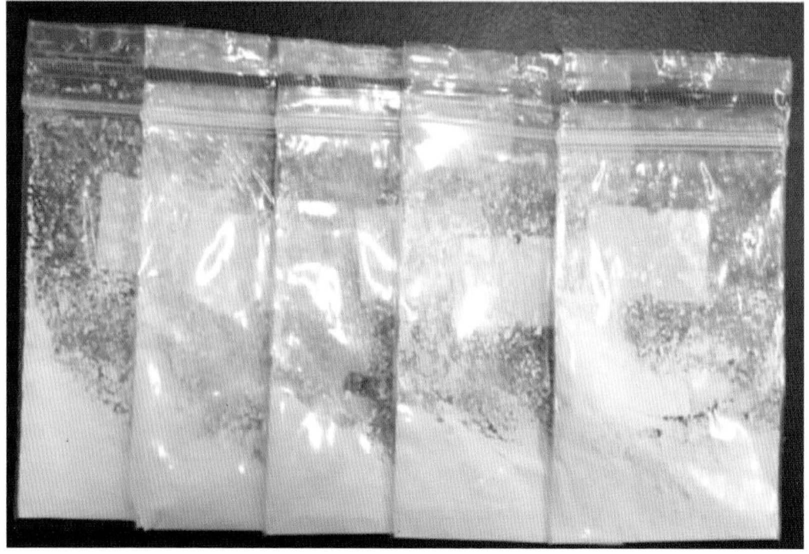